全国高等医药院校药学类专业第六轮规划教材

U0741671

有机化合物波谱解析

第6版

（供药学、中药学及相关专业用）

主　编　华会明　裴月湖

副主编　高慧媛　邱　峰　高　昊　王立波

编　者　（以姓氏笔画为序）

王小宁（山东大学药学院）

王立波（哈尔滨医科大学）

王传喜（暨南大学药学院）

冯宝民（大连大学生命健康学院）

皮慧芳（华中科技大学同济医学院）

华会明（沈阳药科大学）

邱　峰（天津中医药大学）

张　雪（沈阳药科大学）

苑春茂（贵州医科大学）

高　昊（暨南大学药学院）

高慧媛（沈阳药科大学）

裴月湖（哈尔滨医科大学）

中国健康传媒集团

中国医药科技出版社 ·北京

内 容 提 要

　　本教材是"全国高等医药院校药学类专业第六轮规划教材"之一，根据药学类专业教学质量国家标准的基本要求和课程特点编写而成。重点介绍了紫外光谱、红外光谱、核磁共振谱（含二维核磁共振谱）、质谱、圆二色谱及旋光谱在有机化合物结构测定中的应用及基本原理，以及有机化合物立体结构测定方法，并设立了综合解析章节。本教材为"书网融合"教材，即纸质教材有机融合电子教材，数字化教学资源包括 PPT 课件、题库、微课及本章小结、思考题答案解析等。

　　本教材供全国高等医药院校药学、中药学、有机化学、应用化学等专业的本科生、研究生使用。

图书在版编目（CIP）数据

　　有机化合物波谱解析／华会明，裴月湖主编.
6 版. -- 北京：中国医药科技出版社，2024. 8.（2025. 8 重印）.
（全国高等医药院校药学类专业第六轮规划教材）.
　　ISBN 978-7-5214-4854-2

　　Ⅰ. O622

　　中国国家版本馆 CIP 数据核字第 2024HZ4339 号

美术编辑　　陈君杞
版式设计　　友全图文

出版　**中国健康传媒集团**｜中国医药科技出版社

地址　北京市海淀区文慧园北路甲 22 号

邮编　100082

电话　发行：010 - 62227427　　邮购：010 - 62236938

网址　www. cmstp. com

规格　889mm × 1194mm $\frac{1}{16}$

印张　16

字数　479 千字

初版　2000 年 2 月第 1 版

版次　2024 年 8 月第 6 版

印次　2025 年 8 月第 2 次印刷

印刷　北京印刷集团有限责任公司

经销　全国各地新华书店

书号　ISBN 978-7-5214-4854-2

定价　**50. 00 元**

获取新书信息、投稿、为图书纠错，请扫码联系我们。

　　"全国高等医药院校药学类规划教材"于20世纪90年代启动建设。教材坚持"紧密结合药学类专业培养目标以及行业对人才的需求,借鉴国内外药学教育、教学经验和成果"的编写思路,30余年来历经五轮修订编写,逐渐完善,形成一套行业特色鲜明、课程门类齐全、学科系统优化、内容衔接合理的高质量精品教材,深受广大师生的欢迎。其中多品种教材入选普通高等教育"十一五""十二五"国家级规划教材,为药学本科教育和药学人才培养作出了积极贡献。

　　为深入贯彻落实党的二十大精神和全国教育大会精神,进一步提升教材质量,紧跟学科发展,建设更好服务于院校教学的教材,在教育部、国家药品监督管理局的领导下,中国医药科技出版社组织中国药科大学、沈阳药科大学、北京大学药学院、复旦大学药学院、华中科技大学同济医学院、四川大学华西药学院等20余所院校和医疗单位的领导和权威专家共同规划,于2024年对第四轮和第五轮规划教材的品种进行整合修订,启动了"全国高等医药院校药学类专业第六轮规划教材"的修订编写工作。本套教材共72个品种,主要供全国高等院校药学类、中药学类专业教学使用。

　　本套教材定位清晰、特色鲜明,主要体现在以下方面。

　　1.融入课程思政,坚持立德树人　深度挖掘提炼专业知识体系中所蕴含的思想价值和精神内涵,把立德树人贯穿、落实到教材建设全过程的各方面、各环节。

　　2.契合人才需求,体现行业要求　契合新时代对创新型、应用型药学人才的需求,吸收行业发展的最新成果,及时体现2025年版《中国药典》等国家标准以及新版《国家执业药师职业资格考试考试大纲》等行业最新要求。

　　3.充实完善内容,打造精品教材　坚持"三基五性三特定",进一步优化、精炼和充实教材内容,体现学科发展前沿,注重整套教材的系统科学性、学科的衔接性,强调理论与实际需求相结合,进一步提升教材质量。

　　4.优化编写模式,便于学生学习　设置"学习目标""知识拓展""重点小结""思考题"模块,以增强教材的可读性及学生学习的主动性,提升学习效率。

　　5.配套增值服务,丰富学习体验　本套教材为书网融合教材,即纸质教材有机融合数字教材,配套教学资源、题库系统、数字化教学服务等,使教学资源更加多样化、立体化,满足信息化教学需求,丰富学生学习体验。

"全国高等医药院校药学类专业第六轮规划教材"的修订出版得到了全国知名药学专家的精心指导，以及各有关院校领导和编者的大力支持，在此一并表示衷心感谢。希望本套教材的出版，能受到广大师生的欢迎，为促进我国药学类专业教育教学改革和人才培养作出积极贡献。希望广大师生在教学中积极使用本套教材，并提出宝贵意见，以便修订完善，共同打造精品教材。

中国医药科技出版社

2025 年 1 月

数字化教材编委会

主　编　华会明
副主编　张　雪　王立波
编　者　（以姓氏笔画为序）
　　　　王立波（哈尔滨医科大学）
　　　　王传喜（暨南大学药学院）
　　　　王海峰（沈阳药科大学）
　　　　皮慧芳（华中科技大学同济医学院）
　　　　华会明（沈阳药科大学）
　　　　李达翙（沈阳药科大学）
　　　　张　雪（沈阳药科大学）
　　　　苑春茂（贵州医科大学）

本教材是"全国高等医药院校药学类专业第六轮规划教材"之一，本着契合新时期药学人才需求的变化，以培养高素质、强能力、精专业、重实践，岗位胜任能力强的药学人才为目标，满足就业岗位需求等编写思路和原则编写而成。

有机化合物波谱解析是一门介绍利用波谱技术测定有机化合物结构相关知识的课程，是药学等相关专业重要的基础课程。培养学生能够运用波谱学的基本原理和方法，解决有机化合物结构鉴定的问题。

本教材重点介绍应用紫外光谱、红外光谱、核磁共振谱、质谱、旋光谱和圆二色谱的基本原理以及在有机化合物结构测定中的应用。本次修订在上版教材的基础上，增加了有机化合物立体构型测定相关的技术和方法，以及结构解析软件在化合物结构解析中的应用等内容。本书力求简单实用、深入浅出、难易适当、图文并茂、适用范围宽，注重前沿性、实用性和可读性。

本教材编写分工如下：第一章由皮慧芳编写；第二章由冯宝民和王小宁编写；第三章由张雪、高慧媛、邱峰编写；第四章由高昊、王传喜编写；第五章由华会明编写；第六章由苑春茂编写；第七章由裴月湖和王立波编写；张雪兼任编写秘书。本教材既可供全国高等医药院校药学类、中药学类专业的本科生、研究生学习使用，也可作为相关专业青年教师和科技人员的自学参考书。

本教材在编写过程中，得到全体编者及其所在单位领导的大力支持，在此表示衷心感谢！尽管我们做了种种努力，但限于学科的发展、编者的学术水平，书中难免有疏漏或不当之处，敬请广大师生和读者予以指正。

编 者
2025 年 3 月

目 录

第一章　紫外光谱

📖 **学习目标**

1. 通过本章学习，掌握各类有机化合物的紫外光谱特征及紫外光谱在天然产物结构测定中的应用；熟悉紫外光谱的电子跃迁类型、吸收带及其与紫外吸收峰波长的关系，共轭双键和共轭羰基类化合物紫外最大吸收峰的计算方法；了解紫外光谱的产生原理，$\lambda_{\max}$ 的主要影响因素等。

2. 具有利用紫外光谱确定有机化合物结构测定中的共轭体系、双键顺反异构体、优势构象、互变异构的能力。

3. 灵活运用所学知识，培养综合分析问题的能力。

分子吸收波长范围在 200~400nm 区间的电磁波产生的吸收光谱称为紫外吸收光谱（ultraviolet absorption spectra），简称紫外光谱（UV）。在有机化合物的结构解析中，紫外光谱主要用于提供分子的芳香结构和共轭体系信息。

光是电磁波，具有波粒二象性，即同时具有波动性和粒子性。光的某些性质，如与光的传播有关的现象，宜用波动性来解释；而光的另一些性质，如光与原子、分子相互作用的现象，则宜用微粒性来解释。在讨论光的波动性时，注意掌握下列关系式：

$$\nu\lambda = c \qquad \bar{\nu} = 1/\lambda \qquad\qquad 式（1-1）$$

式中，λ 为波长，在紫外-可见光区常用纳米（nm）为单位；ν 为频率，秒$^{-1}$（sec^{-1}）或赫兹（Hz）；c 为光速，其值为 3×10^8m/s；$\bar{\nu}$ 为波数，单位为厘米$^{-1}$（cm^{-1}）。

在讨论光与原子及分子的相互作用时，又可把光看成由不连续的光子构成的能量子流，每个光子的能量（E）与光的频率（ν）成正比：

$$E = h\nu \qquad\qquad 式（1-2）$$

式中，h 为普朗克（Plank）常数，$h = 6.63 \times 10^{-34}$J·sec。

光同时具有波动性和粒子性，两者是对立统一的，可通过下式联系在一起：

$$E = h\nu = hc/\lambda = hc\bar{\nu} \qquad\qquad 式（1-3）$$

根据波长增加的顺序，电磁波可分成 X 射线(X-ray)、紫外(ultraviolet)、可见(visible)、红外(infrared)、微波（microwave）及无线电波（radio wave）等几个区域，见表 1-1。

表 1-1　电磁波的不同区域及对应的波谱学分类

X 射线衍射	紫外-可见光谱		红外光谱		微波吸收谱	核磁共振谱
内层电子能级跃迁	外层电子能级跃迁		分子振动与转动能级跃迁	分子转动能级跃迁	电子自旋能级跃迁	核自旋能级跃迁
X 射线	紫外		红外		微波	无线电波
	远紫外	近紫外	可见	近红外	中红外	远红外		

　　1nm　　200nm　　400nm 800nm　　2.5μm　　25μm　　400μm　　25cm

由表 1-1 可知，可见光的波长范围为 400~800nm；紫外光的波长范围为 1~400nm，可分为远紫外区（1~200nm）和近紫外区（200~400nm）。通常所说的紫外光谱是指近紫外区（波长范围为 200~

400nm）内的吸收光谱。由于可见光谱的原理和仪器与紫外光谱相同，仅波长范围为 400~800nm 的差异，故很多作者将紫外光谱和可见光谱并在一起称之为紫外-可见光谱（ultraviolet-visible absorption spectra）。

第一节　紫外吸收光谱的基本知识 🅔微课

一、分子轨道

原子和分子中电子的运动状态用"轨道"来描述。与经典物理中的"轨道"概念不同，原子、分子中电子的"轨道"实际上是电子运动的几率分布。

原子中电子的运动"轨道"称原子轨道，用波函数 φ 表示。有机化合物中构成化学键的原子轨道有 s、p 轨道及各种杂化轨道。

分子中电子的运动"轨道"称分子轨道（molecular orbit），用波函数"ψ"表示。分子轨道是由原子轨道相互作用而形成的（即原子中轨道的重叠）。分子轨道理论认为：两个原子轨道线性组合形成 2 个分子轨道，其中波函数位相相同者（同号）重叠形成的分子轨道称成键轨道（bonding orbit），用 ψ 表示，其能量低于组成它的原子轨道；波函数位相相反者（异号）重叠形成的分子轨道，称反键轨道（antibonding orbit），用 ψ^* 表示，其能量高于组成它的原子轨道。原子轨道相互作用程度越大，形成的分子轨道越稳定。图 1-1 是用能级图表示的分子轨道形成情况。

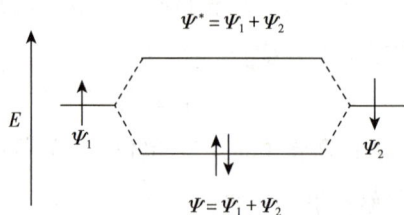

图 1-1　分子轨道的形成图

由不同类型的原子轨道线性组合可得到不同种类的分子轨道，原子轨道的线性组合主要有以下几种。

（1）原子 A 和 B 的 s 轨道相互作用，形成的分子轨道　两个原子相组合，可形成两个分子轨道：其中两个 s 轨道相加重叠所得的分子轨道的能量比相互作用前原子轨道的能量低，称为成键分子轨道，通常用符号 σ_s 表示；而两个 s 轨道相减重叠所得的分子轨道的能量比相互作用前原子轨道的能量高，称为反键分子轨道，通常用符号 σ_s^* 表示。如图 1-2 所示。

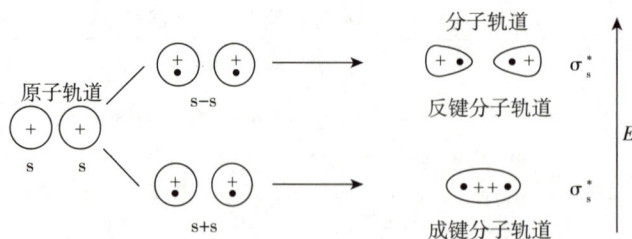

图 1-2　s-s 轨道重叠形成的分子轨道

（2）原子 A 和 B 的 p 轨道相互作用形成的分子轨道　两个原子的 p 轨道可以有两种组合方式：即

"头碰头"和"肩并肩"两种重叠方式。

当两个原子的 p_x 轴道沿 x 轴（即键轴）以"头碰头"的形式发生重叠时，产生了一个成键的分子轨道 σ_p 和一个反键的分子轨道 σ_p^*。如图 1-3 所示。

图 1-3　p-p 轨道重叠形成的 σ_p 分子轨道

当两个原子的 p 轨道（如 p_x-p_y 或 p_z-p_z）垂直于键轴以"肩并肩"的形式发生重叠时，产生的分子轨道称为 π 分子轨道，成键的分子轨道 π_p 和反键的分子轨道 π_p^*，如图 1-4 所示。

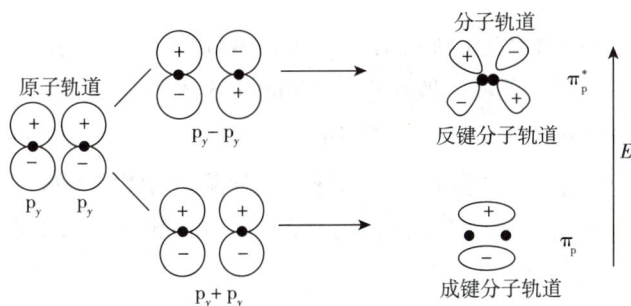

图 1-4　p-p 轨道重叠形成的 π_p 分子轨道

（3）原子 A 的 s 轨道和原子 B 的 p 轨道相互作用形成的分子轨道　当一个原子的 s 轨道和一个原子的 p 轨道沿两核的连线发生重叠时，如果两个相重叠的波瓣具有相同的符号，则增大了两核间的几率密度，因而产生了一个成键的分子轨道 σ_{sp}；如果两个相重叠的波瓣具有相反的符号，则减小了两核间的几率密度，因而产生了一个反键的分子轨道 σ_{sp}^*，如图 1-5 所示。

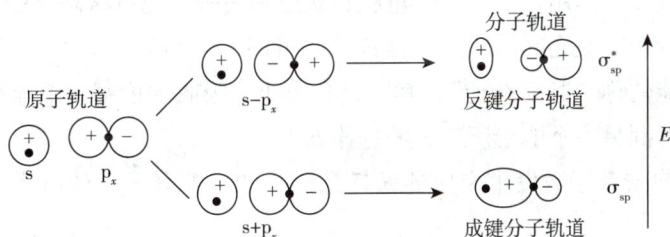

图 1-5　s-p 轨道重叠形成的 σ_{sp} 分子轨道

（4）原子上未成键电子对形成的分子轨道　在分子轨道中，未与另一原子轨道相互起作用的原子轨道（即未成键电子对所占有的轨道），在分子轨道能级图上的能量大小等同于其在原子轨道中的能量，这种类型的分子轨道称为非成键（non-bonding）分子轨道，亦称 n 轨道。n 轨道是非成键的分子轨道，所以没有反键轨道。n 轨道上的电子称 n 电子。

上述几种分子轨道的能级分布如图 1-6 所示。

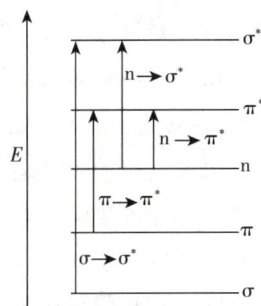

图 1-6　分子轨道电子跃迁能级图

　　通常情况下，分子中电子排布在 n 轨道以下的轨道上，这种状态称基态。分子吸收光子后，基态的一个电子被激发到反键分子轨道（电子激发态），称为电子跃迁。分子中相邻电子能级的能量差为 1 ～ 20 电子伏特（eV），这样的能量与紫外和可见光的能量相当。因此，产生电子跃迁的必要条件是物质必须接受紫外光或可见光的照射，只有当照射光的能量与价电子的跃迁能相等时，光才能被吸收。因此，光的吸收与化学键的类型有关。有机化合物中的价电子有形成单键的 σ 电子和形成双键或叁键的 π 电子，以及未成键的 n 电子等，它们由基态跃迁到激发态的跃迁能是各不相同的。

　　一般情况下，有机化合物结构解析中主要讨论如图 1 – 6 所示四种类型电子跃迁。各种电子跃迁的能级差 ΔE 存在下列次序：

$$\sigma \rightarrow \sigma^* > n \rightarrow \sigma^* \geqslant \pi \rightarrow \pi^* > n \rightarrow \pi^*$$

　　（1）$\sigma \rightarrow \sigma^*$ 跃迁　σ 轨道上的电子由基态跃迁到激发态属于 $\sigma \rightarrow \sigma^*$ 跃迁。这种电子跃迁需要较高的能量，所以能吸收短波长的紫外线，一般其吸收发生在低于 150nm 的远紫外区，但实际应用的紫外光谱区域在 200 ～ 400nm，所以，$\sigma \rightarrow \sigma^*$ 跃迁在有机化合物紫外吸收光谱中一般不能测出。例如甲烷的紫外区吸收在 122nm，乙烷在 135nm。

　　（2）$\pi \rightarrow \pi^*$ 跃迁　双键或叁键中 π 轨道的电子吸收紫外线后产生的跃迁。$\pi \rightarrow \pi^*$ 跃迁的 ΔE 较 $\sigma \rightarrow \sigma^*$ 跃迁的小，孤立双键或叁键吸收一般在小于 200nm 的远紫外区。例如，乙烯在 165nm 处有吸收。

　　（3）$n \rightarrow \pi^*$ 跃迁　在—CO—、—CHO、—COOH、—CONH$_2$、—CN 等基团中，不饱和键一端直接与具有未用电子对的杂原子相连，将产生 $n \rightarrow \pi^*$ 跃迁。这种跃迁所需能量最小，所以吸收波长在近紫外区或可见区，吸收强度弱，但对有机化合物结构分析很有用，例如饱和酮在 280nm 出现的吸收就是 $n \rightarrow \pi^*$ 跃迁所致。

　　（4）$n \rightarrow \sigma^*$ 跃迁　含有未共用电子对的基团，如—OH、—NH$_2$、—SH、—Cl、—Br、—I 等，它们的未共用电子对将产生 $n \rightarrow \sigma^*$ 跃迁，吸收一般发生在小于 200nm 的紫外区，但原子半径较大的杂原子，如硫或碘原子，其 n 轨道能级较高，$n \rightarrow \sigma^*$ 跃迁能较小，故含硫或含碘的饱和有机化合物可能在 220 ～ 250nm 附近产生 $n \rightarrow \sigma^*$ 跃迁吸收带。

二、电子跃迁选律

　　原子和分子与电磁波相互作用，从一个能量状态跃迁到另一个能量状态要服从一定的规律，这些规律称为光谱选律。如果两个能级之间的跃迁根据选律是可能的，称为"允许跃迁"，其跃迁概率大，吸收强度大；反之，不可能的称"禁阻跃迁"，其跃迁几率小，吸收强度很弱甚至观察不到吸收信号。分子中电子从一个能级跃迁到另一个能级所遵守的选律如下。

　　1. 自旋定律　电子自旋量子数发生变化的跃迁是禁止的，即分子中的电子在跃迁过程中自旋方向不能发生改变。

　　2. 对称性选律　同核双原子分子的键轴中点称为分子的对称中心，其分子轨道波函数通过对称中心反演到三维空间的相应位置时，若符号不改变，则称对称波函数（σ 和 π^*），用 g 表示；若波函数符号改变则称反对称波函数（如 σ^* 和 π），用 u 表示。电子跃迁时中心对称性必须改变，而结面对称性不能改变。所以，u→g 跃迁是允许跃迁，而 u→u、g→g 的跃迁是禁阻跃迁，即 $\sigma \rightarrow \sigma^*$、$\pi \rightarrow \pi^*$ 属于允许跃迁，而 $\sigma \rightarrow \pi^*$、$\pi \rightarrow \sigma^*$ 属于禁阻跃迁。$n \rightarrow \pi^*$、$n \rightarrow \sigma^*$ 亦是禁阻跃迁，然而，禁阻跃迁在某些情况下实际上是可被观察的，只是吸收强度很弱。这是因为受分子内或分子间的微扰作用等因素的影响，常导致上述某些选律发生偏移。

　　对称性强的分子（如苯分子）在跃迁过程中，可能会出现部分禁阻跃迁，部分禁阻跃迁谱带的强度在允许跃迁和禁阻跃迁之间。

三、紫外吸收光谱表示法及常用术语

（一）紫外吸收光谱表示法

1. 图示法　吸收光谱又称吸收曲线，是以波长（nm）为横坐标，以吸光度 A（或吸收系数 ε 或 lgε）为纵坐标所描绘的曲线，如图 1-7 所示，紫外分光光度计可以直接绘制紫外光谱图。

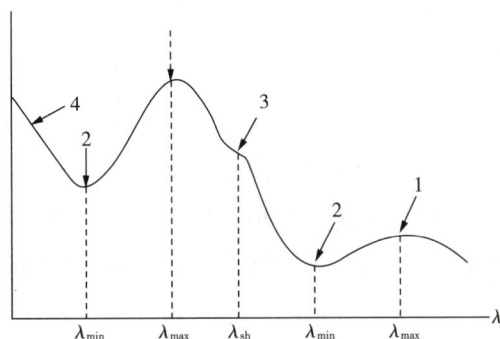

图 1-7　吸收光谱示意图
1. 吸收峰　2. 吸收谷　3. 肩峰　4. 末端吸收

吸收光谱一般都有一些特征，主要表现在吸收峰的位置和强度上，分别用下列术语进行描述。

（1）吸收峰　曲线上吸收最大的地方，它所对应的波长称最大吸收波长（λ_{max}）。

（2）吸收谷　峰与峰之间吸收最小的部位叫谷，该处的波长称最小吸收波长（λ_{min}）。

（3）肩峰（shoulder peak）　是指当吸收曲线在下降或上升处有停顿或吸收稍有增加的现象。这种现象常是由主峰内藏有其他吸收峰造成。肩峰常用 sh 或 s 表示。

（4）末端吸收（end absorption）　在图谱短波端只呈现强吸收而不成峰形的部分称为末端吸收。例如简单的双键具有 π 电子，可以发生 $\pi \rightarrow \pi^*$ 跃迁，其 λ_{max} 位于 193nm，在紫外光谱的末端有吸收，但未达到最大值。可以利用末端吸收来鉴定碳碳双键，只是吸收带的强度较弱。末端吸收有时也可能是由于醚、醇、硫化物、胺类等的 $n \rightarrow \pi^*$ 跃迁而产生。若用醚、萘作为溶剂，在 200～220nm 处的吸收带往往不能表示所测物质的真实情况。

（5）强带和弱带（strong band and weak band）　化合物的紫外可见吸收光谱中，凡摩尔吸光系数 ε 大于 10^4 的吸收峰称为强带；ε 小于 10^3 的吸收峰称为弱带。

2. 数据表示法　在文献中，除少数给出曲线外，一般报道强吸收带最高处的波长及相应的摩尔吸光系数 ε 或 lgε，例如 $\lambda_{max}^{溶剂}$ 237nm(ε 10^4) 或 $\lambda_{max}^{溶剂}$ 237nm(lgε 4.0)。有的还同时报道最低吸收谷的波长及相应的摩尔吸光系数 ε 或 lgε，这是因为最低谷的位置和强度等亦有参考价值，可识别化合物或检查化合物纯度。

（二）紫外吸收光谱中一些常用术语

1. 发色团（chromophoric groups，chromophores）　分子结构中含有 π 电子的基团称为发色团，它们能产生 $\pi \rightarrow \pi^*$ 和（或）$n \rightarrow \pi^*$ 跃迁从而能在紫外可见光范围内产生吸收，如—C＝C—、—C＝O、—N＝N—、—NO$_2$、—C＝S 等。

2. 助色团（anxochrome）　助色团是指含有非成键 n 电子的杂原子饱和基团，它们本身在紫外可见光范围内不产生吸收，但当它们与生色团或饱和烃相连时，能使该生色团的吸收峰向长波方向移动，并使吸收强度增加的基团。如—OH、—NR$_2$、—OR、—SH、—SR、—Cl、—Br、—I 等。

3. 红移（red shift）　亦称长移（bathochromic shift），由于化合物的结构改变，如发生共轭作用，

引入助色团以及溶剂改变等，使吸收峰向长波方向移动。

4. 蓝（紫）移（blue shift）　亦称短移（hypsochromic shift），当化合物的结构改变时或受溶剂影响使吸收峰向短波方向移动。

5. 增色效应（hyperchromic effect）　由于化合物结构改变或其他原因，使吸收强度增加称增色效应或浓色效应。

6. 减色效应（hypochromic effect）　使吸收强度减弱称减色效应或淡色效应。

四、吸收带

电子跃迁对应于确定的电子能级变化，产生的紫外吸收光谱似乎应呈现一些很窄的吸收谱线，为什么实际观测到的却常是一些很宽的吸收带呢？其原因是分子在发生电子能级的跃迁过程中常伴有振动和转动能级的跃迁，在紫外光谱上区分不出其光谱的精细结构，只能呈现一些很宽的吸收带。

吸收带出现的波长范围和吸收强度与化合物的结构有关。通常根据跃迁类型的不同，将吸收带（或称吸收峰）分为四种。

1. R 带　$n \to \pi^*$ 跃迁所产生的吸收带。以德文 Radikal（基团）得名，是由含杂原子的不饱和基团（如—C≡O、—N≡O、—NO$_2$、—N≡N—等发色基团）的 $n \to \pi^*$ 跃迁所产生，它的特点是处于较长波长范围（250～500nm），吸收强度很弱，$\varepsilon < 100$。

2. K 带　共轭双键的 $\pi \to \pi^*$ 跃迁所产生的吸收带，从德文 Konjugierte（共轭作用）得名。它的吸收峰出现区域为 210～250nm，吸收强度大，$\varepsilon > 10000$（$\lg\varepsilon > 4$）。

3. B 带　苯环的 $\pi \to \pi^*$ 跃迁所产生的吸收带，从英文 Benzenoid（苯的）得名。B 带是芳香族化合物的特征吸收。B 带一般出现在 230～270nm 之间，中心在 256nm 左右，ε 值约为 220 左右。B 带为一宽峰，在非极性溶剂中出现若干小峰或称细微结构，在极性溶剂中或在溶液状态时精细结构消失。

4. E 带　苯环中烯键 π 电子 $\pi \to \pi^*$ 跃迁所产生的吸收带。由英文 Ethylenic（乙烯的）得名，E 带也是芳香化合物特征吸收。E 带又分为 E$_1$ 和 E$_2$ 两个吸收带：E$_1$ 带是由苯环烯键 π 电子 $\pi \to \pi^*$ 跃迁所产生的吸收带，它的吸收峰出现在 184nm，$\lg\varepsilon > 4$（ε 值约 60 000）；E$_2$ 带是由苯环共轭烯键 π 电子 $\pi \to \pi^*$ 跃迁所产生的吸收带，E$_2$ 带的吸收峰出现在 204nm，$\lg\varepsilon = 3.9$（ε 值约 7 900）。当苯环上有发色基团取代并和苯环共轭时，B 带和 E 带均发生红移，此时 E$_2$ 带常与 K 带重叠。

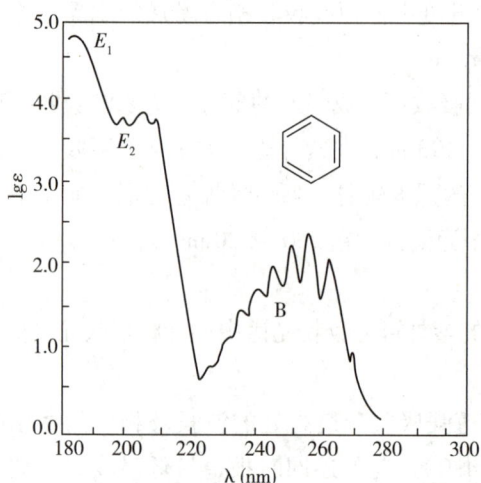

图 1-8　苯在环己烷中的紫外光谱

苯在环己烷中的 B 带、E$_1$ 带和 E$_2$ 带见图 1-8。

五、紫外光谱的 λ$_{max}$ 的主要影响因素

（一）共轭效应对 λ$_{max}$ 的影响

1. π-π 共轭对 λ$_{max}$ 的影响

（1）共轭烯类 C≡C—C≡C 中，每个双键的 π 轨道相互作用，形成一套新的成键及反键轨道，该作用过程可用图 1-9 表示。

由图 1-9 可知，丁二烯的成键轨道 π_2 与反键轨道 π_3^* 之间的能量差比乙烯的 $\pi \rightarrow \pi^*$ 之间的能量差要小得多。故实现 $\pi_2 \rightarrow \pi_3^*$ 跃迁吸收的能量比 $\pi \rightarrow \pi^*$ 跃迁要小，所以丁二烯吸收峰（λ_{max} 217nm）比乙烯吸收峰（λ_{max} 165nm）的波长要长。共轭双键数目越多，吸收峰红移越显著。

图 1-9　丁二烯的分子轨道

按照休克尔（Hückel）等提出的分子轨道理论（molecular orbital theory），随着共轭多烯双键数目增多，最高占据轨道（即成键轨道）（highest occupied molecular orbital，HOMO）的能量也逐渐增高，而最低空轨道（即反键轨道）（lowest unoccupied molecular orbital，LUMO）的能量逐渐降低，所以 π 电子跃迁所需的能量 ΔE 正逐渐减小，吸收峰逐渐红移，如图 1-10 所示。

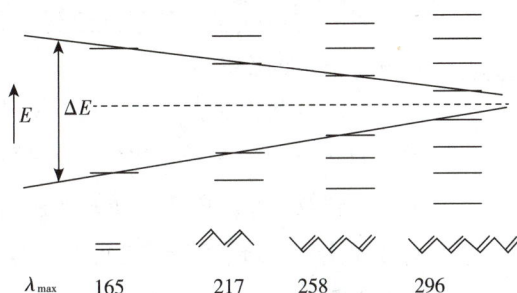

图 1-10　共轭多烯分子轨道能级示意图

一些典型的例子见表 1-2。

表 1-2　一些典型共轭烯烃的 λ_{max}（nm）

化合物	双键数	λ_{max}（nm）	颜色
乙烯	1	165	无
丁二烯	2	217	无
己三烯	3	258	无
二甲基辛四烯	4	296	淡黄
癸五烯	5	335	淡黄
二甲基十二碳六烯	6	360	黄
α-羟基-β-胡萝卜烯	8	415	橙

（2）两个不同发色团相互共轭时，对紫外光谱的影响与上述情形相似。例如 $CH_3CH = CH—CH = O$ 中，烯烃双键因与羰基相互共轭，产生新的分子轨道，其能级图如图 1-11 所示。

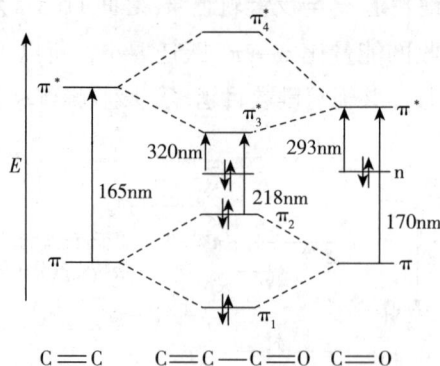

图 1-11 羰基与双键共轭的分子轨道

由图 1-11 看出：在烯醛中，$\pi_2 \rightarrow \pi_3^*$ 跃迁需要的能量比单一的 $C{=}O$ 中 $\pi \rightarrow \pi^*$ 跃迁中要小，该吸收峰由 170nm（乙醛）移到 218nm（丙烯醛）。共轭效应也能使 $n \rightarrow \pi^*$ 跃迁能量减小，吸收峰由 293nm（乙醛）移到 320nm（丙烯醛），跃迁峰红移。

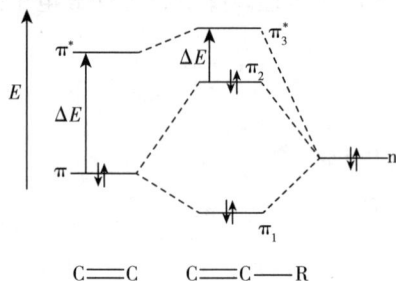

图 1-12 π体系和助色基团相互作用
形成新的分子轨道能级示意图

因此，$\pi\text{-}\pi$ 共轭使 $\pi \rightarrow \pi^*$、$n \rightarrow \pi^*$ 跃迁峰红移。当共轭体系因其他因素的影响而受到破坏时，其吸收峰 λ_{max} 将会减小。当某些因素（如取代基）明显地改变了共轭体系的长度时，紫外光谱将发生显著的变化。

2. $p\text{-}\pi$ 共轭对 λ_{max} 的影响 某些具有孤对电子（n电子）的基团，如—OH、—X 或—NH_2，当它们被引入双键的一端时，将产生 $p\text{-}\pi$ 共轭效应而形成新的分子轨道 π_1、π_2、π_3^*（图 1-12），其中 π_2 较 π 增加，π_3^* 较 π^* 也增加，但前者增加得多，故 HOMO→LUMO 跃迁能 $\pi_2 \rightarrow \pi_3^*$ 小于未共轭时的 $\pi \rightarrow \pi^*$ 跃迁能，使 λ_{max} 向长波方向移动，同时 ε_{max} 也增加。

$p\text{-}\pi$ 共轭体系越大，助色基团的助色效应越强，吸收带越向长波方向移动（表 1-3）。

表 1-3 一些助色基的助色效应

体系	助色基（X）使 $\pi \rightarrow \pi^*$ 跃迁 λ_{max} 的增加值				
	—NR_2	—OR	—SR	—Cl	—Br
X—C=C	40	30	45	5	–
X—C=C—C=O	95	30	85	12	30
X—C_6H_5	43	17	23	2	6

3. 超共轭效应对 λ_{max} 的影响 烷基取代双键碳上的氢以后，通过烷基的 C—H 键和 π 键电子云重叠引起的共轭作用，使 $\pi \rightarrow \pi^*$ 跃迁红移，但影响较小。

（二）立体效应对 λ_{max} 的影响

1. 空间位阻对 λ_{max} 的影响 要使共轭体系中各因素均成为有效的生色因子，各生色因子应处于同一平面，才能达到有效的共轭。若生色团之间，生色团与助色团之间太拥挤，就会相互排斥于同一平面之外，共轭程度降低，λ_{max} 减小。

例如，联苯分子中，两个苯环处于同一平面，产生有效共轭，λ_{max} 247nm(ε 17 000)，甲基取代联苯分子中，随着邻位取代基的增多，空间拥挤造成两个苯环不在同一平面，不能有效地共轭，λ_{max} 蓝移。甲基的位置及数目对 λ_{max} 的影响如下（溶剂为环己烷）。

λ_{max}	247nm	253nm	237nm	231nm	227nm（肩峰）
ε_{max}	17000	19000	10250	5600	–

2. 顺反异构对 λ_{max} 的影响　顺反异构多指双键或环上取代基在空间排列不同而形成的异构体。其紫外光谱有明显的区别，一般反式异构体空间位阻小，能有效地共轭，键的张力较小，$\pi \to \pi^*$ 跃迁能量较小，λ_{max} 位于长波端，吸收强度也较大。

例如，肉桂酸异构体中，反式肉桂酸为平面结构，双键与处于同一平面的苯环容易发生 $\pi \to \pi^*$ 跃迁；而顺式肉桂酸由于空间位阻较大，双键与苯环非平面，不易发生共轭。所以反式较顺式 λ_{max} 位于长波端，ε_{max} 值高顺式一倍。

λ_{max}	295nm	280nm
ε_{max}	27000	13500

3. 跨环效应对 λ_{max} 的影响　跨环效应是指非共轭基团之间的相互作用。分子中两个非共轭生色团处于一定的空间位置，尤其是在环状体系中，有利于电子轨道间的相互作用，这种作用称跨环效应（transannular effect）。由此产生的光谱，既非两个生色团的加合，亦不同于二者共轭的光谱。

例如，二环庚二烯分子中有两个非共轭双键，与含有孤立双键的二环庚烯的紫外光谱有明显的区别，在乙醇溶液中，二环庚二烯在 200~230nm 范围，有一个弱的并具有精细结构的吸收带。这是由于分子中两个双键相互平行，空间位置利于相互作用。

λ_{max} （nm）	205	214	220	230（肩峰）	197
ε_{max}	2100	214	870	200	7 600

化合物硫代环辛烷-5-酮中羰基虽不与助色团 SR 相连，但由于空间结构有利于 π 电子云和 S 原子上未成键的 3p 电子发生交盖，出现孤立羰基反常的紫外光谱。

λ_{max} （nm）	238
ε_{max}	2522

（三）溶剂的极性、溶液的 pH 值对 λ_{max} 的影响

1. 溶剂极性对光谱的影响　溶剂极性增加可使吸收光谱的精细结构消失，对吸收峰波长位置和吸收峰强度亦有影响，对波长的影响比对强度的影响更大，下面主要讨论溶剂极性对波长的影响。

（1）$\pi \to \pi^*$ 跃迁　$\pi \to \pi^*$ 跃迁所产生的吸收峰随着溶剂极性的增大而向长波方向移动。在 $\pi \to \pi^*$ 跃迁中，激发态的极性要强于基态。以乙烯为例，在基态其 π 电子分布均匀，极性较小；而在激发态，其中一个碳原子成为缺电子原子，另一个碳原子成为富电子原子，极性较大。极性大的激发态 π^* 与极性溶剂的作用较强，能量下降较大；而 π 轨道极性较小，与极性溶剂作用较弱，能量降低较小。故随着溶剂极性的增大，π 及 π^* 之间能量差值变小，$\pi \to \pi^*$ 跃迁产生的吸收峰将向长波方向移动，如图1-13所示。

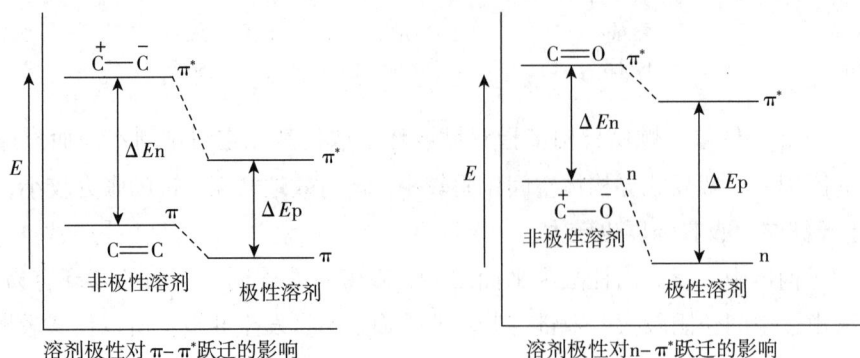

图 1-13　溶剂极性对光谱的影响

（2）$n \to \pi^*$ 跃迁　$n \to \pi^*$ 跃迁所产生的吸收峰随溶剂极性的增大而向短波方向移动。在多数 $n \to \pi^*$ 跃迁中，基态的极性要强于激发态。以 C=O 为例，在基态时，碳氧双键的电子云偏向氧原子，极性较大；而在激发态 π^* 时，氧上一个 n 电子跃迁至 π^* 轨道，n 电子的电子云转向双键，形成部分三键，极性较小。$n \to \pi^*$ 跃迁基态和激发态的极性大小正好与 $\pi \to \pi^*$ 跃迁相反，所以在极性溶剂中，$n \to \pi^*$ 跃迁产生的吸收峰将向短波方向移动。另一方面，极性溶质如羰基在带羟基的溶剂中，氢键的作用也是一个很重要的因素。在此情况下，基态时羰基氧原子的两个 n 电子与溶剂形成氢键，使 n 轨道的能级降低较大；在激发态，羰基氧上的一个 n 电子跃迁至 π^* 轨道，不利于氢键的形成，π^* 轨道的能级降低很小。因此，$n \to \pi^*$ 跃迁能增大，吸收峰蓝移。溶剂的极性越大，形成氢键的能力越强，$n \to \pi^*$ 跃迁引起的吸收向短波方向位移的幅度也越大。例如异丙叉丙酮 $CH_3COCH=C(CH_3)_2$ 的 $n \to \pi^*$ 跃迁在正己烷中 λ_{max} 为329nm，在三氯甲烷中为315nm，在甲醇中为309nm，在极性最大的水中则为305nm。

2. 溶液的 pH 值对 λ_{max} 的影响　在测定酸性、碱性或两性物质时，溶剂的 pH 值对光谱的影响很大。例如酚类化合物和苯胺类化合物，由于在酸性、碱性溶液中的解离情况不同，从而影响共轭系统的长短，导致吸收光谱也不同。

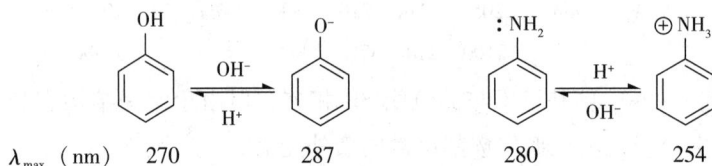

λ_{max} （nm）　270　　　287　　　　280　　　254

六、测定紫外光谱溶剂的选择

测定化合物的紫外光谱多在溶液中进行。常用的溶剂有：二环己烷、95%乙醇、甲醇、1,4-二氧六环等。测定非极性化合物的紫外光谱，多用环己烷作溶剂，尤其是芳香化合物，在环己烷中测定的紫外光谱能显示出其特有的精细结构；测定极性化合物时，多用甲醇或乙醇作溶剂。在选择溶剂时，还要注意溶剂本身的波长极限（或称透明截止点，cut off point）。波长极限是指用此溶剂时的最低波长限度，低于此波长时，溶剂将有吸收。表1-4列出了常用溶剂的波长极限。例如测定丁二烯的紫外光谱（λ_{max} 217nm）显然不能用三氯甲烷作溶剂，因为三氯甲烷在此范围内（245nm 以下），干扰试样的测定。

表 1 - 4　常用溶剂的波长极限

溶剂	波长极限（nm）	溶剂	波长极限（nm）
乙醚	210	2,2,4-三甲戊烷	220
环己烷	210	甘油	230
正丁醇	210	1,2-二氯乙烷	233
水	210	二氯乙烷	235
异丙醇	210	三氯甲烷	245
甲醇	210	乙酸正丁酯	260
甲基环己烷	210	乙酸乙酯	260
96% 硫酸	210	甲酸甲酯	260
乙腈	210	甲苯	285
乙醇	215	吡啶	305
1,4-二氧六环	220	丙酮	330
正己烷	220	二硫化碳	380

第二节　紫外吸收光谱与分子结构间关系

一、非共轭有机化合物的紫外光谱

（一）饱和化合物

饱和烷烃的 $\sigma \to \sigma^*$ 跃迁需要较高的能量，其吸收紫外线波长一般发生在低于 150nm 的远紫外区，例如甲烷 λ_{max} 在 122nm，乙烷 λ_{max} 在 135nm。

当烷烃碳原子上的氢由杂原子（O，N，S，X）取代时，产生较 $\sigma \to \sigma^*$ 跃迁能量低的 $n \to \sigma^*$ 跃迁，这种跃迁为禁阻跃迁，吸收较弱。同一碳原子上杂原子数目愈多，λ_{max} 愈向长波方向移动。典型含杂原子的饱和化合物的紫外吸收见表 1 - 5。

表 1 - 5　典型含杂原子的饱和化合物 λ_{max}（nm）

化合物	$\lambda_{max}(n \to \sigma^*)$	ε_{max}	溶剂	化合物	$\lambda_{max}(n \to \sigma^*)$	ε_{max}	溶剂
CH_3OH	177	200	己烷	CH_3NH_2	174	2200	气态
					215	600	
CH_3Cl	173	200	己烷	$(CH_3)_3N$	199	4000	气态
					227	900	
CH_3Br	202	264	庚烷	CH_3SCH_3	210	1020	乙醇
					229	140	
CH_3I	257	387	庚烷				

（二）烯、炔及其衍生物

碳碳双键和碳碳叁键虽为生色团，但若不与强的助色团 N、S 相连，$\pi \to \pi^*$ 跃迁仍位于远紫外区。非共轭烯 $\pi \to \pi^*$ 跃迁 λ_{max} 一般位于 200nm 以下的远紫外区。例如，乙烯在 165nm（ε 15000），烯碳上取代基数目增加，λ_{max} 红移，这是受到超共轭的影响，例如 $(CH_3)_2C = C(CH_3)_2$ λ_{max} 197nm（ε 11500）。

杂原子 O、N、S、X 与 C＝C 相连，由于杂原子上的 n 电子与双键上 π 电子形成 p-π 共轭，λ_{max} 红移。N、S 的影响较 O 大，Cl 的影响较小。

（三）含杂原子的双键化合物

含杂原子的双键化合物 $n \rightarrow \pi^*$ 跃迁吸收峰一般出现在近紫外区。

1. 羰基化合物

（1）醛、酮类化合物 C＝O 的 $\pi \rightarrow \pi^*$ 跃迁位于远紫外区；$n \rightarrow \pi^*$ 跃迁（属于禁阻跃迁）λ_{max} 270 ~ 300nm，$\varepsilon < 100$，此峰在结构鉴定中用来鉴定醛、酮羰基的存在。醛类化合物的 $n \rightarrow \pi^*$ 跃迁在非极性溶剂中有精细结构，随着溶剂极性增加而消失；酮羰基即使在非极性溶剂中也观察不到精细结构。

乙醛在己烷中 λ_{max} 293nm（ε 12），醛基氢被烷基取代，λ_{max} 蓝移，如丙酮在环己烷中 λ_{max} 279nm（ε 15）。醛基氢被极性基团取代，λ_{max} 蓝移更大。典型羰基化合物的 λ_{max} 见表 1-6。

表 1-6　羰基化合物的 λ_{max}（nm）

化合物	λ_{max}	ε_{max}	溶剂	化合物	λ_{max}	ε_{max}	溶剂
CH_3CHO	293	12	己烷	$CH_3COOC_2H_5$	204	60	水
					211	58	异辛烷
CH_3COCH_3	279	15	环己烷	CH_3COSH	<219	2 200	环己烷
	270	12	甲醇				
CH_3COOH	204	41	庚烷	CH_3COCl	240	40	庚烷
	210	40	甲醇				
CH_3CONH_2	205	160	甲醇	CH_3COBr	250	90	庚烷

酮羰基 $n \rightarrow \pi^*$ 跃迁较醛基蓝移，是烷基的超共轭效应使 π 轨道能级降低，π^* 轨道能级升高，n 轨道能级无明显变化，使 $n \rightarrow \pi^*$ 跃迁能量增大。酮类化合物 α 位碳原子上烷基取代数目增大，λ_{max} 红移。如 2,2,4,4-四甲基戊酮 λ_{max}（乙醇中）295nm（ε 20）。

（2）羧酸、酯、酰氯、酰胺类化合物中，极性杂原子的引入，$n \rightarrow \pi^*$ 跃迁 λ_{max} 显著蓝移。这是由于杂原子上未成键的 n 轨道通过共轭和诱导效应影响羰基。杂原子上未成键电子对 C＝O 中 π 电子的共轭作用同与 C＝C 双键相连时的 p-π 共轭相仿，最高占有分子轨道和最低空轨道能量均有所升高；另一方面，这类取代基的电负性都较碳原子大，取代基的诱导效应使 C＝O 键能增大，C＝O 中 n 轨道能级降低。所以，$n \rightarrow \pi^*$ 跃迁能量升高，λ_{max} 蓝移。

2. 硫羰基化合物　$R_2C＝S$ 较 $R_2C＝O$ 中 $n \rightarrow \pi^*$ 跃迁 λ_{max} 红移。是因为硫原子上未成键电子对在 3p 轨道，较 2p 轨道电子能级提高，而 C＝S 中 π^* 轨道能级较 2p 中 π^* 轨道能级提高不多，故 C＝S 中 $n \rightarrow \pi^*$ 跃迁能量较低，有利于 n 电子的激发，λ_{max} 约为 500nm。硫羰基化合物的 $\pi \rightarrow \pi^*$ 跃迁、$n \rightarrow \sigma^*$ 跃迁 λ_{max} 也发生红移。例如 $(C_3H_7)_2C＝S$ 在己烷中 $n \rightarrow \pi^*$ λ_{max} 503nm（ε 9），$\pi \rightarrow \pi^*$ λ_{max} 230nm（ε 6300），$n \rightarrow \sigma^*$ λ_{max} 215nm（ε 5100）。

3. 氮杂生色团　简单的亚胺类化合物和腈类化合物在近紫外区无强吸收。

二氢吡咯 $\pi \rightarrow \pi^*$ 跃迁 λ_{max} <200nm，$n \rightarrow \pi^*$ 跃迁 λ_{max} 约为 240nm（ε 100）极性溶剂中谱带蓝移，酸性溶剂中谱带消失（质子化使氮上孤电子对消失）。

偶氮（—N＝N—）化合物 $n \rightarrow \pi^*$ λ_{max} 约 360nm，强度与几何结构有关：反式为弱吸收，顺式吸收强度增大。例如 $CH_3N＝NCH_3$ 在水溶液中 $n \rightarrow \pi^*$ 跃迁：反式 λ_{max} 343nm（ε 25），顺式 λ_{max} 353nm（ε 240）。

硝基化合物中，$\pi \rightarrow \pi^*$ 跃迁 λ_{max} <200nm，$n \rightarrow \pi^*$ 跃迁 λ_{max} 约为 275nm，吸收强度弱。例如 CH_3NO_2 的 λ_{max} 279nm（ε 16），λ_{max} 202nm（ε 4400）。

二、共轭有机化合物的紫外光谱

（一）共轭烯类化合物的紫外光谱

1. Woodward–Fieser 规则　Woodward 和 Fieser 总结了共轭烯类化合物上取代基对 $\pi\rightarrow\pi^*$ 跃迁吸收带（即 K 带）λ_{max} 的影响，称为 Woodward–Fieser 经验规则。该规则以 1,3-丁二烯为基本母核，确定其吸收波长的数值为 217nm，然后，根据取代情况的不同，在此基本吸收波长的数值上，再加上一些校正值，用于计算共轭烯类化合物 K 带 λ_{max}，见表 1–7。共轭烯类化合物 K 带 λ_{max} 值受溶剂极性的影响较小，因此不需要对计算结果进行溶剂校正。Woodward–Fieser 规则不能预测吸收强度和精细结构。

表 1–7　共轭烯类 K 带 λ_{max} 值 Woodward–Fieser 计算规则

系统	λ_{max} 值
基值（共轭二烯基本吸收带）	217nm
增加值—	
同环二烯	36nm
烷基（或环基）	5nm
环外双键	5nm
共轭双键	30nm
助色团—OCOR	0nm
—OR	6nm
—SR	30nm
—Cl，—Br	5nm
—NR$_1$R$_2$	60nm

应用 Woodward–Fieser 计算规则时应注意：① 该规则只适用于共轭二烯、三烯、四烯；② 选择较长共轭体系作为母体；③ 交叉共轭体系中，只能选取一个共轭键，分叉上的双键不算延长双键，并且选择吸收带较长的共轭体系；④ 该规则不适用芳香系统，芳香系统另有规则；⑤ 共轭体系中的所有取代基及所有的环外双键均应考虑在内。

[例 1.1]　计算下面化合物的 λ_{max}。

[解]　此化合物为一交叉共轭系统，有两个共轭系统，在计算时采用吸收带较长的系统作为母体。

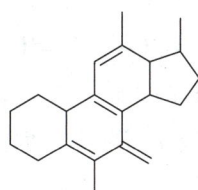

基值	217nm
共轭双键	30nm
同环二烯	36nm
烷基（5×5）	25nm
环外双键	5nm
计算值 =	313nm
实测值 =	315nm

2. Fieser–Kuhn 公式　超过四烯以上的共轭多烯体系，其 K 带的 λ_{max} 及 ε_{max} 值不能采用 Woodward–Fieser 规则计算，而应采用下列 Fieser–Kuhn 计算公式：

$$\lambda_{max} = 114 + 5M + n(48 - 1.7n) - 16.5\,\text{Rendo} - 10\,\text{Rexo} \qquad 式（1-4）$$

$$\varepsilon_{max}（己烷）= 1.74 \times 10^4\, n \qquad 式（1-5）$$

式中，M 为烷基数；n 为共轭双键数；Rendo 为具有环内双键的环数；Rexo 为具有环外双键的环数。

[**例1.2**] 计算 β-胡萝卜素的 λ_{max} 和 ε_{max}，结构如下：

[**解**]   因 $M=10$，$n=11$，Rendo $=2$，Rexo $=0$

故 $\lambda_{max} = 114 + 5 \times 10 + 11 \times (48 - 1.7 \times 11) - 16.5 \times 2$

$= 453.3nm$（实测值：452nm,己烷）

$\varepsilon_{max} = (1.74 \times 10^4) \times 11 = 19.1 \times 10^4$（实测值：$15.2 \times 10^4$,己烷）

（二）共轭不饱和羰基化合物的紫外光谱

孤立双键在165nm附近有 π→π* 跃迁吸收带（ε 约为10000），孤立羰基在290nm附近有 n→π* 跃迁吸收带（ε 约为100）。如果羰基和双键共轭，这些吸收带都要发生红移，吸收强度同时增加。

不饱和羰基化合物 K 带 λ_{max} 可用 Woodward 规则计算，其计算方法与共轭烯烃相似，见表 1-8。

表 1-8   不饱和醛、酮、酸、酯 λ_{max} 的经验参数（**Woodward** 规则）

系统	λ_{max} 值	经验参数		
基值—		—OAc	αβγ	6nm
α,β 不饱和醛	207nm			
α,β 不饱和酮	215nm	—OR	α	35nm
α,β 不饱和六元环酮	215nm		β	30nm
α,β 不饱和五元环酮	202nm		γ	17nm
α,β 不饱和酸或酯	193nm		δ	31nm
增加值—		—SR	β	85nm
共轭双键	30nm	—Cl	α	15nm
烷基或环基α	10nm		β	12nm
β	12nm	—Br	α	25nm
γ 或更高	18nm		β	30nm
—OH α	35nm	—NR₁R₂		95nm
β	30nm	环外双键		5nm
γ	50nm	同环二烯		39nm

应用 Woodward 规则时应注意：①共轭不饱和羰基化合物碳原子的编号为 $^\delta$C =$^\gamma$C—$^\beta$C =$^\alpha$C—C =O；②环上羰基不作为环外双键看待；③有两个共轭不饱和羰基时，应优先选择波长较大的；④共轭不饱和羰基化合物 K 带 λ_{max} 值受溶剂极性的影响较大，因此需要对计算结果进行溶剂校正。表中数据是在甲醇或乙醇溶剂中测试的，非极性溶剂中测试值与计算值比较，需加上溶剂的校正值，见表 1-9。

表 1-9   共轭羰基化合物 K 带溶剂校正值

溶剂	甲醇	乙醇	水	氯仿	二氧六环	乙醚	己烷	环己烷
λ_{max}校正值	0	0	-8	+5	+5	+7	+11	+11

例如 $(CH_3)_2C$ =$CHCOCH_3$，λ_{max} 计算值：$215 + 12 \times 2 = 239nm$。甲醇溶剂中测得 λ_{max} 237nm，计算值与实测值接近；己烷溶剂中测得 λ_{max} 230nm，计算值与实测值相差较大，若加上己烷溶剂校正值（$230 + 11 = 241$）后，计算值与实测值接近。

[**例1.3**] 计算下列化合物的 λ_{max} 值。

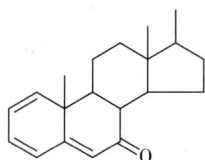

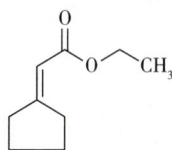

[**解**]（A）

不饱和六元环酮		215nm
共轭双键（30×2）		60nm
同环二烯		39nm
β 位烃基		12nm
γ 及 γ 位以上烃基		18nm
环外双键		5nm
计算值 =		349nm
实测值 =		348nm

（B）

α,β 不饱和酯基		193nm
β 位烷基（12×2）		24nm
环外双键		5nm
计算值 =		222nm
实测值 =		240nm

[**例1.4**] 紫罗兰酮异构体的确定：用其他分析方法得知紫罗酮有两种异构体（结构如下），但不知结构中哪种为 α 异构体，哪种为 β 异构体，为解决这个问题，采用 UV 光谱技术，具体方法是先取 α 体及 β 体纯晶，测得 UV 光谱，λ_{max}（α 体）228nm，λ_{max}（β 体）296nm。然后运用不饱和酮的计算方法，求 A 及 B 两种结构的计算值。

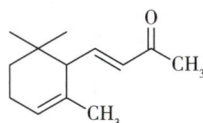

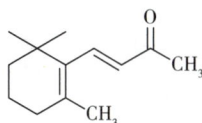

[**解**] A：

基值		215nm
β 位环基		12nm
λ_{max} =		227nm

B：

基值		215nm
γ 位烷基		18nm
δ 位烷基（18×2）		36nm
共轭双键		30nm
λ_{max} =		299nm

比较计算值与实测值可知：α 体应为 A，而 β 体应为 B。

三、芳香化合物的紫外光谱

（一）苯及其衍生物的紫外光谱

苯具有三个吸收带，E_1 和 E_2 带和 B 带：其中心位置分别在 184nm、203nm、256nm 左右，其中 E_1 带在远紫外区，一般不讨论。苯被取代后，其 E_2 带、B 带的吸收峰都会发生变化。取代基类型不同，对吸收带的最大吸收的影响也不同。

1. 单取代苯

（1）烷基取代，由于超共轭作用，使 λ_{max} 红移，但影响较小，烷基苯的 B 带吸收如下（环己烷中）：

λ_{max}（nm）	254	261	263	266

（2）带孤对电子的基团（—NH_2，—OH，—OR）取代时，由于助色团孤对电子与苯环上的大 π 电子体系产生 p-π 共轭，使 λ_{max} 红移。

（3）具有与苯环共轭的不饱和基团，例如，—CH＝CH—、—C＝O、—NO_2 等，由于 π-π 共轭结果产生新的分子轨道而降低跃迁能，使 λ_{max} 显著红移。不同取代基使苯的 E_2 带波长增加的次序如下。

邻、对位定位基：N（CH_3）$_2$ > $NHCOCH_3$ > O^- > OCH_3 > OH > Br > Cl > CH_3

间位定位基：NO_2 > CHO > $COCH_3$ > COOH > SO_2NH_2 > NH_3^+

显然，对光谱影响的大小与取代基的拉电子或推电子程度有关。

2. 双取代苯　双取代苯吸收光谱 λ_{max} 值与两个取代基的类型及相对位置有关，一般有三条规律。

（1）当两个吸电子基团或两个供电子基团取代时，此时吸收光谱 λ_{max} 值与两个取代基的相对位置无关，即邻、间、对位取代苯三者吸收光谱 λ_{max} 值相近，且一般不超过单取代时 λ_{max} 值较大者。

λ_{max}（nm）	230	265	268	255	255
ε_{max}	11600	7800	11000	7600	347

（2）当一个吸电子基团和一个供电子基团邻、间位双取代时，两者吸收光谱 λ_{max} 值相近且与单取代时 λ_{max} 值区别较小。

（3）当一个吸电子基团和一个供电子基团对位双取代时，吸收光谱 λ_{max} 值远远大于两者单取代时 λ_{max} 值。

λ_{max}（nm）	265	280	380	280	282.5
ε_{max}	7800	1430	13500	4800	5400

这种现象可用共轭效应来解释，因为此种取代大大延长了共轭体系。

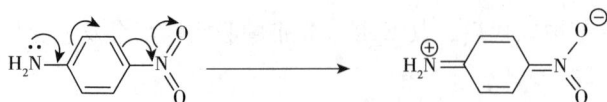

3. 多取代苯　多取代苯化合物中，取代基的类型及相对位置对其紫外光谱的影响更加复杂，空间位阻对 λ_{max} 值也有较大影响。

（二）稠环芳烃的紫外光谱

萘、蒽这类线型排列稠环芳烃较苯形成更大的共轭体系，紫外吸收比苯更移向长波方向，吸收强度增大，精细结构更加明显。而菲等角型排列稠环芳烃由于分子弯曲程度增加，较相应的线型分子强度减弱，较萘、蒽的 λ_{max} 值蓝移。例如蒽 E_1 带 λ_{max} 252nm（ε_{max} 220 000），E_2 带 λ_{max} 375nm（ε_{max} 10 000），菲 E_1 带 λ_{max} 251nm（ε_{max} 90 000），E_2 带 λ_{max} 292nm（ε_{max} 20 000），角型排列的菲 E_1 带强度明显减弱，E_2 带 λ_{max} 值明显蓝移。

（三）芳杂环化合物的紫外光谱

（1）五元芳杂环化合物（如吡咯、呋喃、噻吩等）相当于环戊二烯的 C_1 被杂原子取代，因此与环戊二烯有相似的吸收光谱，在200nm附近有一较强的吸收峰，称 I 带；在238nm附近有一较弱的吸收峰，称 II 带。如果有助色团或发色基团取代就发生红移，同时 ε 增大。五元芳杂环化合物中杂原子孤电子对参与芳杂环大 π 键共轭，故无 $n{\rightarrow}\pi^*$ 跃迁吸收峰。

（2）六元芳杂环化合物的紫外光谱与苯相似。例如，吡啶亦有 B 带 λ_{max} 257nm（ε 2750）和 E_2 带 λ_{max} 195nm（ε 7500），只是吡啶 B 带吸收系数比苯的 B 带大，精细结构没有苯那样清晰。其 $n{\rightarrow}\pi^*$ 跃迁引起的弱峰多被 B 带覆盖，改变溶剂的极性有可能使之出现。溶剂的极性对苯吸收峰的强度和位置影响很小，但可使吡啶的 B 带吸收强度明显增高，这可能是由于吡啶氮原子上的孤对电子与极性溶剂形成氢键的缘故。

（3）稠芳杂环化合物的紫外光谱多与相应的稠芳环化合物相近。例如，喹啉和异喹啉的 UV 光谱与萘相似。

第三节　紫外光谱在有机化合物结构研究中的应用

具有发色团的有机化合物，其紫外光谱可提供 λ_{max} 和 ε_{max} 这两类重要数据及其变化规律，所以在有机化合物的结构研究中能解决很多问题。但它毕竟只能反映分子中的生色团和助色团，即共轭体系的特征，而不能反应整个分子的结构，特别是对在近紫外区没有吸收的饱和烷烃类无能为力，必须依据其他的波谱才能完成结构的鉴定。紫外光谱在有机化合物结构研究中的应用主要有以下几个方面。

一、确定未知化合物是否含有与某一已知化合物相同的共轭体系

带有发色团的有机化合物，其紫外吸收峰的波长和强度，已作为一般物理常数，用于鉴定工作。当未知化合物与已知化合物（称为模型化合物）的紫外光谱走向一致时，可以认为两者具有相同的共轭体系。

手头有对照品时，通常将检品与对照品在相同条件下的紫外光谱进行对照，若两个化合物相同，其紫外光谱应完全相同。但应注意，紫外光谱相同，只能反映两者均含有某一特定的共轭体系，分子的结构并不一定完全相同。例如：胆甾-4-烯-3-酮（A）和2-甲基戊烯-2-酮（B）的紫外光谱相同，但两者的结构显然是不同的（图1-14）。这是因为紫外光谱只能表现化合物的发色团和显色的分子母核。这两个化合物的紫外光谱皆出于羰基的发色团 $\pi{\rightarrow}\pi^*$ 和 $n{\rightarrow}\pi^*$ 跃迁，所以光谱相同。

手头无对照品时，可查找有关光谱文献进行核对，此时一定要注意测定溶剂等条件与文献一致。

当有机化合物分子含两组发色团，而它们彼此之间被一个以上的饱和原子团隔开，不能发生共轭

时，这个化合物的紫外光谱可以近似地等于这两组发色团光谱的叠加，这个原理称为"叠加原则"。叠加原则用于骨架的推定是很有用处的。

图 1-14　胆甾-4-烯-3-酮与2-甲基戊烯-2-酮紫外光谱图

二、确定未知结构中的共轭结构单元

紫外光谱是研究不饱和有机化合物结构的常用方法之一。对于确定分子中是否含有某种发色团（即不饱和部分的结构骨架）是很有帮助的。

（一）将 λ_{max} 的计算值与实测值进行比较

当用其他物理和化学方法判断某化合物的结构为（A）或（B）时，则可分别计算出（A）和（B）的 λ_{max}，再与实测值进行对照。

[例 1.5] 从防风草（*Anisomeles indica* L.）分离得到一化合物，其紫外光谱 $\lambda_{max}^{EtOH} = 241nm$。根据文献及其他光谱测定显示可能为松香酸（abietic acid）（A）或左旋海松酸（B）。试问分离得到的化合物为何？

[解]

基值	217nm
烷基（5×4）	20nm
环外双键	5nm
λ_{max} = 242nm	

基值	217nm
同环二烯	36nm
烷基（5×4）	20nm
λ_{max} = 273nm	

由以上计算可知：结构（A）松香酸的计算值（λ_{max} = 242nm）与分离得到的化合物实测值（λ_{max}^{EtOH} = 241nm）相近，故分离得到的化合物可能为松香酸。

（二）与同类型的已知化合物 UV 光谱进行比较

结构复杂的有机物，尤其是天然有机化合物，难以精确地计算出 λ_{max}，故在结构分析时，经常将检品的紫外光谱与同类型的已知化合物的紫外光谱进行比较。根据该类型化合物的结构—紫外光谱变化规律，做出适宜的判断。

现在，许多类型的化合物，如黄酮类、蒽醌类、香豆素类等，其结构与紫外光谱特征之间的规律是比较清楚的。同类型的化合物在紫外光谱上既有共性，又有个性。其共性可用于化合物类型的鉴定，个性可用于具体化合物具体结构的判断。例如，黄酮类化合物具有两个较强的吸收带：300~400nm（谱带Ⅰ）、240~285nm（谱带Ⅱ），这是黄酮类化合物的共性；但具体化合物又因结构的不同，其紫外光谱也各不相同。

（三）分析紫外光谱的经验规律

当对某一化合物的结构（结构类型及其发色团）一无所知时，运用下述规律分析所得的 UV 光谱，对推断化合物的某些结构可提供有益的启示。

（1）如果在 200~400nm 区间无吸收峰，则该化合物应无共轭双键系统，或为饱和的有机化合物。

（2）如果在 270~350nm 区间给出一个很弱的吸收峰（$\varepsilon_{max}=10\sim100$），并且在 200nm 以上无其他吸收，该化合物含有带孤对电子的未共轭的发色团。例如 C＝O、C＝C—O、C＝C—N 等。弱峰系由 $n\to\pi^*$ 跃迁引起。

（3）如果在 UV 光谱中给出许多吸收峰，某些峰甚至出现在可见区，则该化合物结构中可能具有长链共轭体系或稠环芳香发色团。如果化合物有颜色，则至少有 4~5 个相互共轭的发色团（主要指双键）。但某些含氮化合物及碘仿等除外。

（4）在 UV 光谱中，其长波吸收峰的强度 ε_{max} 在 10000~20000 之间时，示有 α,β 不饱和酮或共轭烯烃结构存在。

（5）化合物的长波吸收峰在 250nm 以上，且 ε_{max} 在 1000~10000 之间时，该化合物通常具有芳香结构系统。峰的精细结构是芳环的特征吸收。但芳香环被取代后共轭体系延长时，ε_{max} 可大于 10000。

（6）充分利用溶剂效应和介质的 pH 影响与光谱变化的相关规律。增加溶剂极性将导致 K 带红移、R 带紫移，特别是 ε_{max} 发生很大变化时，可预测有互变异构体存在。若只有改变介质的 pH 值光谱才有显著的变化，则表示有可离子化的基团，并与共轭体系有关：由中性变为碱性，谱带发生较大红移，酸化后又恢复原位表明有酚羟基、烯醇或不饱和羧酸存在；反之，由中性变为酸性时谱带紫移，加碱后又恢复原位，则表明有氨（胺）基与芳环相连。

三、确定构型、构象

对于具有相同官能团和类似的骨架的各种异构体，如位置异构和顺反异构等，用其他光谱法往往难以区别，而运用 UV 光谱可以得到满意的结果。

（一）确定构型

有机分子的构型不同，其紫外光谱的重要参数 λ_{max} 及 ε_{max} 也不同。通常，烯烃反式（*trans*）异构体的 λ_{max} 及 ε_{max} 值较相应的顺式（*cis*）异构体大，这是由立体位阻引起的。例如，反式二苯乙烯的分子为平面型，烯烃上的双键与同一平面上的苯环容易发生共轭，故 λ_{max}（295.5nm）较大，ε_{max}（29000）也较大；而顺式二苯乙烯，则由于存在立体位阻，苯环与乙烯双键未能完全在同一平面上，因此相互共轭程度比反式异构体要小，故顺式异构体 λ_{max}（280nm）及 ε_{max}（10500）值均较小。

表 1-10 列出了一些化合物顺式和反式异构体的 λ_{max}（nm）和 ε_{max}。

表 1-10 一些化合物的双键构型与其紫外光谱的关系

化合物	顺式异构体		反式异构体	
	λ_{max}（nm）	ε_{max}	λ_{max}（nm）	ε_{max}
均二苯乙烯	280	10500	295.5	29000
甲基均二苯乙烯	260	11900	270	20100
1-苯基丁二烯	265	14000	280	28300

续表

化合物	顺式异构体		反式异构体	
	λ_{max}（nm）	ε_{max}	λ_{max}（nm）	ε_{max}
肉桂酸	280	13500	295	27000
β-胡萝卜素	449	92500	452（全反式）	152000
丁烯二酸	198	26000	214	34000
偶氮苯	295	12600	315	50100

（二）确定构象

α-卤代环己酮构象。α-卤代环己酮有以下（A）和（B）两种构象。

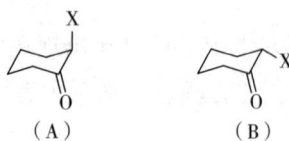

（A）   （B）

构象（A）中，卤原子处在竖键，有利于卤原子 n 轨道与羰基的 π 电子轨道重叠，形成 p-π 共轭，因此吸收波长较长；构象（B）中，由于 F 效应（场效应）使羰基的氧碳结合加强，羰基氧对其未成键的 n 电子拉得更紧，n 轨道电子能量降低，n→π* 跃迁的能量增加。相应吸收峰蓝移。故在 α-取代环己酮中，a 键取代物的 λ_{max} 都比环己酮长，而 e 键取代物的 λ_{max} 都比环己酮短。

常见 α-卤代环己酮 λ_{max} 的取代基位移值见表 1-11。

表 1-11 α-卤代环己酮 λ_{max} 的取代基位移值

α-取代基	λ_{max} 的位移值	
	直立键（a 键）	平伏键（e 键）
—Cl	+22	-7
—Br	+28	-5
—OH	+17	-12
—OAc	+10	-5

四、确定互变异构体

紫外光谱可以确定某些化合物的互变异构现象。

苯甲酰基乙酰苯胺有酮型（A）和烯醇型（B）互变现象，如下所示：

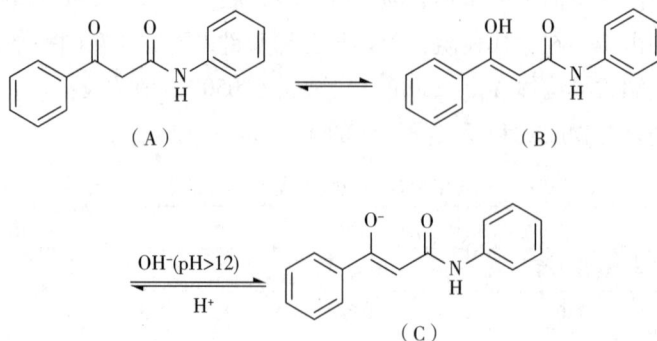

（A）   （B）

（C）

该化合物的两种互变异构体，经紫外分析得到了确认：在环己烷中测定时，λ_{max} 为 245nm 及 308nm。其 308nm 峰在 pH 12 下，红移至 323nm。这些实验结果说明：①245nm 处谱带为酮型异构体（A）；

②308nm峰为烯醇型（B）。在 pH 12 时，烯醇羟基失去质子变为烯醇离子（C）。故该峰在 pH 12 时红移至 323nm。

乙酰乙酸乙酯有下述互变异构现象：

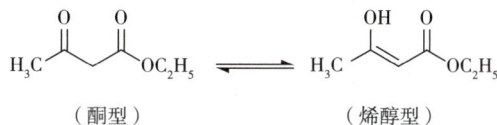

（酮型）　　　　　　（烯醇型）

在极性溶剂中测定乙酰乙酸乙酯，出现一个弱峰，λ_{max} 272nm（ε_{max} 16），说明该峰由 $n \to \pi^*$ 跃迁引起，故可确定在极性溶剂中该化合物主要是以酮型异构体存在。这是由于酮型与极性溶剂（水）形成氢键，故稳定。在非极性溶液中测定时，形成 $\lambda_{max}^{正己烷}$ 243nm 强峰，表明此时为烯醇型（分子内可形成氢键）。

α 或 γ 位羟基取代于氮杂芳环化合物也可产生互变异构现象。在水溶液中，主要以内酰胺或内硫酰胺形式存在，其光谱与未取代的母体或其他位置取代的羟基化合物不同。例如 2-羟基吡啶（λ_{max}^{EtOH} 293nm）与 3-羟基吡啶（λ_{max}^{EtOH} 279nm）的光谱不同，而与 α-吡喃酮的光谱（λ_{max}^{EtOH} 289nm）相似。溶液中异构体的比例随溶剂（乙醇有利于羟式）或其他取代基的存在而不同。巯基取代于氮杂芳环化合物也可产生类似互变异构现象。理论上，氨基应与羟基有类似的互变，但事实上却不同，氨基取代化合物以氨基而不以亚胺形式存在。

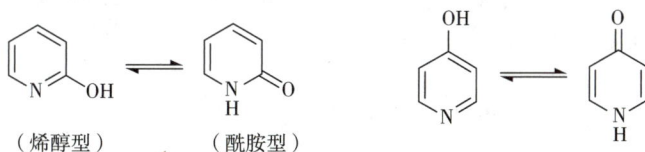

（烯醇型）　　　（酰胺型）

知识拓展

二维紫外光谱

二维紫外光谱（2DUV）是近年来发展起来的一种新型的光谱技术，是 UV 吸收和 CD 光谱的延伸与扩展。在 2DUV 光谱中，包含了两个频率维度，分别为不同超快激光脉冲的两个时间间隔的傅里叶变换，通过改变泵浦和探测脉冲之间的时间延迟，测量特征光谱信号在时域的变化，进行傅里叶变换后获得二维光谱信号，这样能够显著增强光谱信息的内容和结构敏感性。因此，区别于传统的光谱，2DUV 光谱所包含的信息更多，可以提供更多的关于结构和动态过程的信息。其在提供蛋白质二级结构信息、研究激子动力学过程以及蛋白质取向和二级结构的定量测量方面有着非常广泛的应用前景。

思考题

答案解析

1. 丙酮的羰基有几种类型的价电子？试绘出其能级图，并说明能产生何种电子跃迁，各种跃迁可在何波长处产生吸收。

2. 有机化合物紫外吸收光谱中有哪几种类型的吸收带？说说它们产生的原因及特点。

3. 某酯类化合物在己烷中的 λ_{max} 282nm，在甲醇中的 λ_{max} 288nm，请问该吸收是 $n \to \pi^*$ 跃迁还是 $\pi \to \pi^*$ 跃迁引起？

4. 下列化合物在反应前后 UV 吸收带将发生什么变化？请给出合理的解释。

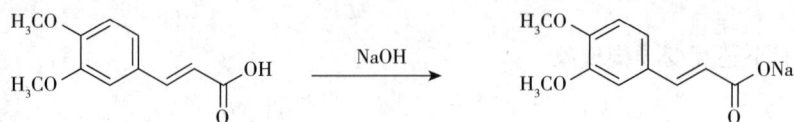

5. 下列两个异构体，能否用紫外光谱区别？说明理由。

A　　　　　　　　　　B

6. 由某挥发油中分得一种成分，其 UV $\lambda_{max}^{正己烷}$268nm，由其他方法初步确定该化合物的结构可能为 A 或 B，试问可否用 UV 光谱做出判断？

A　　　　　　　　　　B

7. 有三种 α,β-不饱和酮，它们的 K 带分别位于 224nm(ε 9750)、235nm(ε 14000) 及 253nm(ε 9550)，这些波长分别属于下列哪一种化合物？

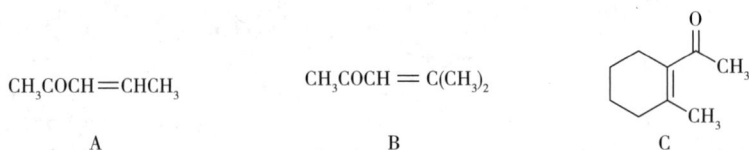

$$CH_3COCH=CHCH_3 \qquad\qquad CH_3COCH=C(CH_3)_2$$

A　　　　　　　　　　　　　　B　　　　　　　　　　C

（皮慧芳）

书网融合……

　　

本章小结　　　　　　　微课　　　　　　　习题

第二章　红外光谱

📖 **学习目标**

1. 通过本章学习，掌握红外光谱的八个重要区段及常见有机官能团在各区段的特征峰、相关峰；熟悉影响红外光谱吸收峰位和峰强的因素；了解红外光谱产生的基本原理、双原子和多原子分子振动类型及红外图谱中峰数量的影响因素。

2. 具有利用红外光谱进行有机化合物官能团推断、化合物鉴别、立体构型确定和鉴定化合物纯度等的能力。

3. 培养科学的思维方法、严谨求实的科学态度和创新思维。

第一节　概　述

红外光是波长在 $0.76 \sim 1000\,\mu m$ 的非可见光波。红外光会促进分子的化学键振动和分子的转动，即增加热运动能量，所以现代物理学也称红外线为热射线。正因为红外线能作用于分子的化学键，而不同基团的化学键在红外光区域上具有不同特征，所以测定红外光与分子化学键间相互作用就可以得到一种吸收光谱，称为红外光谱（infrared spectroscopy，IR）。由此可见，红外光谱可用于化学物质结构的分析与鉴定。

红外光谱法测定范围宽，可以测定气态、液态的物质；所需样品量少，低至几十微克就可以测定，而且不破坏样品，可回收；提供信息较多，特征性强。由于这些优点，红外光谱法备受化学家青睐。20世纪70年代后期干涉型傅里叶变换红外光谱仪（Fourier transform infrared spectrometer，FT-IR）的投入使用，以及激光红外分光光度计的出现，使得红外光谱技术具有更高的分辨率，从而促进了其在有机化合物分析和鉴定方面更广的应用。

一、红外光谱基本原理

光或者电磁辐射与原子或分子相互作用，原子或分子吸收一定能量的光子发生能级跃迁就产生了吸收光谱。物质中的分子处于不停的运动中，其分子运动的总能量（$E_{分子}$）为：

$$E_{分子} = E_{电子} + E_{移} + E_{振} + E_{转}$$

关于因电子跃迁（$E_{电子}$）形成的电子光谱在第一章已讨论过了（重点讨论了电子光谱中的 UV 光谱），又因为整个分子的平移（$E_{移}$）不会引起偶极矩的变化，故不能与外加电磁波（光）相互作用，不产生吸收，可不予考虑。这里只剩下分子的振动能量（$E_{振}$）和转动能量（$E_{转}$）（图 2-1）。从第一章电磁波区段图可知，红外线可引起分子振动能级的跃迁，由于振动能级跃迁的同时也包含着转动能级跃迁，所以红外光谱也叫振-转光谱。

分子发生振动或转动能级跃迁需要吸收一定的能量，这种能量对应于光波的红外区域（$12500 \sim 25\,cm^{-1}$），只有在下列条件得到满足时跃迁才会发生。

$$E_{光子} = h\nu_{光} = \triangle E_{振(转)} \qquad\qquad 式（2-1）$$

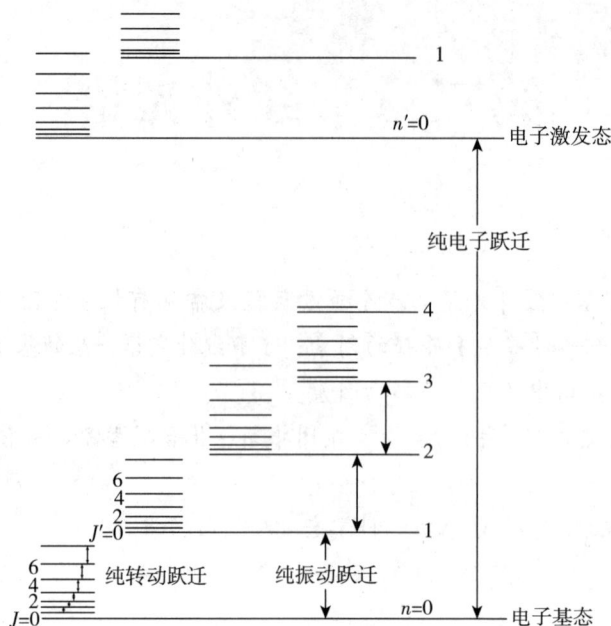

图 2-1 双原子分子的三种能级跃迁示意图

即只有当照射体系产生的红外线能量（$E_光$）与分子的振动能级差（$\triangle E_振$）相当时，才会发生分子的振动能量跃迁，从而获得红外光谱。

在红外光谱中，通常以波数（即波传播方向上单位长度内的波周数目，单位为 cm^{-1}）或波长（μm）为横坐标，吸收度（A）或百分透过率（$T\%$）为纵坐标，记录物质分子的吸收曲线。图 2-2 为聚苯乙烯的红外光谱，可见以波数（cm^{-1}）为横坐标记录的 a 图谱比以波长（μm）为横坐标记录的 b 图谱效果更好一些。

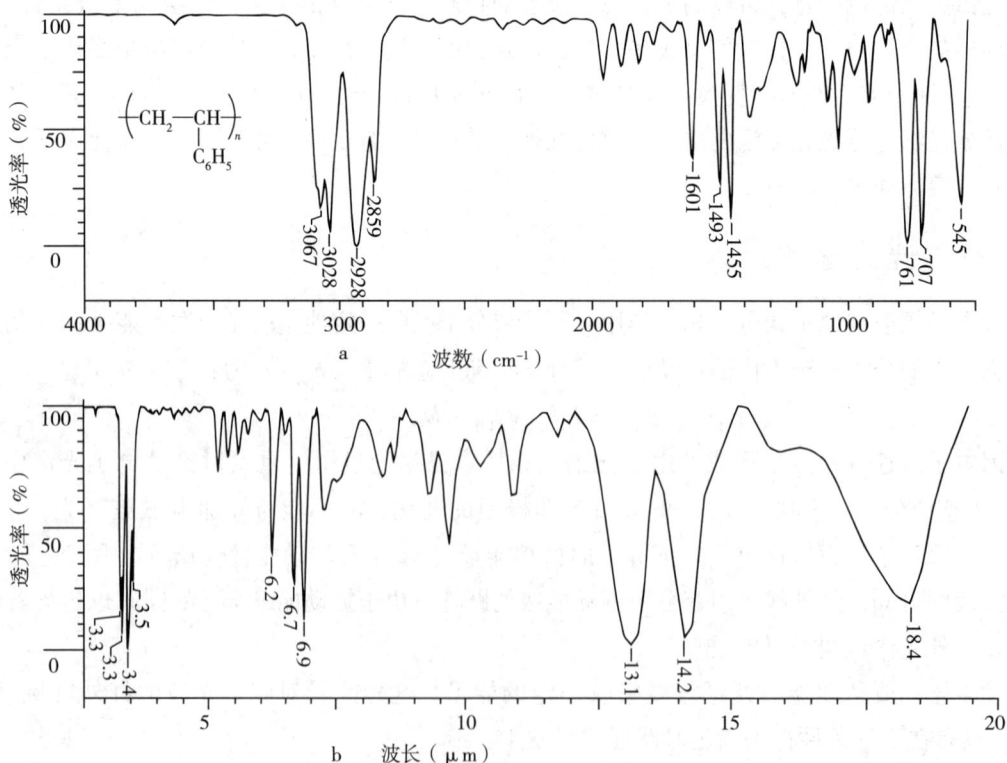

图 2-2 聚苯乙烯的红外光谱

根据仪器技术和使用范围，红外光又可分为以下三个区域。

（1）近红外区（泛频区）　12500 ~ 4000cm^{-1}（0.8 ~ 2.5μm），主要用于研究分子中的 O—H、N—H、C—H 键的振动倍频与组频。

（2）中红外区（基本振动区）　4000 ~ 400cm^{-1}（2.5 ~ 25μm），主要用于研究大部分有机化合物的振动基频。

（3）远红外区（转动区）　400 ~ 25cm^{-1}（25 ~ 400μm），主要用于研究分子的转动光谱以及重原子成键的振动，氢键 AH···X 的伸缩振动，弯曲振动以及一些络合物的振动光谱。

通常，红外光谱为中红外区：2.5 ~ 25μm 即 4000 ~ 400cm^{-1}。它是目前人们研究最多的区域，也是最有实际用处的区域。因此，本章主要介绍这方面的内容。

二、分子化学键的振动与能级 📱微课

为了讨论方便，先讨论双原子分子的纯振动光谱。

（一）双原子分子的振动

1. 谐振子　分子中成键原子间的振动，可以近似地用经典力学模型来描述，最简单的情况是 A—H 键的伸缩振动（图 2 – 3）。这里 A 是指碳、氮、氧等原子，它们的质量与质量为 m 的氢原子比较是相当大的，这种振动可以看作氢原子相对于分子其余部分的简谐振动。

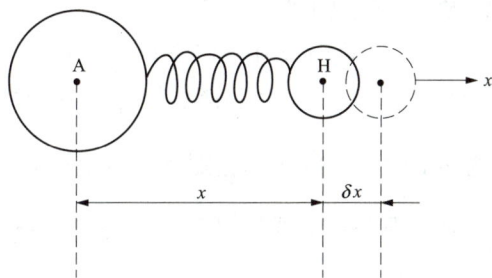

图 2 – 3　单一粒子的简谐振动

根据 Hoocke 定律和 Newton 定律

$$F = -K \cdot \delta x \qquad\qquad 式（2 - 2）$$

$$F = m \cdot \frac{\mathrm{d}^2(\delta x)}{\mathrm{d}t^2} \qquad\qquad 式（2 - 3）$$

导出振动频率：

$$\nu = \frac{1}{2\pi}\sqrt{K/m} \qquad\qquad 式（2 - 4）$$

若频率用波数（cm^{-1}）表示：

$$\bar{\nu} = \frac{1}{2\pi c}\sqrt{K/m} \qquad\qquad 式（2 - 5）$$

式中，c 为光速，cm/s；K 为键的力常数，10^5dyn/cm（10^2N/m）；m 为氢原子的质量，1.66×10^{-24}g。

对于一般成键双原子间的伸缩振动，由图 2 – 4 力学模型及 Hoocke 定律、Newton 定律同样可推导出振动频率表达式：

$$\bar{\nu} = \frac{1}{2\pi c}\sqrt{K/\mu} \qquad\qquad 式（2 - 6）$$

式中，μ 质量为 m_1 和 m_2 两原子的折合质量（也称约化质量）。

$$\mu = \frac{m_1 \cdot m_2}{m_1 + m_2} \qquad\qquad 式（2-7）$$

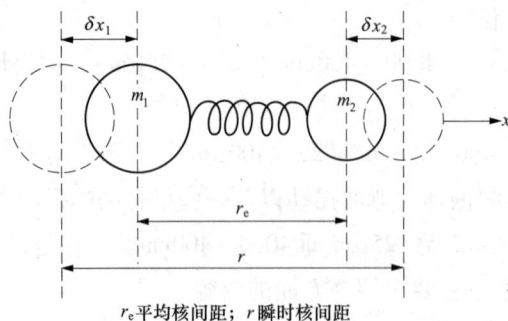

r_e平均核间距；r瞬时核间距

图 2 - 4   成键双原子间的振动模型

式（2-6）和式（2-7）表明，分子中键的振动频率是分子的固有性质，它随着化学键力常数（K）的增大而增加，同时也随着原子折合质量（μ）的增加而降低。

2. 非谐振子   真实分子并非严格遵循谐振子规律，分子的化学键虽然具有一定弹性，但并不严格服从 Hoocke 定律。成键两原子振动位能曲线与谐振子的位能曲线在高能级产生偏差，而且位能越高，这种偏差越大。因此真实双原子分子的势能曲线（图 2-5）是不对称的，而是做些修正，最常用的是 Morse 修正。由量子力学求得非谐振子的振动能级为：

$$E_{振} = (V + 1/2)\bar{\nu} - (V + 1/2)^2 x_e \bar{\nu} \qquad\qquad 式（2-8）$$

式中，V 为振动量子数，其值可为 0，1，2…；x_e 为非谐性修正系数。表示分子振动的非谐性程度，一般远远小于 1（如 CO 分子的 x_e 约 6.1×10^{-13}）；$\bar{\nu}$ 为谐振子的振动频率，近似等于 $\frac{1}{2\pi c}\sqrt{\frac{K}{\mu}}$。

经 Morse 修正后，双原子分子的实际势能曲线如图 2-5 所示的实线部分（化学键）。

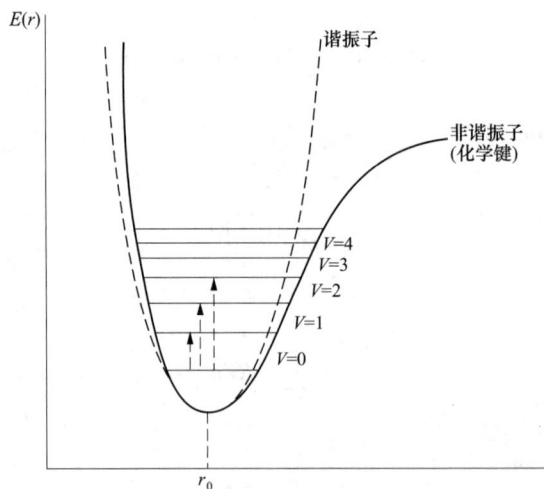

图 2 - 5   双原子分子的势能曲线

综上所述，无论用谐振子模型和非谐振子都能说明双原子分子的振动特性，都解释了红外吸收光谱现象。

（二）多原子分子的振动

1. 分子振动自由度   双原子分子只有一种振动方式（伸缩振动），所以最多只产生一个基本振动吸收峰。多原子分子振动比双原子分子振动要复杂得多。而多原子分子中除了两个原子之间的伸缩振动外，还有三个或三个以上原子之间的伸缩振动，另外还有各种模式的弯曲振动。因而，它可能出现多个基本振动吸收峰。

在研究多原子分子时，常把多原子的复杂振动分解为许多简单的基本振动（又称简正振动），这些基本振动数目称为分子的振动自由度，简称分子自由度。分子自由度数目与该分子中各原子在空间坐标中运动状态的总和紧密相关。

分子中的每一个原子都可以沿空间坐标的 x，y，z 轴方向运动，有三个自由度。一个由 N 个原子组成的分子，应该有 $3N$ 个自由度。分子作为一个整体，其运动状态又可分为：平动（移动）、转动和振动三类，故

$$\text{分子自由度数}(3N) = \text{平动自由度} + \text{转动自由度} + \text{振动自由度} \qquad \text{式}(2-9)$$

所以，

$$\text{振动自由度} = \text{分子自由度}(3N) - (\text{平动自由度} + \text{转动自由度}) \qquad \text{式}(2-10)$$

$$\text{非线性分子振动自由度} = 3N-(3+3) = 3N-6 \qquad \text{式}(2-11)$$

$$\text{线性分子振动自由度} = 3N-(3+2) = 3N-5 \qquad \text{式}(2-12)$$

线性分子只有两个转动自由度，由于以分子轴（z 轴）的转动空间位置不发生变化，转动惯量为零，故不产生自由度（图 2-6 所示）。

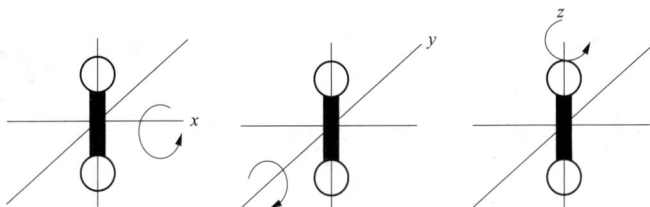

图 2-6　线性分子的转动自由度（x、y、z）

又如，线性的 CO_2 分子有 4($3N-5$) 个振动自由度；非线性的 H_2O 分子有 3($3N-6$) 个振动自由度；苯分子有 30($3N-6$) 个振动自由度。通常分子振动自由度数目越大，则在红外吸收光谱中出现的峰数也就越多。

2. 振动类型　分子的振动可分为两大类。

（1）伸缩振动（stretching vibration），以 ν 表示。

①对称伸缩振动（symmetrical stretching vibration），以 ν_s 表示。

②不对称伸缩振动（asymmetrical stretching vibration），以 ν_{as} 表示。

（2）弯曲振动（bending vibration），也叫变角振动，以 δ 表示。

①面内弯曲振动（in-plane bending vibration），以 $\delta_{i.p}$ 表示。

剪式振动（scissoring vibration），以 δ_s 表示。面内摇摆振动（rocking vibration），以 ρ 表示。

②面外弯曲振动（out-of-plane bending vibration），以 $\delta_{o.o.p}$ 表示。

面外摇摆振动（wagging vibration），以 ω 表示。扭曲变形振动（twisting vibration），以 τ 表示。

③对称与不对称弯曲振动（symmetrical and asymmetrical bending vibration），以 δ_s、δ_{as} 表示。如 —CH_3 或 NH_3 的弯曲振动就有对称和不对称之分。

以亚甲基（—CH_2—）、甲基（—CH_3）为例，图 2-7 所示。

以上各种振动，以对称伸缩振动、不对称伸缩振动、剪式振动和非平面摇摆出现较多。按能量高低顺序排列，通常是：

$$\nu_{as} > \nu_s > \delta_s > \delta_{o.o.p}$$

高频 ←————————→ 低频

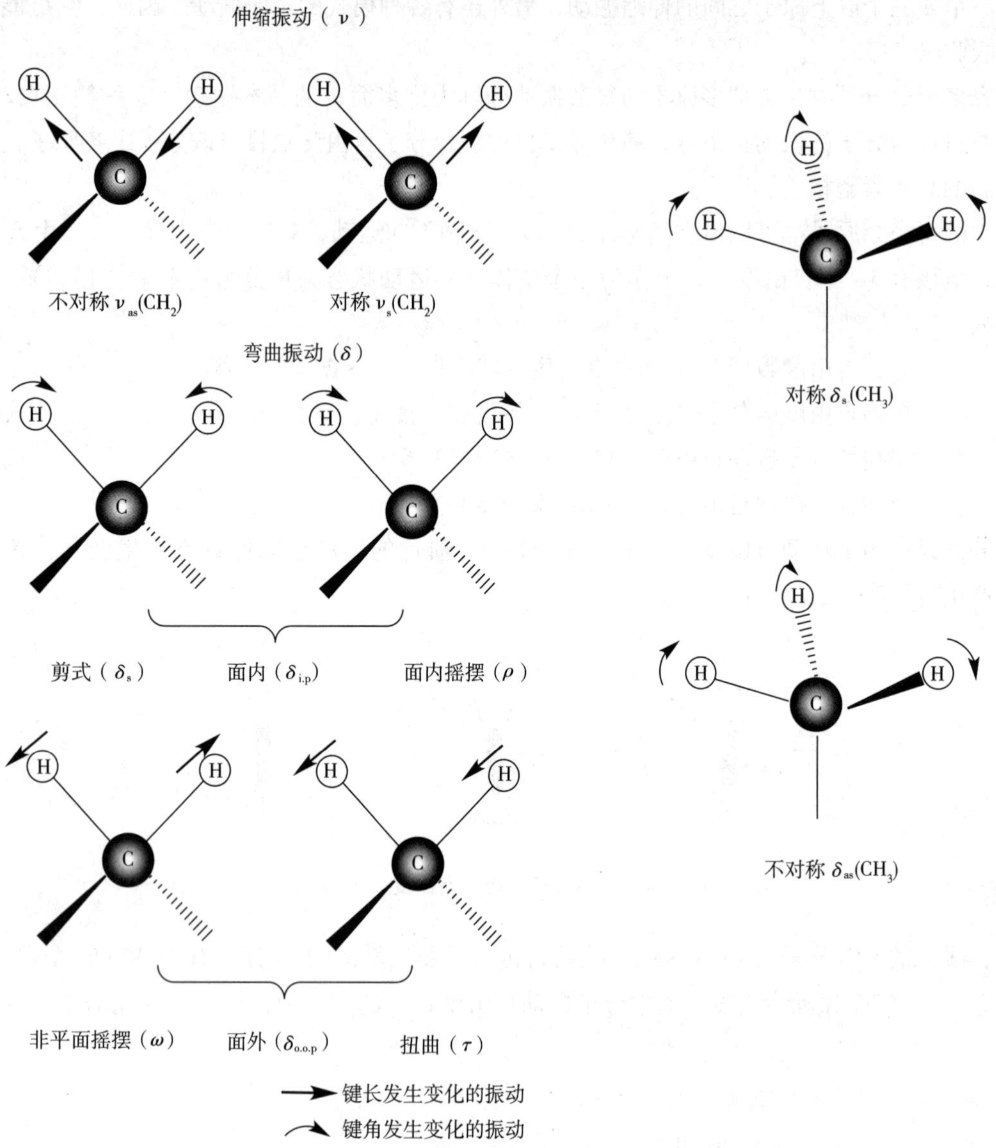

伸缩振动（ν）

不对称 $\nu_{as}(CH_2)$ 对称 $\nu_s(CH_2)$

弯曲振动（δ）

对称 $\delta_s(CH_3)$

剪式（δ_s）   面内（$\delta_{i.p}$）   面内摇摆（ρ）

不对称 $\delta_{as}(CH_3)$

非平面摇摆（ω）   面外（$\delta_{o.o.p}$）   扭曲（τ）

→ 键长发生变化的振动

↶ 键角发生变化的振动

图 2-7 亚甲基与甲基的振动类型

3. 影响峰数减少的因素 理论上，每一个振动自由度（基本振动数）在红外光谱区均产生一个吸收带。但是实际上峰数往往少于基本振动数目。其原因如下。

（1）当振动过程中分子不发生瞬间偶极矩变化时，不引起红外吸收。

（2）频率完全相同的振动彼此发生简并。

（3）强宽峰往往要覆盖与它频率相近的弱而窄的吸收峰。

（4）吸收峰有时落在中红外区域（$4000 \sim 400 cm^{-1}$）以外。

（5）吸收强度太弱，以致无法测定。

当然也有使峰数增多的因素，如倍频（或组频）峰，但这些峰落在中红外区比较少，而且都是十分弱的峰。

基频峰与组频峰关系表示如下：

基频峰，ν_1、ν_2、ν_3……

倍频峰，$2\nu_1$、$2\nu_2$、$2\nu_3$……⎤
$\qquad\qquad\quad 3\nu_1$、$3\nu_2$、$3\nu_3$……⎥
合频峰，$\nu_1+\nu_2$、$2\nu_1+\nu_2$……⎬ 也叫组频峰
差频峰，$\nu_1-\nu_2$、$2\nu_1-\nu_2$……⎦

下面举例说明分子振动自由度与 IR 光谱吸收数目的关系。

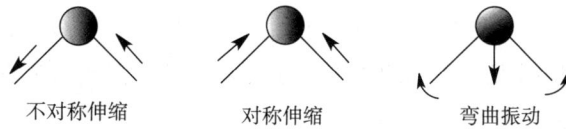

不对称伸缩　　　对称伸缩　　　弯曲振动

[例2.1] 水分子基本振动形式及 IR 光谱。

水分子属于非线性分子，振动自由度数 $=3\times3-6=3$，即水分子有三种振动形式，如图 2-8 所示。

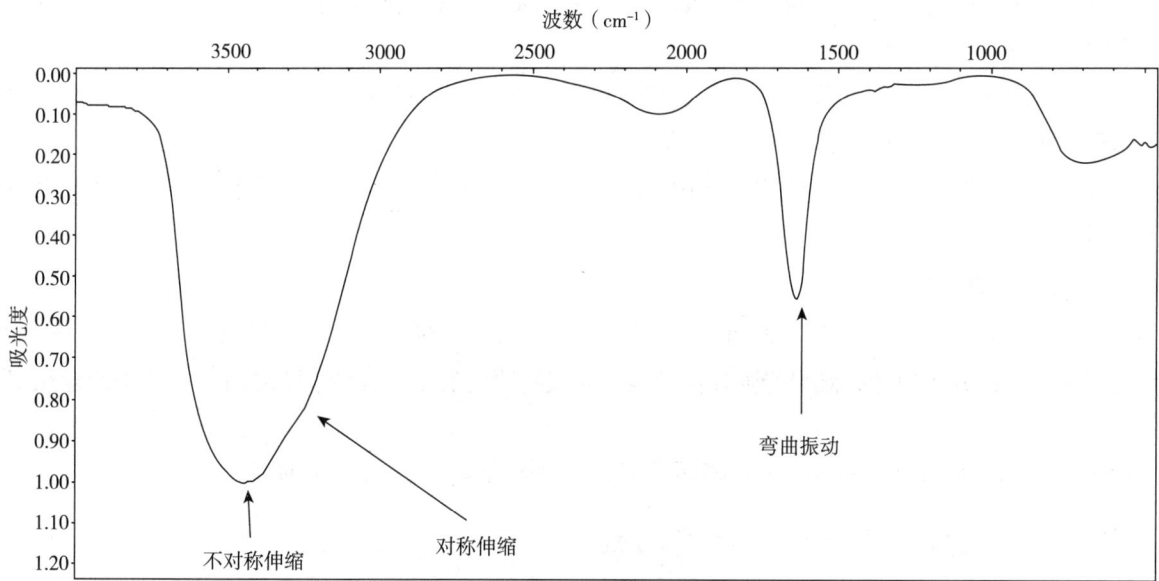

图 2-8　水分子的红外光谱

[例2.2] CO_2 分子的基本振动形式及 IR 光谱。

二氧化碳为线性分子（$O\!=\!C\!=\!O$）。振动自由度数（基本振动数）$=3N-5=3\times3-5=4$。即 CO_2 分子有四种振动形式及其吸收曲线如图 2-9 所示。

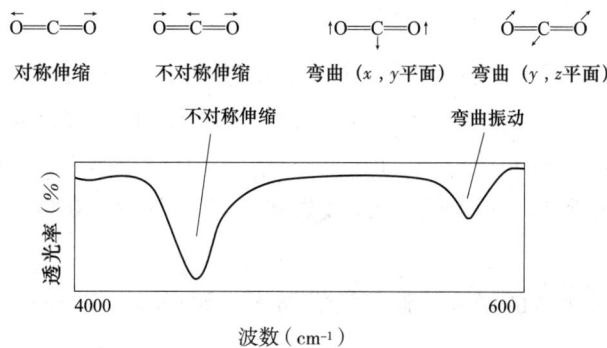

对称伸缩　　　不对称伸缩　　弯曲（x, y平面）　弯曲（y, z平面）

不对称伸缩　　　　　　弯曲振动

图 2-9　CO_2 分子的红外光谱

CO_2分子理论上应有四种基本振动形式，但实际只在$667cm^{-1}$和$2349cm^{-1}$处出现两个基频峰。这是因为ν_s（对称伸缩振动）为红外非活性振动；而面内弯曲振动（$\delta_{i.p}$ $667cm^{-1}$）和面外弯曲振动（$\delta_{o.o.p}$ $667cm^{-1}$）又因频率相同，峰带发生简并。

三、峰强及其影响因素

（一）振动过程中偶极矩的变化

基频峰的强度（除浓度影响以外）主要取决于振动过程中偶极矩变化的大小。根据量子理论，红外吸收峰的强度与分子振动时偶极矩变化的平方成正比。因此，振动时偶极矩变化愈大，吸收强度愈强。而偶极矩变化的大小主要取决于下列四种因素。

1. 原子的电负性　化学键两端连接的原子，电负性相差越大（即极性越大），则伸缩振动时，引起的吸收峰也越强［有费米（Fermi）共振等因素时除外］。如：$\nu_{C=O} > \nu_{C=C}$；$\nu_{O-H} > \nu_{C-H} > \nu_{C-C}$。

2. 振动形式　振动形式不同对分子的电荷分布影响不同，故吸收峰强度也不同。通常峰强与振动形式之间有下列规律：$\nu_{as} > \nu_s$；$\nu > \delta$。

3. 分子的对称性　结构对称的分子在振动过程中，由于振动方向也是对称的，所以整个分子的偶极矩始终为零，没有吸收峰出现。如：CO_2的对称伸缩。

4. 其他影响因素　其他因素如费米共振、形成氢键及与偶极矩大的基团共轭等因素，也会使峰强发生改变。

（二）能级的跃迁几率

以倍频峰为例，从基态（V_0）跃迁到激发态（V_2）时，振幅加大，偶极矩变大，峰强本该增大。但是由于这种跃迁几率很低，结果峰强反而很弱。而试样浓度加大，峰强也随之加大，则是跃迁几率增加的结果。

通常$\triangle v = \pm 1$跃迁几率最大，所以基频谱带比相应的倍频、组频谱带强度高。

四、影响红外光谱吸收峰位的因素

基团的伸缩振动频率主要取决于基团的折合原子量和化学键的力常数，但基团的振动不是孤立的，它要受到邻近基团和化学键的影响，使同一种基团频率在一定范围内变化。例如$\nu_{C=O}$吸收按振动［式（2-6）］求得的计算值为$1729cm^{-1}$，但在不同类型的羰基化合物中，该频率将在$1930 \sim 1630cm^{-1}$范围内变化。此外，基团频率还受到试样的状态和溶剂种类等外部因素影响，因为目前大多采用KBr压片法测定红外光谱，故本章对外部因素不做详细讨论。

（一）质量效应

由Hooke定律可知，不同质量原子生成化学键时，μ值不同，导致红外吸收峰位置不同，与同一原子组成化学键的另一原子质量越小，红外吸收频率越大。如：C—H（$\sim 3000cm^{-1}$），C—C（$\sim 1200cm^{-1}$），C—O（$\sim 1100cm^{-1}$），C—Cl（$\sim 800cm^{-1}$），C—Br（$\sim 550cm^{-1}$），C—I（$\sim 500cm^{-1}$）。

同族元素中，随着元素所在周期增大，伸缩波数减小。如：ν_{F-H} $4000cm^{-1}$，ν_{Cl-H} $2890cm^{-1}$，ν_{Br-H} $2650cm^{-1}$，ν_{I-H} $2310cm^{-1}$。

同周期元素中，随原子序数的增大，伸缩波数增大。如：ν_{C-H} $3000cm^{-1}$，ν_{N-H} $3400cm^{-1}$，ν_{O-H} $3600cm^{-1}$，ν_{F-H} $4000cm^{-1}$。

（二）电子效应

电子效应（electronic effect）主要包括诱导效应和共轭效应。

1. 诱导效应 一些极性共价键，随着取代基电负性的不同，电子云密度发生变化，引起键的振动谱带位移，称为诱导效应。诱导效应的影响沿着分子中的键（σ和π键）而传递，与分子的几何形状无关。一些基团引起的诱导效应顺序如下：

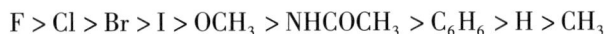

$$F > Cl > Br > I > OCH_3 > NHCOCH_3 > C_6H_6 > H > CH_3$$

在红外光谱中，诱导效应一般指吸电子基团的影响，它使吸收峰向高波数方向移动。以羰基为例，当一强吸电子基团和羰基碳原子连接时，羰基上电子云密度从氧原子向两个原子中间移动，从而使 C=O 的力常数增加，可用共振式表示。

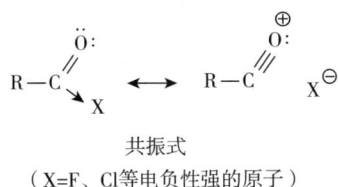

共振式
（X=F、Cl等电负性强的原子）

故吸收峰向高波数区移动，使 $\nu_{C=O}$ 增加 $90 \sim 100 cm^{-1}$。如：

R—C(=O)—R	R—C(=O)—H	R—C(=O)→Cl	R—C(=O)→F	F—C(=O)→F

$\nu_{C=O}$ (cm^{-1})　1715　　1731　　1800　　1920　　1928

2. 共轭效应 共轭效应（conjugative effect，简称 +C 效应或 +M 效应）使原子间的化学键键级发生变化，力常数随之变化，使红外谱带发生位移。共轭效应主要包括 π-π 共轭效应和 p-π 共轭效应。

在 π-π 共轭体系中，π 电子在整个共轭体系中运动，使双键性减弱，力常数减小，因而使其伸缩振动向低波数位移。例如：

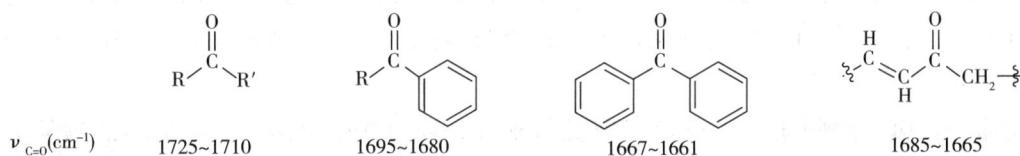

$\nu_{C=O}$(cm^{-1})　1725~1710　　1695~1680　　1667~1661　　1685~1665

在 p-π 共轭体系中，诱导效应与共轭效应常常同时存在。例如酰胺化合物中，用诱导效应不能解释 C=O 吸收峰移向低波数区的现象，而要用共轭效应来解释：N 与 C 处于同一周期，p-π 重叠较好，所以共轭效应的影响超过了诱导效应，结果由于电子密度平均化，使 C=O 的双键性质降低，即力常数减小，故吸收峰移向低波数区。可用共振式表示如下：

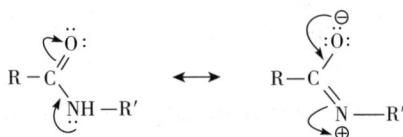

如：

R—C(=O)—NH$_2$　　　$\nu_{C=O}$ 1690~1650cm^{-1}

R—C(=O)—NH—（乙烯基）　　$\nu_{C=O}$ 1730cm^{-1}（因为N中p电子同时与 C=C、C=O重叠，使C=O的力常数增加）

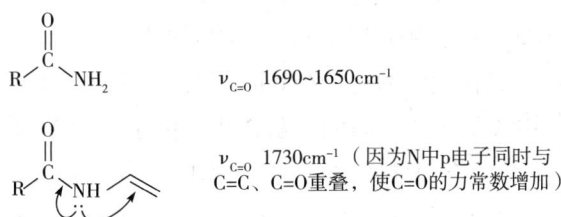

类似这样在同一化合物中，同时存在诱导效应（I）和共轭效应（C）的例子是很多的。这时吸收

峰的位移方向由影响较大的那个效应所决定。如：

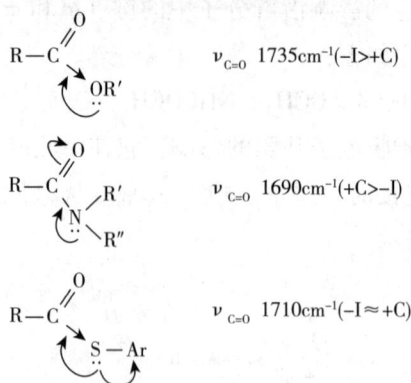

$$\nu_{C=O}\ 1735\text{cm}^{-1}(-I>+C)$$

$$\nu_{C=O}\ 1690\text{cm}^{-1}(+C>-I)$$

$$\nu_{C=O}\ 1710\text{cm}^{-1}(-I\approx+C)$$

（三）立体效应

立体效应（steric effect）包括场效应、空间障碍、跨环效应、环张力等。

1. 场效应（field effect，简称 F 效应）　I 效应和 C 效应都是通过化学键起作用，使电子云密度发生变化，而 F 效应虽然也是使电子云密度发生变化，但是它要经过分子内的空间才能起作用，因此只有在立体结构上互相靠近的那些基团之间才能产生 F 效应。如氯代丙酮有三种旋转异构体，即：

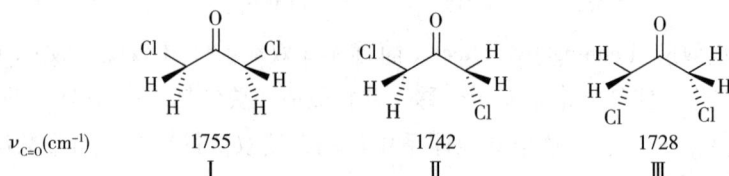

$$\nu_{C=O}(\text{cm}^{-1}) \quad 1755 \qquad 1742 \qquad 1728$$
$$\qquad\qquad\qquad \text{I} \qquad\quad \text{II} \qquad\quad \text{III}$$

卤素和氧原子都是键偶极的负极，在 I、II 两种异构体中由于 Cl 与 C＝O 比较靠近，发生负负相斥作用，使 C＝O 上的电子云移向双键中间，增加了双键的电子云密度，力常数增加，因此频率升高。而 III 接近正常频率。

关于环状 α-卤代酮的研究中也曾发现类似现象，环己酮和 4,4-二甲基环己酮的 $\nu_{C=O}$ 都是 1712cm^{-1}，但是，前者的 2-溴化物（A）$\nu_{C=O}$ 为 1716cm^{-1}，后者的 2-溴化物（B）$\nu_{C=O}$ 却为 1728cm^{-1}，其结构如下所示。

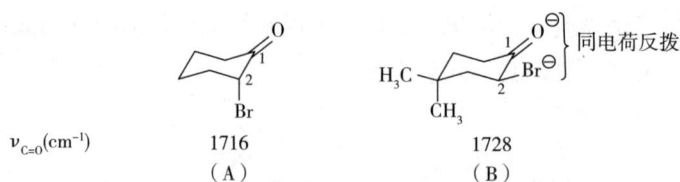

$$\nu_{C=O}(\text{cm}^{-1}) \qquad 1716 \qquad\qquad 1728$$
$$\qquad\qquad\qquad\quad (\text{A}) \qquad\qquad\quad (\text{B})$$

这种差别是由于在（A）、（B）两个化合物中，虽然 C—Br 与 C＝O 键均可形成 $C^{\delta+}$—$Br^{\delta-}$ 及 $C^{\delta+}$—$O^{\delta-}$ 两个偶极，但在（A）中，$C^{\delta+}$—$Br^{\delta-}$ 居于直立键的构象较为稳定，这时其只能以微弱的诱导效应对羰基发生影响。而在（B）中，由于甲基位阻的影响，$C^{\delta+}$—$Br^{\delta-}$ 键为平伏键，与 C＝O 比较靠近，与 $C^{\delta+}$—$O^{\delta-}$ 键产生同电荷的反拨，从而使得 C＝O 的双键性增加，结果 ν 值增高。

在甾体化学研究中，发生像 α-卤代酮的这类场效应的现象很普遍，称为"α-卤代酮规律"。

2. 空间位阻　指同一分子中各基团在空间的位阻作用，由于这种空间作用，分子的几何形状发生变化，改变正常的电子效应或杂化状态而导致谱带位移，有时谱带还会发生变形。

共轭效应对空间位阻最为敏感。例如 1-乙酰环己烯的羰基与双键处于同一平面，$\nu_{C=O}$ 在 1663cm^{-1}，是典型的 a,β-不饱和酮的红外吸收波数。而其 2,6,6-三甲基衍生物，邻位均被立体位阻大的甲基占据，羰基与双键不能很好地共轭，$\nu_{C=O}$ 位移至 1693cm^{-1}。2-甲基衍生物的 $\nu_{C=O}$ 为 1686cm^{-1}，介于二者之间。

$\nu_{C=O}$(cm^{-1})　　　1663　　　　　　1686　　　　　　1693

3. 跨环效应　跨环效应是一种特殊的空间电子效应。如下所示化合物（A）中，因氨基和羰基的空间位置接近而产生跨环共轭效应，使羰基吸收频率低于正常的酮羰基的振动吸收频率，仅为 $\nu_{C=O}$ 1675cm^{-1}。（A）与（B）有如下共轭关系。

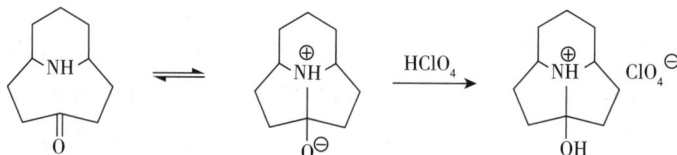

如果使化合物（A）与高氯酸成盐，则根本看不到 $\nu_{C=O}$ 吸收峰。即 1675cm^{-1} 谱带消失，3365cm^{-1} 出现新的吸收带为 OH 伸缩振动。

4. 环张力（键角张力作用）　环张力引起碳-碳 σ 键角改变，而导致相应的振动谱带位移。环张力对环外双键（C=C，C=O）的伸缩振动影响较大。

环外双键的环烷系化合物中，随环张力的增大，$\nu_{C=C}$ 向高波数位移。

$\nu_{C=C}$(cm^{-1})　　　1650　　　　　　1657　　　　　　1678

脂环酮系化合物中，羰基的伸缩振动谱带随环张力的增大，高波数位移明显。

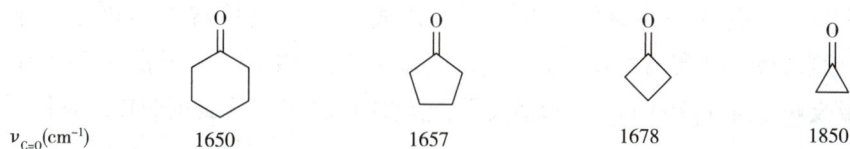

$\nu_{C=O}$(cm^{-1})　　1650　　　　1657　　　　1678　　　　1850

环内双键 C=C 伸缩振动与以上结果相反，$\nu_{C=C}$ 吸收波数随环张力增大而降低，而 $\nu_{=C-H}$ 吸收峰移向高波数，如：

$\nu_{C=C}$(cm^{-1})　　1646　　　　　1611　　　　　1566
$\nu_{=C-H}$(cm^{-1})　　3017　　　　　3045　　　　　3060

如果双键碳原子上的氢原子被烷基取代，则 $\nu_{C=C}$ 将向高波数移动，例如：

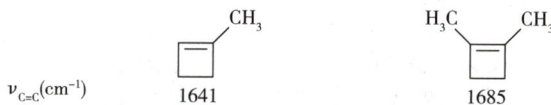

$\nu_{C=C}$(cm^{-1})　　　1641　　　　　　1685

（四）氢键效应

氢键的形成，往往对谱带位置和强度都有极明显的影响。通常可使伸缩频率向低波数方向移动，谱带变宽。氢键每增加 1 千卡，基团的振动频率就往低波数移 35cm^{-1}。

1. 分子内氢键　分子内氢键与测定样品浓度无关。分子内氢键的形成，可使谱带大幅度的向低波数方向移动。例如羟基与羰基形成分子内氢键时，$\nu_{C=O}$ 及 ν_{OH} 都向低波数区移动。

（形成分子内氢键）	（未形成分子内氢键）
$\nu_{C=O}(cm^{-1})$　（缔合）1622	（游离）1676
（游离）1675	1673
$\nu_{OH}(cm^{-1})$　（缔合）2843	（游离）3615~3605

2. 分子间氢键　分子间氢键与测定样品浓度有关。醇与酚的羟基，在极稀的溶液中呈游离状态，在 $3650 \sim 3600 cm^{-1}$ 出现吸收峰，随着浓度增加，分子间形成氢键，故 ν_{OH} 向低波数方向移动至 $3515 cm^{-1}$（二聚体）及 $3350 cm^{-1}$（多聚体）。不同浓度乙醇的四氯化碳溶液的 IR 光谱如图 2-10 所示。

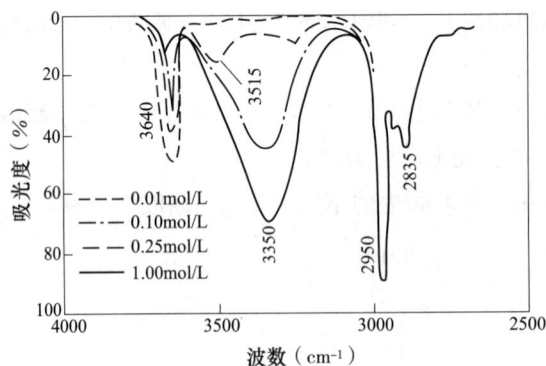

图 2-10　几种浓度的乙醇的四氯化碳溶液的红外光谱

　　羧酸类也同样易形成分子间氢键，当用其气体或用其非极性溶剂的极稀溶液测定时，可在 $\sim 1760 cm^{-1}$ 处附近看到 $\nu_{C=O}$（游离）峰，但是测定液态或固态的羧酸，则只在 $\sim 1710 cm^{-1}$ 附近出现一个 $\nu_{C=O}$（缔合）强吸收峰，而 $\sim 1760 cm^{-1}$ 峰却消失了。这表明试样中分子此时只以二聚体的形式存在。

　　这种氢键缔合不仅使 C=O 的吸收频率发生变化，而且也使 OH 基的伸缩振动吸收（ν_{OH}）发生位移。结果 ν_{OH} 出现在 $3200 \sim 2500 cm^{-1}$ 区间，表现为一个宽而散的吸收峰，非常特征，可作为羧酸结构的一个重要标志。

（五）互变异构

　　分子发生互变异构（tautomerism），吸收峰也将发生位移，在红外光谱上能够出现各异构体的峰带。如乙酰乙酸乙酯的酮式与烯醇式异构体：

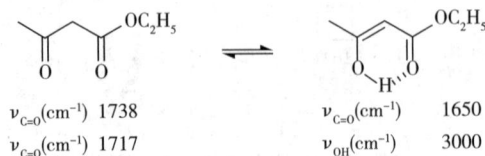

$\nu_{C=O}(cm^{-1})$ 1738	$\nu_{C=O}(cm^{-1})$　　1650
$\nu_{C=O}(cm^{-1})$ 1717	$\nu_{OH}(cm^{-1})$　　3000

（六）振动耦合效应

　　当两个相同的基团在分子中靠得很近时，其相应的特征吸收峰常发生分裂（也叫分歧），形成两个峰,这种现象叫振动耦合。

经常可以看到,有一些羰基化合物如酸酐、二烷基酰基过氧化物、丙二酸、丁二酸及其酯类,由于两个羰基的振动偶合,使 $\nu_{C=O}$ 的吸收分裂成两个峰。图 2 – 11 为异丁酸酐的红外光谱,图中箭头所指高波数处为对称振动,低波数为非对称振动。

图 2 – 11 异丁酸酐的红外光谱

酰亚胺的波数比酸酐低,但也是双峰,如:

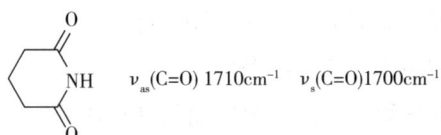

$\nu_{as}(C=O)\ 1710cm^{-1}$ $\nu_s(C=O)1700cm^{-1}$

二元酸 HOOC—$(CH_2)_n$—COOH 分子中,当 $n = 1$(丙二酸),$\nu_{C=O}$1740,1710cm^{-1};当 $n = 2$(丁二酸),$\nu_{C=O}$1780,1700cm^{-1};当 $n = 3$,只有一个 $\nu_{C=O}$ 吸收峰。羧酸二聚体不裂分为两个峰。另外一些二羰基化合物如二羰基甾体和多羰基甾体以及醌类没有这种振动偶合效应出现。

甲基的 C—H 面外弯曲 δ_{CH} 一般在 1380cm^{-1} 附近出现单峰,当偕二甲基存在时峰分裂成两个,裂距为 15 ~ 30cm^{-1}(两峰中心在 1380cm^{-1} 左右)。如为偕三甲基(特丁基)则峰分裂的裂距达 30cm^{-1} 以上。

(七)费米共振

当倍频峰(或组频峰)位于某强的基频吸收峰附近时,弱的倍频(或组频)峰的吸收强度常被大大强化(间或发生峰带裂分),这种倍频(或组频)与基频之间的振动偶合称为费米共振(Fermi resonance)。环戊酮是典型的例子。

下列化合物 b 是 a 的全氘代化合物。

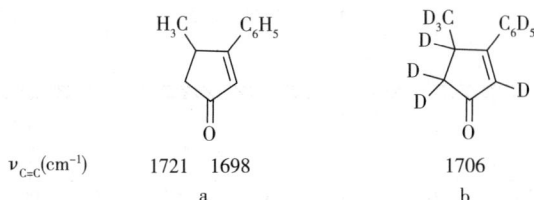

$\nu_{C=C}(cm^{-1})$ 1721 1698   1706
                          a   b

其红外光谱如图 2 – 12 所示,a 的 CH 面外振动位于 862cm^{-1},因 Fermi 效应的影响 $\nu_{C=O}$ 产生双峰。

氘化合物 b 由于没有 CH 面外振动，$\nu_{C=O}$ 成为正常的单峰。这一实例证明 Fermi 效应的实际存在，不是一种理论上的推测。

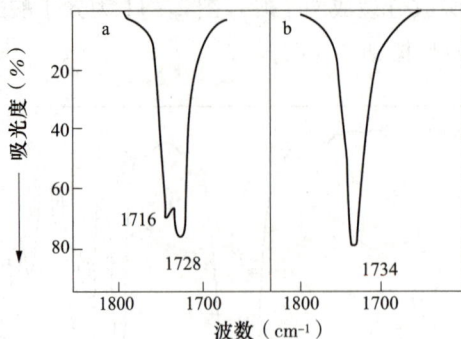

图 2-12　环戊酮骨架振动的倍频峰与 $\nu_{C=O}$ 峰

第二节　红外光谱的重要吸收区段

一、特征区、指纹区和相关峰的概念

（一）特征区

有机化合物分子中一些主要官能团的特征吸收多发生在红外区域 4000~1333cm⁻¹ (2.5~7.5μm)。该区域吸收峰比较容易辨认，故通常把该区域叫特征谱带区。该区相应的吸收峰称作特征吸收或特征峰。在这个区域中主要有 O—H、N—H、C≡C—H、C—H、C=O、C=C、C=N 和 C≡C 等一些基团的伸缩振动，还包括部分含单键基团的面内弯曲振动的基频峰。

（二）指纹区

红外光谱上 1333~400cm⁻¹(7.5~25μm) 的低频区中，各种官能团的特征频率不具有鲜明的特征性，在此区域中出现的主要是 C—X（X=C、N 或 O）单键的伸缩振动峰及各种弯曲振动峰（图 2-13）。由于这些单键的键强差别不大，原子质量又相似，所以峰带特别密集，犹如人的指纹，故称指纹区。分子结构上的微小变化都可引起指纹区光谱的明显改变，因此指纹区在确定有机结构时用途也很大。

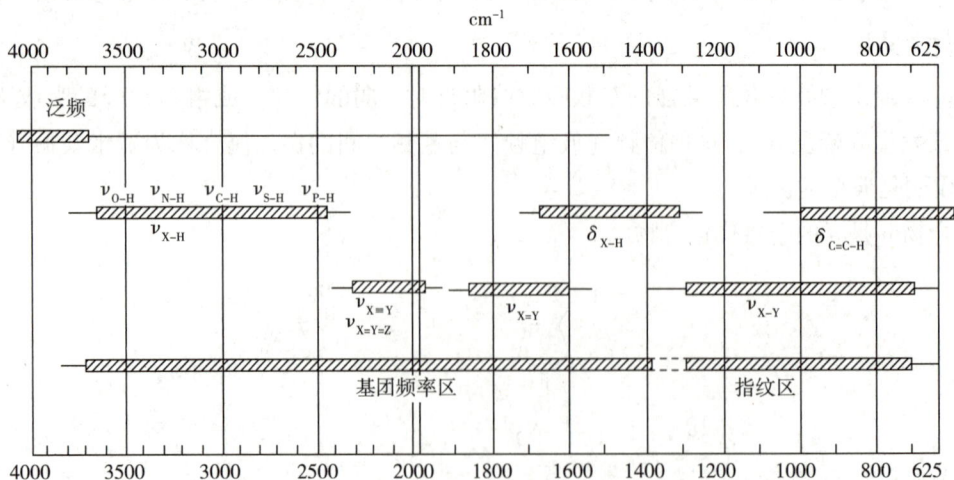

图 2-13　有机化合物红外吸收频率区域

（三）相关峰

一个基团除了具有特征峰外，还有很多其他振动形式的吸收峰，习惯上把这些相互依存而又相互可以佐证的吸收峰叫相关峰。例如，羧基（—COOH）有如下红外吸收峰：ν_{O-H} 在 3400 ~ 2400 cm^{-1} 区间有很宽的吸收峰，$\nu_{C=O}$ 在 1710 cm^{-1} 附近有强且宽的吸收峰，ν_{C-O} 在 1260 cm^{-1} 附近有中等强度吸收峰，δ_{O-H}（面外弯曲）在 930 cm^{-1} 附近有弱宽峰。这一组特征峰是因羧基的存在而存在的，故为相关峰。

又如，含苯环的芳香化合物存在一组相关峰：ν_{Ar-H} 3050 cm^{-1} 左右，$\nu_{C=C}$ 1600，1500 cm^{-1}（苯环的骨架振动）以及 2000 ~ 1667 cm^{-1} 的泛频峰，δ_{Ar-H}（面外弯曲）900 ~ 690 cm^{-1}。

在确定有机化合物中是否存在某种官能团时，当然首先应当注意有无特征峰，但是相关峰的存在常常也是一个有力的辅证。

二、红外光谱的几个重要区段

为了方便对红外光谱的解析，通常又把特征区和指纹区分得更细，初步划分为八个重要区段，见表 2-1。

参考表 2-1，可以推测化合物的红外光谱吸收特征；或根据红外光谱特征，初步推测化合物可能存在什么官能团，并且进一步选择正确结构。

表 2-1　红外光谱的八个重要区段

区段	波长（μm）	波数（cm^{-1}）	键的振动类型
①	2.7 ~ 3.3	3750 ~ 3000	ν_{OH}，ν_{NH}
②	3.0 ~ 3.3	3300 ~ 3000	ν_{CH}（C≡C—H，C=C—H，Ar—H）（极少数可到 2900 cm^{-1}）
③	3.3 ~ 3.7	3000 ~ 2700	ν_{CH}（—CH$_3$，—CH$_2$—，—CH，O=C—H）
④	4.2 ~ 4.9	2400 ~ 2100	$\nu_{C≡C}$，$\nu_{C≡N}$，$\nu_{C≡C-C≡C}$
⑤	5.3 ~ 6.1	1900 ~ 1650	$\nu_{C=O}$（酸、醛、酮、酰胺、酯、酸酐）
⑥	6.0 ~ 6.7	1680 ~ 1500	$\nu_{C=C}$（脂肪族及芳香族），$\nu_{C=N}$
⑦	6.8 ~ 7.7	1475 ~ 1300	δ_{C-H}（面内），ν_{X-Y}
⑧	10.0 ~ 15.4	1000 ~ 650	$\delta_{C=C-H}$，δ_{Ar-H}（面外）

将表 2-1 中的八个区段详细分述如下。

（一）O—H、N—H 伸缩振动区

不同类型的 O—H、N—H 伸缩振动（3750 ~ 3000 cm^{-1}）列于表 2-2 中。

表 2-2　O—H、N—H 伸缩振动区

基团类型	波数（cm^{-1}）	峰的强度	备注
ν_{O-H}	3700 ~ 3200	强（特征）	
游离 O—H	3700 ~ 3500	较强、尖锐	
缔合 O—H	3450 ~ 3200	强、宽（特征）	
ν_{N-H}			
游离 N—H	3500 ~ 3300	弱而稍尖	
缔合 N—H	3500 ~ 3100	弱而尖	
—CONH—（包括内酰胺）	3500 ~ 3300	可变	
ν_{O-H}			
—COOH	3000 ~ 2500	强而宽（特征）	可超出 3000 cm^{-1} 的范围

（1）O—H 伸缩振动在 3700~3200cm^{-1} 区出现一强峰，它是判断分子中有无—OH 基的重要依据，如图 2-14 所示，乙醇的红外光谱。游离酚中的 O—H 伸缩振动位于 3700~3500cm^{-1} 区段的低频一端（~3500cm^{-1}）。由于该峰形尖锐，且没有其他吸收的干扰（溶剂中微量游离水吸收位于 3710cm^{-1}），因此很容易识别，如图 2-15 所示 2-萘酚的红外光谱。

（2）羟基在形成氢键缔合后，O$^-$—H$^+$ 键拉长，电偶极矩增大，因此在 3450~3200cm^{-1} 表现为一个强而宽的峰。

图 2-16 为液态苯酚的红外光谱，其羟基伸缩振动频率也向低频位移，谱带变得更宽，向低频延伸到 3000cm^{-1} 以下。

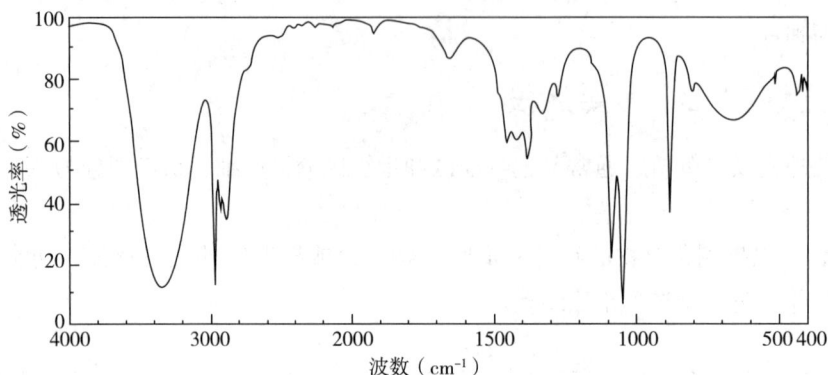

图 2-14　乙醇的红外光谱

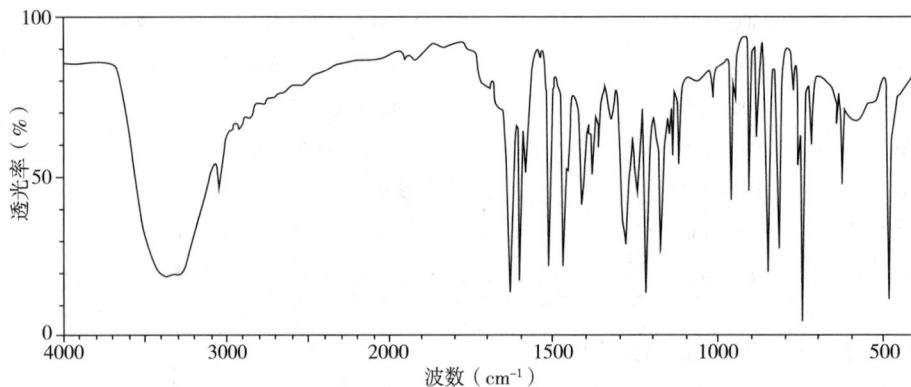

图 2-15　2-萘酚的红外光谱

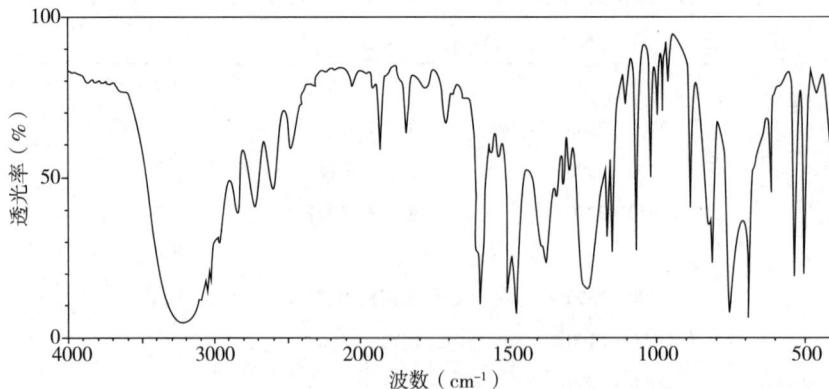

图 2-16　液态苯酚的红外光谱

若形成分子内氢键，酚羟基伸缩振动谱带向低频移动更为明显。例如：

$$\nu_{OH}(cm^{-1})\qquad 3610(游离)\qquad\qquad\qquad 3243\qquad\qquad\qquad 3077$$

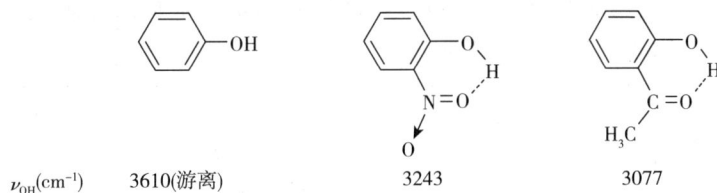

（3）羧酸（—COOH）中的—OH 比较特殊，由于氢键缔合，通常都以二聚物或多聚物的形式存在。故吸收峰向低波数方向位移，在 3000 ~ 2500cm^{-1} 区出现一个强而宽的峰。这个峰通常和脂肪烃的 C—H 伸缩振动峰重叠，只有在测定气态试样或非极性溶剂的稀溶液时，方可看到游离的—OH 峰，在 3540cm^{-1} 附近出现。如图 2 - 17 所示。

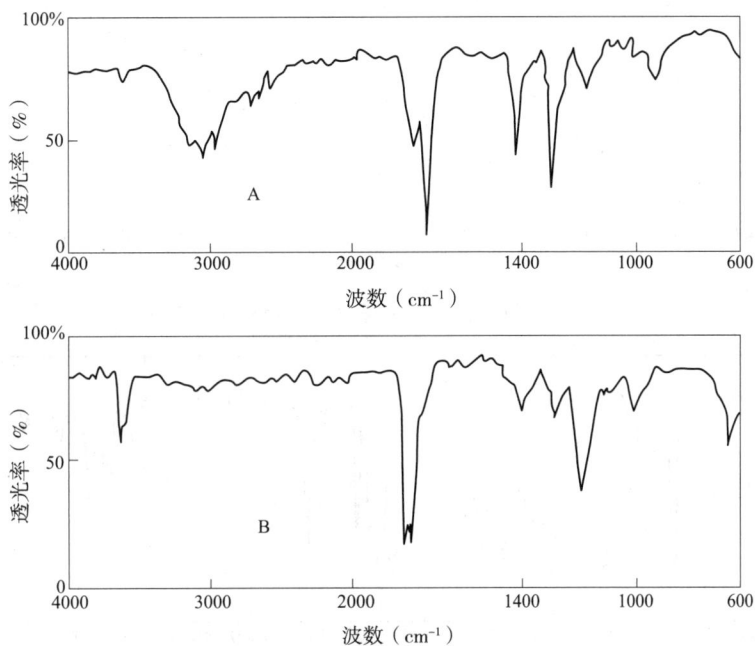

图 2 - 17　不同温度下乙酸的红外光谱

A. 35℃（二聚体为主）　　　B. 130℃（单体为主）

（4）无论游离的 N—H 与缔合的 N—H，其峰强都比形成氢键缔合的—OH 峰弱，且峰带稍尖锐些。图 2 - 18 为液膜法测正己胺的红外光谱，检测时出现几个吸收谱带，表明存在多种缔合—NH 峰。

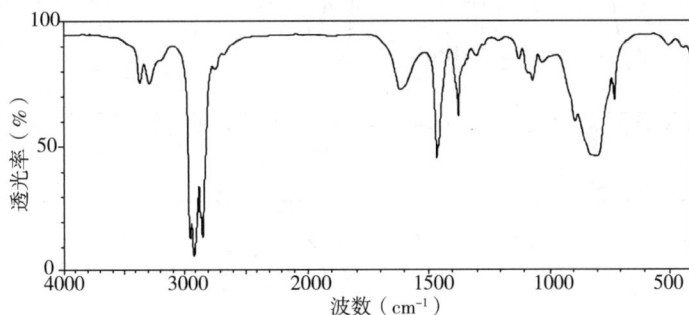

图 2 - 18　正己胺的红外光谱（液膜法）

ν_{N-H} 吸收峰的数目与氮原子上取代基的多少有关，如第一胺（伯胺、伯酰胺）因存在对称与不对称伸缩振动而显双峰，且两峰强度近似相等；第二胺（仲胺、仲酰胺和亚胺）则只出现一个吸收峰；而第三胺（叔胺、叔酰胺）因无氢存在，不显峰。（图 2 - 18、图 2 - 19 和图 2 - 20）

当胺成盐时，氨基转化为胺离子，N—H 键的伸缩振动频率大幅度地向低频位移，在 3200～2200cm⁻¹ 范围内形成宽的谱带。如图 2 –21 所示。

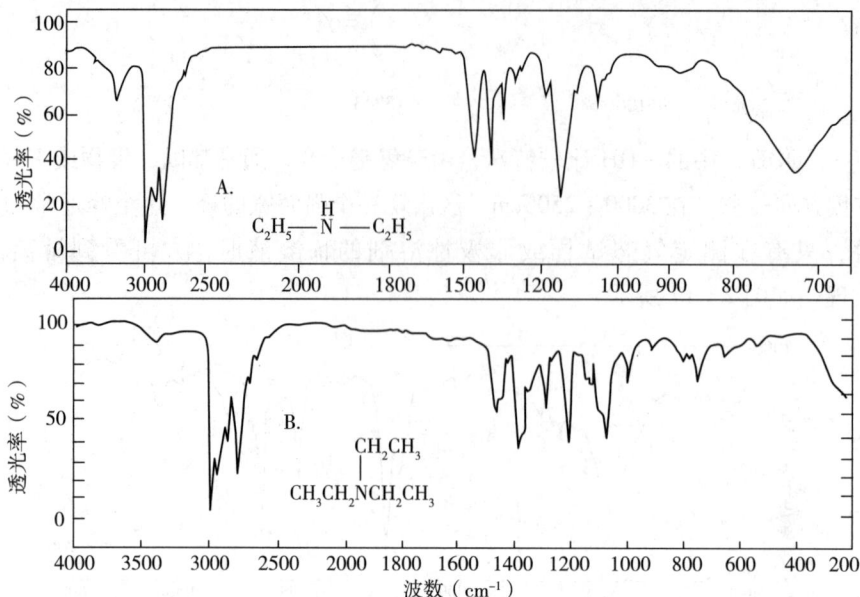

图 2 – 19　胺类的红外光谱（A. 仲胺；B. 叔胺）

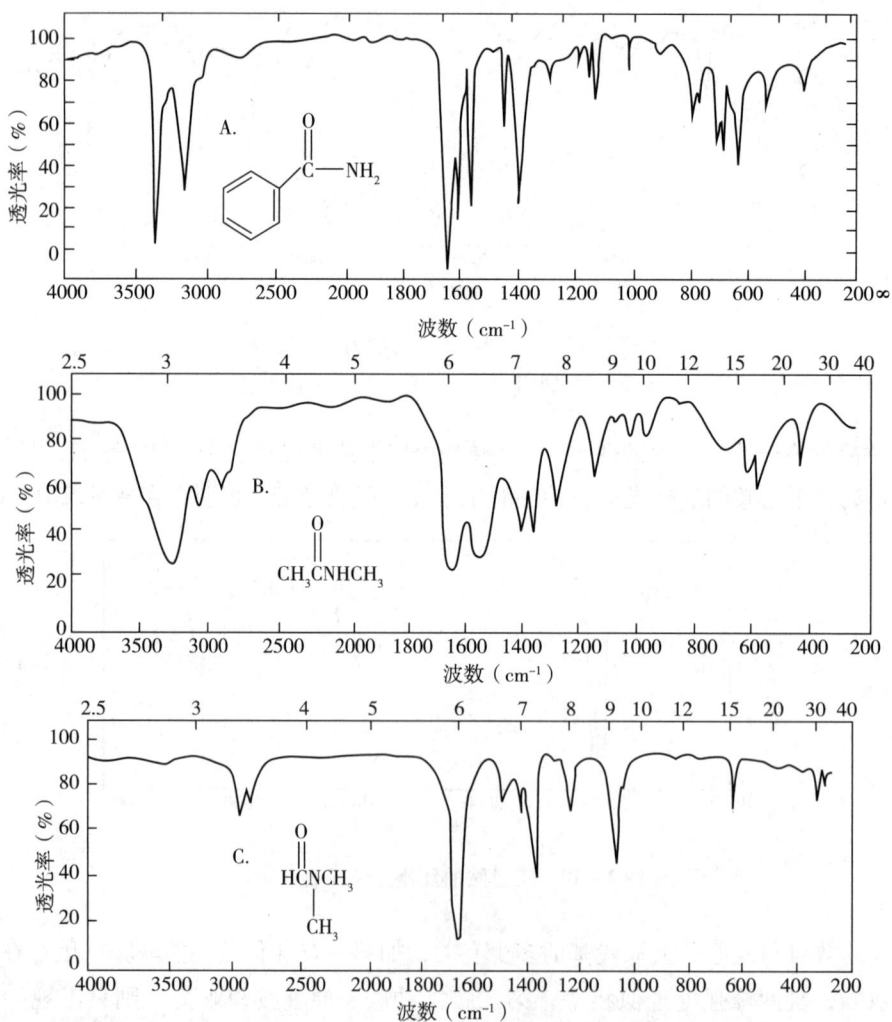

图 2 – 20　酰胺化合物的红外光谱（A. 伯酰胺；B. 仲酰胺；C. 叔酰胺）

图 2-21 二乙胺盐酸盐的红光外谱

当胺的鉴定遇到困难时，可用形成无机盐的方法，由谱带发生显著的移动和变形得到进一步确证。如伯胺盐的 ν_{N-H}3000～2500cm^{-1}（ν_s），仲胺盐的 ν_{N-H}2700～2500cm^{-1}（ν_s），叔胺盐的 ν_{N-H}2700～2500cm^{-1}（ν_s），再根据1600～1500cm^{-1}区的N—H 弯曲振动吸收区分仲胺盐和叔胺盐（叔胺盐在该区无吸收）。

[例2.3] 顺式-1,2-环戊二醇的 CCl$_4$稀溶液，在3633cm^{-1}及3572cm^{-1}处显两个峰，为什么？当溶液浓度增加时，为何又出现~3500cm^{-1}峰，3633cm^{-1}及3572cm^{-1}处两峰峰强如何变化？

[解] 3633cm^{-1}的吸收是游离—OH 伸缩峰，3572cm^{-1}吸收是由缔合—OH 引起的。出现缔合—OH 的伸缩峰，说明存在分子内氢键。当溶液浓度增加时，在3500cm^{-1}处又出现一缔合—OH 伸缩峰，说明此时形成了分子间氢键，同时还可看到游离—OH 峰（3633cm^{-1}）相应减弱。但分子内缔合的—OH 峰（3572cm^{-1}）峰强并不随浓度发生变化，如图2-22 所示。

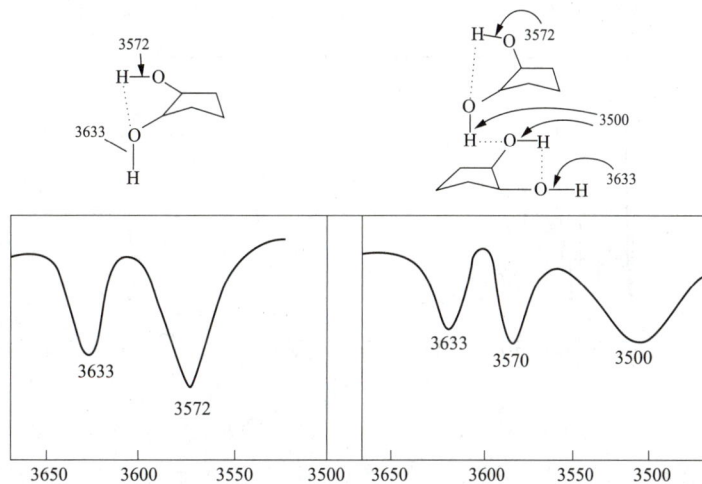

图 2-22 顺式-1,2-环戊二醇中氢键对 ν_{OH}的影响

（二）不饱和烃和芳烃 C—H 伸缩振动区

此区域内（3300～3000cm^{-1}），主要有 C≡C—H、C=C—H、Ar—H 吸收，均在3000cm^{-1}以上，详见表2-3。

表 2-3 不饱和烃与芳烃的 C—H 伸缩振动区

C—H 键类型	波数（cm^{-1}）	峰强度
C≡C—H	~3300	强
Ar—H	~3030	弱→中
C=C—H	3040～3010	弱→中强

（1）此区是区别饱和及不饱和烃的重要区域，不饱和烃和芳烃的 C—H 伸缩振动均在 3000cm^{-1} 以上，饱和烃均在 3000cm^{-1} 以下。

但也有例外，张力较大的三元环体系的饱和 C—H 伸缩振动（不对称 ν_{C-H}）也在此区域，如环丙烷及图 2-23 所代表的环氧乙烷衍生物。

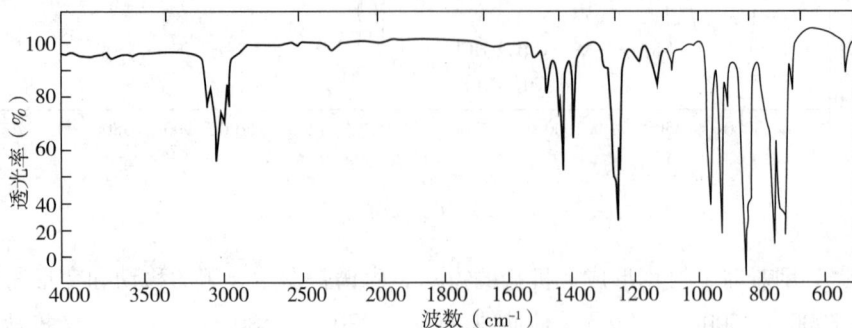

图 2-23　氯甲基环氧乙烷的红外光谱

此外，饱和卤代烃中与卤素直接相连的 ν_{C-H} 谱带也落在该范围内，如 CH_3I 为 3060cm^{-1}，CH_3Br 为 3050cm^{-1}，CH_3Cl 为 3042cm^{-1}。

（2）炔烃和烯烃中分别为 sp 杂化和 sp^2 杂化的碳原子，其中 s 成分比例逐渐降低，故 C—H 键的键长为—C≡C—H <—C＝C—H，因而键的力常数 $K_{-C≡C-H}$ > $K_{-C＝C-H}$，故 ν_{CH} 为—C≡C—H（3340 ~ 3300cm^{-1}）>—C＝C—H（3040 ~ 3010cm^{-1}）。

炔烃 $\nu_{-C≡C-H}$ 吸收峰很强，一般为比缔合的 ν_{OH} 吸收弱，比 ν_{NH} 吸收强的尖锐谱带，故易于与 ν_{OH} 或 ν_{NH} 区分开来，是鉴别炔烃最好的谱带。如图 2-24 所示 1-己炔的红外光谱。该峰频率高于芳烯（3095cm^{-1}），氘代后，波数变低，如 $\nu_{≡C-D}$ 为 2577cm^{-1}。

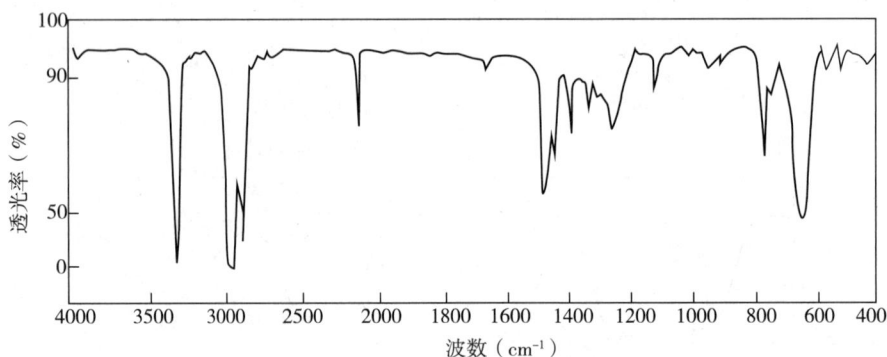

图 2-24　1-己炔的红外光谱

芳烃 ν_{Ar-H} 吸收强度比饱和烃稍弱，谱带比较尖锐。烯烃中末端 $\nu_{-C＝C-H}$ 的吸收出现在 3085cm^{-1} 附近，谱带较锐。如图 2-25 所示 1-癸烯的 IR 光谱，其末端 $\nu_{-C＝C-H}$ 为 3049cm^{-1}。

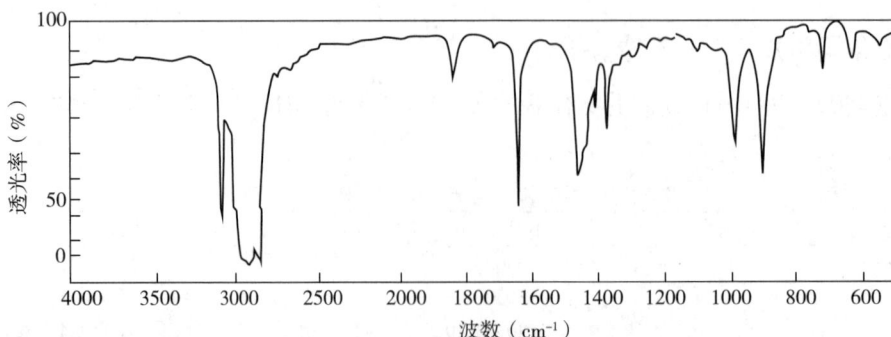

图 2-25　1-癸烯的红外光谱

（三）饱和烃的 C—H 和醛基的 C—H 伸缩振动区

此区域内（3000~2700cm⁻¹）一些重要基团的 C—H 伸缩振动峰见表 2-4。

表 2-4 饱和烃和醛基 C—H 伸缩振动区

C—H 键类型	波数（cm⁻¹）	峰强度
—CH₃	2960 及 2870	高强
—CH₂—	2930 及 2850	强
$\begin{matrix}\diagdown\\ -C-H\\ \diagup\end{matrix}$	2890	中强
—OCH₃	2830~2810	中强
$\begin{matrix}O\\ \|\|\\ -C-H\end{matrix}$	2720~2750	中强
—O—CH₂—O—	2780~2765	弱→中

（1）—CH₃ 和 —CH₂— 均有 ν_{as} 及 ν_s，故均出现两个峰，高频峰为 ν_{as}，低频峰为 ν_s。图 2-26 为正十二烷的红外光谱，其放大图中的 4 个峰分别为 2962cm⁻¹（—CH₃，ν_{as}）、2926cm⁻¹（—CH₂—，ν_{as}）、2872cm⁻¹（—CH₃，ν_s）和 2853cm⁻¹（—CH₂—，ν_s）。

（2）烷烃中碳原子均属 sp³ 杂化，s 成分少于 sp 及 sp² 杂化，所以键长较长，键力常数较不饱和烃 C—H 键弱，故均在 3000cm⁻¹ 以下。

饱和烷烃只有环丙基例外，由于环丙烷张力很大，—CH₂— 基团可出现于 2990~3100cm⁻¹ 之间。

（3）醛基的 C—H 在 2820cm⁻¹ 和 2720cm⁻¹ 有两处吸收峰，它是由 C—H 弯曲振动的倍频与 C—H 伸缩振动之间相互作用的结果（费米共振），其中 2720cm⁻¹ 吸收峰很尖锐，且低于其他的 ν_{C-H} 吸收，易于识别，是醛基的特征吸收峰，可作为分子中有醛基存在的一个依据。如图 2-27 所示正丁醛的红外光谱。

氧甲基（—OCH₃）、氮甲基（—NCH₃）和不与芳环相连的仲胺、叔胺中的亚甲基（—N—CH₂—），可在 2850~2720cm⁻¹ 范围内产生中等强度的吸收峰，如图 2-28 所示茴香醚的 IR 光谱。

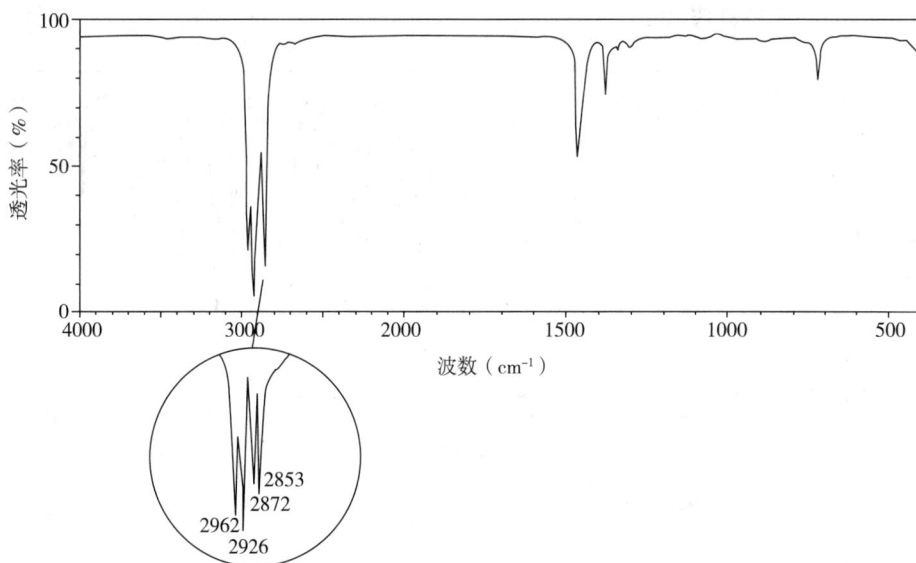

图 2-26 正十二烷的红外光谱

图 2 - 27 正丁醛的红外光谱

图 2 - 28 茴香醚的红外光谱

（5）亚甲二氧基（—O—CH$_2$—O—）还有一个在 930cm^{-1} 附近的 ν_{C-O} 伸缩振动（m→s），所以 ~ 2780cm^{-1} 与 930cm^{-1} 为相关峰，是鉴定此基团的重要依据。如图 2 - 29 所示，3,4-亚甲二氧基苯甲醛的红外光谱。图中 2780cm^{-1} 为 ν_{C-H}(s)(—O—CH$_2$—O—)，927cm^{-1} 为 ν_{C-O}（—O—CH$_2$—O—），2770cm^{-1} 为 ν_{C-H}（as）（—CHO）的特征吸收。

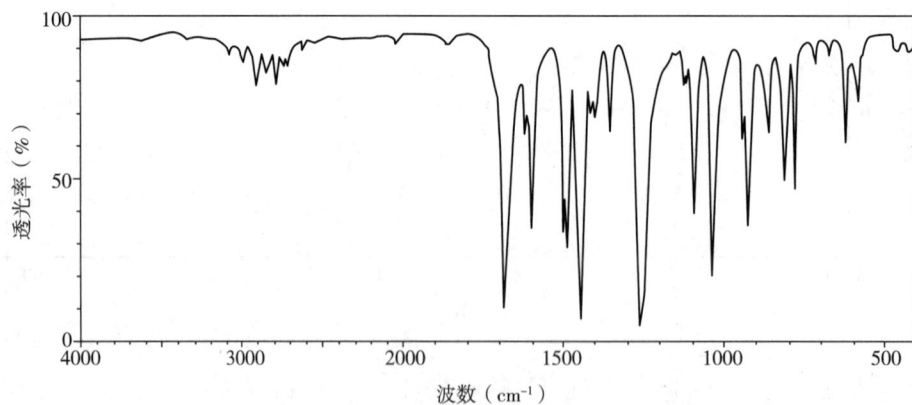

图 2 - 29 3,4-亚甲二氧基苯甲醛的红外光谱

（四）叁键对称伸缩振动区

各种类型的叁键的对称伸缩振动频率（2400 ~ 2100cm^{-1}）列表 2 - 5 中。

表 2-5 叁键的对称伸缩振动区

叁键类型	波数（cm^{-1}）	峰强度
H—C≡C—R	2140~2100	强
R—C≡C—R′	2260~2190	可变
R—C≡C—R	无吸收	—
R—C≡N	2260~2240	强
R—C≡C—C≡C—R′	2400~2100（出现 2~3 个峰）	弱→中强

炔烃分子在 2260~2100cm^{-1} 范围内有弱的 $\nu_{C≡C}$ 吸收峰。氰基—C≡N 的伸缩振动频率（$\nu_{C≡N}$）在 2300~2200cm^{-1} 左右，比 C≡C 稍高，是 C≡N 的特征峰，一般强度较弱。异腈的红外特征峰为—N≡C 基团的吸收，它是由 sp 轨道和 p 轨道杂化而成，$\nu_{N≡C}$ 在 2150~2130cm^{-1} 处，比氰基低 100cm^{-1}，与 C≡C 相似。

（1）共轭效应将使上述各峰频率略向低波数方向移动。如：芳香腈类吸收移向低波数区，它大约出现在 2240~2190cm^{-1} 处（图 2-30）。这是因为—CN 基与苯环之间产生 π-π 共轭，—C≡N 键电子云密度降低，从而降低其键能。

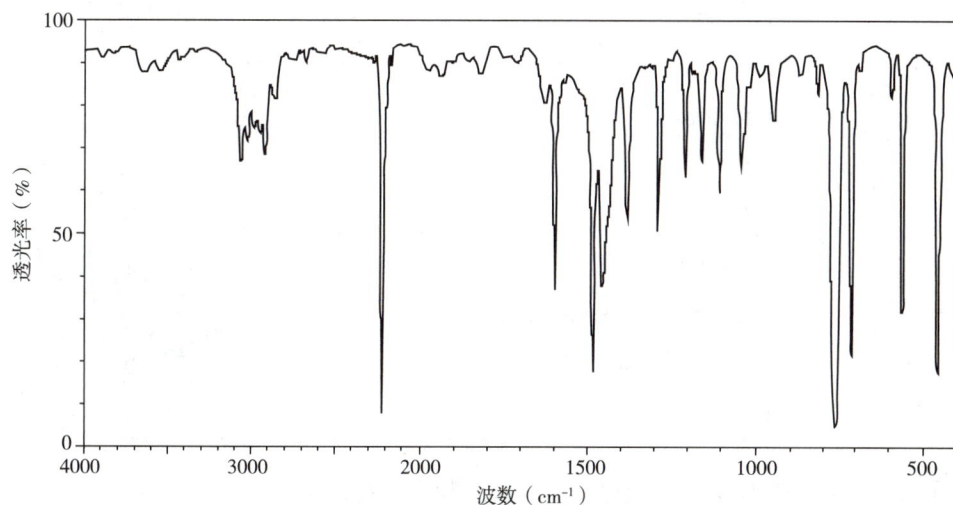

图 2-30 邻氰基甲苯的红外光谱

（2）结构对称的乙炔及其他全对称的二取代物在红外光谱不出现 $\nu_{C≡C}$ 谱带，其振动状况只能在 Raman 光谱中观察。实际上，除末端炔基外，大多数非对称的二取代乙炔的 $\nu_{C≡C}$ 也都是很弱的（图 2-31）。

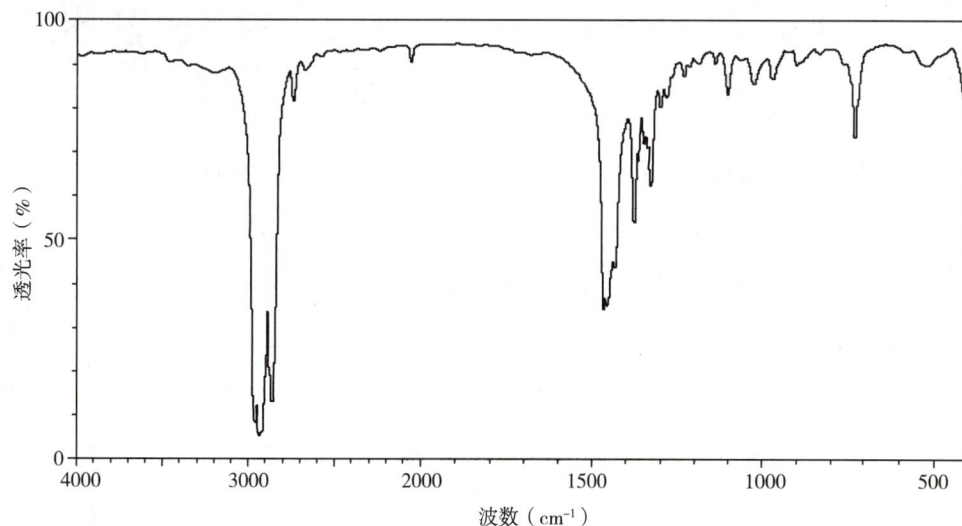

图 2-31 2-辛炔的红外光谱

（3）空气中的 CO_2 对谱图会发生干扰，所以有时能看到 2349cm^{-1} 峰。因此在解析图谱时如有此峰须注意是否存在操作和调仪器的问题。

（五）羰基的伸缩振动区

羰基（C＝O）的伸缩振动区为 1900~1650cm^{-1}。羰基的吸收最常出现的区域为 1755~1670cm^{-1}。由于 C＝O 的电偶极矩比较大，一般吸收都很强烈，常成为 IR 光谱中第一强峰，非常特征，故 $\nu_{C=O}$ 吸收峰是判别有无羰基化合物的主要依据。$\nu_{C=O}$ 吸收峰的位置与邻近基团有密切关系，在各类羰基衍生物中，由于共轭效应、氢键形成、场效应、环张力等因素的存在，对羰基的峰位有重要影响（详见第一节），各类羰基衍生的羰基吸收见表 2-6。

表 2-6　各类羰基衍生物中羰基伸缩振动峰

羰基类型	波数（cm^{-1}）	峰强度
醛（饱和）	1740~1720	强
酸（饱和）	1725~1705	强
酮（饱和）	1725~1705	强
六（七）元内酯	1750~1730	强
五元内酯	1780~1760	强
酯（非环状）	1740~1710	强
酰卤	1815~1720	强
酸酐	1850~1800	强
	1780~1740（两个峰间隔约 60cm^{-1}）	强
酰胺	1700~1680（游离）	强
	1660~1640（缔合）	强

[例 2.4] 试根据电子效应确定下列化合物中 $\nu_{C=O}$ 频率的变化顺序。

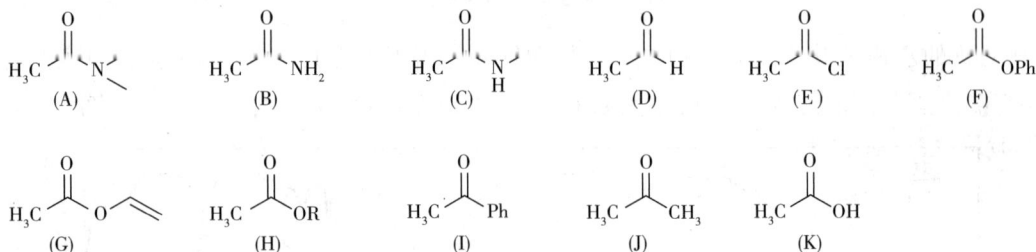

[解] 以上 $\nu_{C=O}$ 频率的变化顺序：(E) > (G) > (F) > (K) > (H) > (D) > (J) > (B) > (I) > (C) > (A)

（六）双键的伸缩振动区

各类双键伸缩振动吸收频率（1680~1500cm^{-1}）如表 2-7 所示。

表 2-7　双键的伸缩振动区

双键类型	波数（cm^{-1}）	峰强度
＼C＝C／	1680~1620	不定
苯环骨架	1620~1450	—
＼C＝N—	1690~1640	不定

续表

双键类型	波数（cm^{-1}）	峰强度
—N＝N—	1630~1575	不定
—N$\underset{\displaystyle O}{\overset{\displaystyle O}{}}$	1615~1510	强
	1390~1320	强

（1）分子比较对称时，$\nu_{C=C}$ 峰很弱，当各相邻基团相差比较大时，如偏二元取代化合物 $R_2C＝CH_2$ 和正己烯相比，后者的双键伸缩振动吸收峰较强。顺式异构体都有较强的双键伸缩振动吸收峰。而反式异构体的吸收峰较弱或无吸收。

（2）C＝C 吸收的高频区段虽与 C＝O 吸收重叠，但因 C＝O 偶极矩较大，故吸收峰特强，可以与之区别。但需要注意：当双键与氧连接成为烯醚 C＝C—OR，烯醇 C＝C—OH 或烯醇酯 C＝C—OCOR 等结构时，则 $\nu_{C=C}$ 的吸收强度大大加强。如图 2－32 所示 2-氯代乙基乙烯基醚的 IR 光谱。

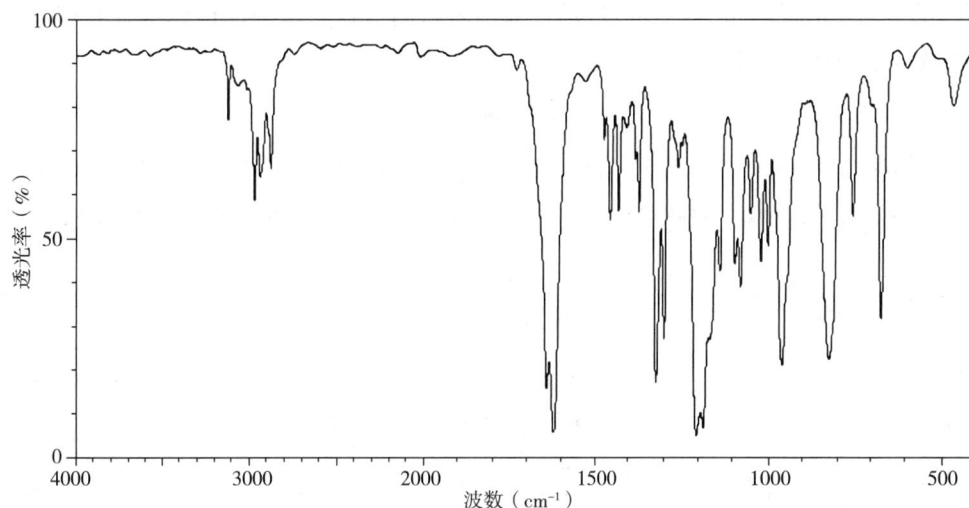

图 2－32　2-氯代乙基乙烯基醚的红外光谱

（3）共轭多烯可以发生 C＝C 键的振动偶合，如图 2－33 所示异戊二烯的 IR 光谱在 1640cm^{-1} 出现一个很弱的谱带为对称振动偶合，在 1598cm^{-1} 出现一个强的谱带为不对称的振动偶合，后者是鉴定共轭双烯的特征峰。

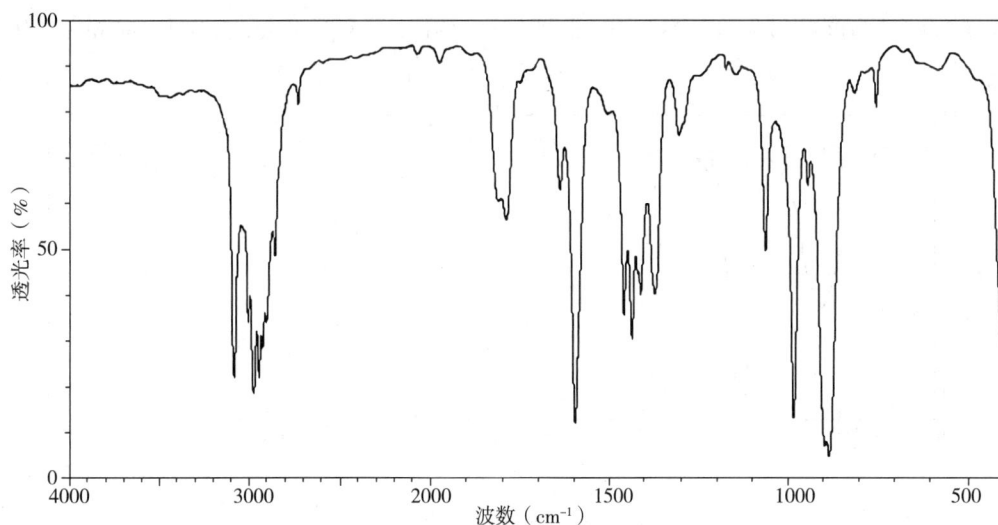

图 2－33　异戊二烯的红外光谱

（4）对芳香化合物，在 1600~1500cm^{-1} 处尚有一个或一个以上的强峰（芳环骨架振动）。

（5）硝基 N═O 的不对称伸缩振动也位于该区，共轭使吸收向低波数位移，见图 2-34。

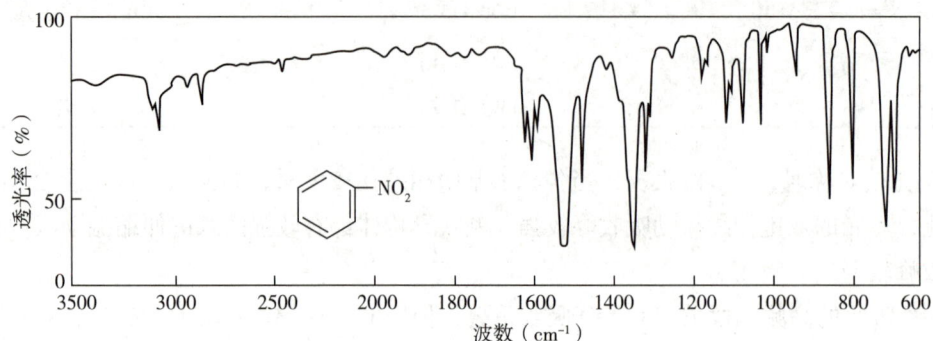

图 2-34 硝基苯的红外光谱

（6）氨基的剪式变形振动 δ_{N-H} 也在该区域。如伯酰氨的剪式变形振动构成酰胺 II 带（图 2-20），伯酰胺基的剪式变形振动见图 2-20a。

（七）C—H 弯曲振动区（面内）及 X-Y 伸缩振动区

在 C—H 弯曲振动区（面内）(1475~1300cm^{-1}) 内最有鉴别意义的是—CH$_3$ 及—CH$_2$—。另外，羧酸盐 ν_{COO^-} 对称伸缩振动、硝基的对称伸缩振动及砜类的不对称伸缩振动也在此区有强吸收，见表2-8。

表 2-8 C—H 弯曲振动区（面内）

振动类型	波数（cm^{-1}）	峰强度
δ_{as}(CH$_3$)	1470~1430	中
δ_s(CH$_3$)	1396~1365（中心位置为1380）	中→强
δ_{as}(—CH$_2$—)	1470~1430	中

（1）大多数有机化合物都含有甲基（—CH$_3$）和亚甲基（—CH$_2$—）。它们在 1470~1430cm^{-1} 处有特征吸收，这是由甲基及亚甲基的 δ_{as}(C—H) 引起的。除此之外，甲基还在 1380cm^{-1} 处出现 δ_s(C—H) 的特征吸收。它可作为判断分子中有无甲基存在的依据。孤立甲基在 1380cm^{-1} 附近出现单峰；偕二甲基于此处裂分为双峰（特征），强度近似相等，裂距 15~30cm^{-1}，见图 2-35；偕三甲基（特丁基）于此处也裂分为双峰，强度一强一弱，裂距 30cm^{-1} 以上（特征），见图 2-36，其中 1365cm^{-1} 为叔丁基的特征吸收带。

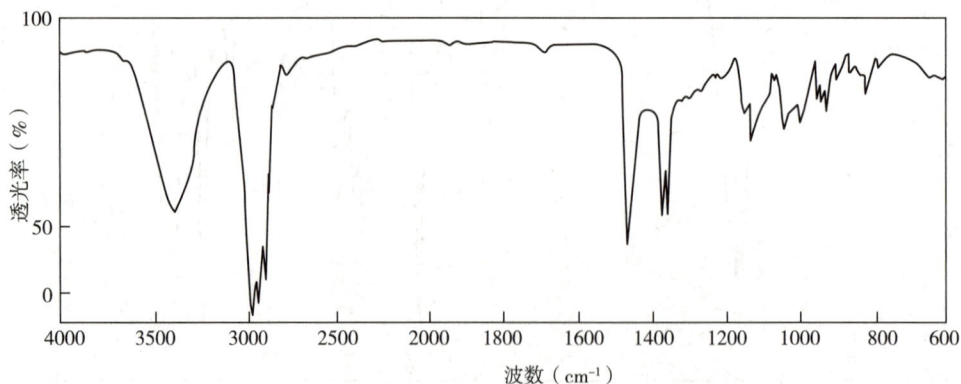

图 2-35 含偕二甲基化合物的红外光谱

图 2-36 化合物（CH₃）₃CNHCHO 红外光谱

（2）羧酸盐 ν_s（—COO⁻）1450～1300cm⁻¹强峰，见图 2-37；硝基 ν_s（—NO₂）1385～1290cm⁻¹强峰，见图 2-33；砜类 ν_{as}（SO₂）1440～1290cm⁻¹强峰，见图 2-38。

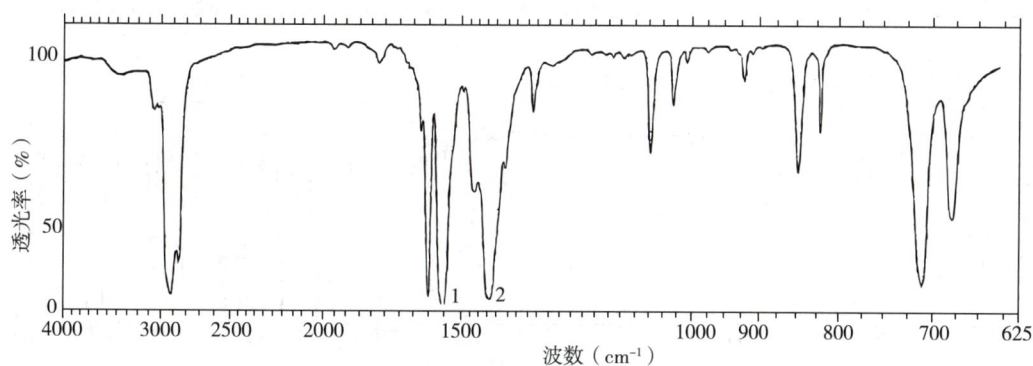

图 2-37 苯甲酸钠的红外光谱（1. ν_{COO^-}（as）；2. ν_{COO^-}（s））

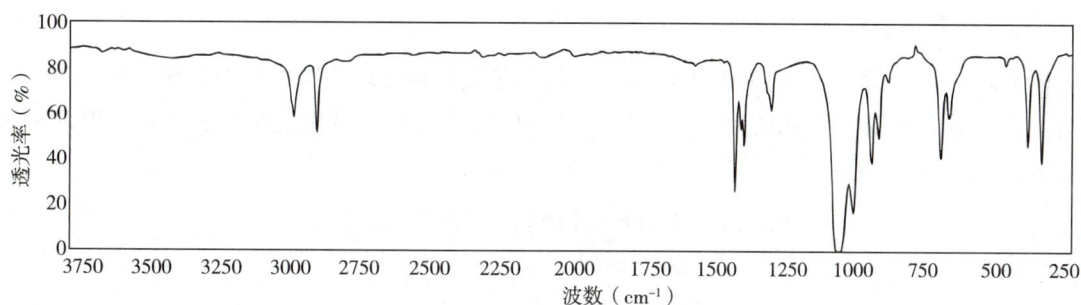

图 2-38 二甲亚砜的红外光谱

在 X-Y 伸缩振动区（1300～1050cm⁻¹）主要包括 C—O、C—C 和 C—N 键伸缩振动、饱和 C—H 键及其他类型的弯曲振动以及不饱和 C—H 键面内弯曲振动等在内的指纹区。如表 2-9 所示。

表 2-9 X—Y 伸缩振动区

伸缩振动类型	波数（cm⁻¹）	峰强度
醇 ν_{C-O}	1200～1000	强
伯醇	1065～1015	强
仲醇	1100～1010	强
叔醇	1150～1100	强

续表

伸缩振动类型	波数（cm^{-1}）	峰强度
酚 ν_{C-O}	1300～1200	强
	1230～1220	
醚 ν_{C-O}	1275～1060	强
脂肪醚	1150～1060	强
芳香醚	1275～1210	强
乙烯醚	1225～1200	强
酯 ν_{C-O}	1300～1050	强
胺 ν_{C-H}	1360～1020	强

（1）C—O键伸缩振动在此范围内表现为强而宽的谱带。因此，对醇、醚和酯类化合物的鉴定很有价值。

（2）对于醚、酯等化合物，常常出现 ν_{as}（C—O—C）及 ν_s（C—O—C）吸收，因为偶极矩较大常常是强吸收（图2-39）。

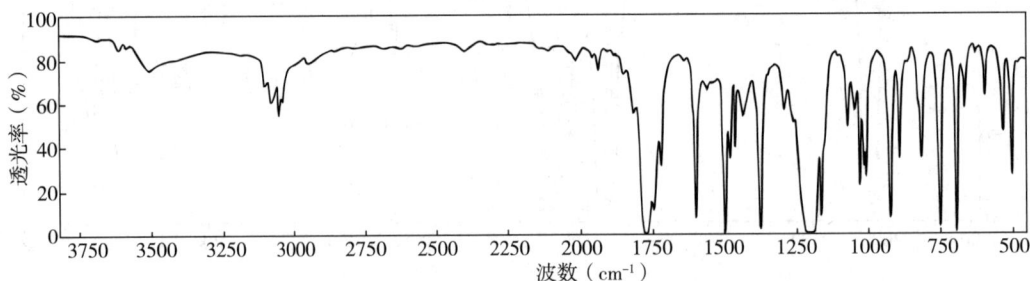

图2-39　乙酸苯酯的红外光谱

（八）C—H弯曲振动区（面外）

C—H弯曲振动区（面外）（1000～650cm^{-1}）提供了鉴别烯烃取代特征及芳香核上取代基位置等有用的信息。关于芳香族化合物中的 $\delta_{=C-H}$（面外）吸收位置将在以后另作说明，表2-10仅列出脂肪族化合物的 $\delta_{=C-H}$（面外）数据。

表2-10　脂肪族化合物C-H面外弯曲振动区

链烯烃类型	波数（cm^{-1}）	峰强度
RCH=CH$_2$	990和910	强
RCH=CHR（顺）	690	中至强
RCH=CHR（反）	970	中至强
R$_2$C=CH$_2$	890	中至强
R$_2$C=CHR	840～790	中至强

（1）除了 R$_1$R$_2$C=CR$_3$R$_4$ 类型的烯烃化合物，所有其他类型的烯烃都可用C—H面外弯曲振动作为鉴定的重要依据。其中=CH$_2$基团除了表中所列数值外，在1800cm^{-1}附近观察到 $\delta_{=C-H}$ 的倍频谱带。如图2-40所示1,3,5-己三烯的IR谱，除见到900cm^{-1}和1010cm^{-1}外，于1800cm^{-1}处有一弱倍频吸收。

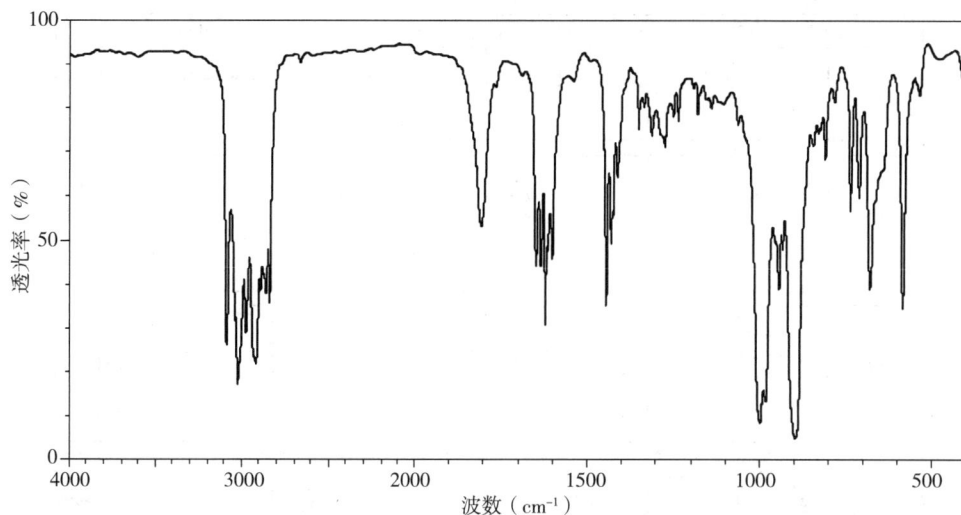

图 2-40　1,3,5-己三烯的红外光谱

（2）分子中—$(CH_2)_n$—基团，且 $n \geqslant 4$ 时，在 720～725cm^{-1} 也会出现 δ_{C-H} 吸收（中，强）。如图 2-18 所示正己胺的红外吸收谱图，δ_{C-H}714cm^{-1}。

（3）苷键为 β-构型时，在 890cm^{-1} 附近会出现糖的端基的 δ_{C-H} 吸收（弱～中），而 α-构型的端基 δ_{C-H} 峰位在 840cm^{-1}，故可作为鉴定苷键构型的辅助手段。

（4）亚甲基二氧基与苯环相连时（ ），则于 925～935cm^{-1} 出现很强的 δ_{CH}（—O—CH_2—O—）特征吸收峰，如图 2-29 所示，3,4-亚甲二氧基苯甲醛的红外光谱。

（5）炔烃 $\delta_{\equiv C-H}$ 680～610cm^{-1}，产生的吸收峰强且宽，偶尔在 1300～1200 cm^{-1} 的倍频峰也较强。

[例 2.5]　下列化合物在 1000～665cm^{-1} 区域吸收特征有何不同？

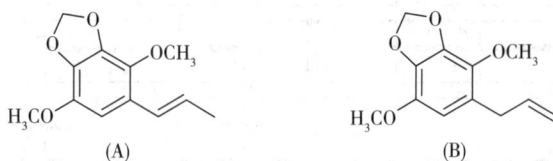

[解]　化合物 A 为反式 RCH=CHR 型，故在 1000～665cm^{-1} 区域内 970cm^{-1} 处有吸收。而化合物 B 为 RCH=CH_2 型，故有 910cm^{-1} 及 990cm^{-1} 两个强峰。

三、主要化合物的特征吸收

将烃类及一些重要衍生物的官能团吸收频率范围与结构的相关图总结如图 2-41 和图 2-42 所示。

芳香化合物是天然药物中普遍存在的化合物，如黄酮、香豆素、木脂素、蒽醌等类，利用 IR 光谱识别芳香化合物，并判断其取代类型，是 IR 光谱解析中的一个重要应用，以下将芳香化合物的 IR 光谱特征吸收做一系统介绍。

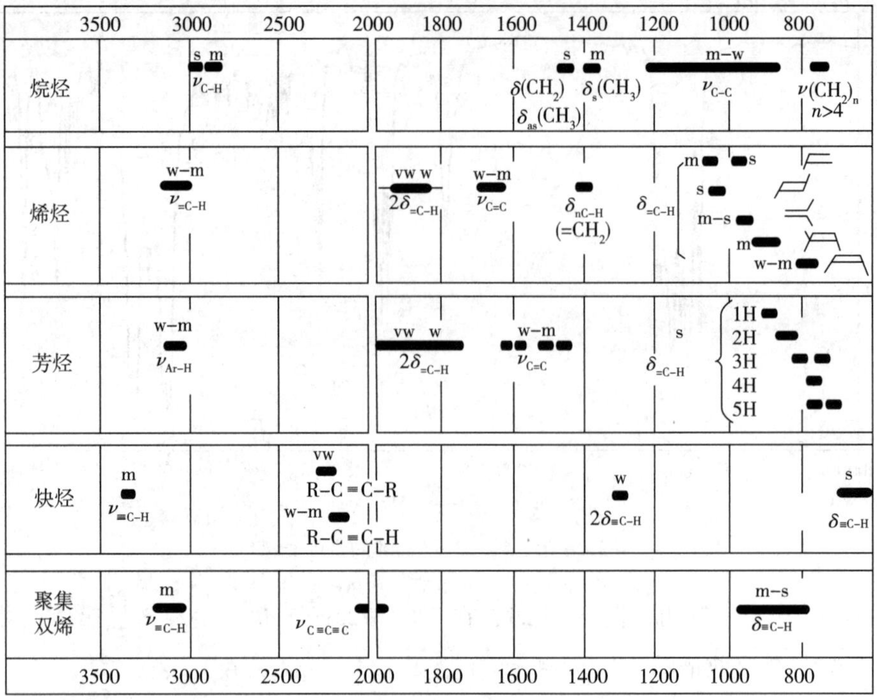

图 2-41　烃类及其衍生物官能团吸收频率与结构关系图

s—强，m—中强，w—弱，vw—非常弱

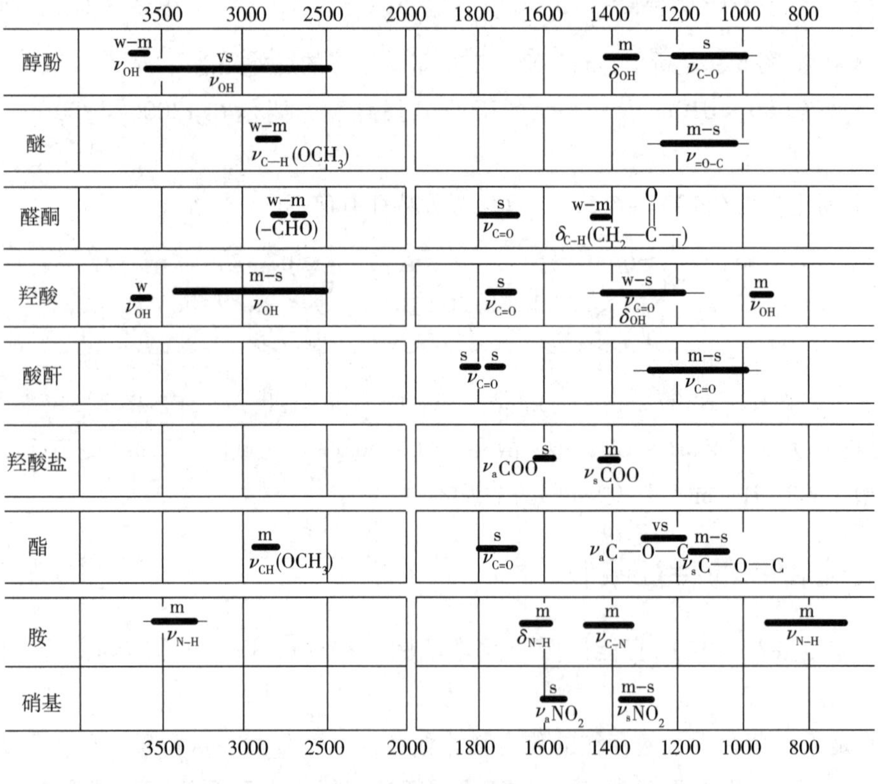

图 2-42　一些重要官能团的谱带-结构相关图

vs—非常强，s—强，m—中强，w—弱

芳香化合物以取代苯为例，在 IR 光谱图上主要有下列五个"相关峰"区，见表 2-11。具体以邻二甲苯为例，如图 2-43 所示。

表 2-11　芳香化合物特征吸收

相关峰编号	波数（cm^{-1}）	峰强度	说明
1	3040~3030	中	ν_{Ar-H}用高分辨仪器测定时，显示多重峰
2	2000~1660	弱	C—H 面外弯曲振动的泛频及组频峰。因强度太弱，故仅在加大试样浓度时才可呈现。可据以确定苯环取代方式
3	1600~1430		$\nu_{C=C}$（芳环骨架振动）
	①1600±20	不定	这段吸收对芳环识别来说最重要。峰位稍受取代基影响
		（一般中→强）	如：C_6H_5Cl　1596cm^{-1}；$C_6H_5NO_2$　1604cm^{-1}
	②1580±5	不定（一般中强）	仅当苯环与双键或具有孤对电子的基团共轭时才成为主要的峰
	③1500±25	不定	如分子中存在羟基，则往往与 CH_2 对称弯曲
	④1450±10	中	吸收重叠，故在实际工作中应用较少
4	1225~950	弱	C—H 面内弯曲，其峰数和峰位取决于芳环的取代方式。峰通常弱而尖锐。环上引入极性取代基时则强度增加
5	900~690	强	C—H 面外弯曲，非常特征，主要用于判断苯环取代方式。受强吸电基（如—NO_2）等影响时，峰位可位移 10~30cm^{-1}

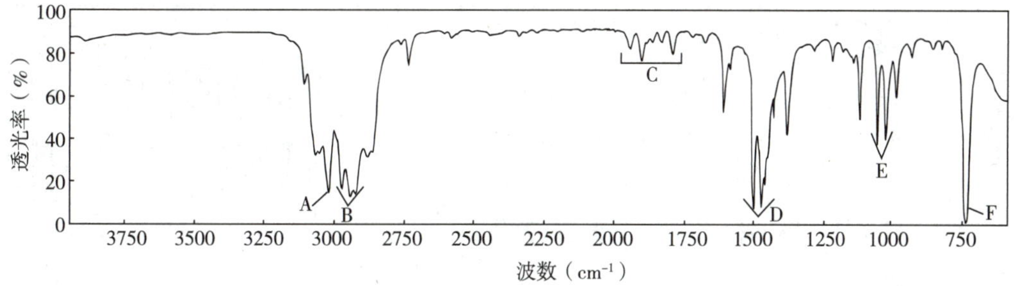

A，芳环 C—H 伸缩振动，3008cm^{-1}；B，—CH_3 的 C—H 伸缩振动，2965，2938，2918，2875cm^{-1}；C，C—H 面外弯曲振动的泛频及组频峰，2000~1667cm^{-1}；D，芳环骨架伸缩振动，1605，1495，1466cm^{-1}；E，C—H 面内弯曲振动，1052，1022cm^{-1}；F，C—H 面外弯曲振动，742cm^{-1}

图 2-43　邻二甲苯红外光谱

以上相关峰最有特征的是 A，C，E 号峰（B，D 峰弱，必须加大试样量才有意义）。

（1）通常对芳香化合物的识别，主要依据 ~3030cm^{-1} 的 ν_{CH}（Ar—H）峰及 1600~1430cm^{-1} 区域的 $\nu_{C=C}$（芳香骨架振动）峰。其中，后者对鉴别芳环更具有决定性意义。

（2）在 1600~1430cm^{-1} 区间，以 1600±20cm^{-1} 及 1500±25cm^{-1} 的两个峰比较稳定，但有时也可因取代情况不同而发生位移。例如不对称的三取代或对称二取代可使峰位向高波数区位移，而连三取代则又使峰位向低波数位移。又如芳环与不饱和基团或具有孤对电子的基团（如 C＝C、C＝O 或 NO_2）共轭时，往往可使 1600±20cm^{-1} 及 1500±25cm^{-1} 两个峰增强，同时还会在 1500cm^{-1} 处出现吸收峰。

（3）位于 910~690cm^{-1} 区域因 C—H 面外弯曲振动引起的强吸收峰及 2000~1600cm^{-1} 泛频峰，对识别芳环也有重要的辅助意义，可用于芳环取代类型的判定。

[例2.6] 某化合物的 IR 光谱如图 2-44 所示，试鉴别：（1）该化合物是芳香族还是脂肪族化合物？（2）在 4000~1000cm^{-1} 区域中，可能有哪些基团，没有哪些基团？

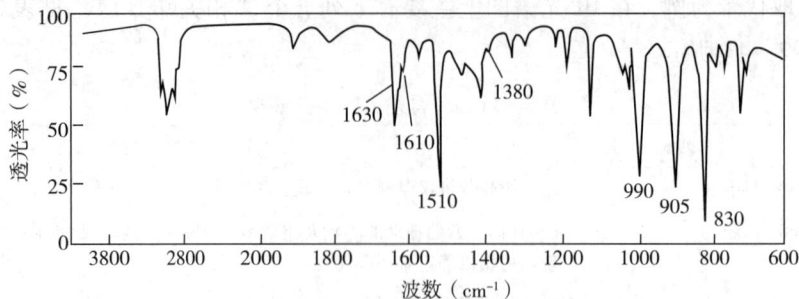

图 2 - 44　未知化合物的红外光谱

[解]（1）该化合物是芳香化合物。原因如下：3100 ~ 3000cm^{-1}有 $\nu_{=C-H}$ 吸收峰；在 1610cm^{-1} 和 1510cm^{-1} 处有苯环骨架振动的吸收峰；指纹区 830cm^{-1} 强吸收峰为 δ_{C-H} 的吸收，并且在 2000 ~ 1660cm^{-1} 之间存在有 C—H 弯曲（面外）泛频峰（弱峰）。以上相关峰说明是芳香化合物。

（2）在 1630cm^{-1} 处为 C＝C 伸缩振动，结合指纹区 990cm^{-1} 和 905cm^{-1} 处 δ_{C-H} 吸收峰，显示有 —CH＝CH$_2$；从光谱中看，没有—OH，—NH，C＝O，C≡N 和不对称的 C≡C 伸缩振动吸收峰。

[例2.7]　图 2 - 45 是分子式为 C_8H_8O 的一个化合物的 IR 光谱，b. p. 202℃，试由红外光谱解析判断其结构。

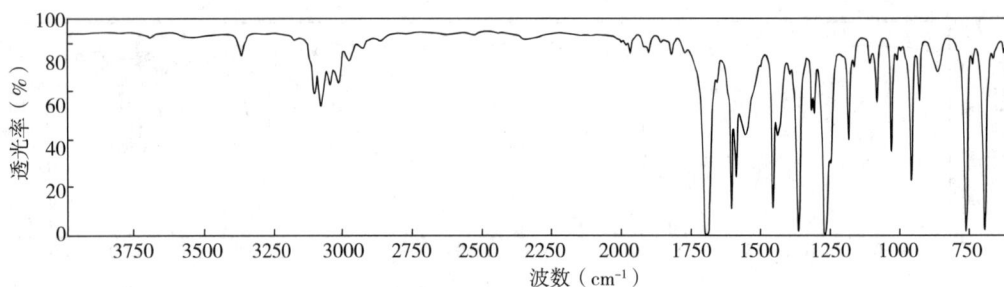

图 2 - 45　化合物 C_8H_8O 的红外光谱

解：（1）3000cm^{-1} 以上的 $\nu_{=C-H}$ 吸收峰。以及 1600cm^{-1}，1580cm^{-1} 和 700cm^{-1} 等处的强峰，均示分子中含有芳香结构，而 700cm^{-1} 及 750cm^{-1} 两峰则进一步提示该化合物可能为单取代苯的衍生物。

（2）在 2920cm^{-1}、2960cm^{-1} 和 1380cm^{-1} 处的吸收示含有甲基。

（3）在 3500 ~ 3000cm^{-1} 无任何强峰，证明分子中无 – OH。约在 1690cm^{-1} 处有一强羰基吸收峰，亦可能为醛、酮、酰胺类化合物。又因在 2720cm^{-1} 附近无醛的 ν_{C-H} 峰，且分子式中不含 N，排除了酰胺的可能，故该化合物只可能是酮类。

综合以上分析，各结构碎片（C_6H_5—、C＝O、—CH$_3$）恰好将分子式 C_8H_8O 全部扣尽。故该化合物可能为苯乙酮：经与标准光谱复核，并对照 b. p. 等数据，证明上述结论与事实完全符合。

第三节　红外光谱在结构解析中的应用

一、判定官能团及推测化合物结构

红外光谱在化合物的结构解析中主要起到判定官能团的作用，在与其他谱学方法相结合的前提下，也可用于化合物结构的推测，其解析步骤如下。

1. 首先在特征区（4000~1333cm^{-1}）的重要区段（表 2 - 1）确定是否存在—OH、—COOH、芳基、双键、叁键、各类烷基、C=O 等官能团。

如分析 3300~2800cm^{-1} 区域 C—H 伸缩振动吸收。以 3000cm^{-1} 为界：高于 3000 cm^{-1} 为不饱和碳 C—H 伸缩振动吸收可能为烯、炔、芳香化合物；低于 3000cm^{-1} 一般为饱和 C—H 伸缩振动吸收。

2. 然后再分析指纹区（1333~400cm^{-1}）中的相关峰，进一步确认各类官能团，并进一步确定其取代方式。

如确定烯、芳香化合物的存在一般除了在特征区的高于 3000cm^{-1} 有 C—H 伸缩振动外，还要寻找 1000~650cm^{-1} 范围 $\delta_{C=H, Ar-H}$ 进行确认。如果为芳基化合物，解析指纹区 1000~650cm^{-1} 频区还可以确定取代方式。

3. 解析时应注意把描述各官能团的相关峰联系起来，以准确判定官能团的存在。

如 2820cm^{-1}、2720cm^{-1} 和 1750~1700cm^{-1} 的三个峰说明醛基的存在。

再如：确定甲基存在时，虽然在 1380cm^{-1} 附近的 δ_{CH}（CH$_3$）吸收是非常特征的，但也要设法找到 2960±15 cm^{-1}（ν_{as}），2870±5cm^{-1}（ν_s），以及 1470~1430cm^{-1} 等吸收。另外，在同一个碳上有两个以上的甲基取代时，1380cm^{-1} 附近的 δ_{CH} 吸收会产生分裂（详见本章第二节）。

又如：确定末端双键存在时（—CH=CH$_2$），应尽量找到如下一组相关峰，3040~3010cm^{-1} 处的 $\nu_{=C-H}$ 伸缩振动、1680~1620cm^{-1} 处的 $\nu_{C=C}$ 伸缩振动和 990cm^{-1} 及 910cm^{-1} 处的 $\delta_{=C-H}$ 及 $\delta_{=CH_2}$ 的面外弯曲振动，如图 2-46 所示。

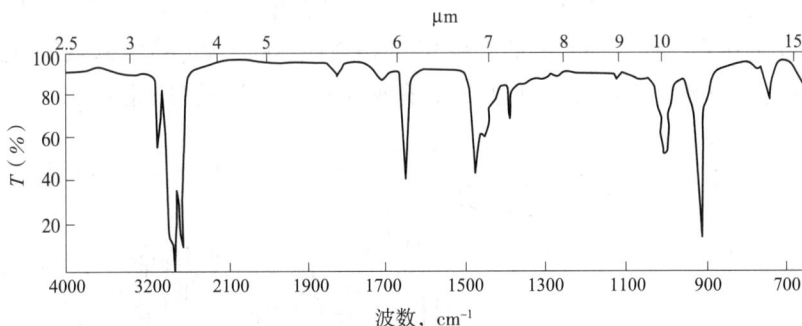

图 2 - 46 1-辛烯[CH$_3$(CH$_2$)$_5$CH=CH$_2$]的红外光谱

另外应当注意，在结构解析之前，还要对试样有所了解，其中包括：①试样来源，纯度（要求 98% 以上），物理状态；②一般理化常数，如溶解度、沸点、熔点、旋光度、折光率等；③测定条件（物理状态，溶剂等），若用溶液测定，应特别注意排除溶剂本身的吸收干扰。

二、鉴别化合物真伪

化合物的红外光谱同熔点、沸点、折射率和比旋度等物理常数一样，是该化合物的一种特征。尤其是有机化合物的红外光谱吸收峰多达 20 个以上，如同人的指纹一样彼此各不相同，因此用它鉴别化合物的真伪，可靠性比其他物理手段强，且最为实用方便。

（一）与标准品的红外光谱对照

对照该化合物试样与标准品（或对照品）在同一条件下测得的红外光谱，当完全相同（包括指纹区）时，可判定该化合物与标准品（或对照品）为同一化合物。

但有极个别情况例外：如正二十二烷[CH$_3$(CH$_2$)$_{20}$CH$_3$]和正二十三烷[CH$_3$(CH$_2$)$_{21}$CH$_3$]。因两者为同系，仅是构成链的单元数不同，而官能团是相同的，且各官能团化学环境几乎一致，因此它们的分子无序排列的液相 IR 光谱往往相同，但固相 IR 光谱则因晶体内晶胞不同而有微小的差别。所以遇到此种情况，在判断真伪时，最好同时对比固相 IR 和液相 IR 的异同。

（二）与标准图谱对照

当无标准品（或对照品）但有标准图谱时，则可按名称、分子式索引查找核对，但必须注意如下几点。

（1）所用仪器与标准图谱集上是否一致，棱镜红外光谱和光栅光谱就有差别，仪器分辨率高的则在某些峰的细微结构上会有差别。

（2）测绘条件（指试样的物理状态、试样浓度及溶剂等）与标准图谱是否一致，尤其是物理状态和溶剂影响非常大。如果试样的浓度不同，则峰强会改变，但是每个峰的强弱顺序（相对强度）通常是一致的。

三、确定立体化学结构的构型

化合物的红外光谱与立体化学之间存在着一定的关系。不少化合物的红外光谱的特殊现象必须运用立体化学的知识才能获得合理的解释。更为重要的是在解决化合物的构象与构型等涉及立体化学的问题时，红外光谱经常是一种非常有效的手段。

（一）鉴别外消旋体与对映异构体

对映异构体的左旋体与右旋体的红外光谱图形是完全一样的，这是因为一般的红外光谱仪不具备手性环境，因此无法识别手性物质。外消旋体在形成晶体的过程中，由于化学结构和结晶条件等方面的原因，会形成三种不同的结晶，即外消旋混合物、外消旋固体溶液和外消旋化合物。但对映体和外消旋体之间由于晶格中分子的排列不同，使它们的固相 IR 光谱彼此不同。如(−)樟柳碱氢溴酸盐和(±)樟柳碱氢溴酸盐的固相 IR 光谱（图 2−47），但它们的溶液或熔融 IR 光谱就完全相同。

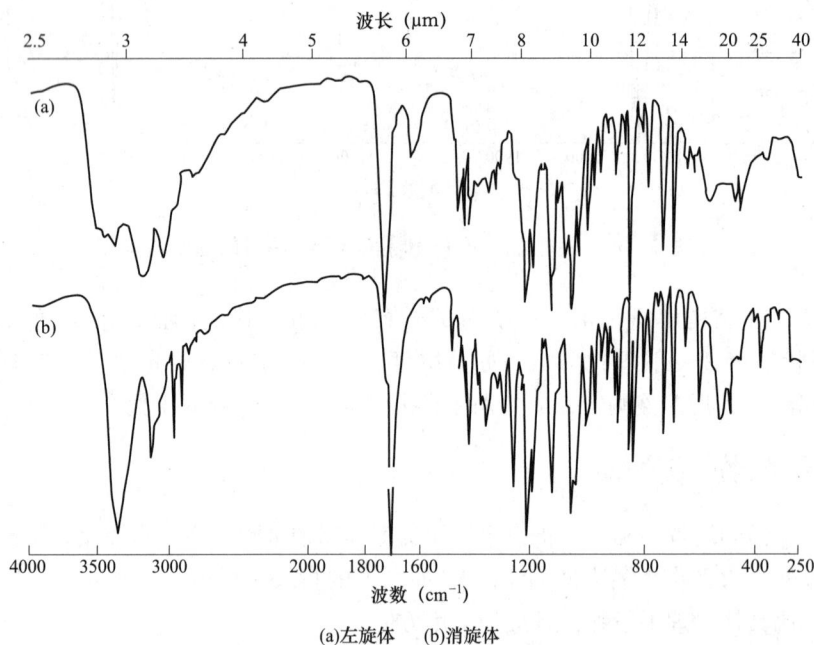

(a)左旋体　(b)消旋体

图 2−47　樟柳碱氢溴酸盐的固相红外光谱

（二）区分几何（顺、反）异构体

（1）对称反式异构体中的双键处于分子对称中心，在分子振动中键的偶极矩变化极小，因此在红外光谱中不出现双键吸收峰。顺式异构体无对称中心，偶极矩有改变，故有明显的双键特征峰，以此可区分顺、反异构体。

（2）不对称的分子由于反式异构体的对称性比顺式异构体高，因此双键的特征峰前者弱，后者强。如 1,2-二氯丙烯顺、反异构体，从双键特征峰位置很难区分。但顺式异构体的吸收峰远比反式的强，因此同时测量两者相同浓度的光谱，可以从双键峰的强弱予以区分。

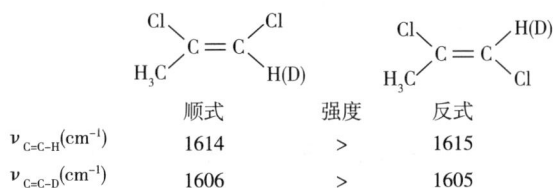

	顺式	强度	反式
$\nu_{C=C-H}(cm^{-1})$	1614	>	1615
$\nu_{C=C-D}(cm^{-1})$	1606	>	1605

顺式异构体 C—H 面外弯曲振动位于 $740 \sim 690 cm^{-1}$ 之间，而反式异构体 δ_{CH} 则位于 $950 cm^{-1}$ 左右。由于两者差别十分显著且强度较强，因此也是区分顺反异构体的主要依据。

如甾体化合物 17-位侧键上的双键有以下所示反式与顺式两种形式。

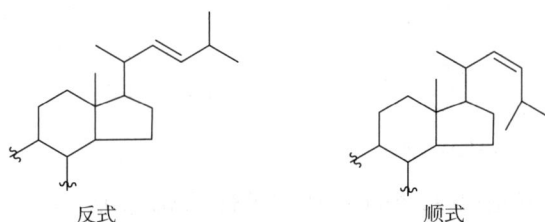

反式　　　　　　　　　　顺式

反式异构体在 $980 \sim 965 cm^{-1}$ 之间存在一个强吸收，而顺式异构体则在 $770 \sim 750 cm^{-1}$ 及 $750 \sim 725 cm^{-1}$ 处有两个吸收，较弱的后一吸收显然是顺式的 δ_{CH}，其依据是该化合物的氢化产物的图谱不再显示这一吸收。

（三）区分环状化合物上羟基的构型

1. 环状化合物的平伏取代与直立取代的区分　在通常情况下，平伏取代的环状化合物由于 C–X 的伸缩振动，导致分子的偶极矩变化大于对应的直立取代化合物。因此其吸收带的频率也相应提高。如甾体、四环三萜等多环化合物的六元环上的羟基取代。

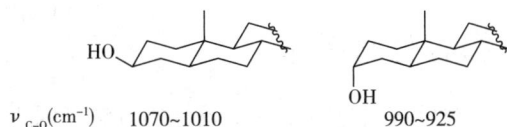

$\nu_{C-O}(cm^{-1})$　　1070~1010　　　　　　　990~925

2. 环状多羟基化合物羟基间相对构型的区分　环状多羟基化合物常常利用羟基间有无氢键推定构象。有分子内氢键的羟基特征波数低于游离羟基的波数。氢键越强，二者波数差值 $\Delta\nu$ 越大。

（1）1,2-相互作用　对于五元环而言，只有顺式 1,2-二取代才能产生氢键作用。

以甾体化合物 D 环上 16,17-二羟基化合物为例，结构如下所示，反式 1,2-二取代的 $\Delta\nu=0$，故无氢键作用。

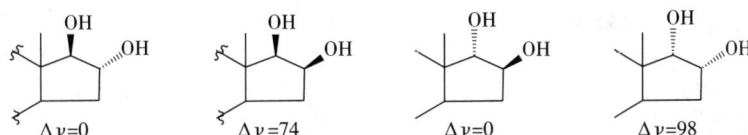

$\Delta\nu=0$　　　　　$\Delta\nu=74$　　　　　$\Delta\nu=0$　　　　　$\Delta\nu=98$

至于六元环，只有反式二直立取代基之间才不可能形成氢键。顺式及反式二平伏取代基均可形成氢键，其示意图如下示。

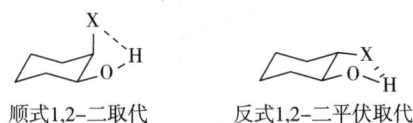

顺式1,2-二取代　　　反式1,2-二平伏取代

（2）1,3-相互作用　由于几何空间位置的关系，六元环的1,3-二取代羟基只有均处于直立键才能形成氢键，其△ν大于对应的1,2-二取代化合物。例3β,5α-二羟基甾体化合物，见构象（A），二羟基间不能形成氢键，而3α,5α-二羟基甾体化合物，见构象（B），二羟基间能形成稳固的氢键。

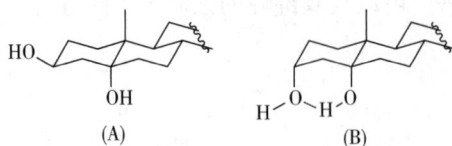

（3）1,4-相互作用　六元环在一般条件下（椅式构象），1,4位二取代的可形成氢键的基团却不能形成氢键，原因是彼此的空间距离相距太远。某些化合物当其形成扭曲式构象（如扭船式构象）时，由于空间位置的接近，ν_{OH}移到3500cm^{-1}左右的较低波数处，表示1,4-二取代基团之间形成氢键。构象的变化如下所示。

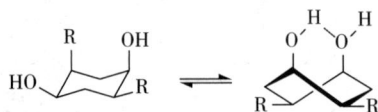

（四）区分互变异构体与同分异构体

有机化学中经常碰到互变异构现象，如β-双酮有酮式和烯醇式二种，红外光谱极易区分它们。

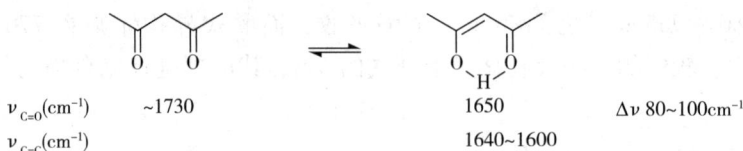

$\nu_{C=O}(cm^{-1})$　～1730　　1650　　$\Delta \nu\, 80\sim100 cm^{-1}$
$\nu_{C=C}(cm^{-1})$　　　　　1640～1600

又如，同分异构体 和 ，前者 $\nu_{C=O}$ 在1770cm^{-1}有一特征强吸收，而后者的C＝O与双键共轭 $\nu_{C=O}$ 1750cm^{-1}。

四、鉴定样品纯度和指导分离操作

例如，利用红外光谱来跟踪一个反应的进行是一个较好的方法。因为红外光谱要求样品量少（微克数量级），选择反应用的溶剂应对反应物、产物的吸收峰无干扰，即可观察反应溶液的红外光谱。红外光谱与色谱相比具有定性的优点。例如下列反应可用红外光谱来监测此反应的进行（图2-48）。

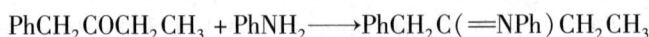

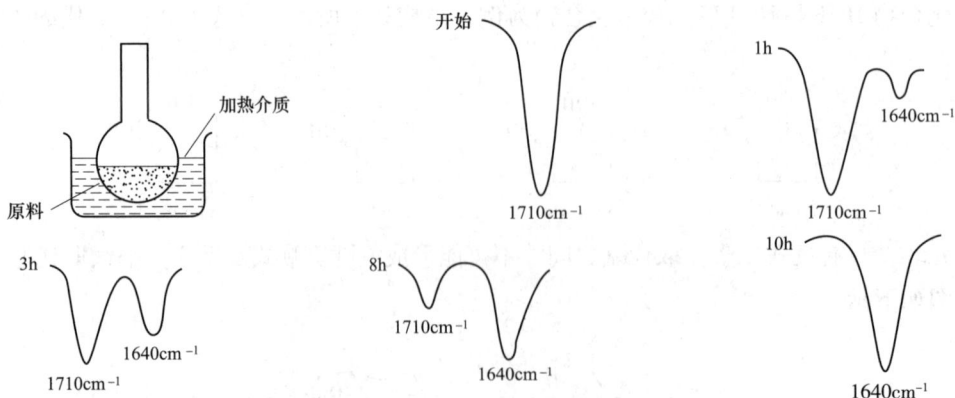

$$PhCH_2COCH_2CH_3 + PhNH_2 \longrightarrow PhCH_2C(=NPh)CH_2CH_3$$

图2-48　红外光谱在监测反应进程的应用

知识拓展

红外光谱谱带为什么是宽的

当分子吸收红外从低能级振动能级 $n=0$ 向相邻的高能级振动能级 $n=1$ 跃迁时，得到的纯振动光谱应该是线性光谱。但实际上不可能得到线性的纯振动光谱，而是宽的红外谱带。这是因为在振动能级跃迁时，总是伴随着转动能级的跃迁。图 2-49 所示为采用不同分辨率测得的气态 CO_2 的红外光谱。CO_2 的反对称伸缩振动在 $2390\sim2280cm^{-1}$ 范围内，当分辨率降到 $0.125cm^{-1}$ 时，可以看到很多条近乎线状的、彼此间隔接近的振-转光谱（A 光谱）。随着测量分辨率的逐渐降低，线状振-转光谱逐渐消失，当分辨率降到 $4cm^{-1}$ 时（C 光谱），变成宽的谱带。

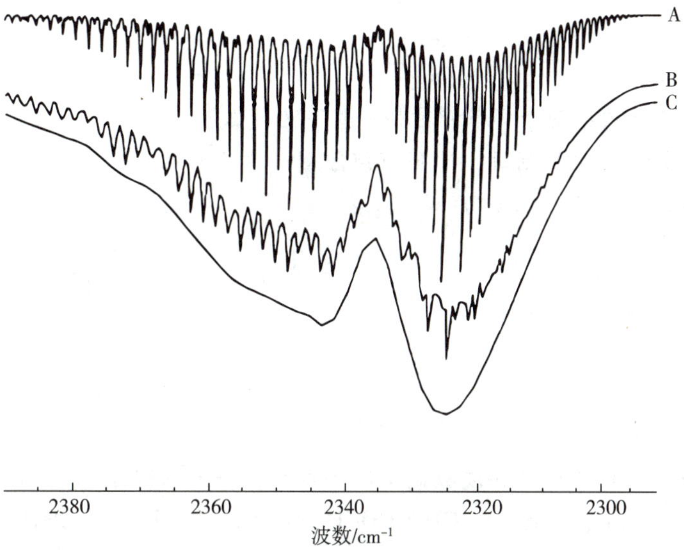

分辨率：A—$0.125cm^{-1}$　B—$1cm^{-1}$　C—$4cm^{-1}$

图 2-49　气态 CO_2 的反对称伸缩振动区间的振转光谱图

时间分辨红外光谱

时间分辨红外光谱（time-resolved infrared spectroscopy，TRIR）是一种先进的光谱技术，它能够在极短的时间尺度上捕捉分子振动模式的变化，从而揭示化学反应的动态过程和瞬态中间体的结构信息。这种技术通过在特定的时间延迟后测量红外吸收，可以观察到从皮秒（ps）到毫秒（ms）不等的时间范围内的分子事件。

在 TRIR 实验中，通常使用脉冲激光来激发样品，产生一个非平衡态的分子体系。随后，通过红外脉冲探测样品在不同时间点的振动状态，从而获得一系列时间依赖的红外光谱。这些光谱能够提供反应路径、速率常数以及中间体和过渡态的结构等关键信息。

时间分辨红外光谱在光化学反应、酶催化机制、电子转移过程以及材料科学中的相变和动力学研究中有着广泛的应用。例如，它可以用来研究光合作用中能量转移的细节，或者解析光敏材料在光照下的快速结构变化。此外，TRIR 与超快激光技术的结合，使得科学家们能够观察到以前无法触及的超快分子过程，为理解复杂化学和生物系统的动态行为开辟了新的途径。

思考题

答案解析

1. 下列各种振动形式，哪些是红外活性振动，哪些是红外非活性振动？

分子	振动形式
① $CH_3{-}CH_3$	ν_{C-C}
② $CH_3{-}CCl_3$	ν_{C-C}
③ $O{=}C{=}O$	ν_{s,CO_2}
④ SO_2	ν_{s,SO_2}
⑤ $CH_2{=}CH_2$	$\nu_{s,C=C}$
⑥ $CH_2{=}CH{-}CHO$	$\nu_{s,C=C}$

2. C—H，C—Cl 键的伸缩振动峰哪个相对强一些？为什么？

3. $\nu_{C=O}$ 与 $\nu_{C=C}$ 都在 $6.0\mu m$ 区域附近，峰强有何区别？意义何在？

4. 用红外光谱法区别下列各组化合物：

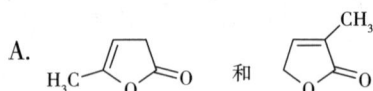

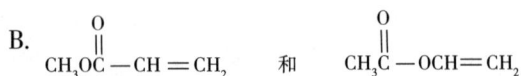

A.
 和

B.
 和

5. 将下列化合物中 C=O 吸收峰按波数高低顺序排列，并加以解释。

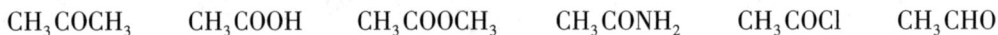

$$CH_3COCH_3 \quad CH_3COOH \quad CH_3COOCH_3 \quad CH_3CONH_2 \quad CH_3COCl \quad CH_3CHO$$

6. 将 C=O 的吸收峰按波数高低顺序排列，并加以解释。

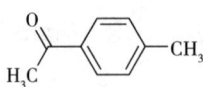

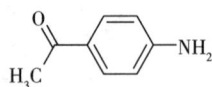

   A　　　　　　　　B　　　　　　　　C

7. 用红外光谱法区分下列化合物。

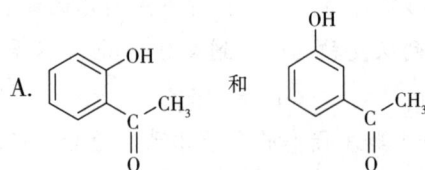

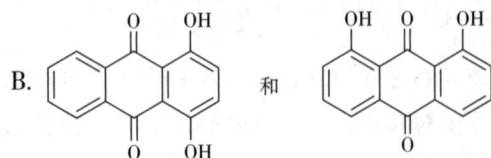

A.
 和

B.
 和

8. 如何区分下列两个化合物。

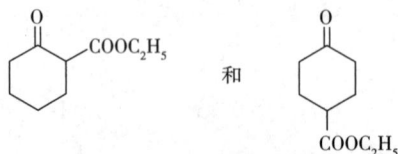

 和

9. 下述三个化合物 IR 光谱有何不同？

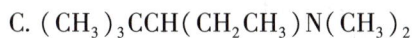

    A. $CH_3(CH_2)_6COOH$

    B. $(CH_3)_3CCH(OH)CH_2CH_3$

    C. $(CH_3)_3CCH(CH_2CH_3)N(CH_3)_2$

10. 下列化合物 A 与 B 在 C—H 伸缩振动区域中有何区别？

11. 用红外光谱区别以下各组化合物。

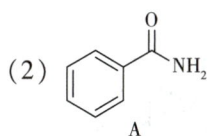

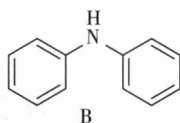

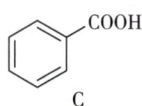

12. 某一苷类化合物的结构可能为 A 或者 B，在 IR 光谱出现 $890cm^{-1}$ 弱至中强吸收，试确定其可能结构是哪一个，为什么？

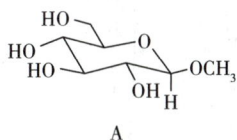

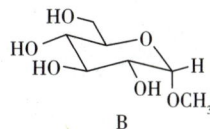

13. 2-甲基蒽醌的红外光谱（KBr 压片法）如图 2-50 所示。试对该化合物的红外光谱进行解析。

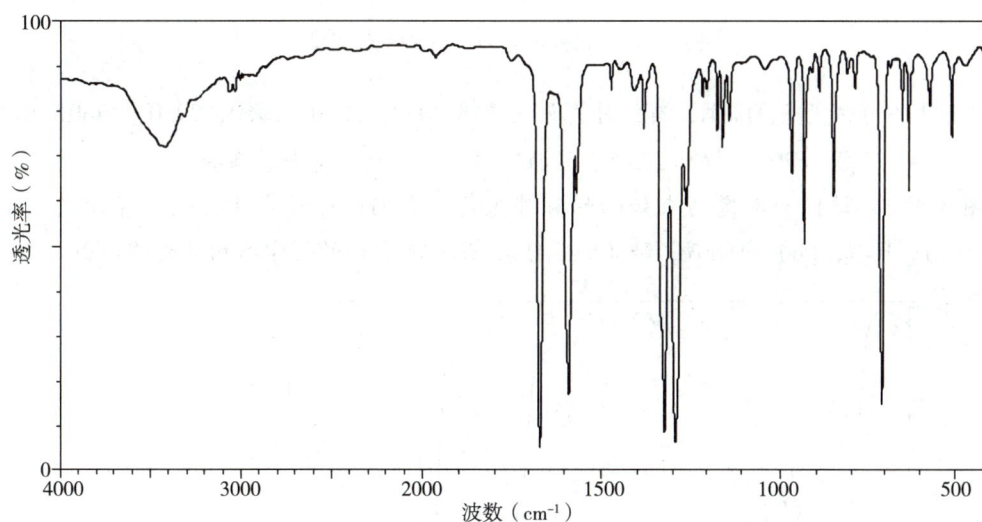

图 2-50 2-甲基蒽醌的红外光谱

14. 某化合物分子式为 $C_4H_6O_2$，根据红外光谱（图 2 – 51）推断其结构。

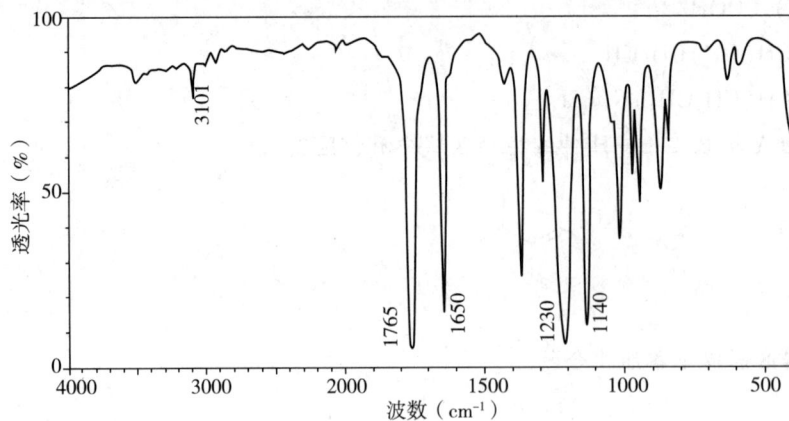

图 2 – 51　化合物 $C_4H_6O_2$ 的红外光谱

15. 某化合物分子式为 $C_9H_5NO_4$，根据红外光谱（图 2 – 52）推断其结构。

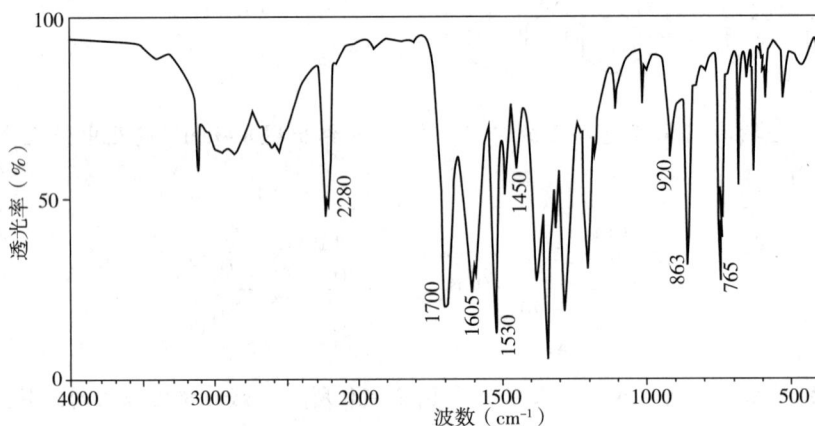

图 2 – 52　化合物 $C_9H_5NO_4$ 的红外光谱

16. 某化合物分子式为 $C_9H_{10}O_2$，其红外光谱主要有 3030，3000，2960，2930，1780，1600，1500，1460，1400，1200，740，690cm^{-1} 的吸收峰，请推断该化合物结构并归属各峰。

17. 下图（图 2 – 53）为测定的未知物的红外光谱，它们的分子式由上至下依次为（a）C_3H_6O、（b）C_7H_8O、（c）C_8H_7N、（d）$C_6H_4FNO_2$ 和（e）C_8H_{10}，试推测它们的化学结构并说明理由。

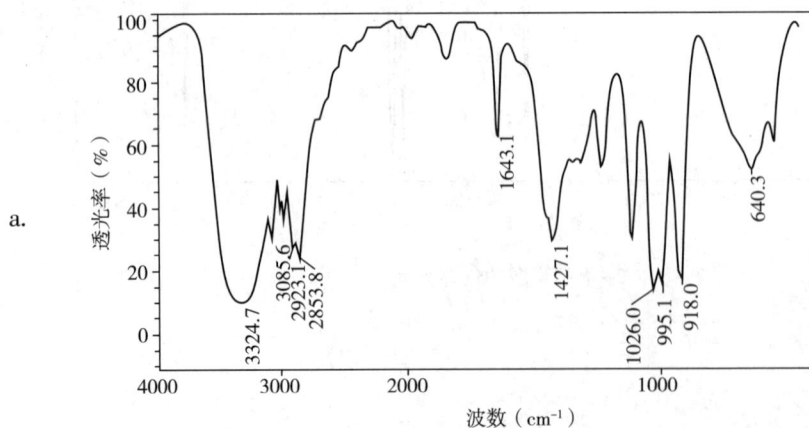

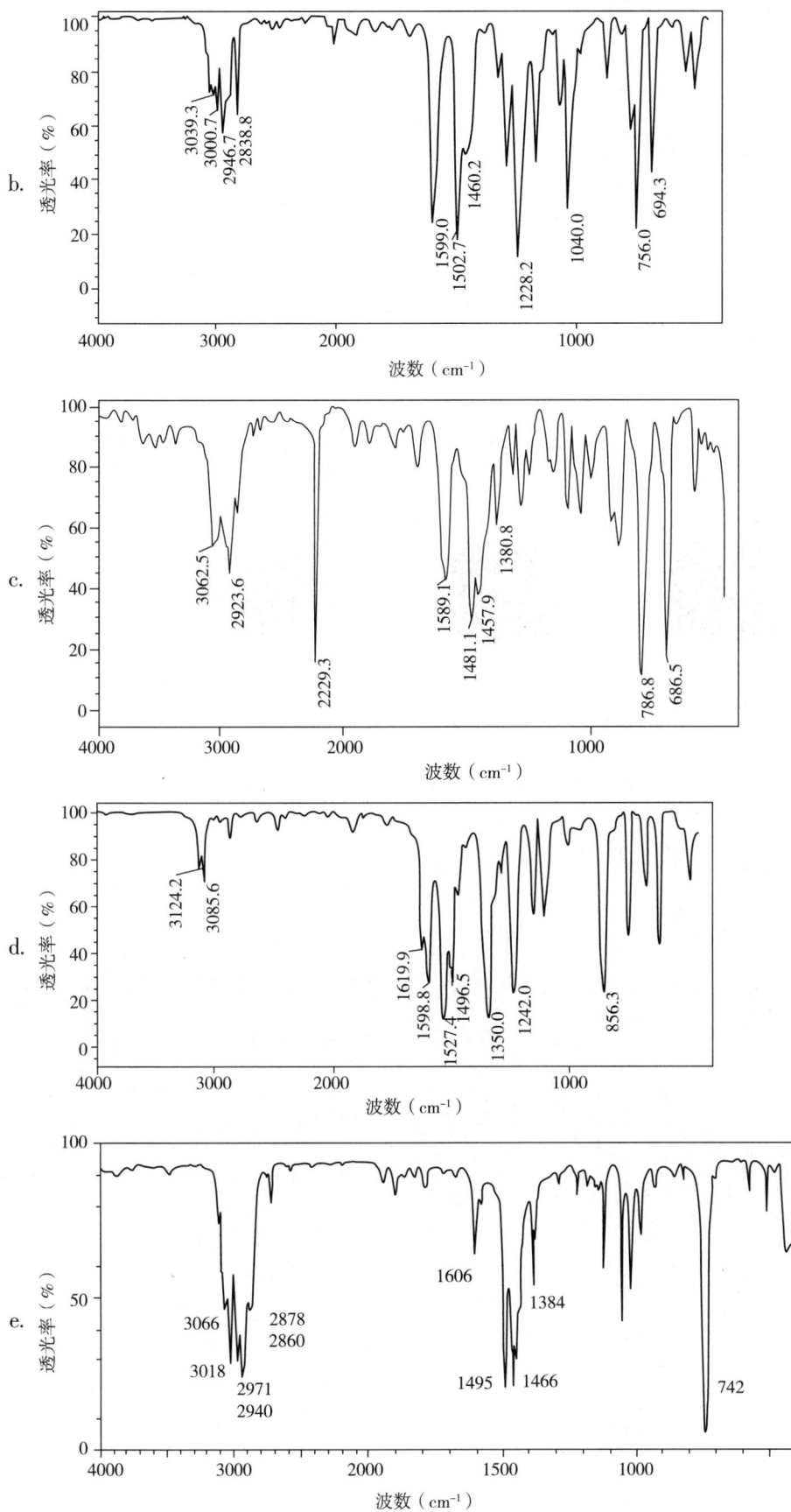

图 2-53 未知化合物 a～e 的红外光谱

18. 如何用红外光谱法区分下列两个化合物？

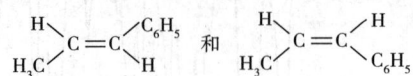

$$
\begin{array}{c}
H \\
\diagdown \\
C = C \\
\diagup \quad\quad \diagdown \\
H_3C \quad\quad H
\end{array}
\quad
\begin{array}{c}
C_6H_5 \\
\end{array}
\quad 和 \quad
\begin{array}{c}
H \\
\diagdown \\
C = C \\
\diagup \quad\quad \diagdown \\
H_3C \quad\quad C_6H_5
\end{array}
\quad
\begin{array}{c}
H \\
\end{array}
$$

19. 如何用红外光谱区分下列各组结构？

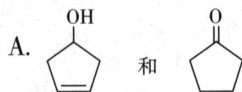

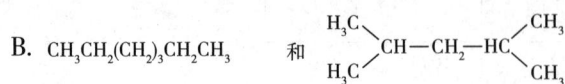

A. 和

B. $CH_3CH_2(CH_2)_3CH_2CH_3$ 和
$$
\begin{array}{c}
H_3C \\
\diagdown \\
CH - CH_2 - HC \\
\diagup \quad\quad\quad\quad \diagdown \\
H_3C \quad\quad\quad\quad CH_3
\end{array}
\quad
\begin{array}{c}
CH_3 \\
\\
CH_3
\end{array}
$$

（冯宝民　王小宁）

书网融合……

本章小结

微课

习题

第三章　核磁共振

📖 **学习目标**

1. 通过本章学习，掌握氢核磁共振和碳核磁共振波谱中常见化学位移范围、影响因素，自旋耦合基本定义，不同结构中偕偶、邻偶、远程耦合常数的大致范围；熟悉峰面积与氢核数目的关系，常见的磁不等同氢核，低级图谱的解析方法，去偶技术和 NOE 技术在结构测定中的应用，噪音去偶谱、DEPT 谱的特点及应用；了解核磁共振的基本原理，核磁共振产生的必要条件，屏蔽效应与能级跃迁，自旋耦合与自旋裂分的原理，高级图谱的解析方法，常用 2D-NMR 谱的特点及提供的结构相关信息。

2. 具有综合运用核磁共振理论知识解析有机化合物平面结构和相对构型的能力。

3. 树立科学的思维方法，培养严谨求实的科学态度，不断完善知识结构，追求专业卓越发展。

核磁共振谱学（nuclear magnetic resonance spectroscopy，NMR spectroscopy）是 20 世纪中叶起步并发展起来的。起初，美国斯坦福大学的 Bloch 和哈佛大学的 Purcell 两个研究小组首次于 1946 年分别独立观测到水、石蜡中质子的核磁共振信号。其后，核磁共振谱学技术不断得到发展，成为有机化合物结构研究的有力工具。为此 Bloch 和 Purcell 二人分享了 1952 年诺贝尔物理学奖。1971 年比利时科学家Jeener首次提出二维核磁共振谱的思路。20 世纪 80 年代，瑞士科学家 Erenst 完成了在核磁共振发展史上具有里程碑意义的一维、二维乃至多维脉冲傅里叶变换核磁共振的相关理论，为脉冲傅里叶变换核磁共振技术的不断发展奠定了坚实的理论基础。现今，核磁共振已成为化学、医药、生物、物理等领域必不可少的研究手段，在有机化学、药物化学、物理化学、无机化学等多方面得到广泛应用。由于脉冲傅里叶变换核磁共振在化学领域的巨大贡献，Erenst 荣获 1991 年诺贝尔化学奖。

在核磁共振技术中，氢核磁共振（^{1}H-NMR）和碳核磁共振（^{13}C-NMR）是有机化合物分子结构测定中最重要的工具。两者相辅相成，提供有关分子中氢原子和碳原子的类型、数目、相互连接方式、周围化学环境乃至空间排列等结构信息，在确定有机化合物分子的平面及立体结构中发挥着巨大的作用。近来，随着超导磁体（supper conductive magnet，SCM）脉冲傅里叶变换核磁共振（pulse Fourier transform-NMR，PFT-NMR）仪的问世及各种一维、二维乃至多维核磁共振技术的不断开发应用和日趋完善，有机化合物结构研究工作的速度及质量均已大大提高。目前，对于几毫克的微量物质，如果是分子量在 1000 以下的小分子有机化合物，甚至单用核磁共振技术即可测定它们的分子结构。核磁技术也可用于 DNA、多肽、蛋白的结构解析。因此熟练掌握核磁共振的基本原理及其图谱解析技术对化学及药学工作者具有特别重要的意义。

第一节　核磁共振基础知识

PPT

一、核磁共振的基本原理

核磁共振，顾名思义，系指原子核的磁共振现象。这种现象只有当把原子核置于外加磁场中并满足一定的外在条件时才能产生。那么，元素周期表中是否所有元素的原子核都能产生这种现象呢？答案是否定的。只有具备一定内在特性的一部分原子核才能在外部条件适宜时产生磁共振现象。只有显示磁性的原子核才会产生核磁共振现象，成为核磁共振的研究对象。在有机分子研究中，测定核磁信号的原子核主要是 ^{1}H 和 ^{13}C，另外，^{19}F，^{31}P，^{15}N 等原子核的核磁共振谱也常被采用。本节围绕具有哪些特性的原子核在满足哪些条件时产生磁共振的问题，着重学习核磁共振的几个基本概念。

（一）原子核的自旋与自旋角动量、核磁矩及磁旋比

部分同位素的原子核（如 ^{1}H、^{13}C 等）之所以能够产生磁共振现象是因为这些核显示磁性，而产生磁性的内在根本原因在于这些核具有本身固有的"自旋"这一运动特性。

众所周知，原子核是带正电荷的荷电粒子。因此，原子核的自旋必然导致正电荷在同一轴心圆面上沿同一方向高速旋转，其效果相当于逆向产生了旋转电流。由电磁感应的物理学原理可知，旋转电流（或电场）将会感应产生磁场，感应磁场的方向与电流的旋转方向有固定的相互关系。因此，原子核的自旋运动使之沿自旋轴方向产生感应磁场（图 3-1），从而显示磁性。

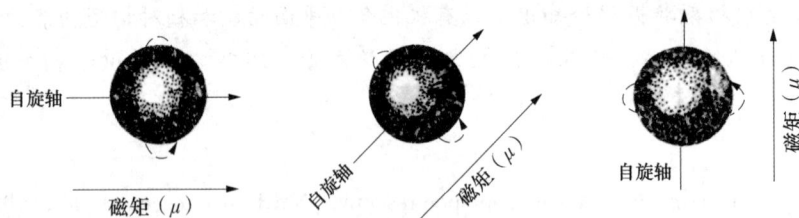

图 3-1   核的自旋与核磁矩

自旋运动的原子核具有自旋角动量（spin angular moment，P），同时也具有由自旋感应产生的核磁矩（nuclear magnetic moment，μ）。自旋角动量 P 是表述原子核自旋运动特性的矢量参数，而核磁矩 μ 是表示自旋核磁性强弱特性的矢量参数。矢量 P 与矢量 μ 方向一致，且具有如下关系：

$$\mu = \gamma P \tag{式（3-1）}$$

式中，γ 称作磁旋比（magnetogyric ratio）或旋磁比（gyromagnetic ratio），是核磁矩 μ 与自旋角动量 P 之间的比例常数，也是原子核的一个重要特性常数。

自旋角动量 P 的数值大小可用核的自旋量子数（spin quantum number，I）来表述，如式（3-2）所示：

$$P = \sqrt{I(I+1)} \cdot h/2\pi \tag{式（3-2）}$$

式中，h 为普朗克（Planck）常数；I 为量子化的参数，不同的核具有 0，1/2，1，3/2，…等不同的固定数值。

显然，自旋量子数 I 为 0 时，原子核的自旋角动量 P 等于 0，核磁矩 μ 也等于 0，从而不显示磁性，不产生磁共振现象。例如 ^{12}C，^{16}O 等就属于这种无磁性的原子核，不产生任何核磁共振信号。因此，在有机化合物的氢核磁共振谱中就观测不到分子中某一质子与其相邻 ^{12}C 或 ^{16}O 之间的相互耦合作用。只有 $I > 0$ 的原子核才有自旋角动量，具有磁性，并成为核磁共振研究的对象。自旋量子数（I）与原子序数（Z）及质量数（A）之间存在如表 3-1 所示的相互关系，因而可参照表 3-1，由某个原子的原子序数（Z）及质量数（A）推断该原子核的自旋量子数 I 是零、半整数还是整数，并可推断它有无自旋角动量。

表 3-1 核的自旋量子数（I）与质量数（A）及原子序数（Z）的关系

原子序数（Z）	质量数（A）	自旋量子数（I）	例
偶数	偶数	零	$^{12}C, ^{16}O, ^{32}S$
奇数或偶数	奇数	半整数 （1/2，3/2，5/2…）	$^{13}C, ^1H, ^{19}F, ^{31}P, ^{15}N,$ $^{17}O, ^{35}Cl, ^{79}Br, ^{125}I$
奇数	偶数	整数（1，2，3…）	$^2H, ^{14}N$

众所周知，原子序数等于该原子核内的质子数，相对原子质量等于该原子的质子数和中子数之和。对于质子和中子个数均为偶数的原子核来讲，自旋量子数 I 为 0，无自旋运动特性，^{12}C、^{16}O 为这种类型的原子核；如果质子和中子个数的某一方为奇数，自旋量子数 I 为 1/2，1，3/2…等大于 0 的半整数或整数。换言之，如果质子和中子个数的总和为偶数，I 为 0 或整数（0，1，2，3…），其中，质子和中子个数均为偶数者，I 为 0；如果质子和中子个数的总和为奇数，I 为半整数（1/2，3/2，5/2…）。在有机化合物中最常见的 ^1H、^{13}C 核以及较常见的 ^{19}F、^{31}P 核的自旋量子数 I 均为 1/2，并具有均匀的球形电荷分布。这类核不具有电四极矩，核磁共振的谱线窄，宜于检测。自旋量子数 I 为 1 或大于 1 的原子核具有非球形电荷分布，因而具有电四极矩，导致核磁共振的谱线加宽，不利于检测。

总之，部分原子核固有的自旋运动特性是使这些自旋核显示磁性、成为核磁共振研究对象的内在根本原因。只有自旋量子数 $I > 0$ 的原子核才具有自旋运动特性，具有角动量 P 和核磁矩 μ，从而显示磁性，成为核磁共振的研究对象。

（二）磁性原子核在外加磁场中的行为特性

磁性原子核的自旋运动通常是随机的，因而自旋产生的核磁矩在空间随机无序排列、相互抵消，故在一般情况下对外不呈现磁性。但当把自旋核置于外加静磁场中时，核的磁性将会在外加磁场的影响下表现出来。

1. 核的自旋取向、自旋取向数与能级状态 当把自旋核置于外加静磁场中时，在外加磁场强大的磁力作用下，无数个核磁矩将由原来的无序随机排列状态趋向整齐有序的排列状态。因为核磁矩是由核的自旋运动产生的，所以核磁矩的这种有序化排列将直接影响到核的自旋运动，改变每个核的自旋状态，使每个核的自旋空间取向被迫趋于整齐有序。

按照量子理论，磁性核在外加磁场中的自旋取向数不是任意的，可按式（3-3）计算：

$$自旋取向数 = 2I + 1 \qquad\qquad 式（3-3）$$

每个自旋取向将分别代表原子核的某个特定的能级状态，并用磁量子数 m 来表示，$m = I$，$I-1$，……$-I$，共有 $2I+1$ 个自旋取向。以有机化合物中常见的 ^1H 及 ^{13}C 核为例，因 $I = 1/2$，故自旋取向数 $= 2 \times 1/2 + 1 = 2$，$m = -1/2$，$+1/2$，即有两个自旋相反的取向。如果某个核 $I = 1$，则其 $m = -1$，0，$+1$，即有三个自旋取向，依此类推，如图 3-2 所示。

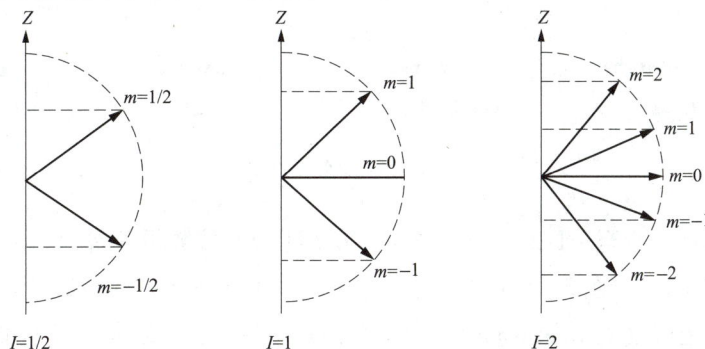

图 3-2 磁性核在外加磁场中的自旋取向数

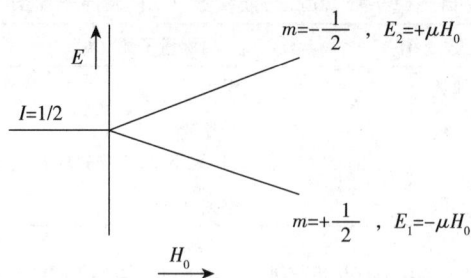

图 3-3 $I=1/2$ 的核在外加磁场中的两种能级

图 3-3 中,当自旋取向与外加磁场方向一致(↑或 α)时,$m = +1/2$,核处于一种低能级状态,$E_1 = -\mu H_0$;相反(↓或 β)时,$m = -1/2$,核则处于一种高能级状态,$E_2 = +\mu H_0$。两种取向间的能级差 ΔE 可用下式表示:

$$\Delta E = E_2 - E_1 = 2\mu H_0 \qquad\qquad 式(3-4)$$

式中,μ 表示核磁矩在 H_0 方向的分量,H_0 表示磁场强度。

式(3-4)表明,核(^{1}H 及 ^{13}C)由低能级向高能级跃迁时需要的能量(ΔE)与外加磁场强度(H_0)及核磁矩(μ)成正比。显然,随着 H_0 增大,发生核跃迁时需要的能量也相应增大;反之,则相应减少。

2. 核在能级间的定向分布及核跃迁 以 $I = 1/2$ 的核为例,在外磁场中,核自旋仅能取核磁矩 μ 与外磁场 H_0 方向一致的低能状态($-\mu H_0$)或相反的高能状态($+\mu H_0$),形成核自旋的两种能级状态。如果这些核平均分配在高低能态,就无法实现核磁共振信号的测定。但实际上,在热力学温度零度时,所有氢核都处于低能态,而在常温下,两种能态都有核存在,且在热力学平衡条件下,自旋核在两个能级间的定向分布数目遵从 Boltzmann 分配定律,低能态核的数目比高能态的数目稍微多一些。如以 100MHz(外磁场强度为 23500 高斯)的仪器条件为例,如果低能态的核有 100 万个,高能态的核就有 999987 个,低能态核的数目仅仅多 13 个。这仅仅百万分之几的分布差异恰恰是我们能够检测到核磁共振信号的主要基础。

在一定条件下,低能态的核能吸收外部能量从低能态跃迁到高能态,并给出相应的吸收信号即核磁共振信号。

3. 饱和与弛豫 如前所述,自旋量子数 $I = 1/2$ 的核(^{1}H 及 ^{13}C)在外加磁场中分为 $m = +1/2$(低能态)及 $-1/2$(高能态)两个能级。在热平衡状态下,处于 $+1/2$ 能级的核数要稍稍多一些,见图 3-4(a)。当对此体系采用共振频率的电磁辐射照射时,即发生能量吸收,$+1/2$ 能级的核将跃迁至 $-1/2$ 能级,见图 3-4(b)。

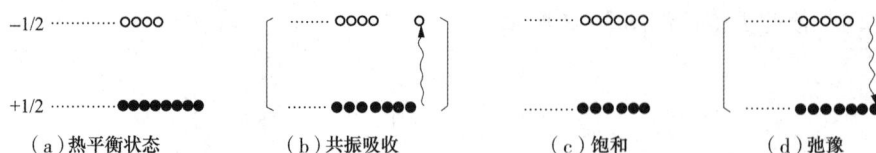

图 3-4 核磁共振过程的示意图

继续照射则继续跃迁,直至 $+1/2$ 能级的核与 $-1/2$ 能级的核数量相等时,才不再吸收能量,这种状态谓之饱和(saturation),见图 3-4(c)。另外,比热平衡状态多的 $-1/2$ 能级的核又可通过释放能量回到 $+1/2$ 能级,直至恢复到 Boltzmann 分布的热平衡状态,这种现象谓之弛豫(relaxation),见图 3-4(d)。正是核的“弛豫”这种特性才使得检测核磁共振的连续吸收信号成为可能。

上述"弛豫"过程主要有两种，即自旋-晶格弛豫（spin-lattice relaxation）和自旋-自旋弛豫（spin-spin relaxation）。

自旋-晶格弛豫（又称纵向弛豫）是处于高能态的核自旋体系与其周围的环境之间的能量交换过程，其结果是部分核由高能态回到低能态，核的整体能量下降。

一个体系通过自旋-晶格弛豫过程达到热平衡状态所需要的时间，称自旋-晶格弛豫时间，用 T_1 表示。T_1 越小，表明弛豫过程的效率越高，T_1 越大则效率越低。T_1 值的大小与核的种类、样品的状态、温度有关。固体样品的振动、转动频率较小，纵向弛豫时间 T_1 较长，可达几小时。对于气体或液体样品，T_1 一般只有 $10^{-4} \sim 10^2$ s。

自旋-自旋弛豫（又称横向弛豫）是指一些高能态的自旋核把能量转移给同类的低能态核，同时一些低能态的核获得能量跃迁到高能态的过程。其结果是各种取向的核的总数并没有改变，核的整体能量也不改变，但是影响具体的（任一选定）核在高能级停留的时间。自旋-自旋弛豫时间用 T_2 来表示，对于固体样品或黏稠液体，核之间的相对位置较固定，利于核间能量传递转移，T_2 较短，约 10^{-3} s。非黏稠液体样品，T_2 较长，约 1 秒。

4. 核的进动与拉摩尔频率 自旋核形成的核磁矩可以看成是个小磁针，当置于外加磁场中时，将被迫对外加磁场自动取向，并且核会在自旋的同时绕外磁场的方向进行回旋，这种运动称为拉摩尔进动（或称拉摩尔回旋，Larmor procession）。如图 3-5 所示，在外加磁场 H_0 作用下，核磁矩 μ 在与外加磁场方向成一夹角（θ）进行拉摩尔进动，这恰与自旋的陀螺在与地球重力场的重力线倾斜时作进动的情况相似。

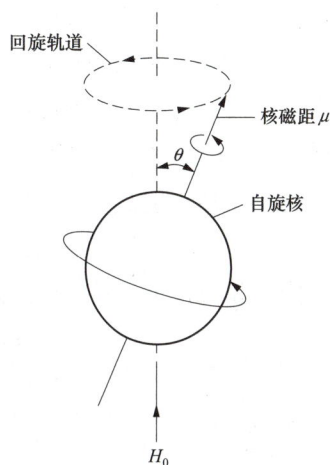

图 3-5 核磁距的拉摩尔进动

核的进动频率或称拉摩尔频率 ω（Larmor frequency，ω）可用下式表示：

$$\omega = \gamma H_0 / 2\pi \qquad \text{式（3-5）}$$

二、产生核磁共振的必要条件

已知在外加静磁场中，核从低能级向高能级跃迁时需要吸收一定的能量。通常，这个能量可由照射体系的电磁辐射来供给。对处于进动中的核来说，只有当照射用电磁辐射的频率与自旋核的进动频率（或称拉摩尔频率）相等时，能量才能有效地从电磁辐射向核转移，使核由低能级跃迁至高能级，实现核磁共振。

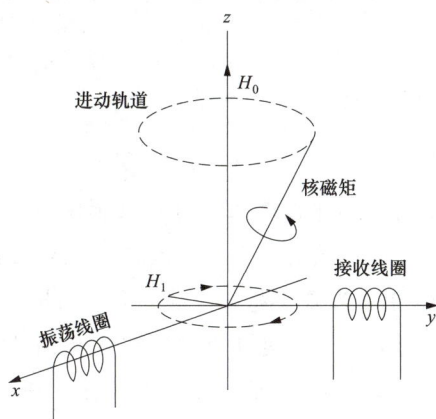

图 3-6 振荡线圈产生旋转磁场 H_1

如图 3-6 所示，具体做法是在与外加磁场垂直的平面上沿 x 轴设置一振荡线圈，由振荡线圈沿其轴心（x 轴）方向施加一直线振荡的磁场（在振荡线圈中施以交变电流即可）。直线振荡的磁场可分解成两个在 xy 平面上回旋的强度相等、方向相反的旋转磁场 H_1。如果在外磁场强度 H_0 保持不变的情况下，改变振荡线圈的振荡频率，旋转磁场 H_1 的频率就会随着振荡频率的变化而变化。当旋转磁场 H_1 的频率和方向与核的拉摩尔进动频率和方向一致时，磁性核即从 H_1 中吸收能量并产生能级跃迁。此时，在 y 轴上的接受线圈就会感应到 NMR 信号。

因为核的跃迁能 $\Delta E = 2\mu H_0$，电磁辐射的能量 $\Delta E' = h\nu$，

而在发生 NMR 时，$\Delta E = \Delta E'$，故 $h\nu = 2\mu H_0$。由此可得到满足核磁共振所需辐射频率和外加磁场强度之间的关系式：

$$\nu = (2\mu / h) H_0 \qquad\qquad 式（3-6）$$

或
$$H_0 = h\nu / 2\mu = (h / 2\mu) \nu \qquad\qquad 式（3-7）$$

由上可知：

（1）因 μ 与 h 均为常数，故早期实现 NMR 有下列两种连续波技术：①固定外加磁场强度（H_0），通过逐渐改变电磁辐射频率（ν），来检测共振信号，简称扫频（frequency sweep）；②固定电磁辐射频率（ν），通过逐渐改变磁场强度（H_0），来检测共振信号，简称扫场（field sweep）。由于连续波技术灵敏度较低，限制了核磁共振的应用范围，目前已采用脉冲傅里叶变换技术。

（2）对不同种类的核来说，因核磁矩各异（表3-2），故即使是置于同一强度的外加磁场中，发生共振时所需要的辐射频率也不相同。以 $I = 1/2$ 的 ^1H 及 ^{13}C 核为例，两者的核磁矩相差 4 倍（^1H，$\mu = 2.79$；^{13}C，$\mu = 0.70$），故 ^1H 核磁共振所需射频约为 ^{13}C 核的 4 倍。当外加磁场强度（H_0）为 2.35T 时，^1H 核磁共振所需射频（ν）为 100MHz，而 ^{13}C 核磁共振只需要约 25MHz（表3-2）。同理，若固定射频（ν），则不同原子核的共振信号将会出现在不同强度的磁场区域。因此，在某一磁场强度和与之相匹配的特定射频条件下，只能观测到一种核的共振信号，不存在不同种类的原子核信号相互混杂的问题。

表3-2 同位素的天然丰度、磁性及共振频率与场强的比较

同位素	天然丰度（%）	磁距 μ（β_N）	磁旋比 γ A·m²/(J·s)	NMR 频率 ν（MHz）	
				$H_0 = 1.4092T$	$H_0 = 2.3500T$
^1H	99.985	2.79	26.753×10^4	60.0	100
^2H	0.015	0.86		9.21	15.4
^{12}C	98.893	—		—	—
^{13}C	1.107	0.70	6.728×10^4	15.1	25.2
^{14}N	99.634	0.40			
^{15}N	0.366	-0.283	-2.712×10^4		
^{16}O	99.759	—		—	—
^{17}O	0.037	-1.89			
^{18}O	0.204	—		—	—
^{19}F	100	2.63	25.179×10^4	56.4	94.2
^{31}P	100	1.13	10.840×10^4	24.3	40.5

🔆 知识拓展 -

脉冲傅里叶变换核磁共振技术

脉冲傅里叶变换核磁共振技术采用脉冲宽度足以覆盖全谱的强射频脉冲在极短时间内照射样品，同时激发所有原子核。样品中每种核都对脉冲中单个频率产生吸收，在脉冲之后，于接收线圈上能感应出该样品所有的共振吸收信号的干涉图信号。从接收器检测得到的信号称为自由感应衰减（free induction decay，FID）信号，它包括分子中所有信息，是时间的函数。单峰的 FID 信号是正弦波，以指数函数衰减，此频率是激发脉冲波的中心频率和该核的进动频率之差。但对于两种或两种以上共振吸收峰时，FID 信号将变得十分复杂。FID 信号由计算机进行傅里叶变换数学处理后可得到与连续波核磁共振技术相同的频率域 NMR 图谱。脉冲傅里叶变换核磁共振技术使信号采集由频域变为时域，大大提高了检测

灵敏度，使研究低自然丰度的核成为现实。同时这种方法可以利用不同的脉冲组合来得到所需要的分子信息。

三、屏蔽效应及在其影响下核的能级跃迁

是不是有机化合物中的同一类磁性核（如 ^{1}H 核）不管其所处的化学环境如何，只要电磁辐射的照射频率相同，共振吸收峰就将出现在同一强度的磁场中呢？如果是这样，那么 NMR 对有机化学家来说就毫无用处了。幸好，事实不是这样。以 CH_4 及 H^+ 为例，CH_4 上的氢核外围均有电子包围，而 H^+ 则可看成一个"裸露的"氢核（当然，这样的氢核实际上不可能存在，只能是以 H_3O^+、RO^+H_2 等形式存在），外围没有电子。那么核外有无电子以及电子云密度的大小又会对 NMR 有何影响呢？

实践中发现，核外电子在与外加磁场垂直的平面上绕核旋转的同时将产生一个与外加磁场相对抗的第二磁场，如图 3 - 7 所示。结果对氢核来说，等于增加了一个免受外加磁场影响的防御措施。这种作用叫做电子的屏蔽效应（shielding effect）。上例中，CH_4 中的氢核因电子屏蔽效应较大，故实受磁场比外加磁场低；而 H^+ 因电子屏蔽效应较小，故实受磁场比 CH_4 中的氢核高。

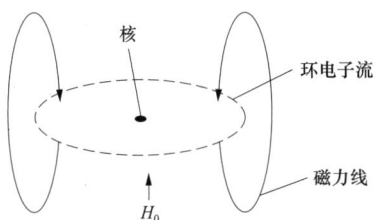

图 3 - 7　核外电子流动产生对抗磁场

假如用 H_0 代表外加磁场强度，σH_0 代表电子对核的屏蔽效应，H_N 代表核的实受磁场，

则
$$H_N = H_0 - \sigma H_0$$

故
$$H_N = H_0(1-\sigma) \qquad \text{式（3 - 8）}$$

式中，σ 表示屏蔽常数（shielding constant）。

屏蔽常数 σ 表示电子屏蔽效应的大小，其数值取决于核外电子云密度，而后者又取决于其所处的化学环境，如相邻基团（原子或原子团）的亲电能力或供电能力等。例如在 CH_3CH_2Br 分子中，因 Br 的吸电效应影响，CH_2 上的电子云密度比 CH_3 低，电子屏蔽作用减弱，故 CH_2 氢核的实受磁场比 CH_3 高，共振峰将出现在低场，而 CH_3 氢核的共振峰则出现在高场，两者可以区别，如图 3 - 8 所示。

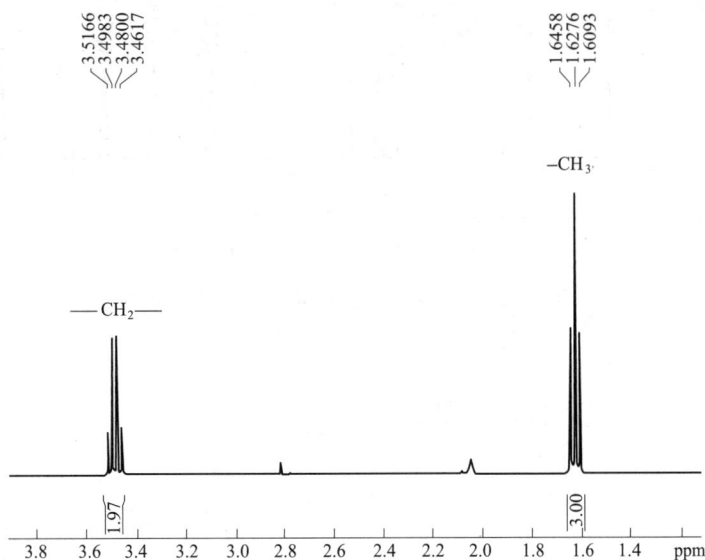

图 3 - 8　CH_3CH_2Br 的 ^{1}H - NMR 谱（400MHz）

显然，核的能级跃迁所需能量因有无电子屏蔽作用以及这种屏蔽作用的强弱而不同。如图 3 - 9 所示，$I = 1/2$ 的核在外加磁场中在有屏蔽效应时两个能级间的能级差为：

$$\Delta E = 2\mu H_N \qquad\qquad 式（3 - 9）$$

将（3 - 8）式代入其中，则

$$\Delta E = 2\mu H_0(1 - \sigma) \qquad\qquad 式（3 - 10）$$

显然，屏蔽效应越强，核跃迁能越小；反之，则核跃迁能越大。当 $\sigma = 0$，即无电子屏蔽效应时，$\Delta E = 2\mu H_0$。

因发生 NMR 时，核跃迁能（ΔE）= 照射用电磁辐射能（$\Delta E'$）

故
$$2\mu H_0(1 - \sigma) = h\nu$$

$$H_0 = h\nu / [2\mu(1 - \sigma)] \qquad\qquad 式（3 - 11）$$

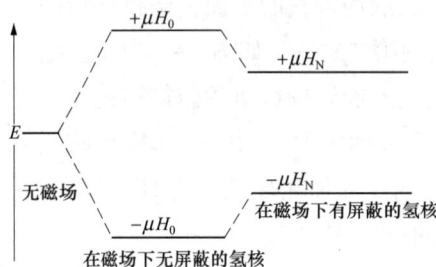

图 3 - 9　核跃迁与电子屏蔽效应

在有机化合物分子中，即使是同类型的核，每个核也因所处化学环境不同，而所受电子屏蔽效应强弱不同（σ 值大小不同）。因此，由（3 - 11）式可知，即使在同一频率的电磁辐射照射下，同类型的不同核也因所处的化学环境不同而在强度稍有差异的不同磁场区域给出共振信号，从而提供有用的结构信息。当然，屏蔽效应越强，即 σ 值越大，共振信号越在高磁场出现；而屏蔽效应越弱，共振信号越在低磁场出现。图 3 - 10 为常见不同类型氢核共振峰位的大致情况，可供确定氢核类型时参考。

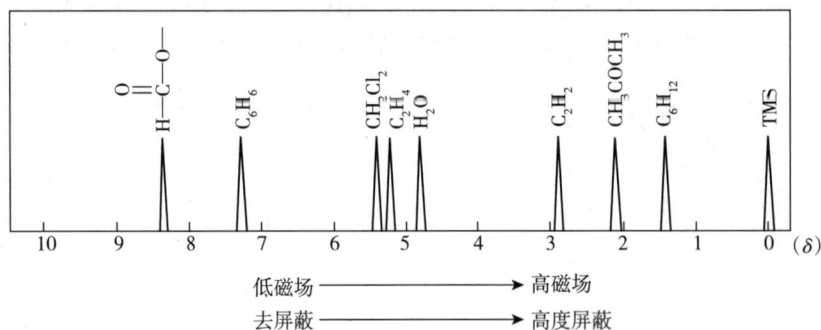

图 3 - 10　不同类型氢核共振峰的大致情况

第二节　氢核磁共振

一、化学位移

（一）化学位移的定义

不同类型氢核因所处化学环境不同，共振峰将分别出现在磁场的不同区域。当照射频率为 60MHz

时，这个区域约为14092G±0.1141G，即只在一个很小的范围内变动，故精确测定其绝对值相当困难。实际工作中多将待测氢核共振峰所在位置（以磁场强度或相应的共振频率表示）与某基准物氢核共振峰所在位置进行比较，求其相对距离，称之为化学位移（chemical shift），用δ表示。

$$\delta = \left[(\nu_{试样} - \nu_{基})/\nu_0\right] \times 10^6 \qquad 式（3-12）$$

式中，$\nu_{试样}$为试样吸收频率，$\nu_{基}$为基准物氢核的吸收频率，ν_0为照射试样用的电磁辐射频率。

（二）基准物质

理想的基准物质氢核应是外围没有电子屏蔽作用的"裸露"氢核，但这在实际上是做不到的。常用四甲基硅烷（tetramethylsilane，TMS）加入试样中作为内标准应用。TMS因其结构对称，在^{1}H-NMR谱上只给出一个尖锐的单峰；加以屏蔽作用较强，共振峰位于高磁场，绝大多数有机化合物的氢核共振峰均将出现在它的左侧，故作为参考标准十分方便。此外，它还有沸点较低（26.5℃）、性质不活泼、与试样不发生缔合等优点。

根据IUPAC的规定，通常把TMS的共振峰位规定为零，待测氢的共振峰位则按"左正右负"的原则分别用$+\delta$及$-\delta$表示。以1,2,2-三氯丙烷为例，其60MHz ^{1}H-NMR谱图如图3-11所示。

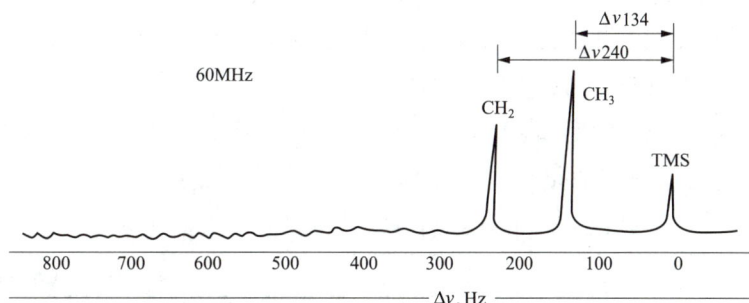

图3-11 1,2,2-三氯丙烷的60MHz ^{1}H-NMR谱

由图3-11可见，在60MHz仪器测得的^{1}H-NMR谱上，CH$_3$氢核峰位与TMS相差134Hz，CH$_2$氢核峰位与TMS相差240Hz，故两者化学位移值分别为：

$$\delta_{CH_3} = \left[(134-0)/60\times10^6\right]\times10^6 = 2.23$$

$$\delta_{CH_2} = \left[(240-0)/60\times10^6\right]\times10^6 = 4.00$$

但同一化合物在100MHz仪器测得的^{1}H-NMR谱图3-12上，两者化学位移值δ虽无改变，但它们与TMS峰的间隔以及两者之间的间隔（$\Delta\nu$）却明显增大了。CH$_3$为223Hz，CH$_2$则为400Hz。由此可见，随着外加磁场强度的增强和照射用电磁辐射频率的增大，共振峰频率及NMR谱中横坐标的幅度也相应增大，但化学位移值并无改变。

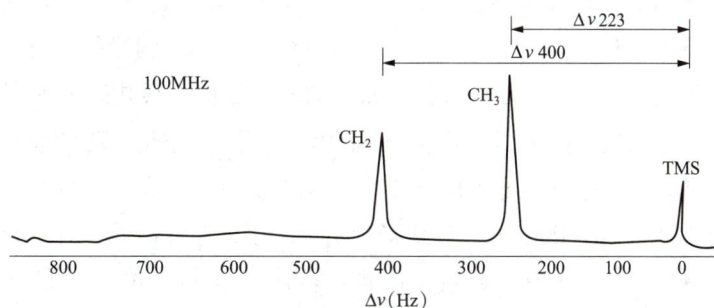

图3-12 1,2,2-三氯丙烷的100MHz ^{1}H-NMR谱

因为 TMS 不溶于重水，故当测定溶剂采用重水时，可选用 2,2-二甲基-2-硅杂戊烷-5-磺酸钠（DSS）、叔丁醇、丙酮等其他基准物。另外，苯、三氯甲烷、环己烷等有时也可用作化学位移的参照标准。高温下测定时可用六甲基二硅氧烷（HMDS）。常用基准物质见表 3-3。

表 3-3 常用基准物质

缩写	全名	结构式	化学位移（δ）
TMS	四甲基硅烷 （tetramethylsilane）	$(CH_3)_4Si$	0.00
DSS	2,2-二甲基-2-硅杂戊烷-5-磺酸钠 （sodium, 2,2-dimethyil-2-silapentane-5-sulfonate）	$(CH_3)_3Si(CH_2)_3SO_3Na$	0.00 ~ 2.90*
HMDS	六甲基二硅氧烷 （hexamethyldisiloxane）	$(CH_3)_3SiOSi(CH_3)_3$	0.04

注：*除甲基外还出现亚甲基信号。

（三）化学位移的影响因素

1. 电负性对化学位移的影响 已知化学位移受电子屏蔽效应的影响，而电子屏蔽效应的强弱则取决于氢核外围的电子云密度，后者又受与氢核相连的原子或原子团的电负性强弱的影响。表 3-4 为与不同电负性基团连接时 CH_3 氢核的化学位移数值。

显然，随着相连基团电负性的增加，CH_3 氢核外围电子云密度不断降低，故化学位移值不断增大。^1H-NMR 中之所以能够根据共振峰的化学位移大体推断氢核的类型就是这个道理。

表 3-4 取代烃中取代基对氢核化学位移值的影响

化合物	氢核的化学位移（δ）
$(CH_3)_4Si$	0.0
$(CH_3)_3-Si(CD_2)_2CO_2^-Na^+$	0.0
CH_3I	2.2
CH_3Br	2.6
CH_3Cl	3.1
CH_3F	4.3
CH_3NO_2	4.3
CH_2Cl_2	5.5
$CHCl_3$	7.3

2. 磁的各向异性效应对化学位移的影响 在 $CH_3—CH_3$、$CH_2=CH_2$ 及 $CH≡CH$ 中，如果仅就电子屏蔽效应而言，三者氢核化学位移应按 $\delta_{(CH≡CH)} > \delta_{(CH_2=CH_2)} > \delta_{(CH_3-CH_3)}$ 的顺序排列，这是因为碳原子的电负性强弱顺序为 $sp(CH≡CH) > sp^2(CH_2=CH_2) > sp^3(CH_3—CH_3)$ 的缘故。可是氢核化学位移的实际排列顺序却为：$\delta_{=CH_2} > \delta_{≡CH} > \delta_{-CH}$。这是何故？又如苯的芳香氢核，其共振峰根据前述电子屏蔽效应应在与烯烃氢核相似的频率处出现，因为两者均与 sp^2 杂化的碳原子相连。但实际上芳香氢核出现在远比烯烃氢核共振峰低的磁场处，似乎其电子屏蔽作用较烯烃氢核为小，这又是何故？

实践证明，化学键尤其 π 键，因电子的流动将产生一个小的诱导磁场，并通过空间影响到邻近的氢核。在电子云分布不是球形对称时，这种影响在化学键周围也是不对称的，有的地方与外加磁场方向一致，将增强外加磁场，并使该处氢核共振峰向低磁场方向位移（负屏蔽效应，deshielding effect），故化学位移值增大；有的地方则与外加磁场方向相反，将会削弱外加磁场，并使该处氢核共振峰移向高场（正屏蔽效应，shielding effect），故化学位移值减小，这种效应叫做磁的各向异性效应（magnetic anisotropic effect)。

（1）C＝X 基团（X＝C，N，O，S）的磁的各向异性效应 以烯烃为例，在外加磁场中，双键电子的环电流产生的磁的各向异性效应如图 3-13a 所示，即双键平面的上下方为正屏蔽区（+），平面周围则为负屏蔽区（-）。烯烃氢核因正好位于负屏蔽区（-），故其共振峰移向低场，δ 值为 4.5～5.7。

醛基氢核除与烯烃氢核相同位于双键的负屏蔽区，如图 3-13b，还受相连氧原子强烈电负性的影响，故共振峰位将移向更低场，δ 值在 9.4～10.0 处，易于识别。

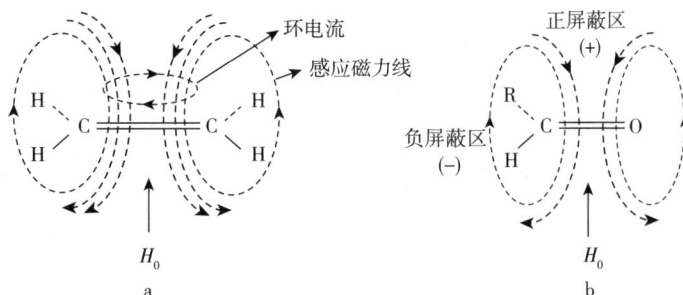

图 3-13 C ＝ X 基团(X ＝ C,N,O,S)的磁的各向异性效应

（2）芳环的磁的各向异性效应 以苯环为例，情况与双键类同。如图 3-14，苯环平面上下方为正屏蔽区，平面周围为负屏蔽。苯环氢核因位于负屏蔽区，故共振峰也移向低场。但与孤立的 C＝C 双键不同，苯环中环状的离域 π 电子形成的环电流产生的磁的各向异性效应要强得多，故其 δ 值比一般烯氢更偏低场，约为 6.0～9.0。

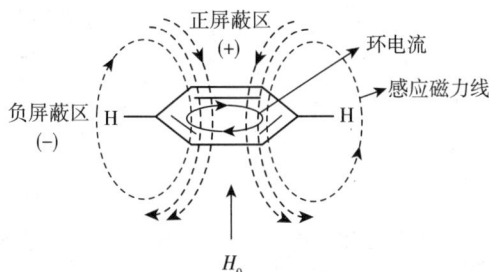

图 3-14 苯环的磁的各向异性效应

（3）C≡C 叁键的磁的各向异性效应 炔烃分子为直线型，其上氢核正好位于 π 电子环流形成的诱导磁场的正屏蔽区，如图 3-15 所示，故 δ 值移向高场，小于烯氢，约为 1.8～3.0。

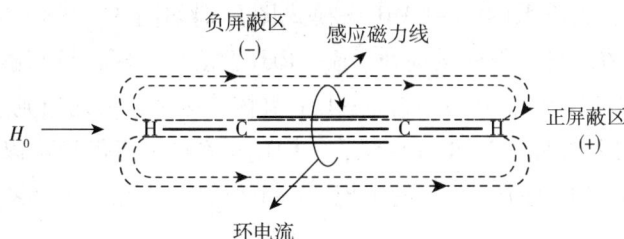

图 3-15 炔烃的磁的各向异性效应

（4）单键的磁的各向异性效应 C—C 单键也有磁的各向异性效应，但比上述 π 电子环流引起的磁的各向异性效应要小得多。如图 3-16 所示，因 C—C 键为负屏蔽圆锥的轴，故当烷基相继取代甲烷的氢原子后，剩下的氢核所受的负屏蔽效应即逐渐增大，故 δ 值移向低场。

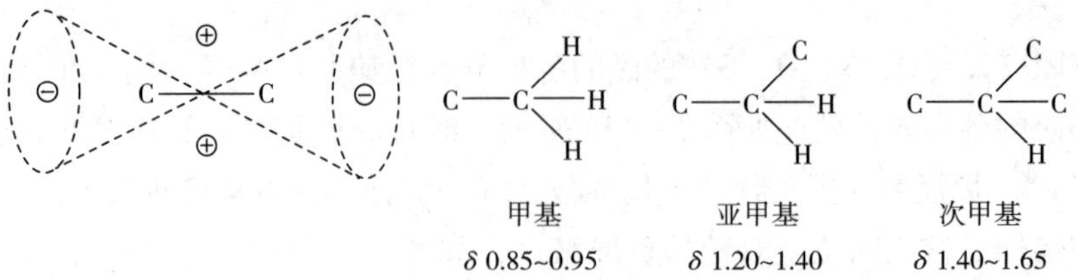

⊕
⊖
C
C
⊖
⊕
甲基
δ 0.85~0.95
亚甲基
δ 1.20~1.40
次甲基
δ 1.40~1.65

图 3-16 C—C 键的磁的各向异性效应

又如，环己烷在 -89℃稳定的椅式构象中（图 3-17），平伏键上的 H_a 及直立键上的 H_b 受 C_1-C_2 及 C_1-C_6 键的影响大体相似，但受 C_2-C_3 及 C_5-C_6 键的影响则并不相同。H_a 因正好位于 C_2-C_3 键及 C_5-C_6 键的负屏蔽区，故共振峰将移向低场，δ 值比 H_b 约大 0.2 ~ 0.5，结果图上出现两个峰（图 3-18a）。但当温度升高至室温时，因构象式之间的快速翻转平衡，图上将只表现为一个单峰（图 3-18b）。

H_b
H_a
1
2
3
4
5
6
–

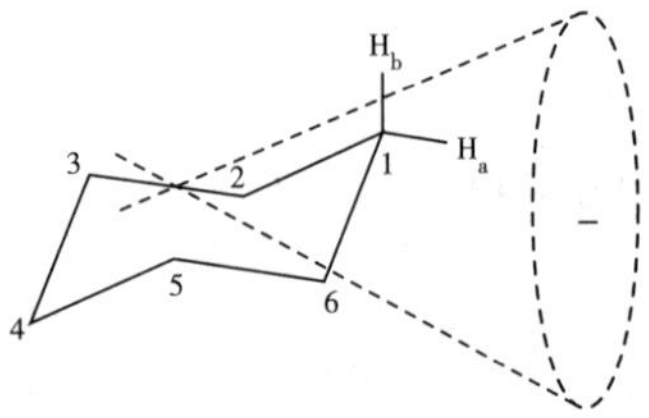

图 3-17 刚性六元环平伏键质子所受屏蔽效应影响

a
-89℃
-68℃
-63℃
-60℃
室温
b

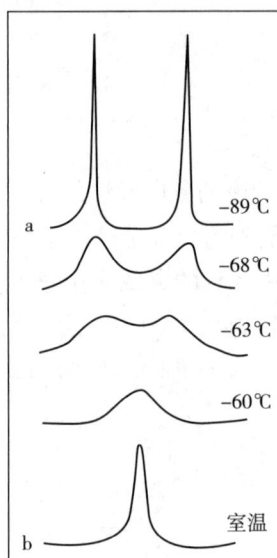

图 3-18 环己烷在不同温度下的 ^{1}H 核共振峰

3. 氢核交换对化学位移的影响 有些酸性氢核，如与 O、N、S 相连的活泼氢（—OH、—COOH，—NH_2，—SH 等），彼此之间可以发生如下所示的氢核交换过程：

$$ROH_{(a)} + R'OH_{(b)} \longrightarrow ROH_{(b)} + R'OH_{(a)}$$

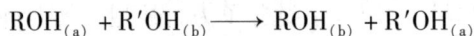

交换过程的进行与否及速度快慢对氢核吸收峰的化学位移以及峰的形状都有很大影响。

以乙酸水溶液为例，乙酸与水的 ^{1}H-NMR 谱模式图分别如图 3-19a、b 所示。与水比较，乙酸—OH中的氢核共振峰出现在强度很低的磁场处，而—CH_3 氢核则出现在较高磁场处。当两者以 1∶1 等摩尔混合时，预计应出现三组谱线，其中一组是—CH_3 氢核共振峰，另两组则应分别由水及乙酸中的—OH 氢核给出。但是实际结果却如图 3-19c 所示，—CH_3 氢核共振峰仍然可以看到，但两个—OH 氢核共振峰却看不到了，并在相应的两个峰位中间出现了一个新峰，该峰代表由乙酸及水中两个—OH 氢核快速交换所产生的平均峰。

通常，由酸性氢核快速交换产生的平均峰，其化学位移是两个酸性氢核化学位移的重量平均值。酸性氢核的化学位移是不稳定的，它取决于氢核交换反应是否进行以及交换速度的快慢。通常，在系统中加入酸或碱，或者加热，即可对氢核交换过程起催化作用，使交换速度大大加快。

分子中存在的酸性氢核因其化学位移不稳定，识别起来比较困难，而且有时还干扰对其他信号的识别。如果加入含有活泼氢的氘代试剂（或在含有活泼氢的氘代试剂中测定），即可以消除。例如，在试

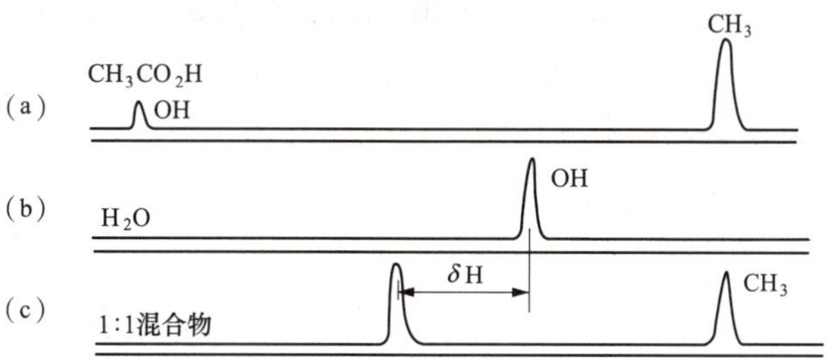

图 3-19　乙酸、水和 1∶1 的乙酸与水的混合物的 ^{1}H-NMR 谱

样中加入重水（D_2O），使酸性氢核通过下列反应与 D_2O 交换而使其信号得以消除。

$$ROH + D_2O \longrightarrow ROD + HOD$$

下图为加入 D_2O 前（图 3-20a）、后（图 3-20b）测得的苄醇的 ^{1}H-NMR 谱。加入 D_2O 后从图上消失的信号即为苄醇分子中的 OH 信号。

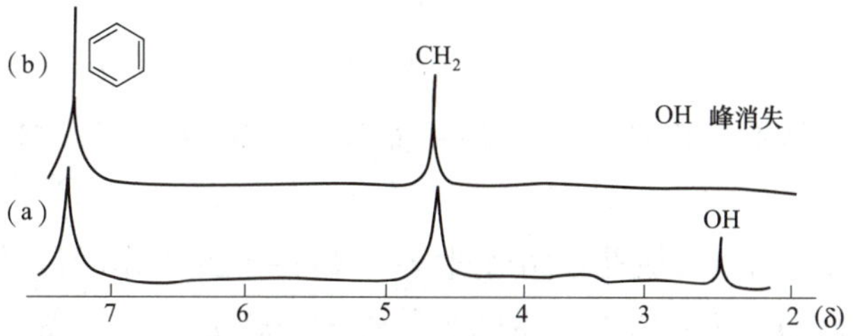

图 3-20　苄醇的 ^{1}H-NMR 谱

a. 加 D_2O 前；b. 加 D_2O 后

4. 氢键缔合对化学位移的影响　氢键缔合的氢核与不呈氢键缔合时比较，其电子屏蔽作用减小，共振峰将移向低场，化学位移值增大。

分子间氢键的形成及缔合程度取决于试样浓度、溶剂性能等。显然，试样浓度越高，则分子间氢键缔合程度越大，δ 值也越大。而当试样用惰性溶剂稀释时，则因分子间氢键缔合程度的降低，共振峰将相应向高场方向位移，故 δ 值不断减小。以苯酚为例，在溶液中存在下列平衡。

$$2C_6H_5OH \rightleftharpoons C_6H_5OH\text{------}\overset{\overset{\large H}{|}}{O}—C_6H_5$$

（未缔合）　　　（氢键缔合）

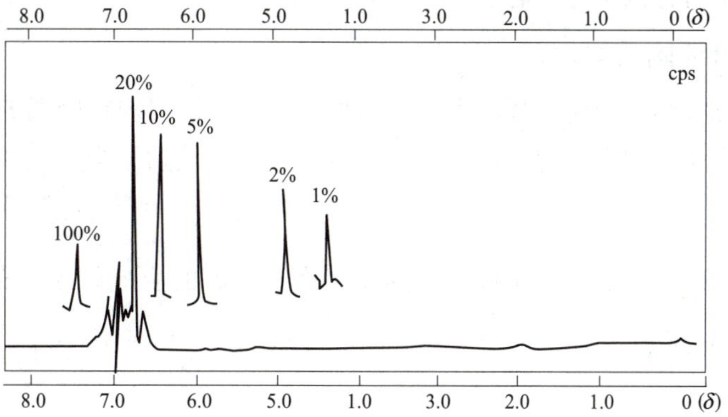

图 3-21　不同浓度（*W/V*,%）苯酚 CCl_4 溶液的 ^{1}H-NMR 谱（60MHz）

单峰代表—OH 质子共振峰，随浓度降低而移向高场

如图 3-21 所示，在 CCl₄ 中测定苯酚的 ¹H-NMR 谱时，苯基始终表现为一组多重峰，位于 δ 7.0 左右，而酚羟基则因在氢键缔合及非缔合形式之间建立的快速平衡，将表现为一个单一的共振峰，且峰位随着惰性溶剂（CCl₄）的不断稀释而移向高场。

分子间氢键缔合过程如果伴随有放热反应时，则体系的升温或降温有可能会影响相应氢核的化学位移。

除分子间氢键外，分子内氢键的形成也对氢核的化学位移有很大影响。以 3,5,7-三羟基黄酮（3-1）为例，在氘代的无水二甲基亚砜（DMSO-d_6）中测定时，三个 —OH 将分别出现在 δ 9.70（3-OH）、10.93（7-OH）及 12.40（5-OH）处。显然，5-OH 除正好位于羰基及苯环的负屏蔽区外，还因与羰基形成强烈的分子内氢键缔合，故位于最低场，三者很易识别。

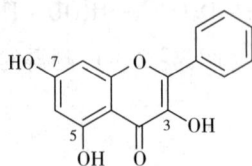

3,5,7-三羟基黄酮（3-1）

分子内氢键缔合的特点是不因惰性溶剂的稀释而改变其缔合程度，据此可与分子间氢键缔合相区别。

5. 共轭效应对化学位移的影响 极性基团通过 π-π 和 p-π 共轭作用，可影响较远碳上质子的化学位移。取代基的吸电子共轭效应使 δ_H 增大，供电子共轭效应使 δ_H 变小。如苯环上连接吸电子的羰基，由于 π-π 共轭，使苯环电子云密度降低，向低场移动，化学位移值增大。举例如下：

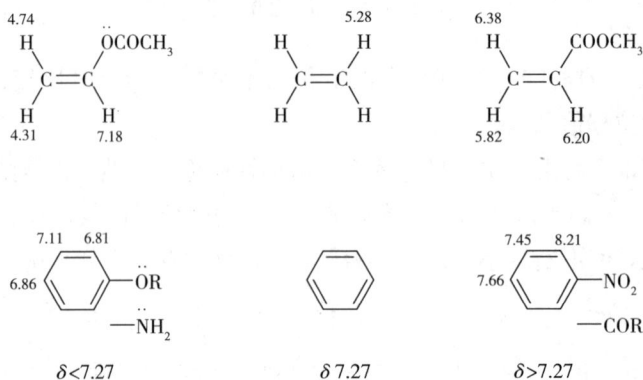

除上述几种主要的影响因素外，氢核化学位移还可能受其他一些因素的影响，如溶剂效应及试剂位移、分子内范德华力、不对称因素等，有些以后还会介绍。

（四）化学位移与官能团类型

综上所述，各类型氢核因所处化学环境不同，共振信号将分别出现在磁场的某个特定区域，即具有不同的化学位移值。故由实际测得的化学位移值可以帮助推断氢核的结构类型。常见重要类型氢核的化学位移值如表 3-5 所示。

—OH、 NH 、—SH 氢核的化学位移受溶剂及温度、浓度的影响较大，并可因加入重水而消失。它们的一般特征如表 3-6 所示。

表 3-5　不同类型氢核化学位移（δ）的大致范围

类型	结构	化学位移范围（对照下方标尺 12～0）
酚Phenols-OH	⬡—OH	▬▬▬（约 10～4）
醇Alcohols-OH	—C—OH	▬▬▬（约 5.5～1）
硫醇Thioalcohols-SH	—C—SH	▬（约 4）
胺Amines-NH₂	—C—NH₂	▬（约 4.5～3.5）
羧酸Carboxylic acids-OH	O=C—OH	▬▬▬（约 12～9）
醛Aldehydes	O=C—H	▬（约 9.5～8.5）
芳杂环Heteroaromatic	含N杂环—H	▬（约 8），▬（约 7～6.5）
芳烃Aromatic	⬡—H	▬（约 7.5～6.5）
烯烃Alkenes	HC=，=CH₂	▬（约 7～4.5），▬（约 5.5～4.5）
醇Alcohols	HC—O—，—CH₂—O—，H₃C—O—	▬（约 4.5～3.5），▬（约 4～3），▬（约 3.5～3）
炔烃Alkines	—C≡CH	▬（约 3～2.5）
X-CH₃	N—CH₃，—S—CH₃，⬡—CH₃，—CO—CH₃	▬（约 3～2.5），▬，▬，▬（约 2）
CH₂	CH₃，O=C—CH₂—，C—CH₂—，X—C—CH₂—	▬（约 1.5），▬（约 2.5～2），▬（约 1.5），▬（约 2～1.5）
环丙基Cyclopropyl	△（H,H）	▬（约 0.5）
M-CH₃	H₃C—M(Si,Li,Al,Ge…)	▬（约 0）

标尺：12　11　10　9　8　7　6　5　4　3　2　1　0

表 3-6　—OH、＞NH、—SH 氢核的化学位移范围及特征

基团	δ	特征
ROH	0.5～5.0	烯醇位移较大，可达 11.0～16.0，易形成宽峰
ArOH	4.0～10.0	形成分子内氢键时可移至 12.0 左右
RCOOH，ArCOOH	10.0～13.0	
RNH₂，RNHR′	5.0～8.0	通常矮宽
ArNH₂，ArNHR′	3.5～6.0	通常矮宽，位移也大
RCONH₂，RCONHR′	5.0～8.5	通常矮宽而无法观测
RCONHCOR′	9.0～12.0	矮宽
RSH	1.0～2.0	
ArSH	3.0～4.0	
=NOH	10.0～12.0	多矮宽

　　以上只是一个大致范围。现在，在大量实践与统计基础上，已经积累了许多经验规律，详见有关文献。以烯烃为例，其上氢核的化学位移值（δ_H）可按下列公式，参照表 3-7 进行计算。

$$\begin{array}{c} R_{cis} \\[-2pt] \diagdown \\ C=C \\ \diagup \\ R_{trans} \end{array} \begin{array}{c} H \\ \diagup \\[-2pt] \diagdown \\ R_{gem} \end{array} \qquad \delta_H = 5.28 + Z_{gem} + Z_{cis} + Z_{trans}$$

式中，Z_{gem}、Z_{cis} 及 Z_{trans} 分别为处于偕位、顺式或反式位上的取代基对烯氢化学位移的影响。

表 3-7 取代乙烯上取代基对烯氢化学位移的影响

取代基 R	取代基位移值			取代基 R	取代基位移值		
	gem	cis	trans		gem	cis	trans
—H	0	0	0	H—C=O	1.03	0.97	1.21
—alkyl	0.44	-0.26	-0.29				
—alkyl—ring(1)	0.71	-0.33	-0.30	N—C=O	1.37	0.93	0.35
—CH₂O, —CH₂	0.67	-0.02	-0.07				
—CH₂Cl, —CH₂Br	0.72	0.12	0.07	Cl—C=O	1.10	1.41	0.99
—CH₂S	0.53	-0.15	-0.15	—OR, R: aliph	1.18	-1.06	-1.28
—CH₂N	0.66	-0.05	-0.23	—OR, R: conj(2)	1.14	-0.65	-1.05
—C≡C	0.50	0.35	0.10	—OCOR	2.09	-0.40	-0.67
—C≡N	0.23	0.78	0.58	—aromatic	1.35	0.37	-0.10
—C=C	0.98	-0.04	-0.21	—Cl	1.00	0.19	0.03
—C=C conj(2)	1.26	0.08	-0.01	—Br	1.04	0.40	0.55
—C=O	1.10	1.13	0.81	—NR, R: aliph	0.69	-1.19	-1.31
—C=O conj(2)	1.06	1.01	0.95	—NR, R: conj(2)	2.30	-0.73	-0.81
—COOH	1.00	1.35	0.74	—SR	1.00	-0.24	-0.04
—COOH conj(2)	0.69	0.97	0.39	—SO₂	1.58	1.15	0.95
—COOR	0.84	1.15	0.58				
—COOR conj(2)	0.68	1.02	0.33				

注：（1）alkyl-ring 系指双键为环 的一部分；（2）指取代基或双键进一步与其他基团共轭。

[例3.1] 某烯烃化合物除 C=C 双键外，其上四个基团分别为—H、—CH₃×2 及—COOCH₃，^{1}H-NMR 上于 δ 5.98 处有一烯氢信号，试推测其结构式。

[解] 上述四个基团可能排列出下列三种结构。

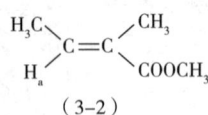

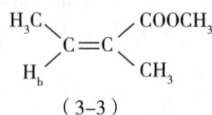

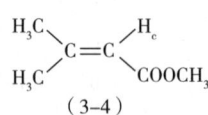

（3-2）　　　　　　（3-3）　　　　　　（3-4）

按上述公式计算，

$\delta_{H_a} = 5.28 + 0.44 [Z_{gem}(CH_3)] + 1.15 [Z_{cis}(COOCH_3)] - 0.29 [Z_{trans}(CH_3)] = 6.58$

$\delta_{H_b} = 5.28 + 0.44 [Z_{gem}(CH_3)] - 0.26 [Z_{cis}(CH_3)] + 0.58 [Z_{trans}(COOCH_3)] = 6.04$

$\delta_{H_c} = 5.28 + 0.84 [Z_{gem}(COOCH_3)] - 0.26 [Z_{cis}(CH_3)] - 0.29 [Z_{trans}(CH_3)] = 5.57$

显然，δ_{H_b} 与给出条件最为相符，故式（3-3）应为该化合物的正确结构。

二、峰面积与氢核数目

在 ^{1}H-NMR 谱上，各共振峰覆盖的面积与引起该吸收的氢核数目成正比。在分析图谱时，只要通过比较共振峰的面积，就可判断氢核的相对数目；当化合物分子式已知时，就可求出每个共振峰所代表的氢核的绝对个数。目前仪器工作站的软件系统都可以对每组共振峰的峰面积进行自动积分并给出相对积分数值，如图 3 - 8 所示。需要注意的是，活泼氢信号的峰面积与氢核数目可能不呈现明确的比例关系，在一些测试溶剂中还会不出现信号峰，在推断化合物的氢核数目时还需结合其他谱学方法进行确认。

三、自旋耦合与耦合常数

（一）自旋耦合与自旋裂分

在 ^{1}H-NMR 谱图中，共振峰很多时候不表现为单峰，而是呈现二重峰、三重峰、四重峰或多重峰。以 CH_3CH_2Br 为例，CH_3 和 CH_2 分别表现为相当于三个氢核的一组三重峰（CH_3）和相当于两个氢核的一组四重峰（CH_2），如图 3 - 8 所示。这种峰的裂分现象是由于 CH_3 和 CH_2 上的氢原子核之间的相互干扰所引起的。这种相邻的两个（组）磁性核之间的相互干扰叫做自旋-自旋耦合（spin-spin coupling），简称自旋耦合。由自旋耦合引起的谱线增多的现象称为自旋裂分。自旋耦合作用不影响磁性核的化学位移，但会对峰形产生重大影响，使核磁共振图谱变得复杂，同时又可为结构解析提供更多的信息。

1. 自旋耦合产生的原因　自旋核的核磁矩可以通过成键电子影响相邻磁性核是引起自旋耦合的根本原因。下面以 HF 分子为例进行说明。

^{19}F 核自旋量子数 $I = 1/2$，与 ^{1}H 核相同，在外加磁场中也会有两个方向相反的自旋取向。其中，一种取向与外加磁场方向一致（自旋↑或 α），$m = +1/2$；另一取向与外加磁场方向相反（自旋↓或 β），$m = -1/2$。在 HF 分子中，因 ^{19}F 与 ^{1}H 距离特别近，故 ^{19}F 核的这两种不同的自旋取向将通过键合电子的传递作用，对相邻 ^{1}H 核的实受磁场产生一定影响，如图 3 - 22 所示。

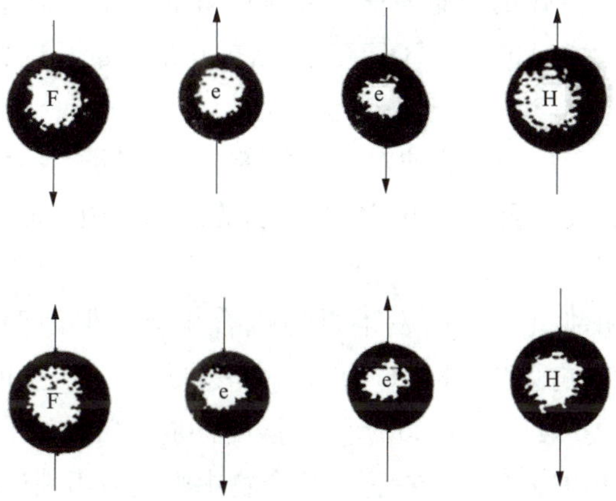

图 3 - 22　HF 中 ^{19}F 核不同自旋取向对 ^{1}H 核实受磁场的影响

当 ^{19}F 核的自旋取向为 α（↑）、$m = +1/2$ 时，因与外加磁场方向一致，传递到 ^{1}H 核时将增强外加磁场，使 ^{1}H 核的实受磁场增大，故 ^{1}H 核共振峰将移向强度较低的外加磁场区；反之，当 ^{19}F 核自旋取向为 β（↓）、$m = -1/2$ 时，则因与外加磁场方向相反，传递到 ^{1}H 核时将削弱外加磁场，故 ^{1}H 核共振峰将向高磁场方向位移。由于 ^{19}F 核这两种自旋取向（↑、↓或 α、β）的几率相等，故 HF 中 ^{1}H 核共振峰将如图 3 - 23 所示，表现为一组二重峰（doublet）。该二重峰中分裂的两个小峰面积或强度相等（1∶1），总和正好与无 ^{19}F 核干扰时未分裂的单峰一致，峰位则对称、均匀地分布在未分裂的单峰的左右两侧。其中一个在强度较高的外加磁场区，因 ^{19}F 核自旋取向为↓（β）、$m = -1/2$ 所引起；另一个在强度较低的外加磁场区，因 ^{19}F 核的自旋取向为↑（α）、$m = +1/2$ 所引起。

同理，HF 中的 ^{19}F 核也会因相邻 ^{1}H 核的自旋干扰，耦合裂分为类似的图形如图 3 - 24 所示。但是，如前所述，由于 ^{19}F 核的磁矩与 ^1H 核不同，故在同样的电磁辐射频率照射下，在 HF 的 ^1H-NMR 中虽可看到 ^{19}F 核对 ^1H 核的偶合影响，却不能看到 ^{19}F 核的共振信号。

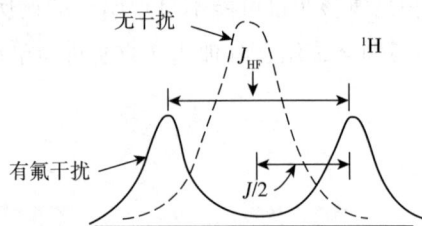

图 3 - 23　HF 中 ^1H 核的共振峰

图 3 - 24　HF 中 ^{19}F 核的共振峰

图 3 - 23 中两个裂分小峰间的距离叫做自旋 - 自旋耦合常数（spin-spin coupling constant），简称耦合常数，用 J 表示，是自旋耦合的量度，用以表示两个核之间相互干扰的强度，单位为赫兹（Hz）或周/秒（c/s）。此例中，耦合常数为 J_{HF}。

耦合常数 J 的物理含义可用下列能级图（图 3 - 25）作进一步说明。

如图 3 - 25 所示，在 HF 中，因有 ^{19}F 核的自旋干扰，^1H 核的能级差可增强或削弱 $J/4$，并相应伴有两种类型的核跃迁。与无 ^{19}F 核干扰时相比较，一种类型跃迁将增强 $J/2$ 的能量，另一种类型跃迁则减少 $J/2$ 的能量。两者能量相差为 J。显然，核跃迁能小，H_0 也小，共振峰将出现在低磁场区；核跃迁能大，H_0 也大，共振峰将出现在高磁场区。因此，在 ^1H-NMR 谱中，HF 分子中的 ^1H 核共振峰将均裂为强度或面积相等的两个小峰。小峰间的距离（耦合常数）为 J_{HF}，位置则正好在无干扰峰的左右两侧，如图 3 - 23。

2. 对相邻氢核有自旋耦合干扰作用的原子核　并非所有的原子核对相邻氢核都有自旋耦合干扰作用。$I = 0$ 的原子核，如有机物中常见的 ^{12}C、^{16}O 等，因无自旋角动量，也无磁矩，故对相邻氢核将不会引起任何偶合干扰。

^{35}Cl、^{79}Br、^{127}I 等原子核，虽然 $I \neq 0$，预期对相邻氢核有自旋耦合干扰作用，但因它们的电四极矩（electric quadrupole moments）很大，会引起相邻氢核的自旋去偶作用（spin-decoupling），因此依然看不到偶合干扰现象。

^{13}C、^{17}O 虽然 $I = 1/2$，对相邻氢核可以发生自旋耦合干扰，但因两者自然丰度比甚小（^{13}C 为 1.1%，^{17}O 仅约为 0.04%），故影响甚微。以 ^{13}C 为例，由其自旋干扰产生的影响在 ^1H-NMR 谱中只在主峰两侧表现为"卫星峰"的形式，如图 3 - 26 所示，强度甚弱，常被噪音所掩盖。^{17}O 则更是如此，故通常均可不予考虑。当然，在用 ^{13}C、^{17}O 人工标记的化合物中则又当别论。

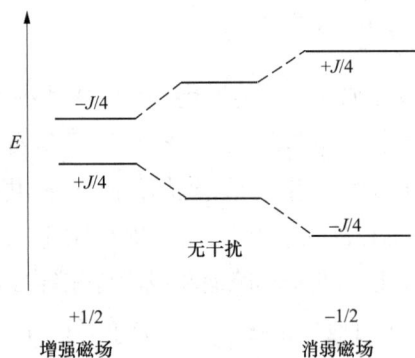

图 3 - 25　耦合常数 J 的物理意义

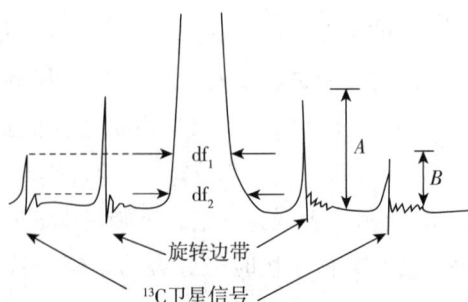

图 3 - 26　^1H-NMR 谱中的卫星信号

　　氢核相互之间也可以发生自旋耦合，这种偶合叫做同核偶合（homo-coupling），在^{1}H-NMR 谱中观察到的峰的裂分主要是由氢核之间的同核偶合所引起的，影响最大。以结构 3-5 为例，假定 H_a 及 H_b 分别代表化学环境不同（化学不等价）的两种类型氢核，则两者因相互自旋耦合将分别作为二重峰出现在^{1}H-NMR 谱的不同区域。其中，$J_{H_a,H_b} = J_{H_b,H_a}$，如图 3-27 所示。

结构3-5

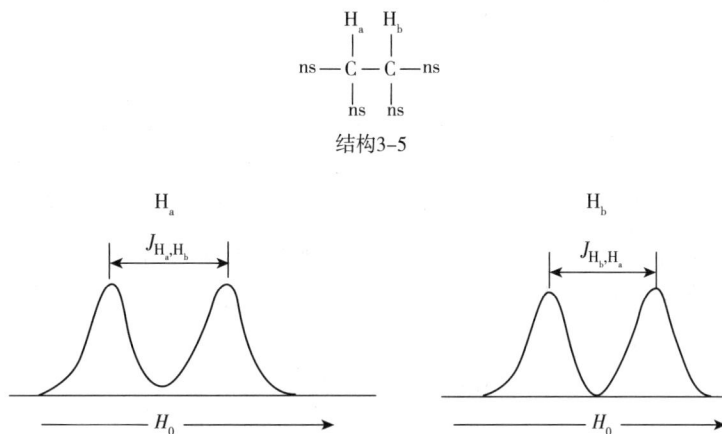

图 3-27　同核偶合示意图

ns = non spliting（不引起分裂的基团）

　　3. 磁等同氢核与磁不等同氢核　如果分子中的一组氢核处于相同的化学环境，具有相同的化学位移值，则这组氢核是化学等同的。如果分子中一组化学等同的氢核，对组外的核表现出相同的耦合作用强度，那么这组氢核称为磁等同氢核。显然，磁等同的氢核一定是化学等同的，而化学等同的氢核不一定是磁等同的。磁等同的氢核相互之间虽有自旋耦合却并不产生裂分，只有那些磁不等同的氢核之间才会因自旋耦合而产生裂分。

　　那么，哪些氢核是磁不等同氢核呢？

　　（1）化学环境不相同的氢核一定是磁不等同的。

　　（2）处于末端双键上的两个氢核，由于双键不能自由旋转，也是磁不等同的。以 1,1-二氟乙烯为例，H_a 及 H_b 两个氢核虽然在化学上等同，但对两个氟核的耦合作用并不相同。H_a 对 F_1 的偶合为顺式偶合，对 F_2 的偶合为反式偶合；H_b 对 F_1 及 F_2 的偶合则恰好相反。故 H_a 和 H_b 是磁不等同的氢核，相互之间可因自旋耦合而产生裂分。

1,1-二氟乙烯

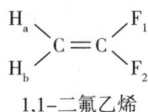

　　（3）若单键带有双键性质时也会产生磁不等同氢核。如在 N,N-二甲基甲酰胺中，因 p-π 共轭作用使 C—N 键带有一定的双键性质，自由旋转受阻，因而使 N 上的两个 CH_3 氢核磁不等同，共振峰分别出现在不同的位置。

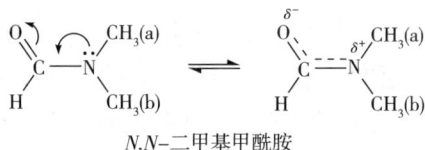

N,N-二甲基甲酰胺

　　（4）与手性碳原子（C^*）相连的 CH_2 上的两个氢核也是磁不等同氢核。以 1-溴-1,2-二氯乙烷为例，虽然从表面上看其碳-碳单键是可以任意旋转的，但因该类化合物存在一个优势构象问题，在室温下其碳–碳单键是不可以任意旋转的。如图 3–28 所示，其优势构象为（A）式，与 C*（X、Y、Z）相连的 CH_2 上的两个 H 所处的化学环境不相同，化学位移自然也不相同，为非磁等同氢核。

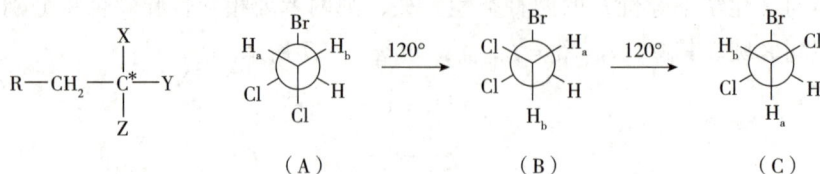

图 3–28　Cl(Br)CH—CH_2Cl 的 Newman 投影式

（5）CH_2 上的两个氢核如果位于刚性环上或不能自由旋转的单键上时，也为磁不等同氢核。

（6）芳环上取代基的邻位氢也可能是磁不等同的。例如，在下列对二取代苯中，H_A 与 $H_{A'}$ 虽然是化学等同的，但 H_A 与 H_X 是邻位偶合，$H_{A'}$ 与 H_X 则为对位偶合，$J_{AX} \neq J_{A'X}$，故 H_A 与 $H_{A'}$ 也为磁不等同氢核。

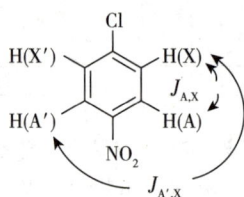

但是，磁不等同氢核之间并非一定存在自旋耦合作用。由于自旋耦合作用是通过键合电子间传递而实现的，故间隔键数越多，耦合作用越弱。通常，磁不等同的两个（组）氢核，当间隔超过三根单键以上时（如化合物 3–6 中的 H_a 与 H_b），相互自旋干扰作用很弱，可以忽略不计。

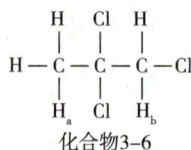

化合物3–6

4. 相邻干扰核的自旋组合及对共振峰裂分的影响　对某个（组）氢核来说，其共振峰的裂分或小峰数目取决于干扰核的自旋方式共有几种排列组合。以 1,1,2–三氯乙烷为例，共有 H_a 和 H_b 两种类型的氢核。对 H_a 来说，起干扰作用的相邻氢核 H_b 有 2 个。如以 "↑" 代表 +1/2 自旋，"↓" 代表 −1/2 自旋，则它们总共可能有下列 4 种自旋组合，见表 3–8。

表 3–8　1,1,2–三氯乙烷中 H_b 对 H_a 的综合影响

		自旋组合（spin combination）		总的影响（total effect）
		H_{b1}	H_{b2}	
	（a）	↑	↑	$J/2 + J/2 = J$
	（b）	↓	↓	$-J/2 + (-J/2) = -J$
	（c）	↑	↓	$J/2 + (-J/2) = 0$
	（d）	↓	↑	$-J/2 + J/2 = 0$

因（c）、（d）两种自旋耦合给出的综合影响结果相同，故归纳起来只有 3 种，H_a 吸收峰将裂分为如图 3–29 所示相当于一个质子的三重峰。其中，自旋组合的综合影响为零时（↑↓及↓↑）得到的小峰面积是另两种自旋组合（↑↑及↓↓）的两倍，故小峰的相对面积比为 1 : 2 : 1。

同理，对两个 H_b 来说，因为是磁等同氢核，相互之间的自旋耦合不会表现裂分，对它们偶合并使之裂分的只有 H_a，故两个 H_b 将综合表现为相当于两个质子的一组二重峰，见表 3–9 和图 3–30。

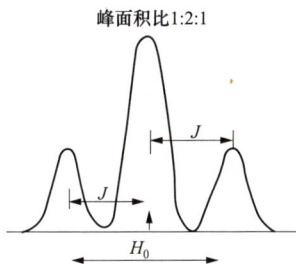

峰面积比1:2:1

J

J

H_0

图 3 - 29　H_a 的共振峰形

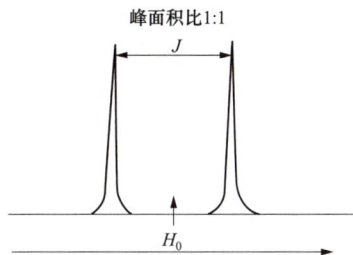

峰面积比1:1

J

H_0

图 3 - 30　H_b 的共振峰形

表 3 - 9　1,1,2-三氯乙烷中 H_a 对 H_b 的综合影响

自旋组合 H_a	总的影响
↑	$+J/2$
↓	$-J/2$

综上所述，氢核因自旋耦合干扰而裂分的小峰数（N）可按下式求算：

$$N = 2nI + 1 \qquad 式（3-13）$$

式中，I 表示干扰核的自旋量子数，n 表示干扰核的数目。

对于氢核来说，$I = 1/2$，故 $N = n + 1$，即当某组氢核有 n 个相邻的环境相同的氢核时，将显示"$n+1$"个小峰，这就是"$n+1$"规律。可见某组氢核裂分成多重峰的数目与该组氢核本身的数目无关，而与其相邻基团上的氢核数目有关。如在 1,1,2-三氯乙烷的例子中，CH 相邻的 CH_2 中有两个氢，裂分为 $2+1=3$ 重峰；而 CH 则使 CH_2 裂分为 $1+1=2$ 重峰。

如果某组氢核与相邻的几组环境不同的氢核 H_1，H_2，H_3…偶合，但这几组相邻氢与该氢的耦合常数相同时（$J_{H_1,H} = J_{H_2,H} = J_{H_3,H} = \cdots$），可把这些环境不同的相邻氢的总数计为 n，仍按"$n+1$"规律来计算该氢核的裂分峰数目，即该氢核将显示 $(n_1 + n_2 + n_3 + \cdots) + 1$ 个峰。如 $CH_3\underline{C}H_2CH_2Cl$ 中标示的 $\underline{C}H_2$ 将被相邻的 CH_3 和 CH_2 裂分为六重峰。

如果某组氢核与相邻的几组环境不同的氢核 H_1，H_2，H_3…偶合，并且这几组相邻氢与该氢的耦合常数不同时（$J_{H_1,H} \neq J_{H_2,H} \neq J_{H_3,H} \neq \cdots$），该氢核将显示 $(n_1 + 1)(n_2 + 1)(n_3 + 1)\cdots$ 个峰。例如在 4-羟基-3-甲氧基桂皮醛（化合物 3-7）中，$J_{H_a,H_b} = 7.7Hz$，而 $J_{H_b,H_c} = 15.8Hz$，故 H_b 裂分为 $(1+1) \times (1+1) = 4$ 个峰。

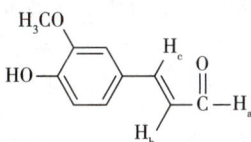

4-羟基-3-甲氧基桂皮醛（3-7）

对于 $I = 1$ 的核，峰裂分服从 $2nI + 1$ 规律。如氘代丙酮的残余氢信号（CD_3COCD_2H）表现出 $2 \times 2 \times 1 + 1 = 5$ 重峰。

由"$n+1$"规律所得的裂分共振峰的精细结构中小峰的相对面积比或强度比，基本上可按下列二项式展开后取每项前的系数来表示：

$$(X + 1)^m \qquad 式（3-14）$$

式中，$m = N-1$。

以上规律可用 Pascal 三角图表示，如图 3 - 31 所示。

n	小峰的相对强度比	峰数
0	1	单峰
1	1　1	二重峰
2	1　2　1	三重峰
3	1　3　3　1	四重峰
4	1　4　6　4　1	五重峰
5	1　5　10　10　5　1	六重峰
6	1　6　15　20　15　6　1	七重峰

图 3 – 31　Pascal 三角图（n 为相邻干扰核的数目）

[例 3.2]　在 CH_3CH_2Br 中，试求 $CH_3(H_a)$ 及 $CH_2(H_b)$ 共振峰精细结构上的小峰数（N）及各小峰的相对面积比。

[解]　（1）求 N

$N(H_a) = 2nI + 1 = n + 1 = 2 + 1 = 3$

$N(H_b) = 2nI + 1 = n + 1 = 3 + 1 = 4$

（2）求各小峰的相对面积比

H_a：$(X+1)^2 = X^2 + 2X + 1$；　　　小峰面积比 = 1：2：1

H_b：$(X+1)^3 = X^3 + 3X^2 + 3X + 1$；　　小峰面积比 = 1：3：3：1

综上，H_a 将表现为相当于三个氢核的一组三重峰，小峰相对面积比为 1：2：1，H_b 则表现为相当于两个氢核的一组四重峰，小峰相对面积比为 1：3：3：1。

应当注意，上述共振峰精细结构上的小峰相对面积比的计算规律有一定的局限性。只有当两组氢核的化学位移的差值（以 Hz 为单位）与其耦合常数的比值足够大时才符合上述规律。通常，两个（组）相互偶合的信号多是相应的"内侧"峰偏高，而"外侧"峰偏低，像"遥相呼应"一样，又称"招手效应"，如图 3 – 32 所示。

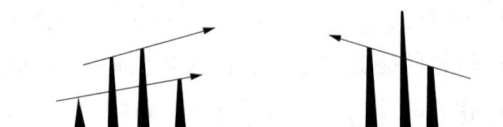

图 3 – 32　两个（组）相互偶合的共振峰峰形

据此，再结合耦合常数相同等特征，常能帮助我们识别图谱中哪些氢核之间发生耦合。但是，在有多重耦合影响时，由于峰的裂分图形非常复杂，故对耦合体系的识别还需要借助各种去耦（decoupling）方法。

（二）耦合常数

前已述及，两个（组）氢核之间的相互干扰称为自旋耦合，干扰作用的强度可以用耦合常数 J 表示，这种作用是通过成键电子传递的，因此耦合常数的大小主要与相互耦合的氢核之间相隔化学键的数目有关，也与影响其电子云分布的因素（如单键、双键、取代基的电负性、立体构型等）有关，而与外加磁场强度无关。耦合常数和化学位移、峰面积一样，都是 ^1H-NMR 谱中提供的重要结构解析参数。由于耦合常数是自旋耦合的量度，相互耦合的两组氢核的耦合常数必然相等，因此根据 J 值大小可以判断耦合氢核之间的相互干扰强度，推测氢核之间的相互关系，再结合化学位移、峰面积和峰的裂分情况，即可推断化合物片段的结构。

在低级耦合系统中，裂分峰之间的裂距相等，即为耦合常数，可由图谱直接计算得到，单位为 Hz。耦合常数 J 值有正有负，一般通过偶数个键耦合的 J 为负值，通过奇数个键耦合的 J 为正值，但在图谱上表现出来的裂距以及计算出来的耦合常数值为其绝对值，与正负号无关。

当某氢核与 n 个相邻的环境相同的氢核耦合，裂分为"$n+1$"个小峰时，该氢核的耦合常数只有一个，为裂分的"$n+1$"个小峰中任意相邻两个小峰的化学位移之差乘以仪器的磁场强度，即 $J = \Delta\delta_{裂分峰}$ ×仪器磁场强度（MHz）。如 CH_3CH_2Br（图 $3-8$）中的 CH_2，其耦合常数 $J = (3.5166 - 3.4983) \times 400$ $= (3.4983 - 3.4800) \times 400 = (3.4800 - 3.4617) \times 400 = 7.3Hz$(与 CH_2 耦合的 CH_3 计算后也可以得出同样的耦合常数)。

当某氢核与相邻的几个环境不同的氢核耦合且耦合常数不同，显示 $(n_1 + 1)(n_2 + 1)(n_3 + 1)\cdots$ 个峰时，该氢核的每一次耦合裂分都将对应一个耦合常数。如柚皮素（图 $3-33$）中的 H-2、H-3a、H-3e，其中每个氢都与另两个氢发生耦合裂分，显示 $(n_1 + 1)(n_2 + 1)$ 个峰，即双二重峰，都有两个耦合常数。以 H-2 为例计算耦合常数，$J_{H_2,H_{3a}} = (5.3543 - 5.3328) \times 600 = (5.3495 - 5.3280) \times 600 = 12.9Hz$，$J_{H_2,H_{3e}}$ $= (5.3543 - 5.3495) \times 600 = (5.3328 - 5.3280) \times 600 = 2.9Hz$。

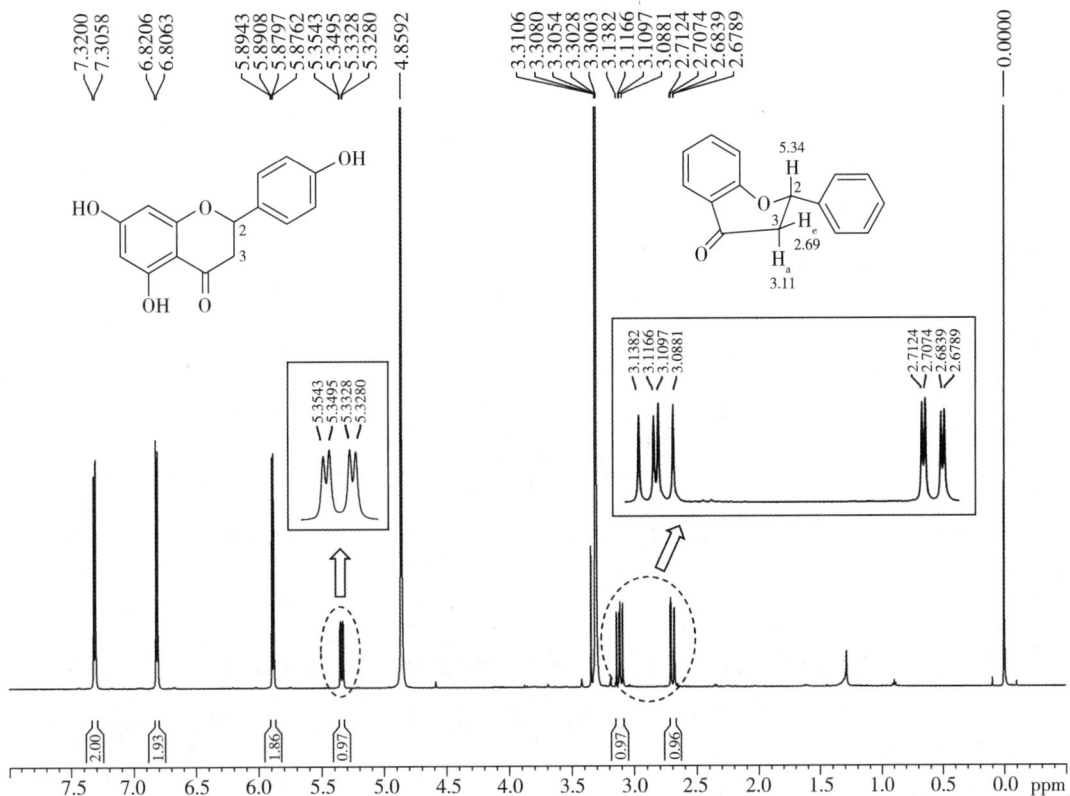

图 $3-33$ 柚皮素的^{1}H-NMR谱（600MHz）

1. 偕耦 因相互干扰的两个氢核位于同一碳原子上所引起的自旋耦合称为偕耦（geminal coupling），也叫同碳耦合。耦合常数用 $J_{偕}(J_{gem})$ 或 ^2J 表示，一般为负值，双键上的偕耦常数可为正值。需要指出的是，自旋耦合是始终存在的，但如果相互耦合的氢核的化学位移值相同，它们之间的耦合裂分在 ^{1}H-NMR 谱中是表现不出来的。如链状化合物中的 CH_3、CH_2 在图谱中通常表现为一个单峰。偕耦的耦合常数变化范围较大，并与结构密切相关，通常其绝对值在 $0 \sim 16Hz$，详见表 $3-10$。

表 $3-10$ 同碳耦合常数（$J_{偕}$，Hz）

类型	J_{H_a,H_b}	类型	J_{H_a,H_b}
C（H$_a$，H$_b$）	$12.0 \sim 15.0$	C=C（H$_a$，H$_b$）	$0.5 \sim 3.0$

类型	J_{H_a,H_b}	类型	J_{H_a,H_b}
	12.6		7.6 ~ 10.0（取决于溶剂）
	5.4 ~ 6.3		

2. 邻耦　两个（组）相互耦合的氢核位于相邻的两个碳原子上所引起的自旋耦合称为邻耦（vicinal coupling），耦合常数可用 $J_{邻}(J_{vic})$ 或 ^3J 表示，耦合常数的符号一般为正值。邻位 ^3J 偶合在氢谱中最为普遍，常为化合物的结构与构型确定提供有价值的信息。$J_{邻}$ 值大小与许多因素有关，如键长、取代基的电负性、两面角以及 C—C—H 间键角大小等，见表 3-11。

表 3-11　邻碳耦合常数 （$J_{邻}$，Hz）

类型	J_{H_a,H_b}	典型 J_{H_a,H_b}	类型	J_{H_a,H_b}	典型 J_{H_a,H_b}
CH_a—CH_b（自由旋转）	6.0 ~ 8.0	7.0			4.0
ax.-ax.　ax.-eq.　eq.-eq.	6.0 ~ 14.0　0 ~ 5.0　0 ~ 5.0	8.0 ~ 10.0　2.0 ~ 3.0　2.0 ~ 3.0		1.0 ~ 3.0	2.0 ~ 3.0
（cis or trans）	0 ~ 7.0	4.0 ~ 5.0		12.0 ~ 18.0	16.0
（cis or trans）	6.0 ~ 10.0	8.0		6.0 ~ 12.0	10.0
（cis or trans）		3.0 ~ 5.0	C=CH_a—CH_b=C	9.0 ~ 13.0	10.0
		2.5	（ring）　3 mem.　4 mem.　5 mem.　6 mem.　7 mem.　8 mem.		0.5 ~ 2.0　2.5 ~ 4.0　5.1 ~ 7.0　8.8 ~ 11.0　9.0 ~ 13.0　10.0 ~ 13.0

注：ax. 直立键；eq. 平伏键；mem. 环内碳数。

$J_{邻}$ 与两面角（ϕ）的关系对决定分子的立体化学结构具有重要的意义，并可由下列 Kaplus 式计算求得：

$$J_{邻}(Hz) = 4.2 - 0.5\cos\phi + 4.5\cos2\phi \qquad 式（3-15）$$

如图 3-34 所示，$\phi = 90°$ 时，$J_{邻}$ 值约为 0.3Hz；而 ϕ 为 0° 或 180° 时，$J_{邻}$ 值最大，而且 $J^{180°} > J^{0°}$。葡萄糖等多数吡喃型单糖以及它们的苷类化合物中，因糖上的 H-2 位于直立键上，故端基碳为 β-构型时，端基氢与 H-2 的两面角为 180°，$^3J_{H1,H2}$ 值约为 6 ~ 8Hz；α-构型时，两面角为 60°，$^3J_{H1,H2}$ 值约为 3Hz，如图 3-35a。据此，根据 ^{1}H-NMR 谱上测得的糖的端基氢的 $^3J_{H1,H2}$ 值就可以简单判断糖的端基碳原子的构型。但是，在常见的糖中甘露糖及鼠李糖苷，因 H-2 位于平伏键上，在 α 和 β 构型中 H-1 和 H-2 的二面角均为 60°，如图 3-35b，故无法根据 $^3J_{H1,H2}$ 值进行区别。

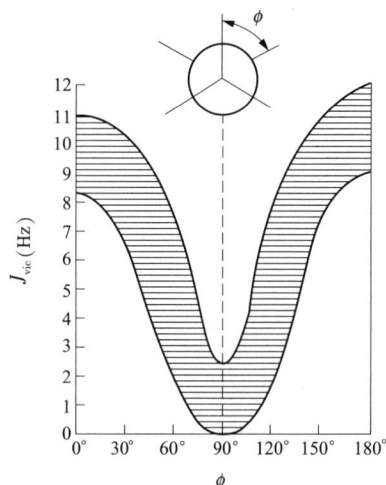

图 3-34 $J_{邻}$ 与两面角的关系

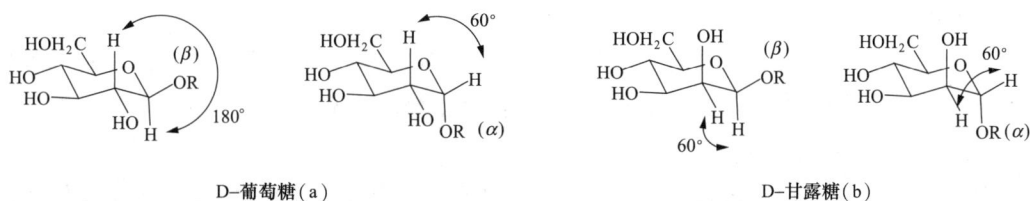

D-葡萄糖（a）   D-甘露糖（b）

图 3-35 糖端基氢 $^3J_{H_1,H_2}$ 值与糖苷键构型

3. 远程耦合 间隔三根以上化学键的耦合叫做远程耦合（long range coupling），耦合常数用 $J_{远}$ 或 ^4J、^5J 表示。远程耦合作用通常较弱，耦合常数一般在 0~3Hz。饱和化合物中，间隔三根以上单键时，$J_{远} \approx 0$，一般可以忽略不计。常见的远程耦合有下列两种情况。

（1）饱和体系 特别是环状化合物中，当两个氢核正好位于英文字母"W"的两端时，虽然间隔超过了三根单键，相互之间仍可发生远程偶合，但 $J_{远}$ 值很小，仅约为 1Hz，谓之 W 型偶合，如图3-36 所示。

图 3-36 W 型偶合（^4J）

（2）π系统 如烯丙基、高烯丙基以及芳环系统中，因为 π 电子的存在，电子流动性较大，耦合作用能够传递到较远的距离，故即使超过了三根键，相互之间仍可发生耦合，但作用较弱（$J_{远} \approx 0 \sim 3Hz$），见表 3-12。在低分辨 ^1H-NMR 谱中多不易观测出来，有时可由峰的胖瘦（半峰宽，$W_{1/2}$）来推断。但在高分辨 ^1H-NMR 谱上则比较明显。

表 3 – 12 π系统中远程耦合常数（$J_{远}$，Hz）

类型		J	典型 J	类型		J	典型 J
苯环 H_a, H_b	$J_{邻}$	6.0~10.0	8.0	吡啶	J_{H_2,H_3}	5.0~6.0	5.0
	$J_{间}$	1.0~3.0	2.0		J_{H_3,H_4}	7.0~9.0	8.0
	$J_{对}$	0~1.0	~0		J_{H_2,H_4}	1.0~2.0	1.5
吡咯	J_{H_1,H_2}	2.0~3.0			J_{H_3,H_5}	1.0~2.0	1.5
	J_{H_1,H_3}	2.0~3.0			J_{H_2,H_5}	0~1.0	1.0
	J_{H_2,H_3}	2.0~3.0			J_{H_2,H_6}	0~1.0	~0
	J_{H_3,H_4}	3.0~4.0		呋喃	J_{H_2,H_3}	1.3~2.0	1.8
	J_{H_2,H_5}	1.5~2.5			J_{H_3,H_4}	3.1~3.8	3.6
H_aC=C-CH_b	J_{H_a,H_b}	0~3.0	1.5		J_{H_2,H_4}	0~1.0	~0
					J_{H_2,H_5}	1.0~2.0	1.5
H_aC=C-CH_b	J_{H_a,H_b}	0~3.0	2.0	H_3CC=C-CH_b	J_{H_a,H_b}	0~3.0	1.2

（三）自旋耦合系统

几个（组）相互耦合的氢核可以构成一个自旋耦合系统，系统内的核相互耦合，但不与系统外的任何核发生耦合。一个化合物分子中可以有几个自旋耦合系统，如苯乙醚分子中，苯环上的 5 个氢构成一个自旋系统，CH_3CH_2—构成另一个自旋系统。

1. 自旋耦合系统的分类和表示方法 自旋干扰作用的强弱与相互耦合的氢核之间的化学位移差值有关。若系统中两个（组）相互干扰的氢核化学位移差值 $\Delta\nu$ 比耦合常数 J 大得多，即 $\Delta\nu/J \geqslant 6$ 时，干扰作用较弱，称为低级耦合；反之，若 $\Delta\nu \approx J$ 或 $\Delta\nu < J$ 时，则干扰作用比较严重，称为高级耦合。这里 $\Delta\nu$ 和 J 都以 Hz 为单位，$\Delta\nu = \Delta\delta_H \times$ 仪器磁场强度（MHz）。

自旋耦合系统的表示方法如下。

（1）用大写英文字母代表系统中的各个（组）氢核，化学位移相同的氢核用同一个字母表示。

（2）几个（组）化学位移不同的氢核分别用不同的字母表示，其中把化学位移彼此差值较大的各个（组）氢核，如低级耦合系统中涉及的氢核，分别用英文字母表上相距较远的字母 A、M、X 等表示；把化学位移相差较小的各个（组）氢核，如高级耦合系统中涉及的氢核，分别用英文字母表上比较接近的字母 A、B、C 等表示。

（3）若某组氢核为磁等同时，在英文字母的右下角用阿拉伯数字标明该组氢核的数目，如 A_2X_2、A_3X、A_3X_2 等系统。

（4）若某组氢核为化学等同而磁不等同时，在字母的右上角加撇号以示区别，如 1,1 – 二氟乙烯中的两个氢核以及对氯硝基苯上的两组氢核均为 AA'XX' 系统。

2. 低级耦合系统的特征 低级耦合系统因耦合干扰作用较弱，故裂分的峰形比较简单，容易解析，低级耦合图谱又称一级图谱，其特征如下。

（1）相互耦合产生的裂分的小峰数目符合 $n+1$ 规律。

（2）小峰面积比大体可用二项式展开后各项前的系数表示。

（3）各组峰的中点为其化学位移，可由图上直接读取。

（4）裂分峰之间的裂距相等，即为耦合常数。

常见的低级耦合系统及其特征如表 3 – 13 所示。

表 3 – 13　常见低级偶合系统及其特征

系统名称	实例	引起吸收的氢核数	相邻干扰氢核数	重峰数[1]
A	$\begin{array}{c} H_A \\ \text{ns}-\overset{\mid}{\underset{\mid}{C}}-\text{ns} \\ \text{ns} \end{array}$	1	0	s
A_2	$\begin{array}{c} H_A \\ \text{ns}-\overset{\mid}{\underset{\mid}{C}}-H_A \\ \text{ns} \end{array}$	2	0	s
AX	$\begin{array}{c} H_A\ H_X \\ \text{ns}-\overset{\mid}{\underset{\mid}{C}}-\overset{\mid}{\underset{\mid}{C}}-\text{ns} \\ \text{ns}\ \ \text{ns} \end{array}$	$1(H_A)$ $1(H_X)$	$1(H_X)$ $1(H_A)$	d d
AX_2	$\begin{array}{c} H_A\ H_X \\ \text{ns}-\overset{\mid}{\underset{\mid}{C}}-\overset{\mid}{\underset{\mid}{C}}-H_X \\ \text{ns}\ \ \text{ns} \end{array}$	$1(H_A)$ $2(H_X)$	$2(H_X)$ $1(H_A)$	t d
AMX	$\begin{array}{c} H_A\ H_M\ H_X \\ \text{ns}-\overset{\mid}{\underset{\mid}{C}}-\overset{\mid}{\underset{\mid}{C}}-\overset{\mid}{\underset{\mid}{C}}-\text{ns} \\ \text{ns}\ \ \text{ns}\ \ \text{ns} \end{array}$	$1(H_A)$ $1(H_M)$ $1(H_X)$	$1(H_M)$ $2(H_A,H_X)$ $1(H_M)$	d [2] dd d [2]

注：1) s = singlet（单峰）　　　　d = doublet（二重峰）　　　t = triplet（三重峰）
　　　q = quartet（四重峰）　　　m = multiplet（多重峰）　　dd = double of doublet（双二重峰）
　　2) 在用低分辨率 NMR 仪器测试时，所示 AMX 系统中的 J_{H_A,H_X}（$J_{H_A,H_X}=J_{H_X,H_A}$）可以忽略不计。

3. 高级耦合系统的特征　高级耦合系统中，由于自旋核的相互干扰作用比较严重，故裂分的峰形比较复杂，难以解析，其特征如下。

（1）相互耦合产生的裂分的小峰数目不符合 $n+1$ 规律（AB 系统例外）。

（2）峰强变化不规则，裂分峰的面积比不符合二项式展开式的系数比，内侧峰多明显高于外侧峰。

（3）裂分峰的化学位移为该组峰的重心位置，需要通过一定的计算才能求得。

（4）很多时候裂分峰的间隔各不相等，耦合常数也需要通过计算求得（AB 系统可直接求出）。

4. 常见的自旋耦合系统

（1）二旋系统（AX、AB 系统等）

① AX 系统：前已述及，在低级耦合的 AX 系统中共有 4 条谱线如图 3 – 37 所示，其中 H_A 和 H_X 各有两条，两线的间隔等于耦合常数 J_{H_A,H_X} 或 J_{H_X,H_A}；H_A 及 H_X 的化学位移 δ_{H_A} 及 δ_{H_X} 各位于所属两线的中心；图中 4 条谱线的高度大体相等，即强度比为 1∶1∶1∶1。

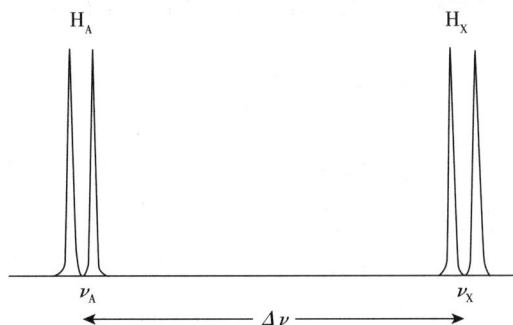

图 3 – 37　AX 系统谱图特征（$\Delta\nu/J \geqslant 6$）

② AB 系统：当 AX 系统的化学位移差 $\Delta\nu$ 逐渐变小至不符合 $\Delta\nu/J \geqslant 6$ 时，就成为高级耦合的 AB 系

统。如图 3-38 所示，谱线虽然仍为 4 条，即组成两组二重峰，中心点周围 4 个小峰也大体对称分布，但强度并不相等。随着 $\Delta\nu_{H_A,H_B}/J_{H_A,H_B}$ 值的减小（图 3-39），内侧两条谱线的强度逐渐增加，外侧两条谱线的强度相应减弱。

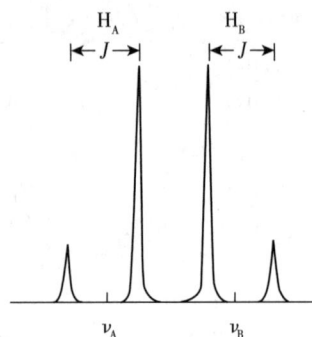

图 3-38 AB 系统谱图特征（$\Delta\nu/J \leqslant 1$）

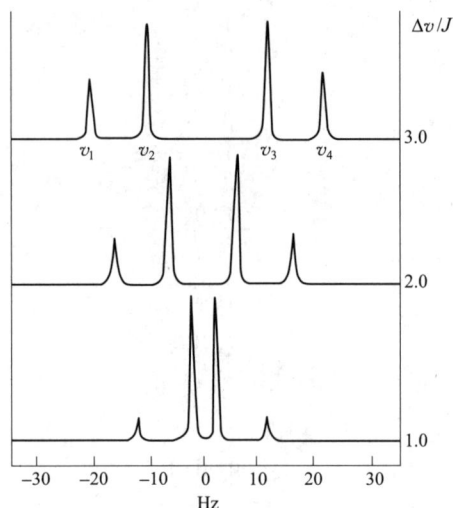

图 3-39 AX 系统 → AB 系统

此时耦合常数虽仍可由图上直接读得（这一点与 AX 系统一致），但化学位移的差距（$\Delta\nu_{H_A,H_B}$）却缩小了。有关数据可由下列计算获得：

耦合常数 $\qquad\qquad J_{H_A,H_B} = \nu_1 - \nu_2 = \nu_3 - \nu_4$

化学位移差距 $\qquad \Delta\nu_{H_A,H_B} = \sqrt{(\nu_1 - \nu_4)(\nu_2 - \nu_3)}$

谱线相对强度比为 $\qquad I_2/I_1 = I_3/I_4 = (\nu_1 - \nu_4)/(\nu_2 - \nu_3)$

H_A 的化学位移 $\qquad \nu_{H_A} = \nu_1 - [(\nu_1 - \nu_4) - \Delta\nu_{H_A,H_B}]/2$

H_B 的化学位移 $\qquad \nu_{H_B} = \nu_{H_A} - \Delta\nu_{H_A,H_B}$

需要注意的是，AB 系统的谱线不能发生交叉，即 $\nu_1 - \nu_3 = \nu_2 - \nu_4 \neq J_{H_A,H_B}$。

（2）三旋系统（AMX、ABX、ABC 系统等）

① AMX 系统：在低级偶合的 AMX 系统中，因三个氢核均为非磁等同氢核，且 $\Delta\nu/J$ 值较大，故显示三种化学位移及三种耦合常数（J_{H_A,H_M}，J_{H_M,H_X} 及 J_{H_A,H_X}），每个氢核的裂分峰数目按 $(n_1+1)(n_2+1)$ 计算，理论上应能给出由 12 个小峰组成的三组双二重峰（图 3-40）。例如柚皮素的 ^{1}H-NMR 谱（图 3-33）中，吡喃酮环上的 H-2、H-3a、H-3e 这 3 个氢构成典型的 AMX 系统。有时在较低分辨率的 ^{1}H-NMR 谱上，只能看到由 2 组二重峰（分别为 H_A 及 H_X 给出）及 1 组双二重峰（H_M）组成的八条谱线。

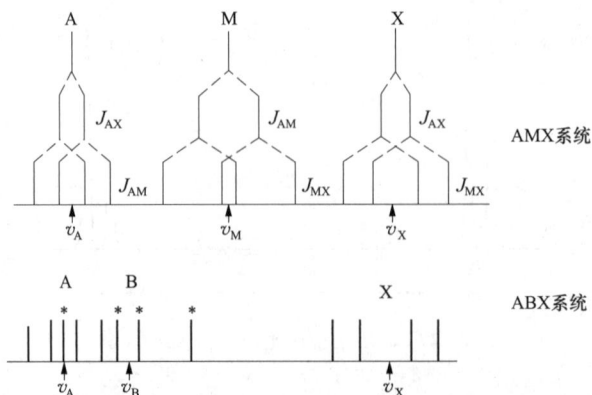

图 3-40 AMX 与 ABX 系统的谱图特征

② ABX 系统：从 AMX 系统出发，若其中两个氢核的化学位移相距较近时，即构成高级偶合的 ABX 系统。谱线裂分情况与 AMX 系统相似，最多可得 14 条谱线，但因其中两个综合峰（相当于两个核同时跃迁）往往难以观测，故通常只显 12 个小峰，如图 3-40 所示。其中，H_A 和 H_B 分别由两组对称的 AB 四重峰所组成，各占四条谱线（图 3-40 中 AB 部分标 * 的谱线为一个 AB 系统，其余谱线为另一个 AB 系统），它们的相对位置及强度遵从 AB 系统计算公式。有时因部分重叠或简并，ABX 系统显示的小峰数甚至可以少于 12 个。

能给出 ABX 系统偶合谱图的，有 2-氯-3-氨基吡啶（3-8）、2,3-二氯吡啶（3-9）等化合物。

2-氯-3-氨基吡啶（3-8）　　　　2,3-二氯吡啶（3-9）

③ABC 系统：此类系统因 $\Delta\nu_{H_A,H_B} \approx \Delta\nu_{H_B,H_C}$，故图形比较复杂，三个氢核的共振峰难以归属，峰的裂距也不等于耦合常数。总体特点是中间的峰强度大，两侧的峰较弱，最多可以给出 15 个小峰。如图 3-41 所示，丙烯腈的图谱中给出 14 条谱线。

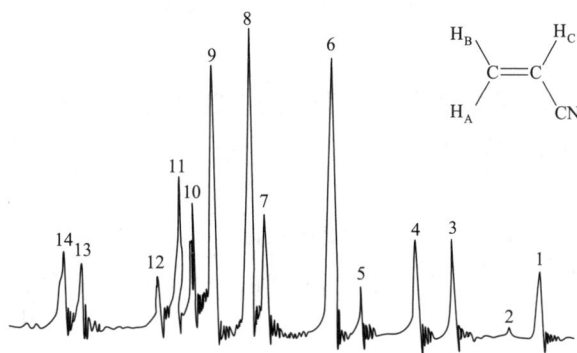

图 3-41　丙烯腈的 ^{1}H-NMR 谱

单取代乙烯因取代基 R 的性质不同，可能构成 ABX 系统，也可能构成 ABC 系统。苯乙烯、丙烯酸乙酯及氯乙烯等均构成 ABC 系统。

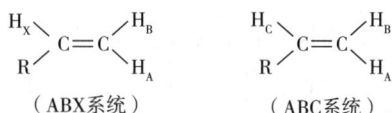

（ABX 系统）　　　　　　（ABC系统）

（3）四旋系统（AA′XX′、AA′BB′系统等）　如前所述，在取代基不同的对二取代苯中，取代基邻位上的两个氢是磁不等同的（$J_{H_A,H_X} \neq J_{H_A',H_X}$ 或 $J_{H_A,H_X} \neq J_{H_A,H_X'}$）。当两个取代基的屏蔽效应相差较大时，$H_A$ 与 H_X 的化学位移差值亦较大，构成 AA′XX′系统。图谱特征以图 3-42a 所示的对羟基苯甲醛为例，初看似为 AX 系统，表现为两组二重峰，但每组二重峰的耦合常数相对较大，相当于芳香氢的邻位耦合常数和间位耦合常数之和，每组峰代表化学位移相同的两个氢核。而当两个取代基的屏蔽效应相差较小时，两组裂分峰的化学位移差值变小，AA′XX′系统将逐渐变为 AA′BB′系统。图谱特征初看似为 AB 系统，表现为两组二重峰，但仔细观察可见大峰两侧还有一些小的裂分峰。

在对称的邻二取代苯中，当取代基邻位氢和对位氢的化学位移相差较大时，四个芳香氢核构成 AA′XX′系统。而当取代基邻位氢和对位氢的化学位移相差较小时，则构成 AA′BB′系统，图谱特征如图 3-42b 所示，与前述 AA′XX′系统有明显的区别。按照理论计算 AA′BB′系统应出现 28 条谱线，AA′ 和 BB′

部分各占 14 条，并具有左右对称的特点。但由于信号重叠或强度太小，实际上往往观测不到 28 条谱线。

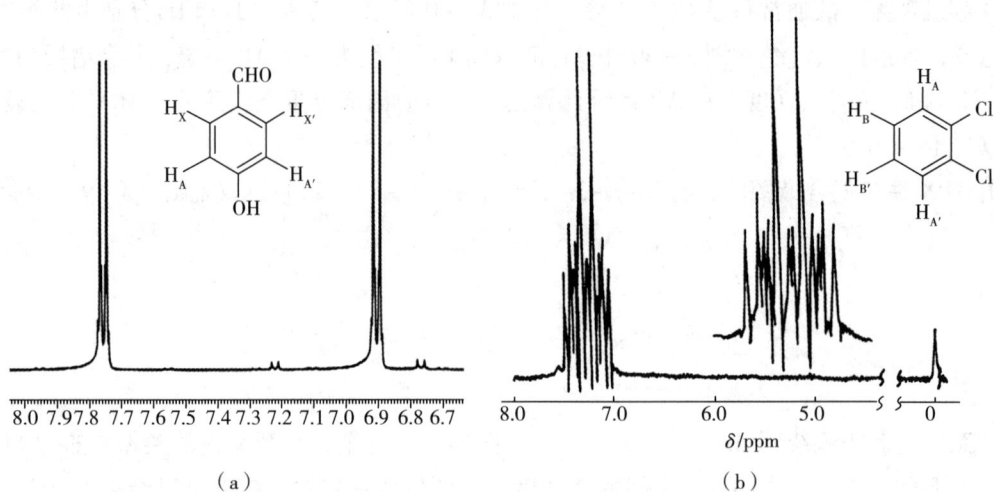

图 3 – 42 四旋系统 ^{1}H–NMR 谱图特征

a. AA′XX′系统；b. AA′BB′系统

ZCH$_2$CH$_2$Y 型结构在 Newman 投影式中可以看到下列三种构象，如图 3 – 43 所示，其中—CH$_2$CH$_2$—部分的偶合特征取决于取代基 Y 和 Z 的性质。

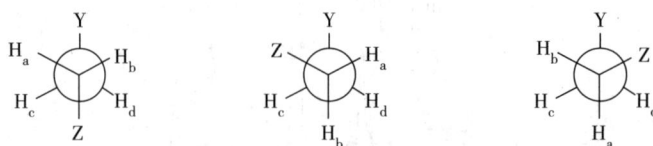

图 3 – 43　ZCH$_2$CH$_2$Y 型结构的 Newman 投影式

以 2-二甲氨乙醇基乙酸酯为例，其中被杂原子隔开的—CH$_2$CH$_2$—部分呈现出 AA′XX′或 A$_2$X$_2$ 系统的谱图特征，如图 3 – 44a。但当 $\Delta\nu/J$ 值逐渐降低，共振峰相互靠近时，即变为 AA′BB′系统，表现为内侧峰增强，并出现一些新的裂分，外侧峰逐渐减弱，一些裂分可能消失在基线或噪音之中，如图 3 – 44b、c、d。若 $\Delta\nu/J$ 值再小，直至 2 个 CH$_2$ 化学位移完全相等时，即成为 A$_4$ 系统。

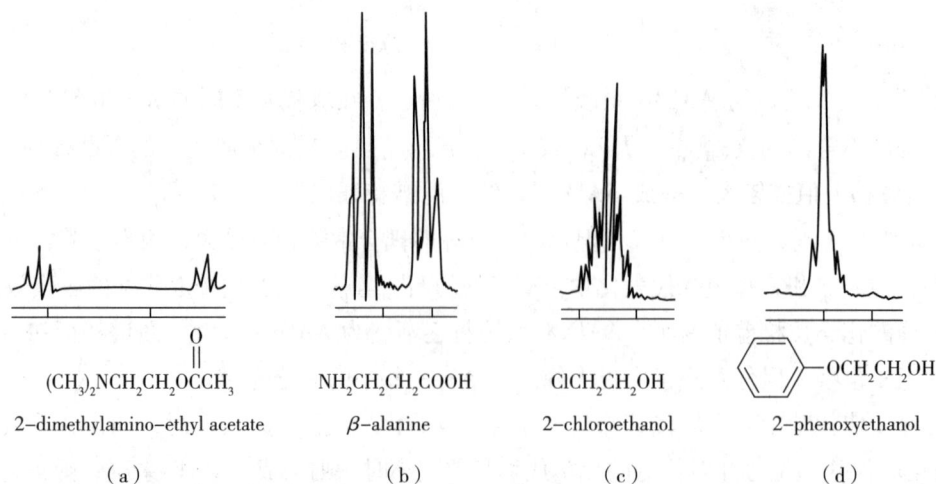

(CH$_3$)$_2$NCH$_2$CH$_2$OCCH$_3$	NH$_2$CH$_2$CH$_2$COOH	ClCH$_2$CH$_2$OH	OCH$_2$CH$_2$OH
2-dimethylamino-ethyl acetate	β-alanine	2-chloroethanol	2-phenoxyethanol
（a）	（b）	（c）	（d）

图 3 – 44　ZCH$_2$CH$_2$Y 型结构中 AA′XX′系统转变为 AA′BB′系统的过程（60MHz）

需要说明的是，由于两个（组）相互偶合的氢核的化学位移差值（$\Delta\nu$）与测试仪器的磁场强度成正比，而耦合常数（J）只反映磁性核间相互干扰作用的强弱，不受外磁场强度的影响，因而 $\Delta\nu/J$ 值将随着外加磁场强度的增强而增大。一些原来用低磁场 NMR 仪测定时表现为复杂难辨的高级偶合的自旋耦合系统，在改用强磁场 NMR 仪测定时就可能简化为易于解析的低级偶合系统。随着 NMR 仪的磁场强度越来越高，现在大多数有机化合物的 ^{1}H-NMR 谱中高级偶合系统已经比较少见。

四、^{1}H-NMR 谱测定技术

（一）溶剂

^{1}H-NMR 测定中多采用氘代溶剂，目的是为避免溶剂自身信号的干扰。但因氘代程度难以达到 100%，溶剂中残存的微量 ^{1}H 信号在谱图上仍可观测到，并且因化学位移各不相同，将分别出现在图谱的不同位置，如表 3-14，在解析图谱时须注意与试样信号相区别。另外，在采用氘代溶剂时，试样中的活泼氢信号有时也会与溶剂中的氘发生交换而从图谱上消失。

试样信号的化学位移常因所用溶剂种类不同而发生改变。故在信号重叠时，改变溶剂重新测定可能会收到意想不到的效果。某些类型化合物，其信号的化学位移有一定规律，可据此判断取代基的位置。还有，在测定已知化合物时，为了方便与文献数据或标准图谱对比，宜尽量选用与文献报道相同的溶剂。

表 3-14 ^{1}H-NMR 谱测定常用溶剂

溶剂名称	结构式	溶剂峰（δ）	多重峰数	水峰（δ）
氘代丙酮	$(CD_3)_2CO$	2.05	5	2.8
氘代三氯甲烷	$CDCl_3$	7.27	s	1.5
氘代二氧六环	$O\diagup\genfrac{}{}{0pt}{}{(CD_2)_2}{(CD_2)_2}\diagdown O$	3.55	m	2.4
氘代环己烷	C_6D_{12}	1.38	s	—
氘代二甲基亚砜	$(CD_3)_2SO$	2.50	5	3.3
重水	D_2O	4.80	s	—
氘代二氯甲烷	CD_2Cl_2	5.35	t	—
氘代吡啶	C_5D_5N	8.71，7.57，7.23	s，s，s	5.0
氘代甲醇	CD_3OD	3.30	5	4.8

（二）去耦实验

^{1}H-NMR 谱中，因相邻氢核之间的自旋耦合造成的信号裂分为化合物的结构解析提供了许多重要信息。通常，相互耦合的氢核信号其耦合常数或裂分大小相等，故通过仔细测量并比较裂分峰间的距离，可以对哪些氢核之间耦合相关作出一定的判断。但因为这种方法不能直观地得出结论，所以在图谱复杂，尤其是有多重耦合影响时容易出现判断失误。此时，可以采用去耦实验的方法。

^{1}H-NMR 中采用的是同核去耦（homonuclear decoupling）实验，即通过选择照射（irradiation，简称 IRR）耦合系统中某个（组）（单照射）或某几个（组）（双重照射或多重照射）氢核使之饱和，则由该氢核造成的耦合影响将会消除，原先受其影响而裂分的氢信号在去偶谱上将会变为单峰（在只有单重偶合影响时），或者得到简化（当还存在其它偶合影响时）。以溴丙烷为例，其 ^{1}H-NMR 谱如图 3-45 所示。（a）为正常图谱，其上出现三组信号，按磁场由高到低顺序，分别为 H_b（3H，三重峰）、H_a（2H，六重峰）以及 H_c（2H，三重峰）。而（b）和（c）为分别对 H_a 核和 H_b 核照射后测得的去偶谱。在去偶谱中可以看到，照射 H_a 核后，H_b 和 H_c 均变成单峰（如图 3-45b），表明 H_b 和 H_c 均与 H_a 有偶合相

关；照射 H_b 核后，H_a 由六重峰变成三重峰，H_c 峰形没有变化（如图 3 – 45c），表明 H_a 和 H_b 有偶合相关。这样，通过上述交叉去偶实验可以很直观地找出溴丙烷分子中相互偶合的峰，从而确认结构及信号归属。

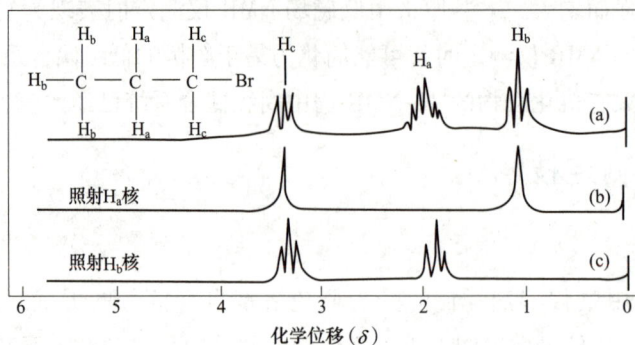

图 3 – 45　溴丙烷的去耦实验

（三）核的 Overhauser 效应（NOE）

两个（组）不同类型氢核位于相近的空间距离时，照射其中一个（组）氢核会使另一个（组）氢核的信号强度增强，这种现象称为核的 Overhauser 效应，简称 NOE。

NOE 通常以照射后信号增强的百分率表示。以图 3 – 46 所示以丹皮酚为例，照射 δ 3.81 处甲氧基质子时，其邻位 H_a 和 H_b 核因空间距离与其相近，发生了 NOE，信号强度较照射前增加了约 30%。

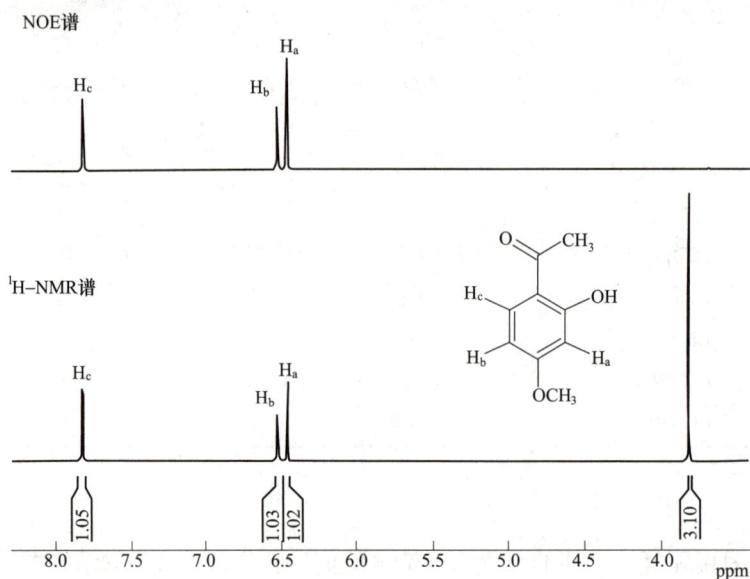

图 3 – 46　丹皮酚的 NOE 谱

NOE 与空间距离的 6 次方成反比，其数值大小直接反映了相关氢核的空间距离，而与相关氢核间隔化学键的数目以及是否发生耦合无关，故可根据 NOE 确定分子中某些基团的空间相对位置、立体构型及优势构象，对研究分子的立体化学结构具有重要的意义。

以 β-紫罗兰酮（3 – 10）为例，分子模型显示侧链的空间排列可能有下列两种方式。

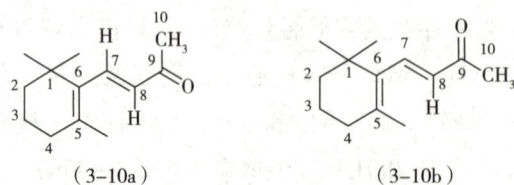

（3–10a）　　　　　　　　　　　　（3–10b）

通过 NOE 测定，照射 10-CH$_3$，发现 H-7 信号增强了 8.7%，而 H-8 信号仅增强约 5.2%，表明 10-CH$_3$ 与 H-7 在空间距离较近，故 β-紫罗兰酮主要以 3-10a 式存在于溶液中。

实际工作中，照射某个氢核（H$_a$），与其空间相近的氢核（H$_b$）产生的 NOE 效应有时不是特别明显，或者 H$_b$ 与其它氢信号相互重叠时，观测信号强度的微小变化十分困难。因此目前多采用 NOE 差光谱测定技术，其原理可用模式图简单表示。如图 3-47 所示，在测定 NOE 差光谱时，因为 FT-NMR 技术，可以方便地进行信号强度的加减运算，故照射前后强度没有改变的信号将在图谱中全部扣除，剩下的信号中，朝下伸出的为被照射的氢信号，朝上伸出的即为照射后强度增加的氢信号。

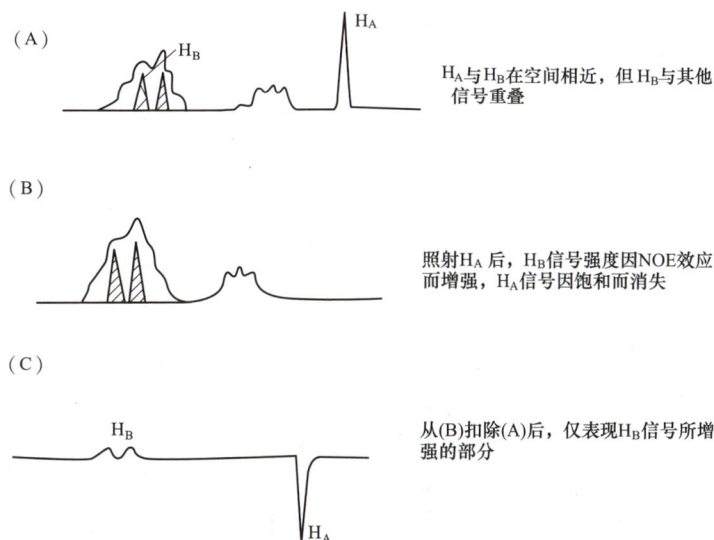

(A) H$_A$ 与 H$_B$ 在空间相近，但 H$_B$ 与其他信号重叠

(B) 照射 H$_A$ 后，H$_B$ 信号强度因 NOE 效应而增强，H$_A$ 信号因饱和而消失

(C) 从 (B) 扣除 (A) 后，仅表现出 H$_B$ 信号所增强的部分

图 3-47 NOE 差光谱的示意图

五、^{1}H-NMR 谱解析的一般程序和解析实例 🖥 微课

1. ^{1}H-NMR 谱解析的一般程序

（1）首先注意检查图谱的基线是否平坦，TMS 信号是否正常，氘代溶剂的残留 ^{1}H 信号是否出现在预定的位置。如果氘代溶剂和样品中存在微量的水，在图谱中还会出现水峰，不同氘代溶剂中水峰的位置也不同。如有问题，解析图谱时应当注意，必要时应重新处理图谱或重新测定。

（2）若已知分子式，计算不饱和度，并据此推测结构中是否含有苯环、碳碳双键、羰基等。

（3）检查图谱中给出的积分比例是否合理，并根据积分算出各组信号对应的 H 数。通常选择明显的甲基或其它孤立非活泼氢信号作为积分标准。

（4）根据化学位移判断氢核的类型，如 $\delta > 12$ 一般为 —COOH 或形成分子内氢键缔合的酚羟基信号，$\delta\,6\sim8$ 一般为芳香氢信号，$\delta\,4\sim6$ 一般为烯氢信号等。

（5）根据耦合常数判断偶合关系，并结合各组共振峰的化学位移、峰形和积分数值，推测可能存在的自旋系统。

（6）把滴加 D$_2$O 后测得的图谱与滴加前进行比较，解析消失的活泼氢信号。但需注意，有些 —CONH$_2$ 或具有分子内氢键的 —OH 信号不会消失。

（7）必要时，可以采用去偶实验、NOE 测定等特殊技术，简化图谱，方便解析。

（8）综合以上分析，结合化合物的分子式、不饱和度，将可能存在的自旋系统和特征基团进行合理组合，推导出可能的化学结构。在很多情况下，比较复杂的化合物仅依靠 ^{1}H-NMR 谱是难以确定结构的，还需结合 UV、IR、MS、^{13}C-NMR 等其它谱学信息或化学方法进行反复推敲加以确定。

（9）将图谱与推导出的结构进行对照检查，确定各组氢信号的化学位移是否符合取代基位移规律、耦合常数是否合理，并对氢信号的归属一一做出确认。

以上程序可供未知化合物结构测定时参考。已知化合物的图谱解析比较容易，多采用与标准图谱或文献数据进行对比来确定结构。

2. ^{1}H-NMR 谱解析实例

[**例3.3**] 某未知化合物 3-11 的分子式为 C$_9$H$_8$O$_3$，其 ^{1}H-NMR 谱（600MHz，CD$_3$OD）及放大谱如图 3-48 和图 3-49 所示，试解析推断其结构，并对氢信号进行归属。

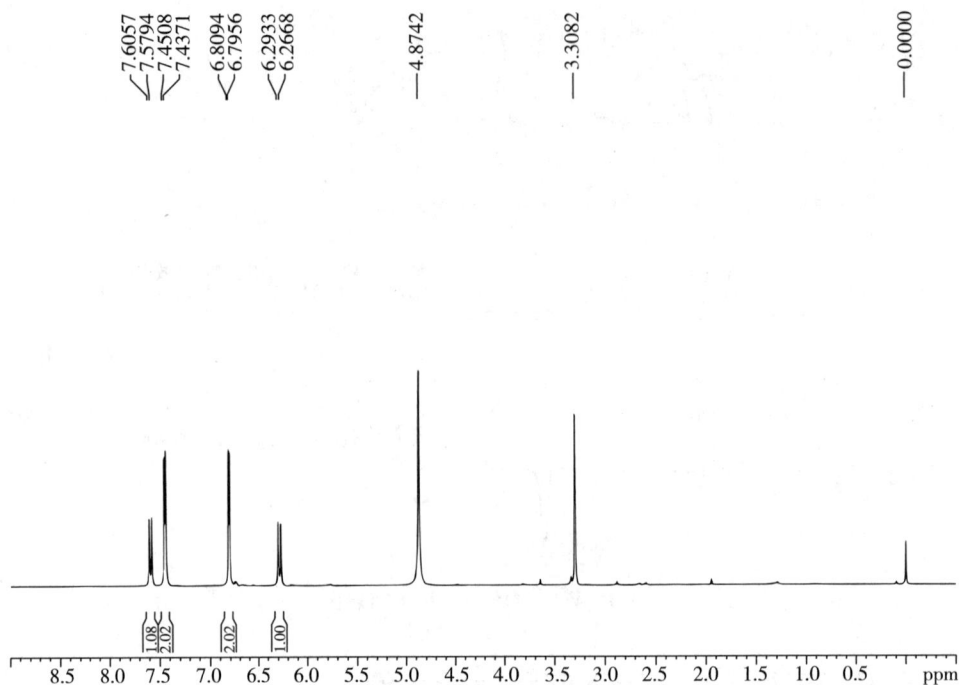

图 3-48　化合物 3-11 的 ^{1}H-NMR 谱（600MHz，CD$_3$OD）

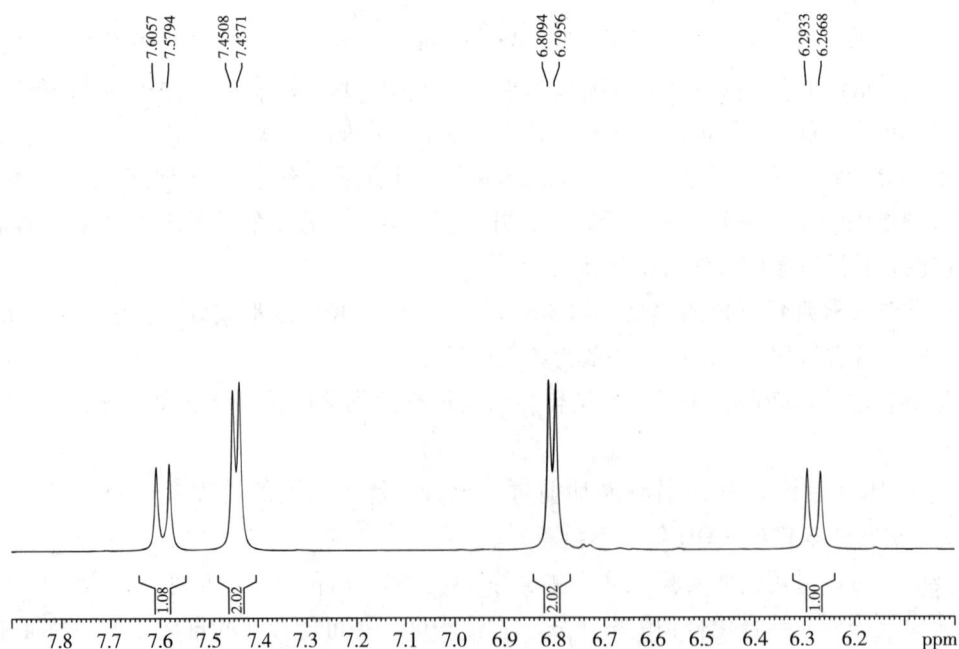

图 3-49　化合物 3-11 的 ^{1}H-NMR 谱放大谱

[**解**] (1) 化合物 3-11 分子式为 $C_9H_8O_3$，计算不饱和度 $\Omega = (9 \times 2 - 8 + 2)/2 = 6$。

(2) 信号解析：$\delta\ 7.59(1H, d, J = 15.8Hz)$ 和 $6.28(1H, d, J = 15.8Hz)$，根据耦合常数和化学位移，确定为典型的反式双键上的两个烯氢信号（片段 A）。

$\delta\ 7.44(2H, d, J = 8.2Hz)$ 和 $6.80(2H, d, J = 8.2Hz)$，根据化学位移、耦合常数和峰形，确定它们构成对二取代苯环上典型的 AA′XX′偶合系统，如片段 B 所示。

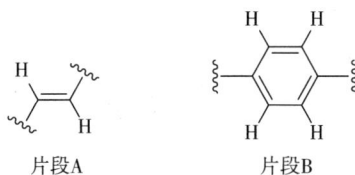

片段A　　　　片段B

(3) 综合以上信号解析，可确定结构中含有苯环和反式双键，上述结构片段相加后为 C_8H_6，对照该化合物的分子式 $C_9H_8O_3$ 和不饱和度 6，还差 CH_2O_3 和 1 个不饱和度，故可确定结构中还应含有 1 个 —COOH 和 1 个 —OH。

(4) 将结构片段 A~D 连接在一起，推导出化合物 3-11 的结构为：

(5) 化合物 3-11 的氢信号归属如下：

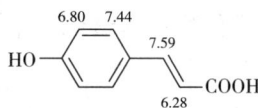

[**例 3.4**] 某未知化合物 3-12 的分子式为 $C_9H_{10}O_5$，其 ^1H-NMR 谱（400MHz，CD_3OD）如图 3-50 所示，试解析推断其结构，并对氢信号进行归属。

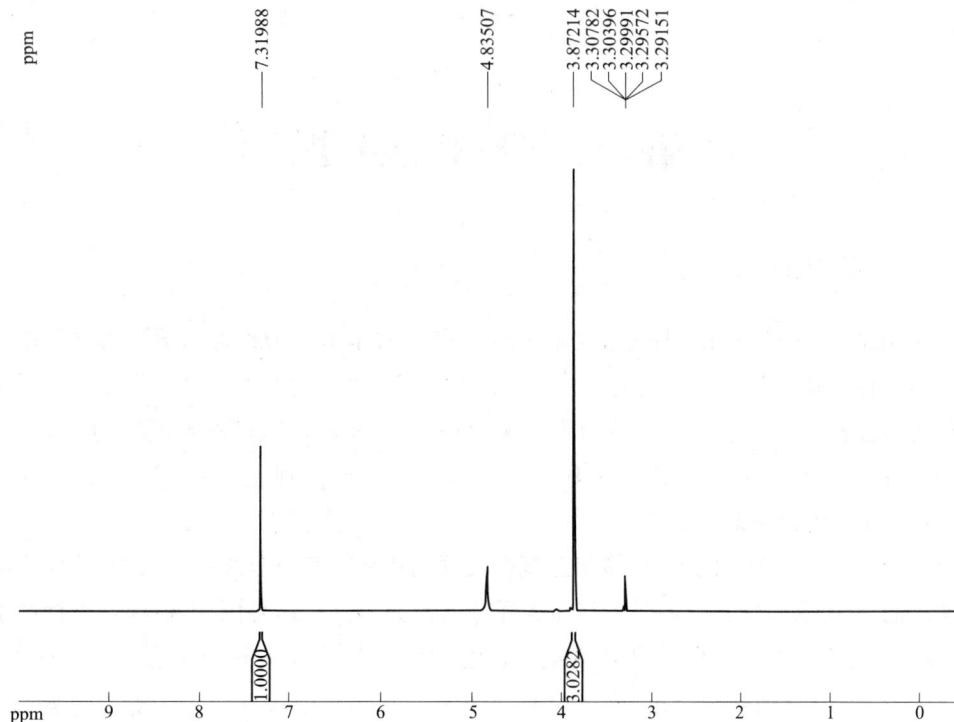

图 3-50　化合物 3-12 的 ^1H-NMR 谱（400MHz，CD_3OD）

[**解**] (1) 化合物3-12分子式为 $C_9H_{10}O_5$，计算不饱和度 $\Omega = (9 \times 2 - 10 + 2)/2 = 5$。

(2) 信号解析：$\delta 7.32(1H, s)$，根据化学位移确定为芳香氢信号。

$\delta 3.87(3H, s)$，甲基信号，结合化学位移，推测为甲氧基—OCH_3。

(3) 综合以上信号解析，可确定结构中含有苯环和甲氧基，根据分子式，显然该化合物为对称结构，苯环上有两个芳香氢和两个甲氧基，如下结构片段所示。该化合物的不饱和度为5，由此确定结构中还应含有1个 $C=O$。

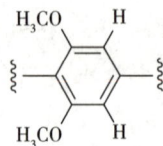

结构片段

(4) 此时，对照分子式，还差2个—OH，应分别连在羰基和苯环的剩余位置。故化合物3-12的两个结构可能为：

（化合物3-12a） 或 （化合物3-12b）

(5) 根据化合物3-12中芳香氢的化学位移 $\delta 7.32$，结合苯环的取代基位移规律，确定化合物3-12的结构为上述3-12a结构，其信号归属如下。

第三节 碳核磁共振

一、碳谱的基本特征

与 ^1H-NMR 相比，^{13}C-NMR 在某种程度上起着更为重要的作用，已成为化学及药学工作者手中一种最强有力的工具。自然界存在的碳同位素中，^{12}C 丰度约为98.9%，但因 $I=0$，没有磁性而无法产生磁共振信号；^{13}C 为磁性核，其 $I=1/2$，^{13}C 核的磁共振原理与 ^1H 相同，但自然丰度仅为 1.1%，灵敏度只有 ^1H 核的1/64，故总的信号灵敏度仅约为 ^1H 核的1/6000，为此，测定 ^{13}C-NMR 时，往往需要化合物更高的浓度、相对更长的测试时间。

此外，因较低的自然丰度，两个 ^{13}C 核相互耦合关联的概率只有万分之一，故 ^{13}C-^{13}C 之间的同核耦合一般不考虑；而由 ^1H 引起的异核耦合影响却表现得极为突出。^{13}C 信号因 ^1H 核耦合干扰产生的裂分数目仍然遵守 $2nI+1$ 规律，以直接相连的 ^1H 的耦合影响为例，^{13}C 信号将分别表现为 q(CH₃)、t(CH₂)、d(CH)及 s(>C<)，且 J 值很大，$^1J_{CH}$ 值为 120~250Hz。间隔2根键（$^2J_{CH}$）及三根键（$^3J_{CH}$）范围内的远程耦合，其耦合常数分别为25-75Hz、10-15Hz，故 ^{13}C 信号将进一步裂分，形成更为复杂的图形。以 β-紫罗兰酮（β-ionone）的质子非去耦谱（图3-51）为例，C-2因直接相连的两个H耦

合（$^1J_{CH}$）先裂分为三重峰（t），随后又因 H-3（$^2J_{CH}$）、H-4（$^3J_{CH}$）及 1-CH₃（$^3J_{CH}$）等远程耦合影响，每个小峰又进一步裂分。因$^2J_{CH}$、$^3J_{CH}$较小，通常仅约为$^1J_{CH}$的 1/10，故 C-2 表现为具有复杂细微结构的三重峰。

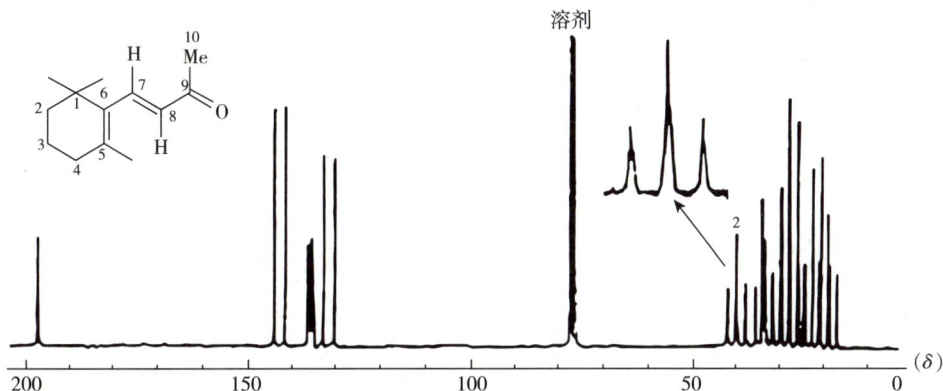

图 3-51　β-紫罗兰酮的质子非去偶谱（^{13}C-NMR，62.5MHz，CDCl₃）

除^1H核外，结构中存在 F、P 等杂原子，因^{19}F、^{31}P核都为 $I=1/2$ 的核，与之相连的 C 核及间隔两根键、三根键的 C 核，也存在耦合裂分，J_{CF}、J_{CP}参考的数值可参见表 3-15、3-16 例证。

表 3-15　F 对 C 的耦合常数举例

表 3-16　P 对 C 的耦合常数举例

X—CH₂CH₂CH₂CH₃

取代基 X	X—CH₂	—CH₂—	—CH₂—	CH₃
	J	J	J	J
—PCl₂	44	14	11	0
—P(n-C₄H₉)₂	14	15	10	0

二、常见^{13}C-NMR 谱的类型及其特征

为去除 H 对 C 间的干扰，^{13}C-NMR 谱测定中可进行多种形式的氢核去偶试验（异核去偶，heteronuclear decoupling），以获取不同类型的谱图，对于判定有机化合物的结构具有重要意义。

1. 噪音去耦谱（proton noise decoupling spectrum）　又称全氢去耦（proton complete decoupling，简称 COM）或$^{13}C(^1H)$宽带去耦（broad band decoupling，简称 BBD）。采用脉冲系列，用覆盖所有^1H核共振频率的宽频电磁辐射照射^1H核，以消除所有^1H核对相关^{13}C核的耦合影响，分子中所有的碳核均表现为单峰，据以准确判断磁不等同碳核信号的数目及它们的化学位移，如图 3-52 所示。

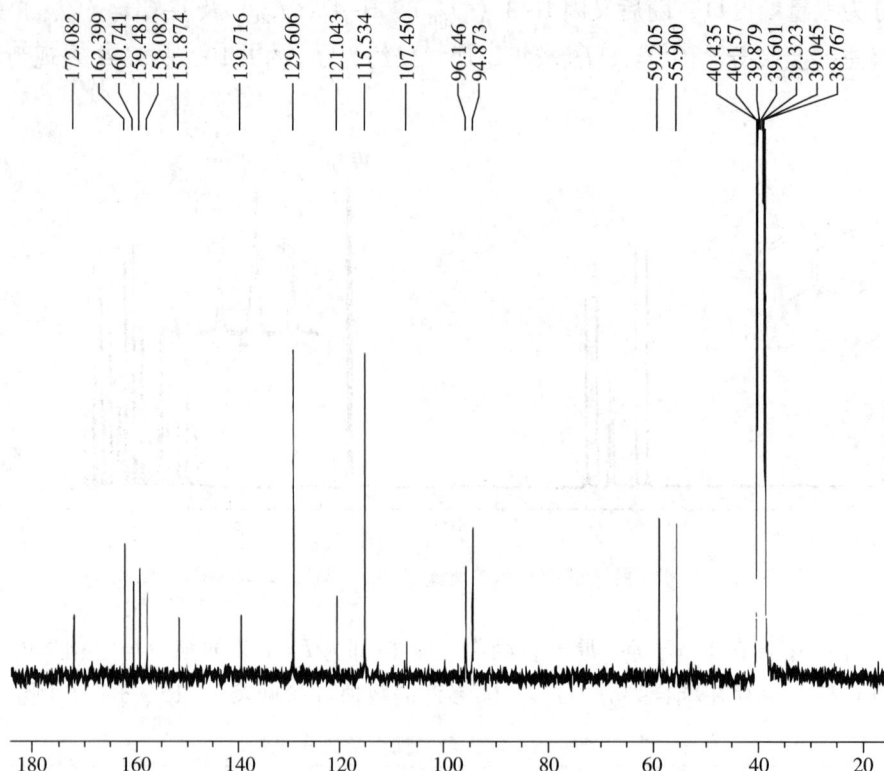

图 3 – 52　黄酮类化合物噪音去偶谱（^{13}C–NMR，62.5MHz，DMSO–d_6）

^{13}C–NMR（COM）谱上信号强度与碳的数目不完全呈定量相关，与^{1}H–NMR 不同，这是因为信号强度主要取决于各个碳的纵向弛豫时间 T_1。T_1 值越小，信号越强；T_1 值越大，信号越弱。各种碳核的 T_1 值一般按下列顺序排列：

$$-\overset{|}{\underset{|}{C}}- \;\geqslant\; -CH_3 \;>\; -CH\big\langle \;>\; -CH_2-$$

　　羰基碳、双键季碳因 T_1 值很大，故吸收信号非常弱，有时甚至弱到无法观测的程度，可大体根据峰高对同类型碳核的碳数比例做出粗略的估计。

　　2. 选择氢核去耦谱（selective proton decoupling spectrum，SPD）**及远程选择氢核去耦谱**（long range selective proton decoupling spectrum，LSPD）　方法是对某个（或某几个）氢核进行选择照射，以消除其耦合影响。此时峰形发生改变的信号只是与之有耦合关连的^{13}C 信号。以 β–紫罗兰酮的 C–9 为例，在质子非去耦谱（图 3 – 53a）中表现为复杂的多重峰，但当同时照射 H–7、H–8 时，则 C–9 仅受 10–CH$_3$的耦合影响，表现为一组四重峰（图 3 – 53b），同时照射 H–7、10–CH$_3$时或 H–8、10–CH$_3$，则 C–9 将表现为一组二重峰（图 3 – 53c、f）；单独照射 10–CH$_3$，C–9 将表现为两组二重峰（图 3 – 53e）。根据峰的裂分情况变化，结合化学位移，可以推断分子中存在下列片段结构。

　　3. DEPT　DEPT（distortionless enhancement by polarization transfer）法系通过改变照射^{1}H 核的脉冲宽度（θ）或设定不同的弛豫时间（delay time，2D$_3$），使不同类型的^{13}C 信号在谱图上（图 3 – 54）呈单峰并分别呈现正向峰或倒置峰，故灵敏度高，信号之间很少重叠，目前已成为^{13}C–NMR 谱的一种常规测定方法。

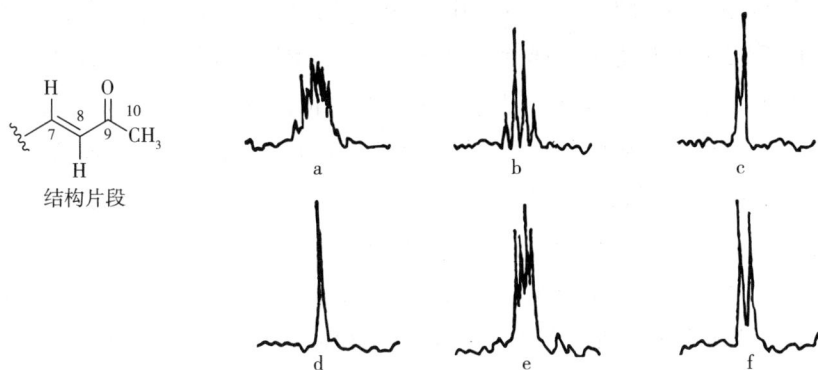

图 3－53　β-紫罗兰酮的 9 位羰基的 LSPD 谱（^{13}C-NMR，25MHz，CDCl$_3$）

a. 质子非去偶谱　b. 照射 H-7，H-8　c. 照射 H-7，H-10

d. 质子噪声去偶谱 e. 照射 H-10　f. 照射 H-8，H-10

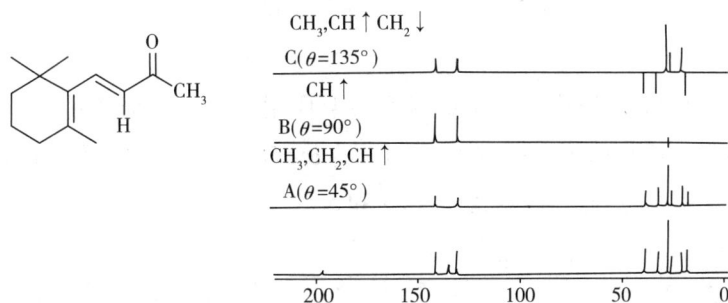

图 3－54　β-紫罗兰酮的 DEPT 谱

三、^{13}C 信号的化学位移及影响因素

^{13}C-NMR 与 ^{1}H-NMR 不同，化学位移的幅度较宽，通常为 δ 0～250。在噪音去偶谱中，因信号均为单峰，故彼此之间很少重叠，识别起来比较容易。常见碳信号化学位移范围见表 3－17。

表 3－17　常见碳信号化学位移范围

碳类型	化学位移范围
脂肪碳	δ < 50
连杂原子 sp^3 杂化碳（C—O，C—N，C—S）	δ 50～100
甲氧基碳（—OCH$_3$）	δ 55 左右
糖端基碳	δ 95～105
芳香碳，烯碳	δ 98～160
连氧芳碳	δ 140～165
C＝O	δ 168～220 醛：δ 190～205 酮：δ 195～220 羧酸：δ 170～185 酯及内酯：δ 165～178 酰胺及内酰胺：δ 165～175

1. 影响^{13}C化学位移的主要因素　与^{1}H-NMR一样，^{13}C的信号化学位移也取决于周围的化学环境及磁环境，并可据此判断^{13}C的杂化方式，现就影响^{13}C信号化学位移的主要因素简单总结如下。

（1）碳的杂化方式　δ，$sp^3 < sp < sp^2$；相应的化学位移值范围，δ 10～100、70～130、100～200。

（2）碳核的电子云密度　碳周围的电子云密度增高，化学位移值δ减小，向高场位移。

在取代基位移效应中，取代基数目越多，相应的诱导效应增加，电子云密度下降；取代基电负性增加，吸电诱导效应也相应增强，但诱导效应随相隔键的数目增加而减弱。

（3）γ-效应　较大基团对γ-位碳上的氢（或其他官能团）通过空间有一种挤压作用，使电子云偏向碳原子，使碳化学位移向高场移动，这种效应称为γ-效应。γ-效应可分为γ-旁式（顺式）效应和γ-反式效应。其中γ-顺式要比γ-反式产生的效应大得多。

如顺式2-丁烯两个CH_3的δ值比反式2-丁烯的δ值要小约5个化学位移单位。

顺式2-丁烯　　　　反式2-丁烯

此效应在烯类化合物的顺反异构体判定中具有重要应用，如异己烯的顺式（*cis*）和反式（*trans*）结构中，因甲基与γ碳的空间效应，顺式结构中双键的α碳（δ 122.8）较反式中双键的α碳（δ 123.9）向高场位移1.1，γ碳和甲基也分别向高场位移5.9和5.1。

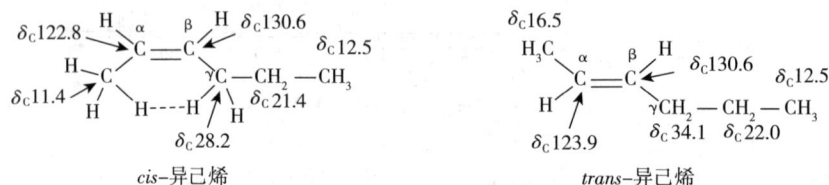

cis-异己烯　　　　　　　　*trans*-异己烯

在环己烷的构象中，经常有1,3-γ-旁式效应，随着作用官能团的增大，这种γ-旁式效应越明显，带来高场位移幅度越大。

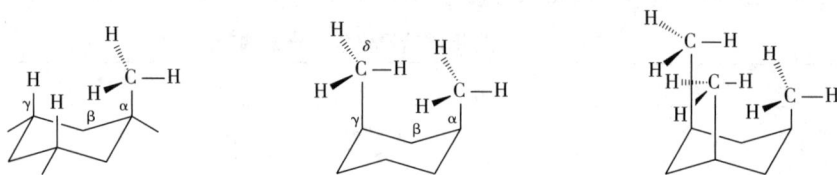

如：α-D-葡萄糖与β-D-葡萄糖相比，前者C-1原子δ值比后者约小4个化学位移单位（D_2O为测试溶剂）；前者的C-3和C-5的δ值则比后者约小6个化学位移单位。

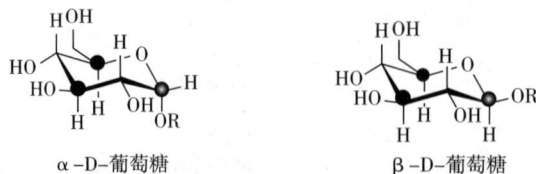

α-D-葡萄糖　　　　　　β-D-葡萄糖

赤式（*erythro* form）和苏式（*threo* form）的2,3-二卤代丁烷中，从γ-旁式效应分析，端甲基受到γ-旁式效应的作用，苏式中的CH_3的δ值应比赤式中CH_3的δ值为小。

苏式　　　　　　　赤式

当卤原子分别为氯、溴和碘时，苏式的 CH_3 相比于赤式的 CH_3 的 δ 值分别低 3.7，5.8 和 9.5 个化学位移单位。

（4）共轭效应　在 π 电子系统中，共轭效应对于电子的分布有很大影响。如普通双键的 ^{13}C 核化学位移为 δ_C 123.5，与羰基共轭后，羰基向高场位移，双键上的 α 碳向高场位移，β 碳向低场位移，带来的插烯规律较为明显。发生 p-π 共轭时，电子云分布越多的 ^{13}C 核，化学位移越小，反之越大。如苯被羟基取代后，由于羟基的邻对位供电效应，使邻位和对位的化学位移由 δ_C 128.5 分别降低为 δ_C 116.0 和 δ_C 120.6。

（5）分子内部作用　分子内氢键使 $C=O$ 的化学位移值 δ 增加。

（6）"重原子"效应　卤素取代基随原子序数的增加原子半径加大，其中碘和溴等重原子产生屏蔽效应，使与之相连的碳原子屏蔽作用增强，化学位移减小，其中 CI_4 的化学位移可以达到 δ_C-292。

（7）电场效应　诱导效应和共轭效应都是通过化学键起作用，使电子云密度发生变化，而场效应是通过分子内的空间作用使电子云密度发生变化的效应，因此只有在立体结构上互相靠近的那些基团之间才能产生电场效应。如：酮、醛、硝基有使苯环的电子云密度降低的趋势，在氢谱中使邻对位氢信号化学位移升高，但在碳谱中，由于羰基带来的强烈的负电场可使邻位碳信号稍向高场偏移，使其对位碳处于低场。当苯的取代基为—NO_2 时，其邻位芳碳向高场位移幅度达 5.3 个化学位移单位，对位碳向低场位移 6.0 个化学位移单位，差异明显。

（8）溶剂影响　被测物受溶剂酸碱性、极性的影响，亦会改变碳的化学环境，导致化学位移的变化。如：苯胺在不同的溶剂中测得的碳化学位移见表 3 – 18。

$$NH_2$$

苯胺

表 3 – 18　苯胺在不同的溶剂中测得的碳化学位移

溶剂	C_1	$C_{2,6}$	$C_{3,5}$	C_4
CCl_4	146.5	115.3	129.5	118.8
$(CD_3)_2CO$	148.6	114.7	129.1	117.0
$(CD_3)_2SO$	149.2	114.2	129.0	116.5
CH_3COOH	134.0	122.5	129.9	127.4

（9）试剂位移　在含氧或含氮化合物中，某些碳信号可因加入特殊的化学试剂而发生位移，试剂多为镧系金属化合物。

2. 常见取代基位移规律　化合物结构中某个碳原子上引入取代基后引起的相应碳信号发生位移变化，称为取代基位移（substituent chemical shift，SCS）或取代基效应。因取代基位移有加和性，为此某碳原子的化学位移可以通过取代基影响进行计算。

（1）烷烃的取代基位移经验规律　烷烃碳的化学位移计算公式为 $\delta_{C_K} = B + \sum nA$ ，其中 δ_{C_K} 为 K 碳的化学位移，B 为 K 碳的基础化学位移值（-2.5），A 是位移加和参数，n 是具有相同位移参数的烷基碳原子数，取代基位移影响见表 3 – 19。

K 碳原子的相邻碳原子编号如下：

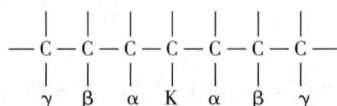

以 3-甲基戊烷为例，对 C-2 来说，有 2 个 α 位烷基碳（C-1，C-3），2 个 β 位烷基碳（C-4，C-6），1 个 γ 位烷基碳（C-5）。-2.5 是甲烷碳原子化学位移的基础值，根据表 3 – 19 的烷基取代位移，α 位取代基的位移是 9.1，β 位取代基的位移是 9.4，γ 位取代基的位移是 -2.5。故 $\delta_{C-2} = -2.5 + 9.1 \times 2 + 9.4 \times 2 + (-2.5 \times 1) = 32.0$。同理，C-1 的计算值为：$\delta_{C-1} = -2.5 + 9.1 + 9.4 + (-2.5 \times 2) + 0.3 = 11.3$。有的计算方法还使用了位阻校正值，计算结果与实测值更加接近。

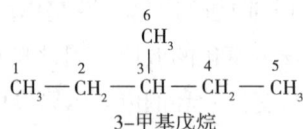

$$\overset{6}{CH_3}$$
$$\overset{1}{CH_3} - \overset{2}{CH_2} - \overset{3}{CH} - \overset{4}{CH_2} - \overset{5}{CH_3}$$
3-甲基戊烷

表 3 – 19　脂肪碳的取代基位移（SCS，$\triangle\delta c$）

取代基	末端取代		支链取代		Z_γ	Z_δ
	Z_α	Z_β	Z_α	Z_β		
—CH_3（—R 烷基）	+9.1	+9.4	+9.1	+9.4	-2.5	0.3
—F	+70.1	+7.8	+9.0	+6.0	-6.8	0.0
—NO_2	+61.6	+3.1	+4.0	+4.0	-4.6	-0.9
—$OCOCH_3$	+52.0	+6.5	+6.0	+5.0	-6.0	0.0

续表

取代基	末端取代		支链取代		Z_γ	Z_δ
	Z_α	Z_β	Z_α	Z_β		
—O—（—OH）	+49.0	+10.1	+10.2	+7.7	−6.2	0.0
—NH₂（— N ）	+28.3	+11.3	+11.3	+10.0	−5.1	0.0
—COCl	+33.1	+2.3			−3.6	0.0
—Cl	+31.0	+10.0	+10.5	+10.0	−5.1	−0.5
—N⁺R₃	+30.7	+5.4	+5.0		−7.2	−1.4
—N⁺H₃	+26.0	+7.5	+8.0	+6.0	−4.6	+5.1
—CH＝O	+29.9	−0.6			−2.7	0.0
—COO⁻	+24.5	+3.5	+5.1	+3.0	−2.5	0.0
—COOR	+22.6	+2.0	+2.5	+2.0	−2.8	0.0
—COOH	+20.1	+2.0	+16.0	+2.0	−2.8	0.0
C＝O	+22.5	+3.0	+1.0	+1.0	−3.0	0.0
—CONR₂	+22.0	+2.6	+2.5		−3.2	−0.4
C＝C	+19.5	+6.9	+5.5		−2.1	0.4
—S—（—SH）	+10.6	+11.4	+12.0	+11.0	−3.6	−0.4
—C≡C—	+4.4	+5.6			−3.4	+0.6
—C≡N	+3.1	+2.4	+3.0	+3.0	+3.3	+0.5

（2）芳香化合物的取代基位移 苯环上引入取代基对直接相连碳、邻位碳、对位碳的化学位移影响较大，产生的取代基位移分别为 Z_i、Z_o、Z_p，但间位碳的取代位移 Z_m 一般较小，具体见表 3-20。苯环上碳的化学位移计算方法为其基础值 $128.7 + \sum Z_i$（取代基效应和）。

以对氯苯甲腈为例，C-1 既是氰基的 i 位又是氯的对位，故：

$$\delta_{C_1} = 128.7 + Z_i(-CN) + Z_p(-Cl) = 128.7 - 19.0 - 1.9 = 107.8$$
$$\delta_{C_{2,6}} = 128.7 + Z_o(-CN) + Z_m(-Cl) = 128.7 + 1.4 + 1.3 = 131.4$$
$$\delta_{C_{3,5}} = 128.7 + Z_m(-CN) + Z_o(-Cl) = 128.7 - 1.5 + 0.4 = 127.6$$
$$\delta_{C_4} = 128.7 + Z_p(-CN) + Z_i(-Cl) = 128.7 + 1.4 + 6.2 = 136.3$$

对氯苯甲腈

表 3-20 苯的取代基位移 （$\Delta\delta c$）

取代基	Z_i	Z_o	Z_m	Z_p	取代基	Z_i	Z_o	Z_m	Z_p
—OH	+26.9	−12.5	+1.8	−7.9	—CHO	+9.0	+1.2	+1.2	+6.0
—OMe	+30.2	−15.5	0.0	−8.9	—COMe	+7.9	−0.3	−0.3	+2.9
—OAc	+23.0	−6.4	+1.3	−2.3	—CN	−19.0	+1.4	−1.5	+1.4
—NH₂	+19.2	−12.4	+1.3	−9.5	—NO₂	+19.6	−5.3	+0.8	+6.0
—NMe₂	+22.6	−15.6	+1.0	−11.5	—Me	+9.1	+0.6	−0.2	−3.1

续表

取代基	Z_i	Z_o	Z_m	Z_p	取代基	Z_i	Z_o	Z_m	Z_p
—CH_2OH	+12.3	-1.4	-1.4	-1.4	—Et	+15.4	-0.6	-0.2	-2.8
—$CH=CH_2$	+9.5	-2.0	+0.2	-0.5	—Ar	+14.0	-1.1	+0.5	-1.0
—CO_2H	+2.1	+1.5	0.0	+5.1	—Cl	+6.2	+0.4	+1.3	-1.9
—CO_2Me	+1.3	-0.5	-0.5	+3.5	—Br	-5.5	+3.4	+1.7	-1.6

注：苯无取代时，苯环碳的化学位移 $\delta_C = 128.7$。

（3）羟基及烷氧基取代位移规律　因含氧官能团引入，具有较大的吸电诱导效应，故直接相连的碳信号向低场位移幅度较大，整体结构中其他位置碳信号位移变化也是电效应与立体效应的加和。

表 3-21　羟基及烷氧基取代位移

OH-取代位移

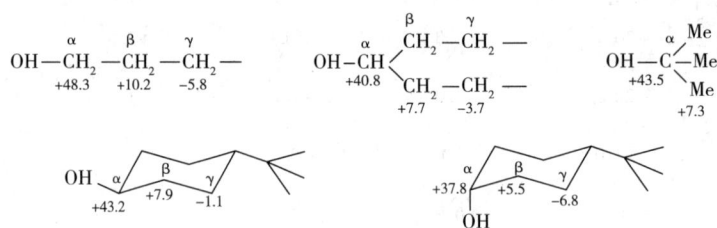

O-甲基取代位移

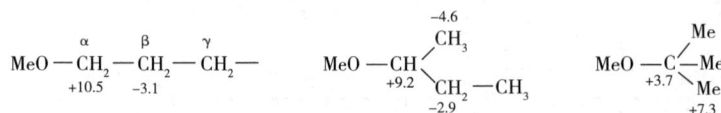

（4）酰化位移（acylation shift）　醇 OH 的酰化位移，如表 3-22 所示，天然产物中糖部分的 OH 被乙酰化所得的乙酰化糖苷在自然界中广泛存在。通常，羟基的乙酰化会使其烷基碳（α-碳）信号向低场位移 2~4 个化学位移单位，它的邻位碳（β-碳）信号向高场位移 2~6 个化学位移单位）。利用这个规律可以确定乙酰化的位置。

酚或烯醇羟基乙酰化后，与原来的酚或烯醇结构相比，既有 p-π 共轭作用的减弱，又有 γ-旁式效应的影响，因此会使 α-碳信号向高场位移 4 个化学位移单位，邻位碳（β-碳）信号向低场位移 6 个化学位移单位。

表 3-22　乙酰化位移

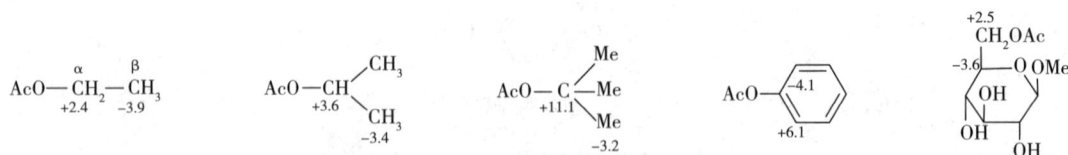

（5）苷化位移　糖与苷元成苷后，苷元的 α-C、β-C 和糖的端基碳的化学位移值均发生了改变，这种改变称为苷化位移（glycosylation shift，GS），如图 3-55，苷化位移值与苷元的结构有关，与糖的种类无关。苷化位移在推测糖与苷元、糖与糖的连接位置、苷元成苷位置碳的绝对构型及碳氢信号归属上具有重要的作用。糖与糖通过苷键相连虽然并不称为苷，但在解决它们相互间的连接位置时，苷化位移仍可适用。

图 3-55　苷化位移示意图

① 醇苷的苷化位移规律　醇羟基成苷后，糖端基碳和苷元 α-C 化学位移均向低场移动，其中糖端基碳的化学位移向低场移动幅度与糖的种类及其端基碳的构型无关，但与苷元有关：苷元为甲醇时，向低场位移最大，约为 7 个化学位移单位，其他则随着苷元为伯醇（δ：～ +6）、仲醇（δ：～ +4）、叔醇（δ：～0）向低场位移幅度依次减小。而 β 碳稍向高场移动，对其余碳的影响不大。如表 3-23 所示。

表 3-23　β-D-葡萄糖的醇苷的苷化位移（GS）

苷元苷化位移 $\Delta\delta = \delta_{(GO-R)} - \delta_{(HO-R)}$　　　　　G 为 β-D-葡萄糖基

糖端基碳苷化位移 $\Delta\delta = \delta_{(GO-R)} - \delta_{(GOH)a}$

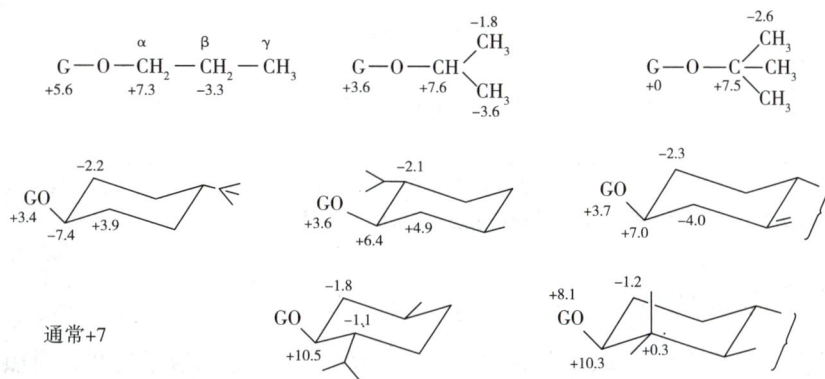

注：a 为 β-D-葡萄糖端基碳（C-1）化学位移。

苷元的 α 碳向低场位移，其移动幅度受糖端基碳及糖 C-2 位碳的构型影响，但总的趋势是：α 碳向低场位移 5~7 个化学位移单位，β-C 向高场位移约 3~5 个化学位移单位。

②羧基、酚羟基、烯醇的苷化位移规律　当糖与羧基、酚羟基、烯醇羟基形成苷时，苷化位移比较特殊，其中苷元的 α-C 向高场位移约 0~4 个化学位移单位，糖的端基碳在酚苷、烯醇苷中向低场位移，在酯苷中向高场位移，但位移幅度不大（0~4 个化学位移单位）。

如下面两个化合物。

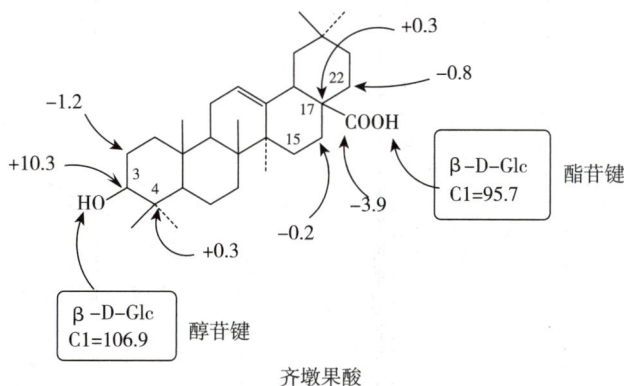

齐墩果酸

（氘代甲醇中测定）

四、溶剂

核磁测试所用的氘代试剂，因 ^2D 核的 $I=1$，故 ^{13}C 核被与其相连的 ^2D 核耦合裂分的数目为 $2n+1$，如氘代三氯甲烷（$CDCl_3$）^{13}C 核裂分数目按公式为 $2\times1+1=3$，故氘代三氯甲烷在碳谱中出现一组以 $\delta\,77.0$ 为中心的三重峰。氘代甲醇（CD_3OD）的试剂峰（—CD_3）用公式计算为 $2\times3+1=7$；氘代二甲基亚砜（CD_3SOCD_3）是对称结构，表现出 1 组—CD_3 基团的 ^{13}C 核耦合裂分，为七重峰；氘代丙酮（CD_3COCD_3）—CD_3 碳信号为七重峰；氘代吡啶（C_5D_5N）给出 3 组化学位移不等的三重峰。常用氘代试剂的碳谱信号见表 3－24。

表 3－24   常用氘代试剂的碳谱信号的化学位移及峰形

氘代试剂	氘代甲醇-d_4	氘代三氯甲烷-d_1	氘代吡啶-d_5			氘代丙酮-d_6		氘代二甲基亚砜-d_6
试剂峰（δ）	49.0	77.0	123.5,	135.5,	149.2	29.8,	206.5	39.7
峰的数目	7	t	t,	t,	t	7,	s	7

注：①按惯例，s，t，7 分别表示单峰、三重峰、七重峰；②由于现代高分辨频率核磁谱仪的使用，一般不用 TMS 定标，取而代之的是以氘代试剂的 ^{13}C 核作为参照。但 TMS 的 ^{13}C 峰仍在图谱右边的 $\delta\,0.00$ 处出峰。

五、^{13}C-NMR 谱的解析

对于已知化合物的碳谱信号归属，有两种方法，一是将得到的碳谱数据与文献对照；二是先利用取代基位移计算出结构中各碳的化学位移值，然后将其与实测值对照，根据相近程度归属各碳信号。

1. 已知化合物的碳谱信号归属

［例3.5］试按化合物 3－13 的结构对其碳谱（图 3－56）信号做出归属。

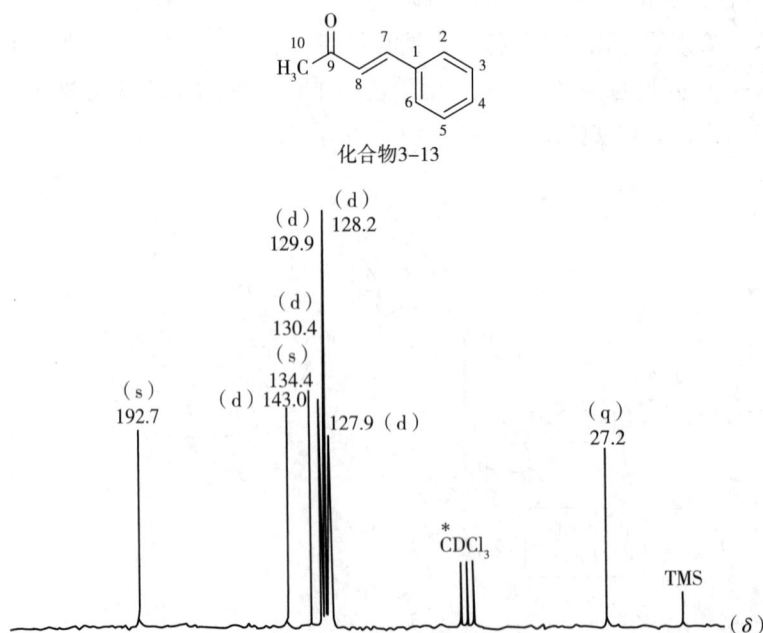

化合物3-13

图 3－56   化合物 3－13 的碳谱

[**解**] 由结构可见，化合物 3 – 13 的分子中有 10 个碳原子，但图中只观察到 8 个碳信号，这是由于苯环上的对称结构，部分碳核信号化学位移相同，信号叠加所致。

仔细观察谱图发现，δ 128.2(d)、129.9(d) 两个信号的强度显著大于其他碳信号，提示二者可能分别为 C-2，6 和 C-3，5 两组叠加碳信号。按表 3 – 20 计算苯环碳的化学位移（其中，—CH ＝ CHCOCH$_3$ 基可近似地当做—CH ＝CH$_2$ 基计算），$\delta_{C_{2,6}}$ = 128.7 $-Z_o$(—CH ＝CH$_2$) = 128.7 - 2.0 = 126.7，$\delta_{C_{3,5}}$ = 128.7 + Z_m(—CH ＝CH$_2$) = 128.7 + 0.2 = 128.9。根据化学位移的接近程度，推断 δ 128.2(d) 为 C-2 和 C-6 的信号，δ 129.9(d) 为 C-3 和 C-5 的信号。

同上法计算 C-1 和 C-4 的化学位移分别为 δ_{C_1} = 128.7 + Z_i(—CH ＝CH$_2$) = 128.7 + 9.5 = 138.2，δ_{C_4} = 128.7 - Z_p(—CH ＝CH$_2$) = 128.7 - 0.5 = 128.2。依据化学位移大小和碳谱的裂分情况，可推断谱图中的 δ 127.9(d) 为 C-4 的信号，δ 134.4(s) 为 C-1 的信号。

根据表 3 – 17 的各类型碳原子的化学位移，很容易归属 δ 27.2(q) 及 δ 192.7(s) 分别为 C-10 (—CO$\underline{C}$H$_3$) 及 C-9(—$\underline{C}$OCH$_3$)。考虑到—COCH$_3$ 基与双键的 π-π 共轭效应使 C-7 向低场位移，C-8 向高场位移，故 δ 143.0(d) 应归属为 C-7，δ 130.4(d) 应归属为 C-8。这样，所有的信号都得到了合理的归属。

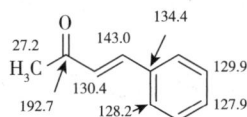

2. 未知化合物的结构解析 对于未知结构，碳谱解析程序一般如下。

（1）确定溶剂峰，保证化合物的碳信号的正确统计。

（2）DEPT 谱确定结构中各碳信号类型。

（3）根据各碳信号化学位移，推断化合物的结构片段。

（4）将各结构片段进行合理连接，推断化合物的整体结构。

（5）采用取代基位移计算各碳的化学位移，辅助验证化合物结构推测的准确性。

（6）根据推断的结构进行文献检索，与文献对比，最终确认平面结构和立体结构。具体解析过程参见例 3.6。

[**例** 3.6] 化合物 3 – 14 分子式为 C$_8$H$_{10}$O$_2$，^{13}C-NMR 谱如图 3 – 57 所示，试推测其正确结构。

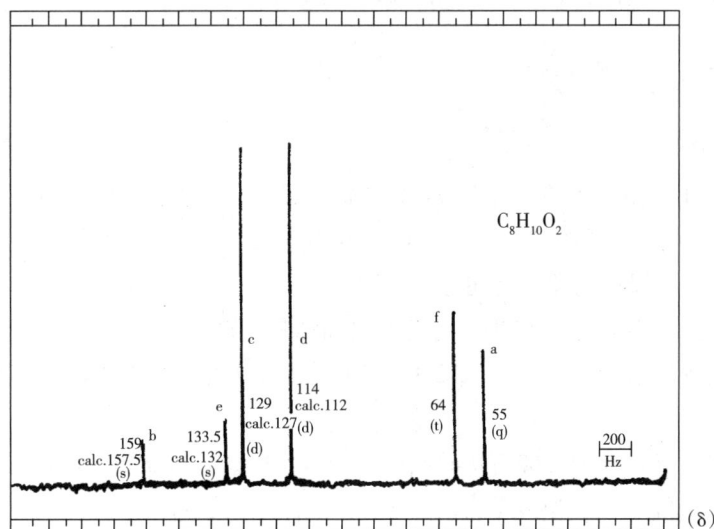

图 3 – 57 化合物 3 – 14 的碳谱

[**解**] 不饱和度 $\Omega = (2 \times 8 + 2 - 10)/2 = 4$，推测结构中可能有苯环。结合化学位移、裂分情况对图谱数据进行分析的结果如下。

（1）由化学位移推测，峰 b、c、d、e 为苯环上的碳信号。又由于峰 c 和峰 d 的强度远高于其他碳信号，推测该化合物结构中的苯环可能为对称的 1,4-二取代，因 C-2,6 和 C-3,5 为两组对称的碳，化学位移相同造成这两个信号的强度增强。依据峰 b 的化学位移，提示其为连氧芳香碳信号；根据氧原子对邻位的屏蔽作用，则可判断峰 d 为峰 b 的邻位碳信号。据此可知，该化合物结构中有一个 1,4 对位二取代苯环，且其中一个取代基的氧原子与苯环直接相连。

（2）依据峰 a 的化学位移，提示其为连氧脂肪碳信号，又由于其为 q 峰，可以推断其为—OCH_3 的信号。

（3）依据峰 f 的化学位移和裂分峰数，推断其为—CH_2O—片段的信号。

由分子式 $C_8H_{10}O_2$（不饱和度 =4）中扣除上述结构碎片总和，还剩余 1 个 H，由此确定结构中有—CH_2OH。综上所述，对位取代苯环上的取代基分别为甲氧基和羟甲基，推断化合物 3-14 的结构如下：

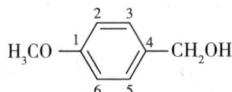

参照表 3-20 计算各碳的化学位移，结构中各碳原子的化学位移计算值（见图 3-57 中数据）与实测值十分接近，而且不饱和度也合理，进一步证实该化合物的结构式推测正确。

第四节　二维核磁共振谱

二维核磁共振谱（two dimensional NMR spectroscopy，2D-NMR）是近代核磁共振技术发展最快的领域之一，是复杂有机化合物结构鉴定最为有效和准确的研究手段。2D-NMR 的思想最早由比利时科学家 Jeener 于 1971 年提出，但是由于当时缺乏足够稳定的磁场，一直未能实践证明。直到 1976 年，瑞士科学家 R. Ernst 首次成功实现了具有两个独立时间变量的 2D-NMR 实验，并用密度矩阵方法对 2D-NMR 技术进行了系统的理论阐述。其后 R. Ernst 和 R. Freeman 等研究小组迅速发展了多种 2D-NMR 实验方法，在物理化学和生物学研究中获得了广泛的应用。

一、基本原理

（一）实验方法

2D-NMR 是 1D-NMR 谱的自然拓展，起源于傅里叶变换的概念。1D-NMR 实验中，在时间范畴测得的 NMR 信号通过傅里叶变换就能得到频率范畴的 NMR 谱。2D-NMR 谱是通过记录一系列 1D-NMR 谱而得到的，这些单个一维谱图的差别是在脉冲序列内引入的一个时间增量，即将另一个独立的时间变量引入 1D-NMR 谱。通过一系列实验获得具有两个时间变量的时域谱 $S(t_1, t_2)$，再经过两次傅里叶变换后就能得到二维频率的频域谱 $S(\omega_1, \omega_2)$，即 2D-NMR 谱，其谱峰分布在由两个频率轴 F_1 和 F_2 组成的平面上。

2D-NMR 实验的基本脉冲序列一般可按时间分割为四个阶段：准备期 t_d（preparation）→演化期 t_1（evolution）→混合期 t_m（mixing）→检测期 t_2（detection），如图 3-58 所示。

准备期：准备期在时间轴上通常是一个较长的时期，核自旋体系发生弛豫回复到平衡状态，在准备期末将受到一个或多个射频脉冲的激发，以产生所需要的单量子或多量子相干。

演化期：2D-NMR 实验关键就是引入了第二个时间变量演化期 t_1，即在演化期内用固定的时间增量 Δt 进行一系列实验。t_1 是在二维实验期间递增的时间域，在此期间化学位移和自旋-自旋耦合发生演化。

混合期：在混合期施加一个或几个射频脉冲，产生可观察的横向磁化矢量。

检测期：完全对应于 1D-NMR 实验的采样时间，在 2D-NMR 中通常记为时间域 t_2。当样品中的核自旋被激发后，它以确定频率进动，并且这种进动将延续相当一段时间。在这个意义上讲，可以把核自旋体系看成有记忆能力的体系，J. Jeener 就是利用这种记忆能力，在检测期通过记录横向磁化矢量，间接检测演化期中核的自旋行为。如图 3-59 所示，在演化期内每个 t_1 产生一个单独的自由感应衰减信号（free induction decay，FID），在检测期 t_2 被检测，得到 N_i 个 FID。这里每个 FID 所用的脉冲序列完全相同，只是演化期内的延迟时间逐渐增加。这样获得的信号是两个时间变量 t_1 和 t_2 的函数 S，对每个这样的 FID 作第一次傅里叶变换，可得到 N_i 个在频率域 ω_2 中的频率谱 $S(t_1,\omega_2)$。对于每个不同的 t_1，它们频率谱的强度和相位不同，在 ω_2 域的每一个化学位移从 N_i 个不同的谱中得到 N_i 个不同的数据点，它们组成了一个在 t_1 方向的"准 FID"或干涉图。将组成上述"准 FID"或干涉图的数据矩阵进行 90° 旋转，进一步显示 t_1 的波动，然后再对 t_1 进行第二次傅里叶变换，就得到了依赖于两个频率的二维谱 $S(\omega_1,\omega_2)$。值得注意的是，这两个独立的自变量都必须是频率，如果一个自变量是频率，另一个自变量是时间、浓度、温度等其他的物理化学参数，就不属于二维核磁共振谱，它们只能是 1D-NMR 谱的多线记录。

2D-NMR 与 1D-NMR 一样，都是探测核的磁化矢量在磁场中进动时相互间的相干作用。2D-NMR 实验的本质是通过横观磁化矢量在检测期的行为间接探测演化期的核自旋行为，这是基于演化期行为对检测期起始状态的幅度调制或相位调制。2D-NMR 谱的特点是将化学位移、耦合常数、NMR 参数以独立频率变量的函数 $S(\omega_1,\omega_2)$ 在两个频率轴构成的平面上展开，这样既减少了信号间的重叠，又可表现出自旋核间的相互作用，从而提供比 1D-NMR 更多的结构信息。

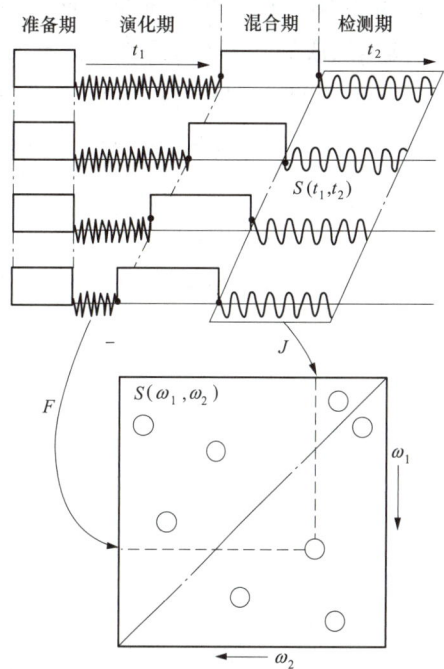

图 3-58　2D-NMR 实验示意图

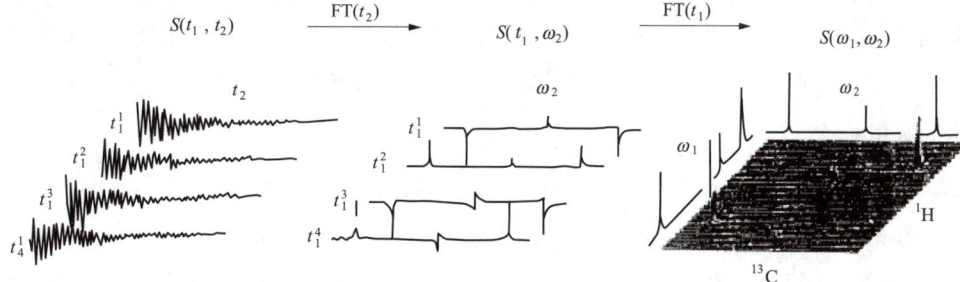

图 3-59　2D-NMR 数据矩阵

（二）二维核磁共振谱的记录方法

2D-NMR 信号的记录方式有五种，分别为堆积图、等高线图、强度图、剖面图和投影图。其中常见的为堆积图和等高线图，以等高线图最为重要。

1. 堆积图 堆积图（stacked plot）是三维立体图形，由很多条一维谱线紧密排列构成，在两个频率轴 F_1 和 F_2 组成的平面上有序地矗立着大小不等的锥体，其高度或体积代表该信号的强度，如图 3 - 60 所示。堆积图的优点是直观，富有立体感，缺点是难以确定吸收峰的频率和发现大峰后可能隐藏的小峰，而且绘制这种谱图耗时较多，因此在应用上受到很大的限制。

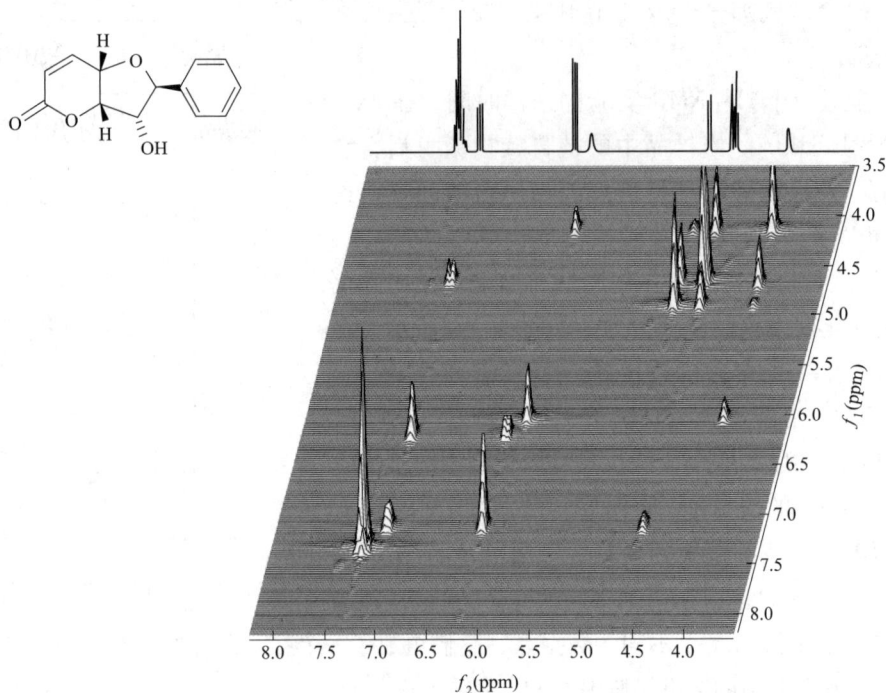

图 3 - 60　Isoaltholactone（3 - 15）的 ^{1}H-^{1}H COSY 谱堆积图（400MHz，DMSO-d_6）

2. 等高线图 等高线图（contour plot）类似于普通地图的地形图，是将堆积图以平行于 F_1 和 F_2 平面的不同距离进行连续平切绘制而成，如图 3 - 61 所示。等高线图最中心的圆圈或点表示峰的位置，圆圈的数目表示峰的强度。最外圈表示信号的某一定强度的截面，其内第二、第三、第四圈分别表示强度依次增高的截面。这种图的优点是能够观察到峰的准确频率位置，检测时间短，绘制图比较方便。缺点是难以把握截面的选择，若截面选择过低，信号占据面积太大，并且出现噪声信号和因信号间干涉而产生的低强度信号，干扰正常的谱图分析（图 3 - 61a）；若截面选择过高，有些强度较小的真正信号可能被忽略。所以需要协调处理，优化绘图条件（图 3 - 61b），或以不同高度平切画出多张谱图，以清楚地观察强信号和弱信号。虽然等高线图存在一些缺点，但与其他形式的二维图谱比较，它以较少的等高线即可表示大量的信息，因此，现在一般采用这种方法来记录二维核磁共振谱。

（三）共振峰的命名

1. 对角峰 如图 3 - 62 中位于对角线（$\omega_1 = \omega_2$）上的共振峰称为对角峰（diagonal peak），或自峰（auto peak）；对角峰在频率轴 F_1 和 F_2 轴上的投影，就是常规的 1D-NMR 谱。

2. 交叉峰 如图 3 - 62 中出现在（$\omega_1 \neq \omega_2$）处，即非对角线上的共振峰称为交叉峰（cross peak），或相关峰（correlation peak）。从峰的位置关系可以判断哪些峰之间有偶合关系，从而可以推测核之间的偶合关系，因此交叉峰是二维谱中最为有用的部分。

图 3 – 61 Isoaltholactone（3 – 15）的 ^{1}H-^{1}H COSY 谱的等高线图（400MHz，DMSO-d_6）

a 截面选择过低；b 截面选择适当

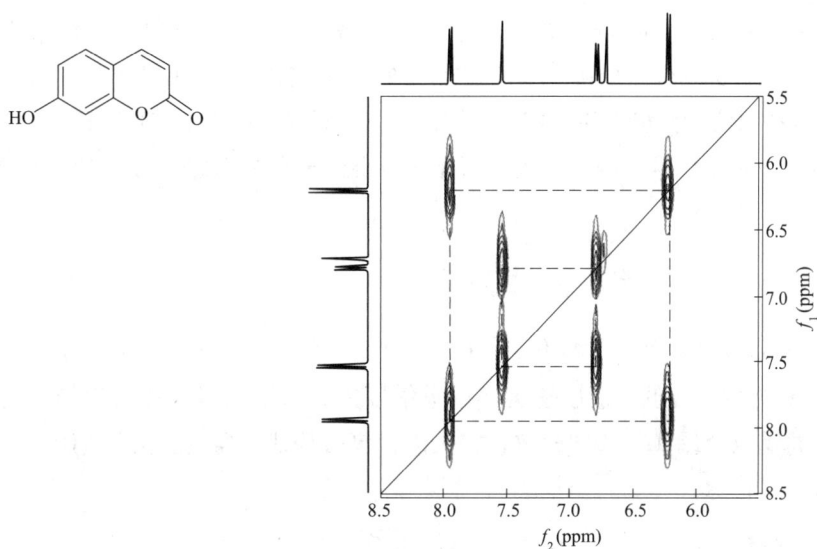

图 3 – 62 7-羟基香豆素（3 – 16）的 ^{1}H-^{1}H COSY 局部放大谱（600MHz，DMSO-d_6）

（四）常见的二维核磁共振谱

2D-NMR 谱是阐明分子结构最有力的工具，根据所使用的脉冲序列和结构信息不同，2D-NMR 实验大体上可分为以下四类：耦合常数分辨谱（J-resolved spectroscopy）；通过化学键的同核位移相关谱（homonuclear shift correlation through the chemical bond）；通过化学键的异核位移相关谱（heteronuclear shift correlation through the chemical bond）；空间相关谱（multiple quantum spectroscopy）。表 3 – 25 列出了本节将重点介绍的常用二维核磁共振实验，以及各种 2D-NMR 谱所能提供的信息，表中 δ 表示化学位移，J 表示耦合常数。

表 3 – 25 常用二维 NMR 谱

实验名称	F_1 参数	F_2 参数	相关途径	用途
^{1}H–^{1}H COSY	δ, J_{HH}	δ, J_{HH}	J_{HH}	确定 H-H 自旋耦合关系，帮助 ^{1}H 谱归属
TOCSY	δ, J_{HH}	δ, J_{HH}	$^nJ_{HH}$ ($n \geq 2$)	自旋体系识别，主要用于具有糖、氨基酸残基的化合物和大分子化合物
HMQC	δ, J_{CH}	δ, J_{HH}	$^1J_{CH}$	确定分子的 C-H 偶合关系
HSQC	δ, J_{CH}	δ, J_{HH}	$^1J_{CH}$	提供与 HMQC 同样的信息
HMBC	δ, J_{CH}	δ, J_{HH}	$^nJ_{CH}$ ($n \geq 2$)	确定远程 C-H 偶合关系
NOESY	δ, J_{HH}	δ, J_{HH}	NOE	提供空间关系信息，确定分子的立体结构
ROESY	δ, J_{HH}	δ, J_{HH}	NOE	提供与 NOESY 同样的信息，用于无 NOE 的中等分子

注：COSY：Correlation Spectroscopy
    TOCSY：Total Correlation Spectroscopy
    HMQC：Heteronuclear Multiple Quantum Correlation Spectroscopy
    HSQC：Heteronuclear Single Quantum Correlation Spectroscopy
    HMBC：Heteronuclear Multiple Bond Correlation Spectroscopy
    NOESY：Nuclear Overhauser Effect Spectroscopy
    ROESY：Rotating Frame Overhauser Effect Spectroscopy

二、耦合常数分辨谱

J 分辨谱（J-resolved spectroscopy）亦称 J 谱或 δ-J 谱，它一般不提供比一维谱更多的信息，只是将化学位移 δ 和自旋耦合 J 的作用分辨开来，并在二维的两个频率轴上展开，使一维上过分拥挤的谱得到分散。J 分辨谱包括同核 J 分辨谱和异核 J 分辨谱，其中最常见的为 J-分辨 ^{1}H-NMR 谱，用于识别生物大分子或混合体系中质子信号的耦合常数，而在简单小分子有机化合物的结构解析中应用较少，因此本书将不做详细介绍。

三、通过化学键的同核位移相关谱

同核位移相关谱（2D-COSY）主要包括 ^{1}H-^{1}H 和 ^{13}C-^{13}C（INADEQUATE 谱）两种。但是由于 INADEQUATE 谱中，^{13}C 天然丰度低，造成这类实验灵敏度差，需要大量样品，累加时间长，限制了它们的应用。因此本节将重点介绍 ^{1}H-^{1}H 同核位移相关谱，包括基础二维核磁实验 COSY 谱，以及总相关实验 TOCSY 谱。

（一）^{1}H-^{1}H COSY

氢-氢化学位移相关（^{1}H-^{1}H COSY），是指同一自旋耦合系统内质子之间的耦合相关，是同核化学位移相关谱中使用最多的二维核磁共振谱。它可以关联分子中偶合质子的化学位移，用于确定质子化学位移以及质子之间的偶合关系和连接顺序。从一个确定的质子出发，通过偶合相关峰可对同一自旋耦合系统内的所有峰进行归属。

^{1}H-^{1}H COSY 谱在 F_1 轴和 F_2 轴方向的投影均为氢谱，一般列于上方和左侧。COSY 谱一般被画成正方形，图中有两类峰，一类是处于正方形对角线上的对角峰，对角峰在 F_1 或 F_2 轴上的投影得到常规的偶合谱或去偶谱；另一类是处于对角线外的交叉峰（相关峰），它们分别出现在对角线两侧，并与对角线相对称。每个交叉峰反映两个峰组间的偶合关系。在实际谱图解析中（如图 3 – 63 所示原儿茶酸（3 – 17）的 ^{1}H-^{1}H COSY 谱），偶合关系的查找方法共有下列四种方式：

A 法：从信号 2 向下引一条垂线与相关峰 a 相遇，再从 a 向左划一水平线与信号 1 相遇，则表示信号 1 和 2 之间存在偶合关系。

B 法：先从信号 2 向下划一垂线与 a 相遇，再从 a 向右划一水平线至对角峰[1]，再由[1]向上引一垂线至信号 1。

C 法：按照与 B 方式相反的方向进行。

D 法：从 COSY 谱的高磁场侧解析时，除 C 方式外，常采用 D 方式，即从 1 向下引一垂线，通过对角峰[1]至 a′，再从 a′向左划一水平线，即与 1 的偶合对象(2)的对角峰[2]相遇，从[2]向上划一垂线至信号 2 即成。

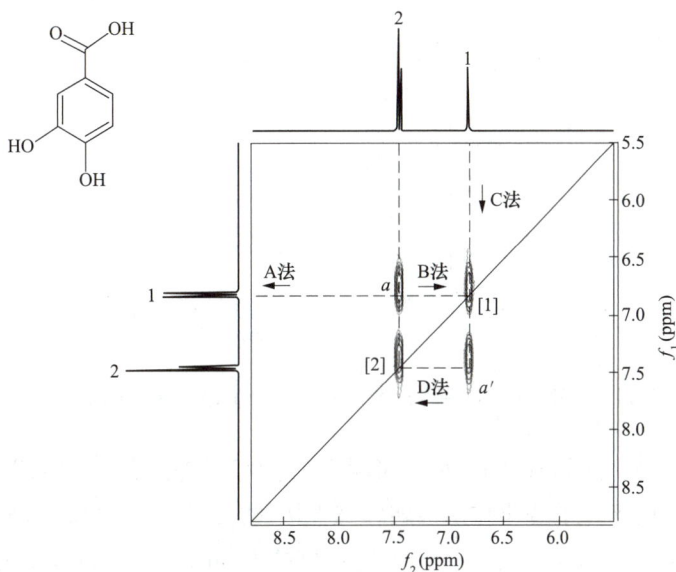

图 3-63 原儿茶酸（3-17）的 ^1H-^1H COSY 谱（600MHz，CD$_3$OD）

由此可见，通过 ^1H-^1H COSY 谱，从任一交叉峰即可确定相应的两组峰的偶合关系而不必考虑氢谱中的裂分峰形。^1H-^1H COSY 谱是二维谱中最容易测定的一种，样品如有几个毫克，则 2~3 小时就可得到一张很好的图谱，而且在原理上它还是所有二维谱的基础。下面以实例说明 ^1H-^1H COSY 的具体运用。

图 3-64 是丁酸乙酯（3-18）的 ^1H-^1H COSY 谱。解析图谱时首先要把对角峰与其它峰区别开来，出现在对角线以外的峰是相关峰。因为处于最低场的信号是与氧相连的亚甲基质子信号（5-CH$_2$），容易确切归属，故下面将以该信号为基础，对各个质子信号进行归属。先从质子信号 5 出发作垂线至 5 的对角峰，再向右引一条水平线与第一个交叉峰相交，随后继续向上作垂线可与信号 6 相遇，这样即可判断该交叉峰为信号 5 和 6 相互偶合形成的相关峰。经同样方式追踪还会知道信号 2 与信号 3 相互偶合形成交叉峰，信号 3 同时还与信号 4 相互偶合形成交叉峰。

^1H-^1H COSY 一般反映的是质子之间的标量偶合：包括偕偶（$^2J_{HH}$）、邻偶（$^3J_{HH}$）和远程偶合（$^4J_{HH}$），因此可以用来说明分子中两个原子的连接关系，如 CH$_A$H$_B$、CH—CH 以及 CH—C—CH 或 CH≡C—CH 等结构片段。需要注意的是，仅凭 ^1H-^1H COSY 谱上交叉峰的截面积并不能区分质子间的偶合是属于偕偶、邻偶或者远程偶合中的哪一种，还需要结合化学位移和可能的耦合常数信息进行综合判断。当邻位两个质子的二面角接近 90°时，其耦合常数（$^3J_{HH}$）通常很小，在 ^1H-^1H COSY 谱中也可能看不到相应的交叉峰。另外，氢谱中重叠的信号难以用常规非相敏的 ^1H-^1H COSY 谱实现分离，为提高图谱数据的分辨率，目前可采用相敏的双量子滤波相关谱（double quantum filter correlation spectroscopy，简称 DQF-COSY）获得多重性交叉峰的精细结构。

（二）TOCSY

全相关谱（total correlation spectroscopy，简称 TOCSY），同类谱为 Hartmann-Hahn 谱（homonulear

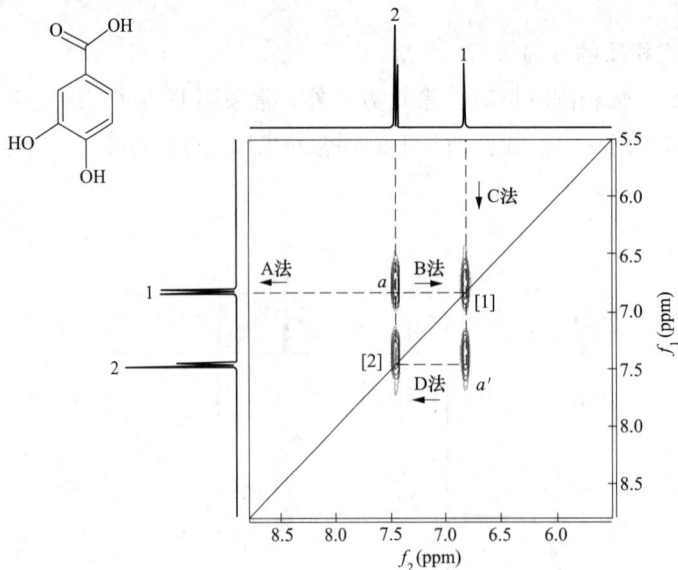

图 3 – 64　丁酸乙酯（3 – 18）的 ^{1}H–^{1}H COSY 谱（600MHz，CDCl$_3$）

Hartmann–Hahn spectroscopy，简称 HOHAHA），都属于接力相干转移实验。所谓"接力相干转移"就是说磁化矢量在磁场中进动时产生的相干作用被转移到直接偶合的核之后，又被进一步转移到下一个相邻核。这种分子内氢偶合链的接力相干信息，可以用同核的 Hartmann–Hahn 交叉极化来激发。TOCSY 和 HOHAHA 脉冲序列的区别只在于混合期有不同，图谱外观上与 COSY 谱都是一样的。类似于 COSY 谱，TOCSY 可提供自旋体系中偶合关联的信息，F_1 和 F_2 轴方向都是质子化学位移，对角峰在 F_1 和 F_2 坐标上的投影为氢谱，交叉峰为直接偶合的相关峰。与 COSY 谱不同的是，除了对角峰和直接偶合的交叉峰以外，TOCSY 谱还可以给出磁化矢量多次接力所产生的交叉峰。

　　TOCSY 实验在混合期内，磁化矢量被锁定在 y 轴上，通过同核标量偶合，从一个自旋质子传到相邻的质子，再传到下一个相邻的质子，以此类推，能量的传递是通过自旋锁定来进行的。理论上说，对于整个自旋体系，自旋锁定即混合时间越长，磁化矢量传递越远。通常 20～40ms，可传递 3 – 4 个键；50～90ms，可传递 5 – 6 个键；100～150ms，可传递到整个自旋系统。

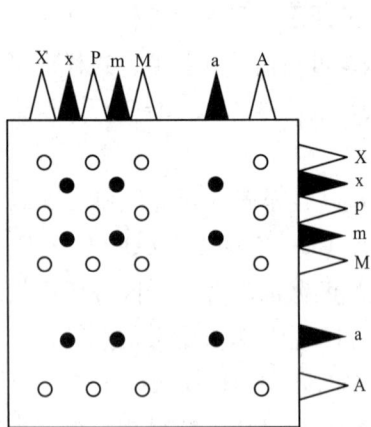

图 3 – 65　含 AMPX 和 amx 两个自旋体系的分子 TOCSY 谱的示意图

例如 这样的耦合传递，即同一个质子自旋耦合系统，这个系统是质子不被季碳或杂原子分隔开来的结构片段。在这个片段中，相邻氢质子间都具有耦合关系，可以设计一种脉冲序列技术把相邻氢的偶合关系（通过耦合常数）关联起来，使同一个自旋系统的质子间都出现相关峰，从而可以明确区别该自旋系统的质子与分子中其他自旋系统的质子信号，并确切归属该自旋系统内的各个质子信号。如某化合物分子中有两个独立的自旋体系，分别有 4 个氢的 AMPX 和 3 个氢的 amx 体系。图 3 – 65 中为 TOCSY 谱的示意图。对角峰在左上方到右下方的对角线上。两个互相独立的自旋体系有两套互相独立的相关峰。每一个自旋体系可以形成一个方形的网络，自旋体系内的多键相关也有相关峰。TOCSY 谱对判断自旋体系是很有用的。

TOCSY 是接力谱的发展，灵敏度高，可以给出多级接力谱的信息，得到二、三、四、五键的相关点。从任一谱峰出发，可以找到好几个相关峰，它们与该氢核处于同一自旋体系，如 H_1/H_2，H_1/H_3，H_1/H_4 等，因而能克服一些 COSY 谱中由于谱峰重叠造成的困难。TOCSY 可以作为 $^1H^{-1}H$ COSY 谱的补充和验证。图 3 - 66 是丁酸乙酯（3 - 18）的 TOCSY 谱，分别从与氧相连的亚甲基质子信号（5-CH$_2$）和与羰基相连的亚甲基质子信号（2-CH$_2$）出发，能找到两个自旋体系的质子信号相关峰，提示结构中存在 —CH$_2$CH$_3$ 以及 —CH$_2$CH$_2$CH$_3$ 两个结构片段。

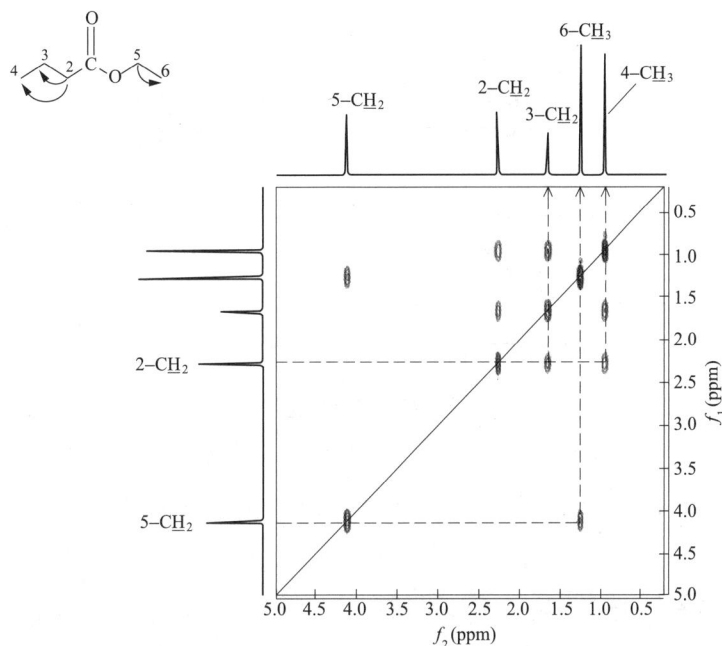

图 3 - 66　丁酸乙酯（3 - 18）的 TOCSY 谱（600MHz，CDCl$_3$）

TOCSY 谱对于解析具有多个偶合链、氢信号重叠严重的复杂分子非常有用。特别是对于由许多亚结构单元组成的天然化合物如寡糖、糖苷类、肽类和大环内酯等，为残基内或环内信号的归属提供了有力的工具。

乳糖（3 - 19）是由一分子 D-半乳糖以 β-糖苷键与一分子 D-葡萄糖的 4-羟基键合形成的双糖，其中葡萄糖残基部分在水溶液中以 α，β 差向异构体存在。因此乳糖 ^{1}H-NMR 谱在 δ 4.2~5.3 区间内显示了 3 个特征的端基质子共振信号峰：β-D-半乳糖残基的端基质子位于 δ 4.37，β-D-葡萄糖残基的端基质子位于 δ 4.58，α-D-葡萄糖残基的端基质子位于 δ 5.14。除了 β-D-葡萄糖的 H-2（δ 3.20）外，其余糖环上的非羟基质子共振峰在 δ 3.5~4.0 区间内重叠严重，难以归属。借助 TOCSY 谱（图 3 - 67），分别以 3 个特征端基质子的信号峰作为起点，通过全相关交叉峰可依次找到糖环上其他质子信号峰，结合 COSY 谱可将各个质子进一步归属。

TOCSY 谱多级接力的传递效果与质子间的耦合常数相关。一般耦合常数大，传递远，相关点多；耦合常数小，传递受阻，相关点少。对于 β-葡萄糖来说，质子均处于直立键，相邻质子间耦合常数 $J=$ 8Hz 左右，TOCSY 传递可以从 1 位传到 6 位。β-半乳糖 4 位氢处于平伏键，与 3 位和 5 位氢耦合常数变小，TOCSY 传递只到第 4 位。而 α-鼠李糖，1 位和 2 位氢都为平伏键，耦合常数小，因此 TOCSY 传递仅能传到第 2 位。

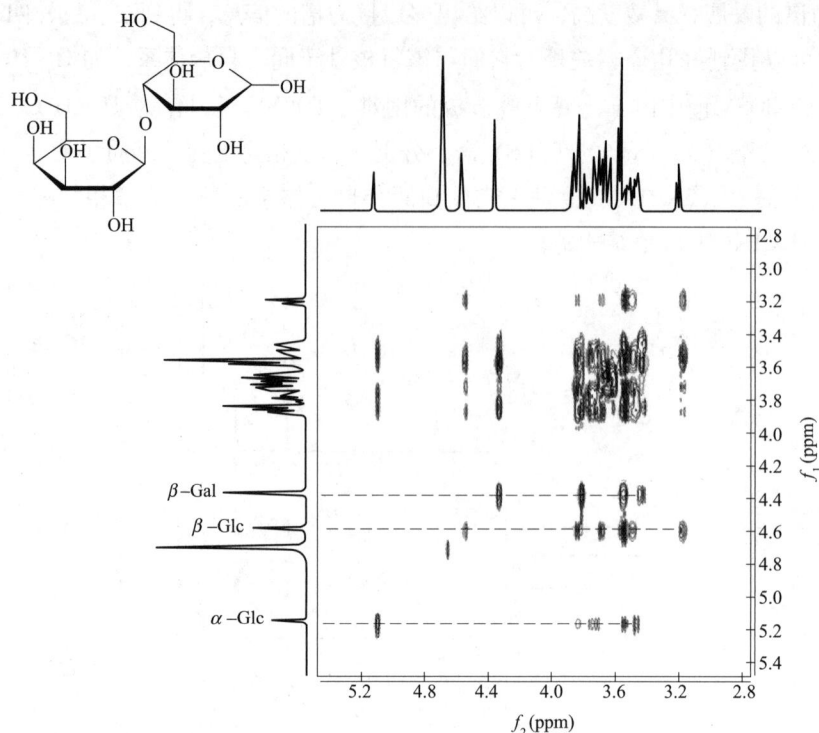

图 3-67　乳糖（3-19）的 TOCSY 谱（600MHz，D₂O）

四、通过化学键的异核位移相关谱

通过检测磁旋比和低自然丰度的核来获得异核相关关系的二维实验，主要包括¹³C-¹H 直接相关谱（HETCOR 谱）、远程¹³C-¹H 相关谱（COLOC 谱）和异核接力相干转移谱（¹³C-¹H RELAY 谱）等。但此类实验直接观测核为¹³C，局限在于灵敏度低，样品需要量多。

而反转模式下的 2D-NMR 实验可通过检测¹H 核来获得异核相关关系，如 HMQC 谱、HSQC 谱、以及远程异核相关 HMBC 谱等，大大提高了实验的灵敏度，一般分子量的化合物只需要少量样品就能获得一张理想的谱图，在结构研究中发挥着巨大的威力，近年来在未知结构的天然产物研究中，以及生物大分子结构确定方面得到了广泛应用。

（一）HMQC 谱

HMQC 是检测¹H 的异核多量子相干谱（¹H-detected heteronuclear multiple quantum coherence，简称 HMQC），其特点是仅检测具有¹J 偶合的¹³C-¹H 相关。在这类相关实验中，质子为被观测核（F_2 轴方向），而¹³C 核处于间接维（F_1 轴方向），图谱上显示直接相连的¹³C-¹H 相关峰，可解决碳氢直接连接的问题。

基本 HMQC 实验在 F_2 轴上显示出具有自旋耦合常数¹J_{CH} 的双重峰，此外还显示由¹H-¹H 自旋耦合引起的同核裂分。这些耦合加宽了 F_1 轴（δ）上的信号，因此非相敏的基础 HMQC 实验 F_1 轴（δ）分辨率差是其较大的缺点。另外，对键合于¹²C 的质子的信号抑制效果也较差，会产生相当大的纵贯线，其中看到的大部分为甲基信号。为选择性地观察与¹³C 相连的质子，目前多采用 BIRD（bilinear rotation decoupling，双线性旋转去耦）和 GARP（globally optimized alternating-phase rectangular pulses，全方位优化相位交替的矩形脉冲）去耦的相敏 HMQC，该图谱 F_2 轴（δ）显示单峰，这些单峰只被同核自旋耦合进一步裂分，同时将大大减少键合于 ^{12}C 的质子的信号纵贯线。

HMQC 谱解析方法：从 ^1H 或 ^{13}C 的信号峰出发，沿 F_1 维或 F_2 维轴线方向画平行线，即可找到与之相连的 ^{13}C 或 ^1H 峰。如图 3 - 68 是 7-羟基香豆素（化合物 3 - 16）的 HMQC 谱，非常明显的是图谱上没有对角峰，也不具有对称性，这对于两个不同的核来说是合理的。从任一个碳为起点，画一条水平线，直到遇到相关信号为止。另一条线垂直画，就可以知道哪一个质子与碳直接相连。从氢质子出发也能得到相同的结果。

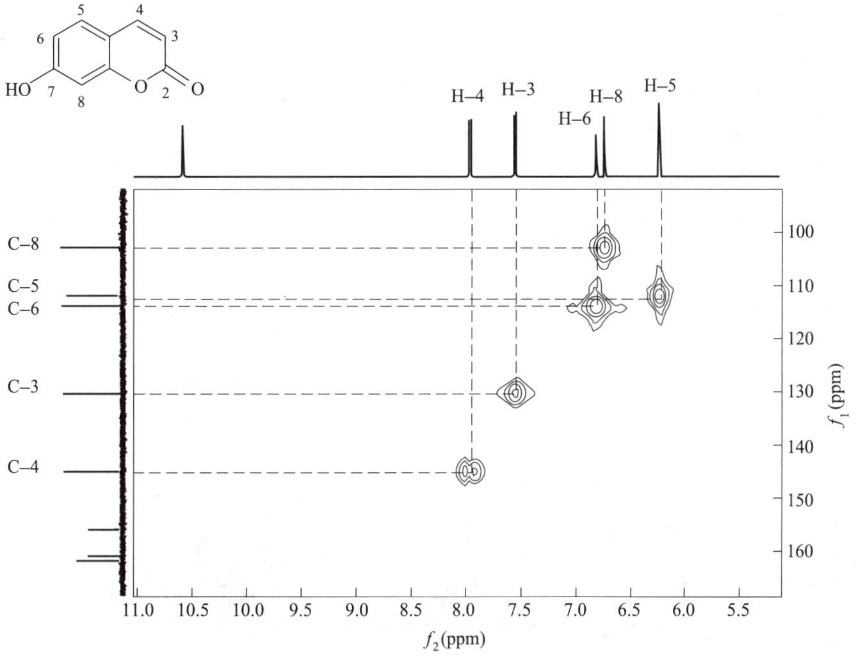

图 3 - 68　7-羟基香豆素（化合物 3 - 16）的 HMQC 谱（600MHz，DMSO-d_6）

（二）HSQC 谱

HSQC 是检测 ^1H 的异核单量子相干谱（^1H-detected heteronuclear single quantum coherence，简称 HSQC），也用于检测具有 ^1J 耦合的 ^{13}C-^1H 相关。HSQC 图谱外观和解析方法与 HMQC 谱近似。其优势在于 F_1 轴（δ_C）中的信号不会被同核的 ^1H-^1H 偶合所加宽，因此近年来常用 HSQC 来代替 HMQC，尤其是在 ^{13}C-NMR 谱密集的情况下 HSQC 方法效果更佳。目前实际测试中常采用灵敏度提高的相敏梯度选择性 HSQC 方法，测试要求的样品量也相应减少，特别适用于微量的天然产物成分的结构测定，是获得碳氢直接连接信息最主要的手段。图 3 - 69 是丁酸乙酯（化合物 3 - 18）的 HSQC 谱，无论从碳信号出发还从氢信号出发都很清楚地归属各碳氢信号。

混合多量子谱是近年来发展起来的新技术，其中 HSQC-TOCSY 技术对具有若干独立自旋系统的复杂分子的结构解析有十分重要的作用。HSQC-TOCSY 谱外观与 HSQC 谱类似，质子为 F_2 轴方向，^{13}C 核处于 F_1 轴方向。在氢谱方向能得到独立自旋系统内每个碳与该系统内所有氢的相关；在碳谱方向得到独立自旋系统内每个氢与该系统内所有碳的相干。图 3 - 70 显示为乳糖（化合物 3 - 19）的 HSQC-TOCSY 谱：β-D-半乳糖的端基碳（δ 103.0）能给出与 H-1、H-2、H-3 和 H-4 的相关峰；β-D-葡萄糖的端基碳（δ 95.6）能给出与 H-1、H-2、H-3、H-4、H-5 和 H-6 的相关峰；α-D-葡萄糖的端基碳（δ 91.9）也能给出与 H-1、H-2、H-3、H-4、H-5 和 H-6 的相关峰，相对信号强度较弱。

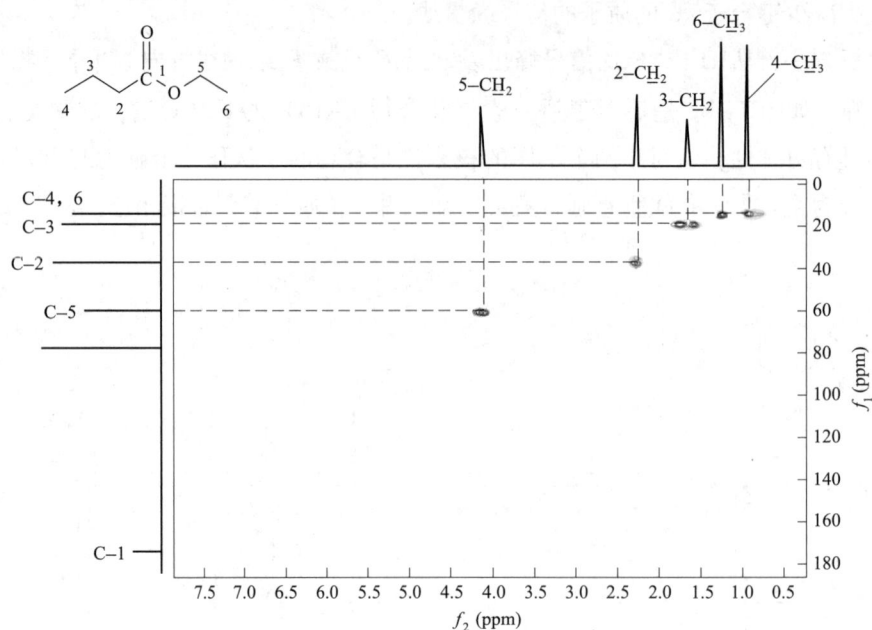

图 3 – 69　丁酸乙酯（化合物 3 – 18）的 HSQC 谱（600MHz，CDCl$_3$）

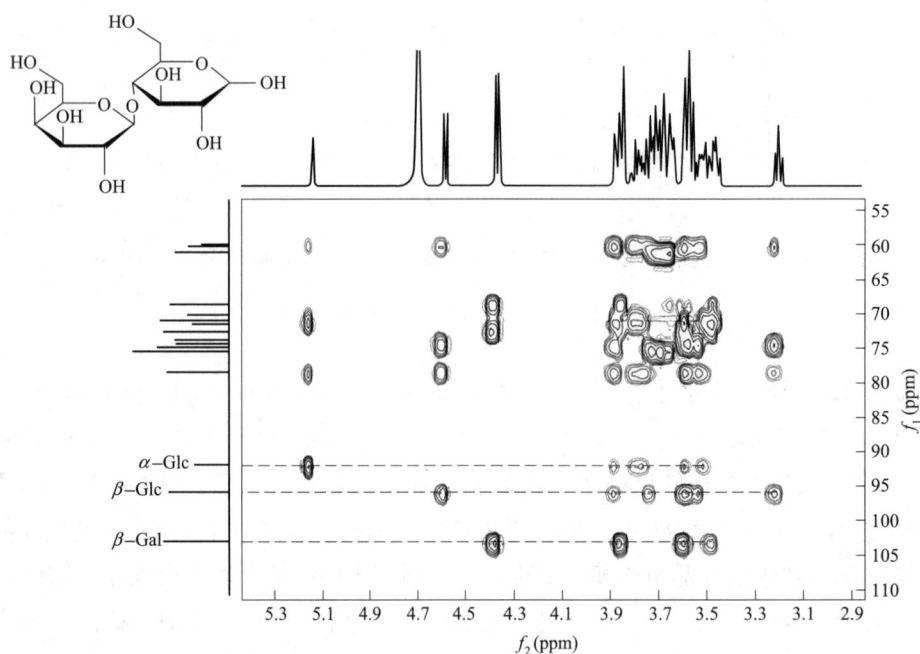

图 3 – 70　乳糖（化合物 3 – 19）的 HSQC–TOCSY 谱（600MHz，D$_2$O）

（三）HMBC 谱

HMBC 是检测[1]H 的异核多键相关谱（[1]H–detected heteronuclear multiple bond correlation，简称 HMBC），其特点在于把 H 核和远程偶合的 C 核关联起来。HMBC 谱能突出表现相隔 2 个键（$^2J_{CH}$）和相隔 3 个键（$^3J_{CH}$）碳氢之间的偶合，但由于技术上的原因，有时尚不能完全去掉直接相连的碳氢之间的偶合（$^1J_{CH}$），解析图谱时要注意区别。实际工作中可对照其 HSQC（或 HMQC）谱或其他信息辨别出 $^2J_{CH}$ 和 $^3J_{CH}$ 偶合出现的相关峰。

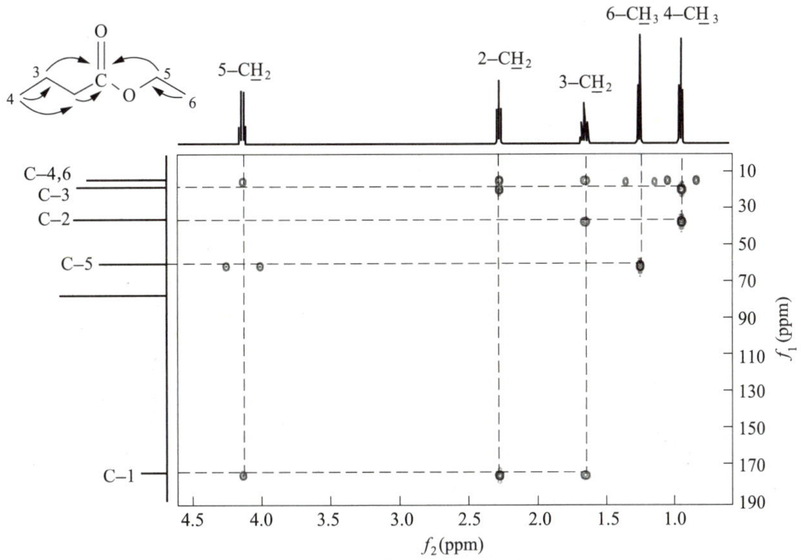

图 3-71 丁酸乙酯（化合物 3-18）的 HMBC 谱（600MHz，CDCl$_3$）

图3-71是丁酸乙酯（化合物3-18）的HMBC谱，它的图谱看起来与HMQC相似，但是HMBC谱有更多的相关信号。HMBC谱的解析与HMQC完全相同，无论从碳，还是从氢的共振信号出发，都能得到相同的结果。例如，从 F_2 轴最高场处 $\delta\,0.95$ 的甲基质子信号（4-CH$_3$）出发画平行于 F_1 轴的线，得到2个相关信号：其中有一个是与C-3（$\delta\,18.3$）的相关峰，这个相关峰代表 $^2J_{CH}$ 或两键偶合；另外一个相关峰是与C-2的相关信号（$\delta\,36.1$）代表 $^3J_{CH}$ 或三键偶合，提示分子中存在CH$_3$CH$_2$CH$_2$-的结构片段。同样地，从 $\delta_H\,1.25$ 的甲基质子信号（6-CH$_3$）出发可以找到其与C-5（$\delta\,60.3$）形成的两键偶合相关峰，提示分子中存在另外一个CH$_3$CH$_2$-的结构片段。5位、2位、3位的亚甲基质子分别与C-1的羰基碳（δ 173.5）显示出 $^3J_{CH}$、$^2J_{CH}$、$^3J_{CH}$ 偶合关系，提示 CH$_3$CH$_2$CH$_2$- 片段直接与羰基相连，CH$_3$CH$_2$- 片段通过氧与羰基相连。另外，由于该化合物的 HMBC 谱没有对 ^{13}C 去偶，因此可以观测到一些直接相连的 ^{13}C 与 ^{1}H 间残留的相关信号。$^1J_{CH}$ 残留信号以对应的 ^{13}C 信号为中心，沿平行于 ^{1}H 化学位移的方向裂分为二重峰，如5-CH$_2$、4-CH$_3$、6-CH$_3$ 均显示有残留的 ^{13}C-^{1}H 直接相关信号。此外，有时在 HMBC 谱中，可能会看不到 HMBC 相关，这是因为该质子的裂分较多，导致 HMBC 相关信号很低所致。

HMBC谱特别方便地应用于结构中存在较多角甲基的化合物（如三萜和甾体）的结构研究，图3-72是三萜化合物3-O-acetylbetulinic acid（3-20）的局部HMBC放大谱。因为在HMBC谱中，很容易从角甲基氢（如27-、26-、25-、24-、23-CH$_3$）出发，根据出现的远程相关峰确定一系列的分子骨架片段，并最终连接成整个分子结构。也可根据与某个甲基出现的相关关系，确定某一取代基的位置，如29位甲基与烯碳相关，提示为羽扇豆烷型三萜；2'位甲基质子与羰基碳相关，提示结构中存在乙酰基取代。因此，HMBC谱可以容易地确定取代基的连接位置。不论是通过碳直接相连接的取代基，还是通过氧、氮、硫等原子连接的取代基（如酯基、烷氧基等），均可以通过碳氢远程偶合关系确定其位置。

五、空间相关谱

检测质子间的偶极相互作用（即NOE）可以采用一维方式或二维方式。如采用一维方式，需选定某峰组，进行选择性照射，然后记录此时的谱图，由扣去未照射时的常规氢谱而得的差谱，得到NOE信息（差谱中某些谱峰的区域呈正峰或负峰）。由于预先的选择性照射已使该跃迁达到饱和，是一种稳定态（steady-state）下的实验，故灵敏度高。但若要对有兴趣的基团或谱峰均进行选择性照射，不仅费时费力，还有可能遗漏，因而若以二维谱的方式，用一张二维谱表示出所有基团间的NOE作用，纵然

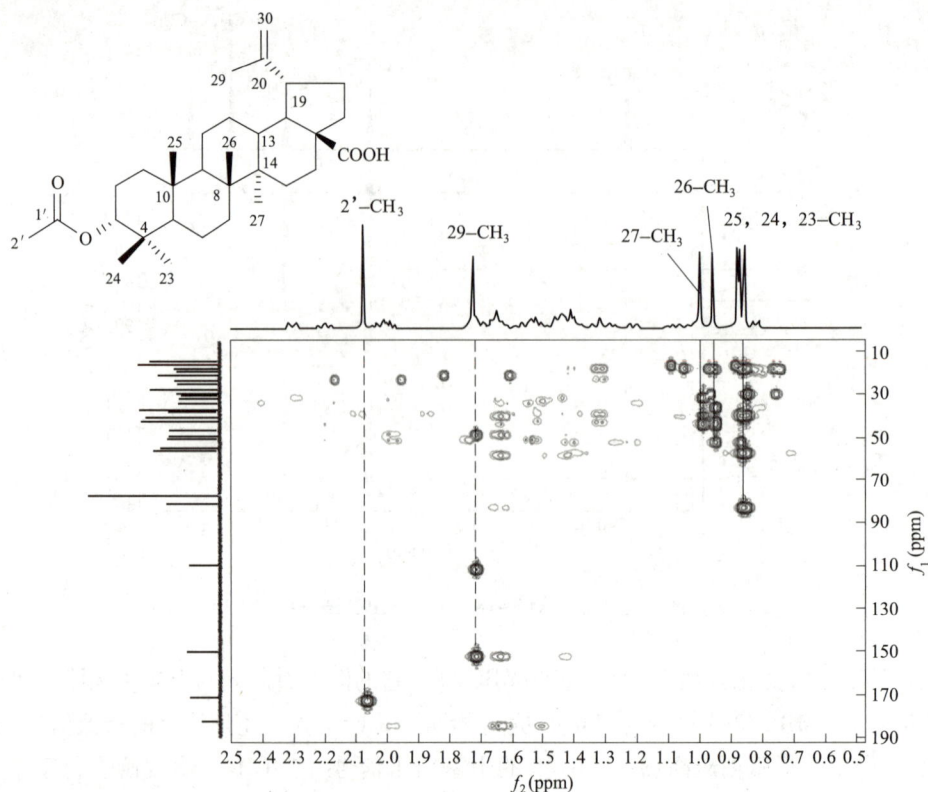

图 3−72　3−*O*−acetylbetulinic acid（3−20）的 HMBC 谱（600MHz，CDCl₃）

灵敏度稍差，也是很具有吸引力的方法。

由于 NOE 对确定有机化合物结构、构型和构象的作用及对生物大分子能提供重要信息，故 NOE 类二维谱在二维谱中占有重要的地位。

（一）NOESY 谱

NOESY 谱（nuclear overhauser enhancement and exchange spectroscopy）是一种同核相关的二维技术，NOESY 谱是为了在二维谱上观察 NOE 效应而开发出来的一种新技术。NOESY 谱表示的是质子的 NOE 关系，F_1 和 F_2 两个轴均为质子的化学位移。其图谱外观与 $^1H-^1H$ COSY 谱类似，差别是交叉峰不是表示偶合关系，而是 NOE 关系。对角峰在两轴上的投影均为一维谱，交叉峰代表的质子间有 NOE 作用。NOESY 谱的最大作用是在一张谱图中同时给出了所有质子间的 NOE 信息。NOE 是一种跨越空间的效应，是磁不等价核偶极矩之间的相互作用。它与核之间的距离有关，当质子间的空间距离小于 0.4nm 时便可以观察到。利用 NOE 可以研究分子内部质子之间的空间关系，如确定它们的空间距离，分析和判断化合物的构象。这种方法是研究有机化合物的空间结构和立体化学的有力工具。

图 3−73 是阿魏酸（化合物 3−21）的 NOESY 谱，纵轴和横轴均设定为 ^1H 的化学位移。图谱中央出现在左下方至右上方的峰与 $^1H-^1H$ COSY 谱相同也为对角峰，除对角峰以外所见到的峰为具有 NOE 效应（即空间相近）的质子对所引起的相关峰。如在横轴的 δ 3.82（3−OCH₃）和纵轴的 δ 7.28（H−2）交叉处出现 NOE 相关峰，提示甲氧基位于 H−2 的邻位。另外，采用 NOESY 谱可以同时观测质子间的多重 NOE 效应，这样结构中的同碳质子信号也可以得到正确的归属。

NOE 效应因为能提供有关质子间距离的重要信息，故对分子结构解析、信号归属十分有用。在测定 NOESY 谱时，应当注意适当设定混合时间以尽量增大 NOE 效应。另外，由于驰豫时间的关系，脉冲间隔的等待时间也必需设定得大一些。故与 $^1H-^1H$ COSY 谱相比，测定起来比较困难。可是因为对复杂分子的结构解析来说，NOE 的观察是必不可缺的，故 NOESY 谱在二维谱中是继 ^{1}H-^{1}H COSY 谱之后广泛应用的一种技术。与其他二维谱相同，在测定 NOESY 谱时，如果试样浓度较低，则有可能出现实际上不应该出现的峰。

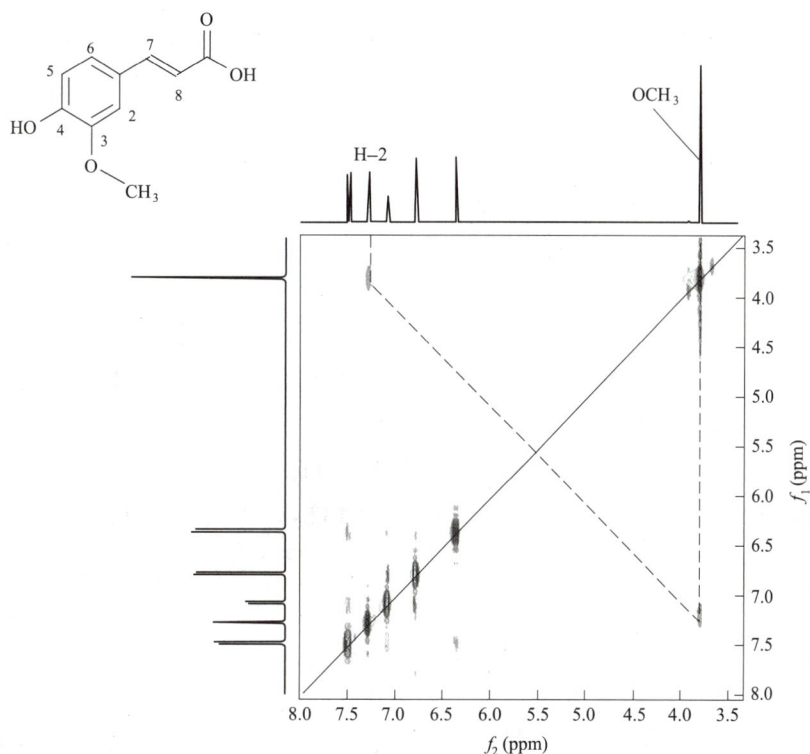

图 3-73　阿魏酸（化合物 3-21）的 NOESY 谱（600MHz，CD$_3$OD）

（二）ROESY 谱

ROESY 谱（rotating frame overhauser effect spectroscopy，简称 ROESY）是旋转坐标系中的 NOESY。ROESY 谱的解析方法与 NOESY 谱一致。NOESY 谱是确定化合物立体结构时普遍应用的一种二维技术，对于小分子的研究特别有用。但随着研究的化合物分子更大、更复杂，有时 NOE 的增益强度为零，从 NOESY 谱上得不到相关的信息。而 ROESY 对于相对分子质量在 800~2000 的复杂生物有机化合物，往往能得到较多的 NOE 相关信号，是一种解决中等大小化合物立体结构的理想技术。尤其在复杂天然糖苷、环肽、大环内酯类化合物的结构测定中广泛应用于提供空间结构和立体化学的信息。

思考题

答案解析

1. 氢核磁矩为 2.79，磷核磁矩为 1.13，两者自旋量子数均为 1/2，试问在相同强度的外加磁场条件下，何者发生核跃迁时需要较低的能量？

2. 乙酸乙酯（化合物 3-22）中的三种类型氢核电子屏蔽效应是否相同？若发生核磁共振，请比较三种氢核的 δ 值大小顺序，并说明原因。

$$H_3C-\overset{\overset{\displaystyle O}{\|}}{C}-O-CH_2CH_3$$
(a)   (b) (c)
（化合物3-22）

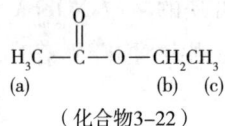

3. 请分别说明下列四个化合物（化合物3-23~3-26）结构中芳香氢信号在^{1}H-NMR谱中裂分的峰形及耦合常数。

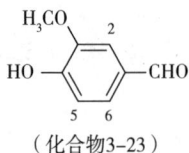

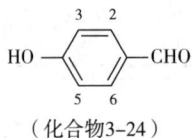

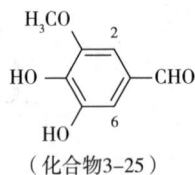

（化合物3-23）   （化合物3-24）   （化合物3-25）   （化合物3-26）

4. 化合物3-27，分子式为C_6H_8，其结构高度对称，在噪音去耦谱（COM）上只显示两个信号峰，在DEPT($\theta=135°$)谱上显示一个向下的信号峰和一个向上的信号峰，在DEPT($\theta=90°$)谱上只显示一个向上的信号峰，请写出其结构。

5. 化合物3-28的碳谱数据如下，请对其碳信号进行归属。

^{13}C-NMR（100MHz，CD_3OD）：δ 176.6，156.6，132.5，129.8，129.8，117.3，117.3，73.3，54.4，41.5。

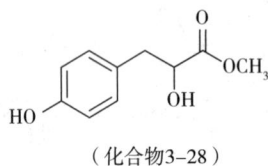

（化合物3-28）

6. 请采用二维核磁共振谱学方法区别化合物3-29和化合物3-30的结构。

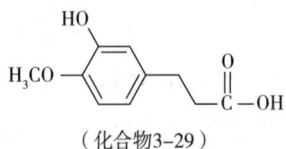

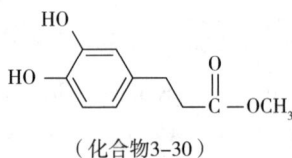

（化合物3-29）   （化合物3-30）

（张 雪 高慧媛 邱 峰 孙成鹏）

书网融合……

本章小结   微课   习题

第四章　质　谱

📖 **学习目标** ┄┄

　　1. 通过本章学习，掌握常用离子源的特点；有机化合物分子量和分子式的确定方法；熟悉有机化合物碎片裂解的基本规律和开裂方式；了解不同质量分析器的特点，分辨率、灵敏度等的含义。

　　2. 具备利用质谱确定有机化合物的分子量、分子式以及推导结构的能力。

　　3. 培养科学的思维方法，综合分析问题的能力。

　　质谱（mass spectrum，MS），就是把带电荷的离子或经一定方式裂解形成的碎片离子按照质荷比（m/z）大小排列而成的图谱。质谱中并不伴随有电磁辐射的吸收或发射，所以它不属于光谱范畴，它是对具有不同质量的离子的观测。当离子只带有一个电荷时，质谱所给出的信号（横坐标）即为该离子的质量。

　　自 1907 年，J. Thomson 获得第一张质谱图以来，随着相关技术的不断完善，质谱已成为化合物分子量、分子式确定的主要手段，是化合物结构解析的重要方法。已成为有机化学、药物化学、生物化学、石油化学及环境化学等学科领域的重要分析手段之一。质谱的主要特点如下。

　　（1）质谱是一种损耗性分析方法，样品经质谱分析后即被破坏，无法回收。但相较其他几种波谱分析方法，质谱方法具有很高的灵敏度，仅需很少样品即可完成分析。

　　（2）质谱可以直接测定化合物的分子量，如果是高分辨质谱（high resolution mass spectrum，HRMS）还可测定出化合物的分子式。分子量和分子式的确定对于结构推导至关重要。

　　（3）通过对碎片离子的分析以及多级质谱数据的分析，可为化合物结构解析提供许多重要信息。

第一节　质谱的基本知识

PPT

一、仪器构成

　　质谱计（mass spectrometer）是一种测定带电离子质荷比（mass to charge ratio，m/z）的装置，不同质谱计的工作原理不同，但一般都由下列单元组成，见图 4-1。

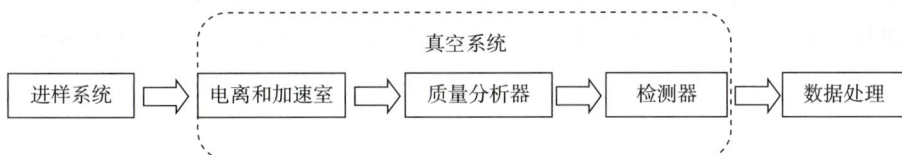

图 4-1　质谱计所含单元示意图

（一）进样系统

　　被分析的样品通过进样系统（sample inlet）进入质谱计，在不被破坏的情况下进入离子源。当质谱与色谱仪（气相色谱或高效液相色谱）联用时，进样系统则由连接界面（interface）取代。

（二）电离和加速室

电离和加速室（ionization and ion accelerating room）又称离子源（ion source）。样品分子在电离室被电离，带上电荷。样品电离是进行质谱分析的前提，电离过程对于质谱分析至关重要。在电离室出口，对离子施加加速电压，使其进入质量分析器进行分析。离子源有很多类型，如电子轰击电离（electron impact ionization，EI）、化学电离（chemical ionization，CI）、快原子轰击（fast atom bombardment，FAB）、基质辅助激光解吸电离（matrix assisted laser desorption ionization，MALDI）、大气压电离（atmospheric pressure ionization，API）、场电离（field ionization，FI）、场解吸电离（field desorption，FD）、热喷雾电离（thermospray ionization，TSI）、微粒流电离（particle beam ionization，PBI）等，不同的离子源各具特点，适用范围不一。

其中电子轰击电离是采用加速电子（一般70eV）轰击样品分子，使样品电离失去一个电子形成带正电的自由基，即分子离子。由于轰击电子能量较高，除了产生分子离子外，还会引起分子离子内部化学键的断裂，产生一系列碎片离子，故将电子轰击电离归属为硬电离类型。而化学电离、快原子轰击、基质辅助激光解吸、大气压电离等相对能量较低，碎片离子较少出现，故归属为软电离类型。

（三）质量分析器

为质谱计的核心，可以把不同质荷比的离子分开。不同类型的质量分析器（mass analyzer）有不同的原理、特点、功能和适用范围。质量分析器的不同构成了不同种类的质谱仪器。常见的质量分析器有采用扇形磁场的单聚焦（single focusing）质量分析器、采用扇形电场和扇形磁场的双聚焦（double focusing）质量分析器、四极（quadrupole，Q）质量分析器、离子阱（ion trap，IT）、飞行时间质谱计（time of flight，TOF-MS）、傅里叶变换离子回旋共振质谱计（Fourier transform ion cyclotron resonance mass spectrometer，FT-ICR-MS）、直线离子阱（linear ion trap，LIT）、轨道阱（orbitrap）等。

上述质量分析器还可以组合使用，构成空间串联质谱。串联质谱（tandem MS）可表示为MS/MS，随着串联级数的增加进而可表示为MS^n，n表示串联的级数。串联质谱有很多用途，如可实现碰撞诱导裂解（collision induced dissociation，CID）。

EI-MS能产生丰富的碎片离子，而采用软电离方式时，碎片离子很少（甚至没有）。CID则能实现将特定离子（母离子）选定，采用中性分子（一般为稀有气体或氮气）与之碰撞，使选定离子发生碎裂，产生相应的碎片离子（子离子）。故通过CID能提供丰富的结构信息，对于结构解析非常有益。下面以三重四级杆（QQQ或QqQ）为例，予以简单说明。三重四级杆由三个四级质量分析器串联构成。在第一个Q中进行离子扫描，并选出特定质荷比的离子，送入中间的Q（q）；中间的Q（q）作为碰撞室，在此选定的离子与中性分子发生碰撞，产生子离子；子离子进入第三个Q，进行离子扫描，记录产生的子离子质荷比分布，即实现了MS/MS，完成了一次CID。

串联质谱除了可以采用空间串联的方式，还可采用时间串联。当采用IT、FT-ICR-MS等质量分析器时，母离子选择、碰撞碎裂、子离子扫描可在同一个质量分析器中按时序先后完成，即时间串联质谱。

（四）检测器

检测各种质荷比的离子。不同类型检测器（detector）检测的原理不同。

（五）数据处理系统

采用数据处理系统（data system）进行数据的采集、存储、处理、打印、检索等。

（六）真空系统

真空系统（vacuum system）为离子源和质量分析器提供所需要的真空环境。质谱计的类型不同，对真空度的要求不同。

二、仪器主要指标

（一）质量范围

质量范围（mass range）是指质谱计检测的离子的质荷比的分布范围。

（二）分辨率

分辨率（resolution）是质谱分离两种相邻离子的能力，如两种相邻离子正好被分离，则该仪器的分辨率定义为：

$$R = M/\Delta M \qquad\qquad 式（4-1）$$

式中，R 为分辨率；M 为两种正好被分离离子的平均质量；ΔM 为其质量差。

两个离子被分离，指的是两峰间峰谷的高度低于两峰平均高度的10%。一个分辨率为100,000的质谱仪，该仪器分辨质量数为100.000附近的离子，存在下列关系：$100000 = 100.000/\Delta M$（$\Delta M = 0.001$），也就是说该仪器可以将质量数为100.000和100.001的两种离子分开。在这种高分辨率的条件下，就有可能准确确定分子的组成。当测试的质量精度达到原子质量单位（amu）小数点以后第四位时，这样的质谱称为高分辨质谱。因为每一个同位素原子都具有其特征的精确质量（表4-1），所以对于特定元素组成的离子，其对应一个唯一的精确质量数，如：$C_3H_7^+$（$m/z = 43.0547$），$C_2H_5N^{+}$（$m/z = 43.0421$）。例如，一个质荷比为43.0184的离子其元素组成只能为 C_2H_3O，而不可能是其他组成。

表4-1　有机化合物常见元素同位素及其丰度

元素	同位素	质量数	天然丰度%	同位素	质量数	天然丰度%	同位素	质量数	天然丰度%
氢	^1H	1.007825	99.9855	^2H	2.01410	0.0145	—	—	—
碳	^{12}C	12.000000	98.8920	^{13}C	13.00335	1.1080	—	—	—
氮	^{14}N	14.00307	99.635	^{15}N	15.00011	0.365	—	—	—
氧	^{16}O	15.99491	99.759	^{17}O	16.99914	0.037	^{18}O	17.99916	0.204
氟	^{19}F	18.99840	100.00	—	—	—	—	—	—
硅	^{28}Si	27.97693	92.20	^{29}Si	28.97649	4.70	^{30}Si	29.97376	3.10
磷	^{31}P	30.97376	100	—	—	—	—	—	—
硫	^{32}S	31.97207	95.018	^{33}S	32.97146	0.750	^{34}S	33.96786	4.215
氯	^{35}Cl	34.96885	75.557	^{37}Cl	36.96590	24.463	—	—	—
溴	^{79}Br	78.9183	50.52	^{81}Br	80.91630	49.48	—	—	—
碘	^{127}I	126.9044	100	—	—	—	—	—	—

（三）灵敏度

灵敏度（sensitivity）表明仪器出峰的强度与所用样品量之间的关系。可采用如下方式表示：在一定分辨率条件下，选定样品产生一定信噪比的分子离子峰所需的样品量。

除了质量范围、分辨率、灵敏度，还有扫描速度等其他指标。不同类型的仪器也还有其特殊指标。

三、质谱的表示方法——质谱图

不同质荷比的离子经质量分析器得以分开，随后被检测，记录下的谱图即为质谱图，亦称质谱。图4-2为甲苯的EI质谱图，横坐标表示质荷比，从左到右为质荷比逐渐增大的方向。多数情况下，质谱图记录的是单电荷离子，此时的横坐标即为离子的质量。

质谱图的纵坐标为信号的强度。最常见的标注方法是采用相对丰度（relative abundance）的方法，首先选择一个强度最大的离子峰，把它的强度定为100%，称为基峰（base peak），将其他离子峰的强度与基峰作比较，求出它们的相对强度。

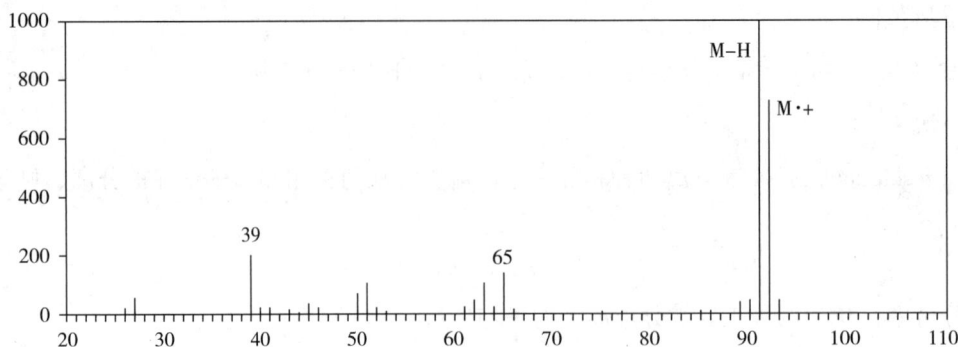

图 4 - 2　甲苯的 EI 质谱图

第二节　质谱的电离过程和离子源

电离过程对于质谱分析至关重要。样品进入离子源可以是气体、液体或固体，后两者在离子源中电离前或电离过程中必须气化。离子化的方式有很多，这里仅就常见的几种离子化方式和离子源做简要介绍。

一、电子轰击电离

电子轰击电离又称电子电离（EI），是发展最早也最成熟的电离方法。EI 过程在离子源中进行，呈气态的样品分子在较高真空和较高温度的电离室内，热阴极发射的电子（图 4 - 3），经加速达到 70eV 与样品分子作用。外加一个辅助磁场，使电子的运动轨迹呈螺线性，可加大电子与样品分子的作用几率。在 70eV 电子流的轰击下，气态的样品分子失去一个电子而生成带有正电荷的自由基，即 M + e = $M^{\ddot{+}}$ + 2e，$M^{\ddot{+}}$ 为分子离子峰。元素周期表中各元素的电离电位在 3~25eV 之间，其中绝大部分元素低于 15eV，所以采用 70eV 的加速电子轰击样品分子，轰击电子能量很高，除产生分子离子外，还会引起分子离子内部化学键的断裂，产生一系列碎片离子或中性片段。

生成的离子束沿与电子呈垂直方向被高压电场引出。由于离子在激发态的寿命不同，裂解可以在离子源内发生，生成稳态的碎片离子；如果离子离开离子源，在到达检测器前而裂解形成的碎片离子称为亚稳离子（metastable ions）。质谱记录的便是各种不同 m/z 的离子及其强度（丰度）。

1. 优点

（1）易于实现且图谱重现性好，便于用数据库实现计算机检索及图谱比对。

（2）能产生丰富的碎片峰，通过对碎片离子的分析对推断化合物结构具有重要意义。

2. 局限性

（1）当样品分子稳定性不高时，分子离子峰的丰度较低甚至无法测得。这时可以采用降低轰击电流的能量（10~12eV）来解决。尽管降低轰击电流的能量会使所有离子峰的强度都会变小，但分子离子峰的相对丰度会增加。利用这种方法可以使原来没有出现或相对丰度较低的分子离子峰的丰度变大。

（2）对于不能气化或热不稳定的样品，无法利用 EI 获得分子离子峰。

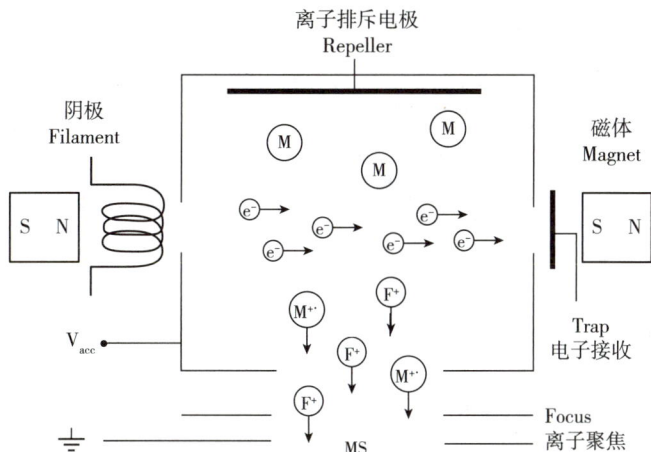

图 4 - 3　电子电离的离子源

M 代表中性分子，e 为电子，$M^{\ddot{+}}$ 为分子离子，F^+ 为碎片离子，V_{acc} 为加速电压，MS 为质量分析器

二、化学电离

在化学电离（CI）时，样品分子的电离是经过离子 - 分子反应而完成的，因而有其命名。EI 的真空度较高，压强约 $1.3 \times 10^{-4} Pa$；而化学电离时因有反应气，压强约为 $1.3 \times 10^2 Pa$。样品分子与反应气分子相比是极少的，所以在具有一定能量的电子（50eV）的作用下，反应气的分子首先被电离，随后发生一系列复杂的反应过程。反应气有很多种类型，以甲烷反应气为例，部分反应为：

$$CH_4 + e \longrightarrow CH_4^+ + 2e$$

$$CH_4^+ + CH_4 \longrightarrow CH_5^+ + CH_3^{\cdot}$$

$$CH_5^+ + M \longrightarrow CH_4 + MH^+$$

上式中，M 代表被分析的样品分子，由它生成了准分子离子$[M+H]^+$（即 MH^+）。当以氨作反应气而 M 较反应气碱性更强时，易生成$[M+H]^+$，若较弱则易生成$[M+NH_4]^+$，实际情况可能同时生成这两种离子。个别的反应还可生成$[M-H]^+$。常见的反应气除甲烷和氨之外，尚有异丁烷、甲醇等。采用化学法电离主要生成的不是分子离子峰，而是$[M+H]^+$、$[M-H]^+$等形式的峰，这些离子没有未成对电子，称之为准分子离子。在求算分子量时，应注意到这一点。化学电离可以是正离子模式，也可以是负离子模式，即由化学电离产生负离子（如$[M-H]^-$），随之就检测负的准分子离子。产生负离子的过程也是复杂的，负离子化学电离应用于具有强的电子亲和力的化合物。

由化学电离产生的准分子离子过剩的能量小，进一步反应发生裂解的可能性小，形成碎片少，因此化学电离归属为软电离类型。此外，准分子离子又是偶电子离子（没有未成对电子），较 EI 产生的 $M^{\ddot{+}}$（奇电子离子）稳定，因为它没有由自由基引发的诸多碎裂反应，两种因素使化学电离谱的准分子离子峰的丰度高，便于进行分子量推算。

三、快原子轰击电离

自 20 世纪 80 年代以来，快原子轰击（FAB）发展成为一种广为应用的软电离技术。快原子轰击采用的重原子为 Xe 或 Ar，有时也用 He。惰性气体原子先被电离，然后被电位加速，使之具有较大的动能。在原子枪（atom gun）内进行电荷交换反应：Ar^+（高动能的）+ Ar（热运动的）→Ar（高动能的）+ Ar^+（热运动的）

低能量的离子被电场偏转引出，高动能的原子则对靶物进行轰击（图 4 - 4）。

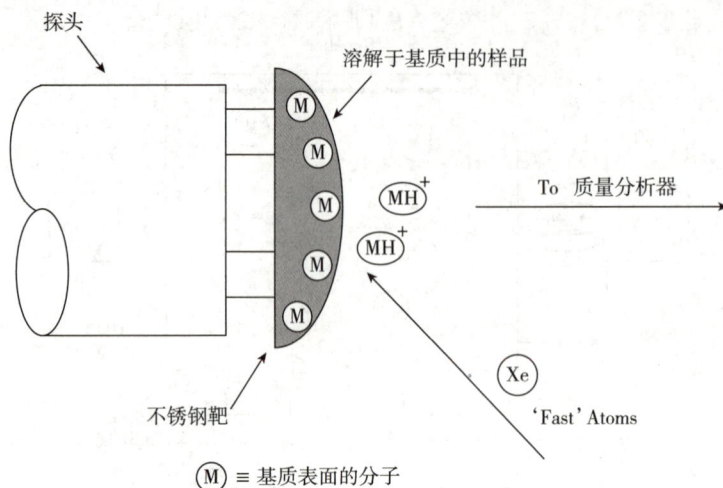

图4-4 FAB-MS 的离子源

样品溶解在合适的基质（matrix）之中。基质应具有流动性、低蒸汽压、化学惰性、电解质性质和好的溶解能力。常见的基质有甘油、硫代甘油、3-硝基苄醇、三乙醇胺、聚乙二醇等。快原子轰击到靶上时，其动能以各种方式消散，其中有些能量导致样品的蒸发和离解。由于在室温下产生离子，不要求样品预先挥发，因此适合于分析高极性、大分子、难挥发和对热不稳定的样品。由于基质的存在，表层样品分子可不断更新，同时可以降低高的能量对样品的破坏。

快原子轰击的离子化过程复杂，得到的准分子离子峰除了 $[M+H]^+$，尚可能产生加合基质分子及金属离子（当有金属盐存在时）的准分子离子，还可产生二聚或多聚的准分子离子。快原子轰击也可以产生负离子（如 $[M-H]^-$）并随后进行检测。除了产生准分子离子，对于容易提供电子的芳烃化合物等还可产生分子离子 M^+。

高动能的原子对溶解样品的基质进行轰击，能量较高，除了使样品汽化和离解，也会引发一些内部化学键的断裂，产生碎片离子，给出结构信息。

四、基质辅助激光解吸电离

与前述的 CI、FAB 等软电离技术不同，该过程用的是样品与基质的共结晶体，激光聚焦于样品表面，使样品由凝集相解吸而形成离子。

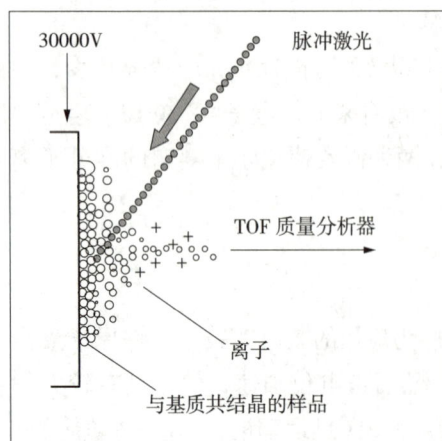

图4-5 MALDI 离子源示意图

对于热敏感的化合物，如果对它们进行极快速的加热，可以避免其加热分解。利用这个原理，采用脉冲式的激光，在一个微小的区域内，在极短的时间间隔（纳秒数量级），激光可对靶物提供高的能量，在极短的时间内穿越样品，对热敏感或不挥发的化合物可从固相直接得到离子从而进行质谱分析（图4-5）。

基质辅助激光解吸电离（MALDI）的方法如下：将被分析物质（μmol/L）的溶液和某种基质溶液相混合，蒸发溶剂，于是被分析物质与基质成为共结晶体或半晶体。用一定波长的脉冲式激光进行照射，基质分子能有效的吸收激光的能量，使基质分子和样品获得能量投射到气相并得到电离，通常形成 $[M+H]^+$、$[M+Na]^+$、$[M+K]^+$、$[M-H]^-$ 等准分子离子峰。

常见的基质有2,5-二羟基苯甲酸、芥子酸、烟酸、α-氰基-4-羟基肉桂酸等，不同基质使用的物质不同，选择激光的波长亦有所不同。

MALDI中基质的作用概括起来有以下几点。

（1）从激光束吸收激光能量，并转变为凝聚相的激发能。

（2）基质对于样品是大大过量的，因此，基质包围样品分子，使之相互隔离，限制聚集体的形成。样品如果聚集成很大的分子群将不能很好的解析。

（3）帮助样品分子的离子化。

MALDI法的主要特点如下。

（1）使一些难于电离的样品电离，且无明显的碎裂，得到完整的被分析样品的准分子离子，特别是在生物大分子（肽类化合物、核酸等）的分析中取得很大成功，分子量测定可达300000Da。

（2）由MALDI所得的质谱图中，碎片离子峰少，图谱中有准分子离子、分子离子、二聚或多聚离子及多电荷峰。

（3）由于应用的是脉冲式激光，特别适合与飞行时间质谱计相配，即通常所用的MALDI-TOF MS这个术语。

五、大气压电离

大气压电离（API）技术是一种常压电离技术，由于它不需要真空，减少了许多设备，使用方便。而且常压操作便于和其他分离技术如液相色谱和毛细管电泳联用，因而在近年来得到了迅速的发展。它具体包括大气压化学电离（atmospheric pressure chemical ionization，APCI）和电喷雾电离（electrospray ionization，ESI）两种方式，以ESI使用最广泛。

APCI中，样品溶液由具有雾化气（N_2）套管的毛细管端流出，通过加热管时被汽化。在加热管端进行电晕尖端放电，溶剂分子被电离，其后过程发生前述的化学电离过程，得到样品的准分子离子。由于样品分子需汽化，大气压化学电离适合于弱极性的小分子化合物。APCI既可产生正的准分子离子，用于正离子模式检测；也可产生负的准分子离子，用于负离子模式检测。

ESI中，样品溶液从具有雾化气（N_2）套管的毛细管端流出，在流出的瞬间在大气压下喷成无数细微带电荷的雾滴（图4-6）。液滴在进入质谱计之前沿着一管道运动。该管不断被抽真空，且管壁保持适当的温度，因而液滴不会在管壁凝集。液滴在运动中，溶剂不断快速蒸发，液滴迅速的不断变小，由于液滴带有电荷，表面电荷密度不断增加，表面电荷的斥力克服液滴的内聚力，导致"库仑爆炸"，液滴分散为很小的微滴。去溶剂的过程继续重复进行，在此情况下，就会从液滴排出溶剂和样品的分子和离子（图4-7），产生的离子可能具有单电荷或多电荷，这与样品分子中的碱性或酸性基团的数量有关。通常小分子得到带单电荷的准分子离子；生物大分子得到多电荷的准分子离子，在质谱图上形成相应的多电荷离子簇。由于检测多电荷离子，这使质量分析器能检测

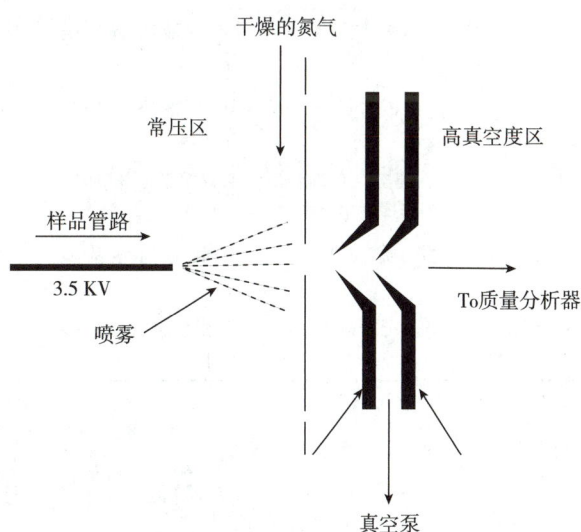

图4-6 ESI中电喷雾过程

的质量可提高几十倍甚至更高。ESI 既可产生正的准分子离子，用于正离子模式检测；也可产生负的准分子离子，用于负离子模式检测。

ESI 是一种最"软"的电离方式，产生的准分子离子峰一般不会发生进一步的碎裂，这对于推断化合物分子量非常有用，特别是对于不稳定的极性化合物，并可用于混合物分析。

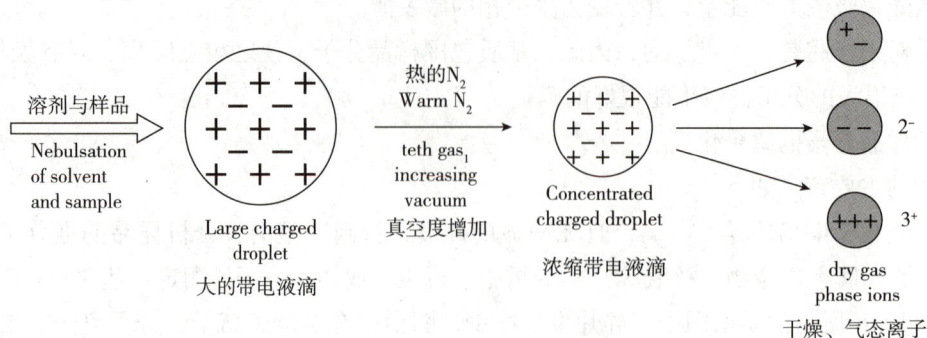

图 4 - 7   ESI 中准分子离子形成过程

六、不同电离方式的比较与选择原则

上述介绍的离子源各具特点，适用范围不一。对于分子量小于 1000，挥发性高，热稳定性好的化合物，常采用 EI 或 CI 方法进行测定。CI 属软电离，碎片少，易于测定分子量；而 EI 属硬电离，碎片峰多，提供的结构信息丰富。FAB 则适合于分子量 5000 左右、挥发性低、极性大、热不稳定的化合物，如糖、苷、肽、小分子蛋白等。MALDI 方式适宜的化合物类型与 FAB 相似，但其灵敏度更高（高 100 ~ 1000倍），且分子量范围更大，分子量大于 500000 的蛋白质分子，亦能够成功测定。而 ESI 既能应用大分子也能应用于小分子。用于大分子时，与 MALDI 易产生单电荷离子不同，ESI 则易产生多电荷离子。ESI通常还与液相色谱技术联用，如高效液相色谱和毛细管电泳等。不同电离方式的特点小结于表4 - 2。

表 4 - 2   不同电离方式的特点及适宜的化合物类型

电离方法	适宜化合物类型	样品进样形式	正离子	负离子	GC-MS	质量范围	主要特点
EI	小分子、低极性、易挥发	GC 或液体/固体吸附于探针	√		√	1 ~ 1000u	硬电离，重现性高、结构信息多
CI	小分子、中低极性、易挥发	GC 或液体/固体吸附于探针	√	√	√	60 ~ 1200u	软电离，提供准分子离子峰
FAB	蛋白质、糖类、有机金属化合物等非挥发化合物	样品溶解在基质中	√	√		300 ~ 6000u	软电离，比 ESI 和 MALDI-MS "硬"
MALDI	多肽、蛋白质、核酸	样品与固体基质混合	√	√		达 500000u	软电离、适应大分子
ESI	大分子、小分子都适宜	液相色谱、或直接注射进样	√	√		100 ~ 50000u	软电离，对于大分子产生多电荷离子

第三节   质量分析器

PPT

质量分析器是质谱计的核心，其作用是把不同质荷比的离子分开。不同类型的质量分析器有不同的原理、特点、功能和适用范围，质量分析器的不同构成了不同种类的质谱仪器。这里仅就常见的几种质量分析器做简要介绍。

一、双聚焦质量分析器

以 EI 为离子源为例予以说明双聚焦质量分析器的原理（图4-8）。

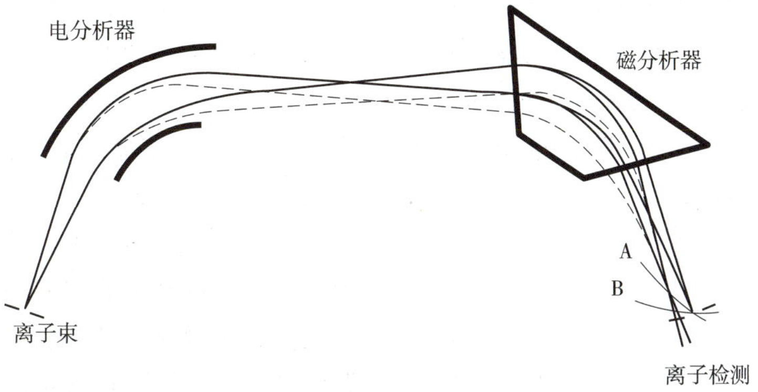

图4-8 双聚焦质谱原理图

在 EI 源中形成分子离子和碎片离子。将分子离子和碎片离子引入到一个强的正电场中，使之加速，设加速电位是 V（通常用6000~8000V），则所有带单位正电荷的离子获得的动能都是一样的，即：

$$zV = \frac{1}{2}mv^2 \qquad \text{式（4-2）}$$

式中，z 为离子的电荷数；m 为离子的质量；v 为离子的速度。

由于动能达数千 eV，可以认为，这时各种带单位正电荷的离子都有近似相同的动能。

令加速后的正离子进入一个正电场 E（称为电分析器），这时带电离子受电场作用发生偏转，偏转产生的离心力与静电力平衡，稳态时有：

$$zE = \frac{mv^2}{r_e} = \frac{2}{r_e} \cdot \frac{1}{2}mv^2 \qquad \text{式（4-3）}$$

式中，r_e 为偏转半径；m 为离子的质量；v 为离子的速度。

设置一个狭缝，则通过狭缝的离子（r_e、E 相同）将有非常相近的动能。可见，电分析器的功能是滤除由于初始条件有微小差别而导致的动能差别，选择出一束由不同的 m 和 v 组成的、具有几乎完全相同动能的离子。

再将这束动能相同的离子送入一个磁场区（即磁分析器），使它受劳伦茨力的作用而发生偏转，稳态时离心力与劳伦茨力平衡：

$$Bzv = \frac{mv^2}{r_m} \qquad \text{式（4-4）}$$

$$v = \frac{Bzr_m}{m} \qquad \text{式（4-5）}$$

式中，B 为磁场强度；r_m 为离子在磁场中的偏转半径；其他和式（4-3）相同。

将式（4-5）代入式（4-2），整理后可得：

$$m/z = \frac{B^2 r_m^2}{2V} \qquad \text{式（4-6）}$$

m/z 为质荷比，对于带单位正电荷的离子，$z=1$，这时质荷比就是质量数。当固定偏转半径 r_m 和加速电位 V 时，扫描磁场强度 B 将可以测量各束离子（按 m/z 值逐一到达收集狭缝）的 m/z 值和它们的相对强度（反映离子数目的多少）。以离子强度对 m/z 值作图即为质谱图。

双聚焦质量分析器大部分是测定正离子，少数情况下，也可测定负离子。而且它可实现高分辨质谱的测定。

二、四极质量分析器

20世纪50年代，Paul和其同事在德国波恩大学发明了四极质量分析器（Q），因其由四根平行的棒状电极组成而得名，如图4-9所示。从理论上讲，电极的截面最好为双曲线，但实际上，四根圆柱形的电极若很好装配已能完全满足需要。相对的一对电极是等电位的，两对电极之间的电位则是相反的。电极上加直流电压U和射频（radio frequence，RF）交变电压$V_{\cos \omega t}$，形成一个交叠的电场。

图4-9中显示x、y轴分别为横向和纵向的电极，z轴为垂直纸面的方向，它是离子飞行的方向。从离子源出来的离子，到达四极质量分析器的中心，受到直流电压和射频电压的影响，大多数离子撞在杆上，只有具有适当m/z的离子被调整为螺旋前进而进入检测器。当离子带单位电荷时，则由离子的质量的差别而将其分开。因此四极质量分析器又叫做四极滤质器（quadrupole mass filter）。

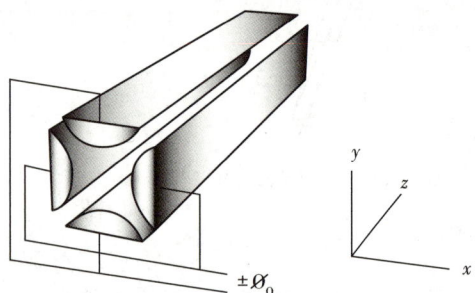

图4-9 四级质量分析器

四极质量分析器的优点如下。

（1）结构简单、体积小、重量轻、价格便宜、清洗方便、操作容易。

（2）仅用电场而不用磁场，无磁滞现象，扫描速度快。这使得四极质量分析器适合与色谱联机，特别如气相毛细管色谱，也适合于跟踪快速化学反应等。

（3）操作时的真空度相对较低，因而特别适合同液相色谱联机。

其主要缺点是分辨率不够高，对较高质量的离子有质量歧视效应。

三、离子阱

离子阱（IT）与前述的四极质量分析器类似，因此也称为四极离子阱（quadrupole ion trap），它是由两个端盖电极和一个环电极组成。上下端盖电极是相似的，不同的是一个在其中心有一个小孔，以便让电子束或离子进入离子阱，另一个在其中央有若干个小孔，离子通过这些小孔达到检测器，这上下两个电极具有双曲面结构。第三个电极，即环电极，其内表面呈双曲面形状。三个电极对称配装，如图4-10所示。

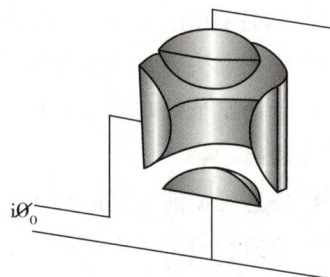

图4-10 离子阱质量分析器示意图

在环电极上加一射频电场，而两端的盖电极处于低电位，则将产生一四极场，也即产生一抛物线状的电位阱，离子被幽禁在其中，这种储存离子的性质被称为四极离子贮存器（quadrupole ion storage，QUISTOR）。所以离子阱既可对离子进行扫描，又可储存特定质荷比的离子，这种特性使得离子阱可实现时间串联质谱。

离子阱具有如下优点。

（1）结构简单，价格便宜。

（2）灵敏度高，较四极质量分析器高达$10 \sim 1000$倍。

（3）质量范围大。

（4）可实现时间串联质谱。相对空间串联质谱需要几个质量分析器串联，单一的离子阱即可实现多级串联质谱，因而成本最低。离子阱的检出限很低，这也为其实现多级串联质谱提供了重要条件。

离子阱的缺点也是分辨率不够高，不能实现高分辨质谱。

四、飞行时间质谱

飞行时间质谱（TOF-MS）早在 1955 年就商品化了，在 60 年代曾广泛应用，但不久，即被扇形磁场质谱和四极质谱所取代，其主要原因是当时缺乏在微秒级范围内记录和处理数据的技术。随着电子计算机技术的发展，加上 MALDI 技术的出现，又重新引起了人们对 TOF-MS 的兴趣。

TOF-MS 的核心部分是一个离子漂移管（drift tube）。进行质量分析的原理是：用一个脉冲将离子源中的离子瞬间引出，经加速电压加速，它们具有相同的动能而进入漂移管，质荷比最小的离子具有最快的速度因而最先到达检测器，质荷比最大的离子则最后到达检测器。符合：

$$zV = \frac{1}{2}mv^2 \qquad\qquad 式（4-7）$$

$$v = \left[\frac{2zV}{m}\right]^{1/2} \qquad\qquad 式（4-8）$$

设漂移管长度为 L，离子的飞行时间为 t，则有：

$$t = \frac{L}{v} = L\left[\frac{m}{2zV}\right]^{1/2} \qquad\qquad 式（4-9）$$

从式（4-9）可知，离子到达检测器的时间与其质荷比的平方根成正比。准确地测定 t 及相应的信号强度即得到了质谱。图 4-11 为 MALDI-TOF-MS 工作原理示意图。

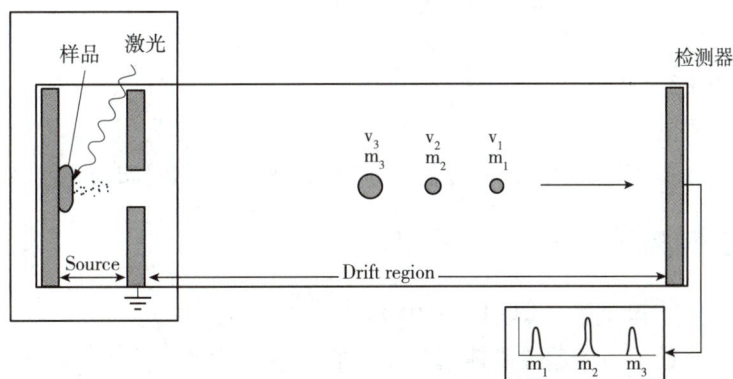

图 4-11 MALDI-TOF-MS 工作原理图

在通常条件下，离子的飞行时间为微秒数量级，因此要求离子开始飞行的时间准确到纳秒（ns）数量级。常用的提高分辨率的措施是在漂移管的终点加一个离子镜（ion mirror）或称反射镜（reflection，图 4-12），即加一与离子相同极性的电位（如正离子加正电位），因此离子会逐渐停止并加速到相反方向，以一个小的角度反向飞行。速度稍大的离子，经离子镜的时间稍长一点，因此出离子镜时，与速度稍慢的离子就接近多了，分辨率得到很大的提高。

提高分辨率的第二个方法是采样时间延后聚焦（time-lag focusing，TLF）或延迟时间（delay time），二者的原理是相似的。方法关键是在 MALDI 产生离子与对离子进行加速之间加一个时间间隔。由 MALDI 产生的离子分布于第一栅极区（grid region）。速度较大的离子走得远，离第二栅极区近；速度较小的离子走得近，离第二栅极区远。在延迟时间阶段，第一栅极区是未加电场的。经过一个短的延迟时间，在第一栅极区加电场，使离子往第二栅极区运动。原来离第二栅极区近的离子受此电场加速小；反之离第二栅极区远的离子，则受到较强的加速。所有的离子在第二栅极区受到一个较高的加速电压，进入漂移管。由实验寻找延迟时间的长短以及在第一栅极区加压的幅度，可以找到最佳的组合数值，分辨

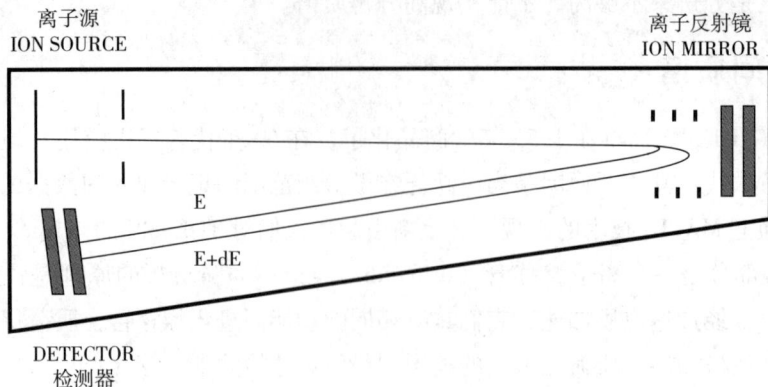

图 4-12 TOF-MS 反射镜的设计原理

率得到很大的改善。

飞行时间质谱计有下列优点。

（1）从原理可知，飞行时间质谱计检测离子的质荷比是没有上限的，所以其质量范围非常宽，特别适合于生物大分子的质谱测定。用 TOF 测定单克隆的人免疫球蛋白的分子量高达 982000 ± 2000 amu。

（2）飞行时间质谱计要求离子尽可能"同时"开始飞行，也就特别适合于与脉冲产生离子的电离过程相搭配，特别适于与 MALDI 离子源搭配。现在 MALDI-TOF 已成为一个完整的术语。

（3）灵敏度高，适合于作串联质谱的第二级质量分析器。

（4）扫描速度快，适于研究极快的过程。

（5）结构简单，便于维护。

（6）能进行高分辨质谱测试。

其主要缺点为分辨率随质荷比的增加而降低。质量越大时，飞行时间的差值越小，分辨率越低。

五、傅里叶变换离子回旋共振质谱

傅里叶变换离子回旋共振质谱（FT-ICR-MS）中，气相的离子被引入到一个置于高场超导磁体内的立方腔中。如图 4-13 所示，离子被拘禁于空腔中，最终前进到达捕集电极。在空腔中，被拘禁的离子以不同频率作回旋运动（离子加速器轨道），离子的回旋频率、半径、速度和能量是离子质量和离子电荷及磁场强度的函数，通过一个空间均匀的射频场（激发电场）的作用，当离子的回旋频率与激发射频场的频率相同时，离子将被加速到较大的半径回旋，从而产生可以检测到电流信号。与 FT-NMR 相似，在 FT-ICR-MS 中，能通过特定的激发方式同时激发空腔中不同质荷比的离子，得到包含所有质荷比信息的时域信号（类似 NMR 中的 FID 信号）。

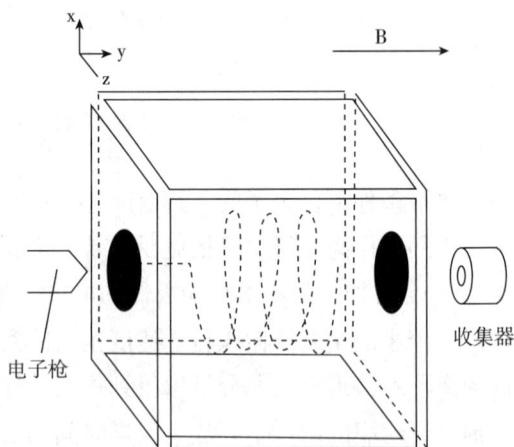

图 4-13 FT-ICR-MS 图解

时域信号经过放大、数字化和傅里叶（Fourier）变换后成为我们熟悉的以 m/z 对峰强度记录的质谱图。

在 FT-ICR-MS 中，还可通过采用不同的激发方式，实现对特定质荷比离子的选择性激发和选择性不激发。即可实现储存特定质荷比离子的功能，这是 FT-ICR-MS 能进行时间串联质谱的原因。

FT-ICR-MS 具有十分突出的优点。

（1）分辨率极高，远远超过其他质谱。在 m = 1000u 时，商品仪器的分辨率可超过 1×10^6。且高分辨率的获得并不以损失灵敏度为代价。在采用扇形磁场的质量分析器中，为提高分辨率则必须降低狭缝宽度，这会导致灵敏度的下降。对 FT-ICR-MS 而言，在一定的频率范围内，只要有足够长的时间进行采样，即可获得高分辨的结果。超高的分辨率能获得精度极高的精确质量数，这对于推断离子的元素组成非常重要。特别在以 ESI 为电离源，从多电荷准分子离子峰簇求算分子量时，FT-ICR-MS 更显示了突出的优点（见第四节）。

（2）可实现时间串联质谱。

（3）可与多种离子源配合使用，如 FAB、MALDI、ESI 等。对样品的要求较低，也便于与色谱仪器联机。

（4）其他优点：灵敏度高、质量范围宽、性能可靠等。

价格昂贵是其缺点。

第四节 分子量和分子式的推断

质谱在有机化合物结构解析中发挥着至关重要的作用，能提供非常关键的信息：可进行分子量和分子式的推断，也可根据碎片离子或多级质谱进行结构推断。本节就基于质谱手段进行分子量和分子式的推断做简要介绍。

一、分子量的推断

（一）EI-MS 中根据分子离子峰推断分子量

EI-MS 属于硬电离，产生的是分子离子，样品分子的分子量数值上就等于分子离子的质荷比。所以在 EI-MS 谱中找出分子离子峰 M^{+}，也就确定了分子量。

一般来说，EI-MS 中分子离子峰应为图谱中质量数最大的峰，也就是谱中最右端的峰（不计其右侧的同位素峰）。一个纯化合物的 EI-MS 谱，可按照下列条件进行判断。

（1）分子离子峰必须是图谱中最高质量的离子（同位素峰除外）。

（2）分子离子峰必须为奇电子离子，且符合"氮规则"。

所谓奇电子离子是指带有未成对电子的离子（OE 或 OE^{+}）。分子离子是样品分子电离失去一个电子形成带正电的自由基，属于奇电子离子。而外层电子完全成对的离子则成为偶电子离子（EE 或 EE^{+}）。在软电离中形成的准分子离子为偶电子离子。碎片离子既可为奇电子离子也可为偶电子离子。

对于一个不含氮或者含有偶数个氮原子的奇电子离子，其质量数为偶数；含奇数氮原子的奇电子离子，其质量数为奇数，这一规则称为"氮规则"。因为分子离子为奇电子离子，所以分子离子也必遵循氮规则。

氮规则的成因是简单的，因在有机化合物中，除氮以外，所有元素最大丰度同位素的原子量和化合价均同为奇数（如 ^1H、^{31}P、^{19}F、^{35}Cl、^{79}Br）或同为偶数（如 ^{12}C、^{16}O、^{32}S）。氮规则对于分子离子峰的判别非常有用，如我们知道样品不含奇数个氮而最高质量端显示奇数质量峰时，则该峰一定不是分子离子峰。

（3）分子离子峰产生碎片离子的过程必须合理，特别是高质量区碎片。

分子离子通过丢失中性碎片或自由基形成碎片峰，合理的中性碎片或自由基的丢失，是判断分子离子峰的重要依据之一。分子离子失去中性小分子或自由基在质量上有一定的规律性，如失去 H(M-1)、CH_3(M-15) 或 H_2O(M-18) 等都是合理的；而失去质量为 3～13 以及 21～25 的中性碎片而产生碎片离子是极不可能的。所以对于分子离子，M-3 到 M-13 之内不可能有峰，M-21 到 M-25 也不可能有峰。当发现上述差值存在时，说明最大质量数的峰不是分子离子峰。如第一丢失为 3 时（最大质量数的峰与质量数次之的峰之间的质量差为 3），可能是分支醇；一个丢失 CH_3，一个脱水，两个碎片离子质量数相差 3，最大质量数的峰并不是分子离子峰。

分子离子峰的判别并非易事。在实际工作中，除了遵循上述原则，下列情况在判别分子离子峰时还需予以考虑和注意。

（1）样品不气化或对热不稳定（受热气化过程中分解）则无法获得分子离子峰。

（2）当样品纯度不够时，分子量大于样品分子的杂质可能对样品分子量的判断产生干扰。

（3）含有像溴这样具有高丰度重同位素的元素时，同位素峰的强度会强于分子离子峰。

（4）当存在 $[M+H]^+$ 或 M-1 峰时，会给分子离子峰的判别增加难度。$[M+H]^+$ 峰是加合离子（准分子离子峰），一般在 EI-MS 中不会出现，只有极个别情况出现。对于某些化合物（如醚、酯、胺、酰胺、腈、氨基酸酯、胺醇等）EI-MS 谱中分子离子峰很小，或没有分子离子峰，而 $[M+H]^+$ 峰有可能相对丰度较高。$[M+H]^+$ 峰的强度随实验条件而改变，在分析图谱时需特别注意。而对于一些芳醛、仲胺、醇等则可能产生较强的 M-1 峰。M-1 峰是分子离子失去 1 个氢原子形成的碎片离子。$[M+H]^+$ 和 M-1 因仅与分子离子相差 1 个质量单位，它们的出现会给分子离子的判定增加难度。

（5）当样品分子稳定性不高时，分子离子峰的丰度较低甚或无法测得。一般而言，分子结构中有某种使分子离子稳定的因素时，其分子离子峰的相对丰度就大；而有某种使碎片离子稳定的因素时，其分子离子峰的相对丰度就小。如具有离域 π 电子系统的化合物（芳香类化合物、共轭多烯化合物等）因生成的分子离子中，其正电荷能被共轭体系所分散，从而提高了其稳定性，它们具有较强的分子离子峰。而结构中具有高度分支的化合物，其分子离子峰的相对丰度将较小，这是因为在碳正离子中，稳定性的次序是叔碳正离子 > 仲碳正离子 > 伯碳正离子，化合物结构中的支链多，分子离子就容易通过裂解生成较稳定的碎片离子。一般，有机化合物在质谱中分子离子的稳定性（即分子离子峰的相对丰度）有如下规律和次序（由于化合物常含多个官能团，实际情况非常复杂，下述规律仅是一个粗略的概括，例外者甚多）。

①芳香族化合物、共轭多烯、脂环化合物、短直链烷烃、某些含硫化合物给出较显著的分子离子峰。其相对丰度次序为：芳香族化合物 > 共轭多烯 > 脂环化合物 > 短直链烷烃 > 某些含硫化合物。其中环状或多环类结构的化合物分子离子峰具有较强相对丰度的原因在于一次裂解还不能使环状分子变成碎片离子，需二次或多次裂解才能形成碎片离子。

②直链的酮、酯、酸、醛、酰胺、醚、卤化物等通常能显示分子离子峰。

③脂肪族且分子量较大的醇、胺、亚硝酸酯、硝酸酯等化合物及高分支链的化合物没有分子离子峰。

[例 4.1] 化合物 A 的 EI-MS 如图 4-14 所示，请推测其分子量。

在 EI-MS 图中，最高质量的离子峰是 107，它有可能是分子离子峰。若 107 是分子离子峰，在其右侧丰度较低的峰，可视为其同位素峰，这是合理的。在高质量区，有最强峰 106，它比 107 质量数少 1，第一丢失也合理。所以可初步推断化合物的分子量为 107。根据 EI-MS 推断的分子量一般只是初步结论，其正确性还需在后续进行多方面的校检。

在此基础上，再综合其他波谱技术对这个化合物进行解析，其结构最终被鉴定为 N-甲基苯甲胺。由此结构对前述分子量为 107 这一结论进行校检：发现符合"氮规则"；化合物为芳香族化合物，分子离子强度理应较强，这与事实一致；化合物属仲胺，可产生较强的 M-1 峰，也与事实一致；其主要裂解碎片也能得到合理解释（详见第五节）。各方面的校检说明前述作出分子量为 107 的推断是正确的，在此基础上解析得到的结构也是正确的。

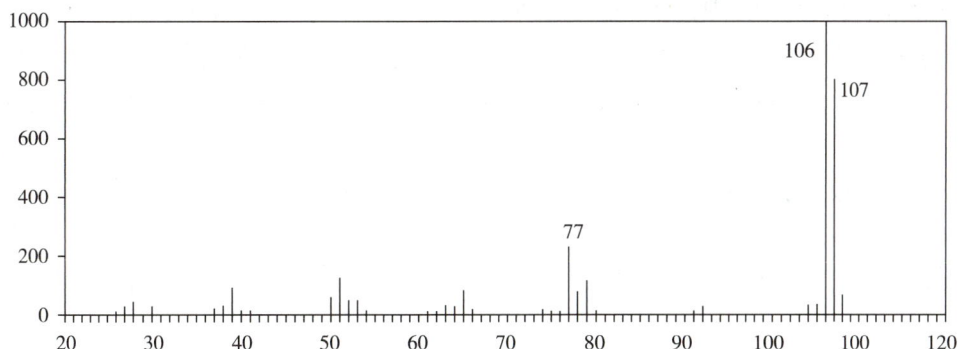

图 4 – 14　化合物 A 的 EI–MS 图

［例 4.2］　化合物 B 的 EI-MS 如图 4 – 15 所示，请判断其分子量是否为 87。

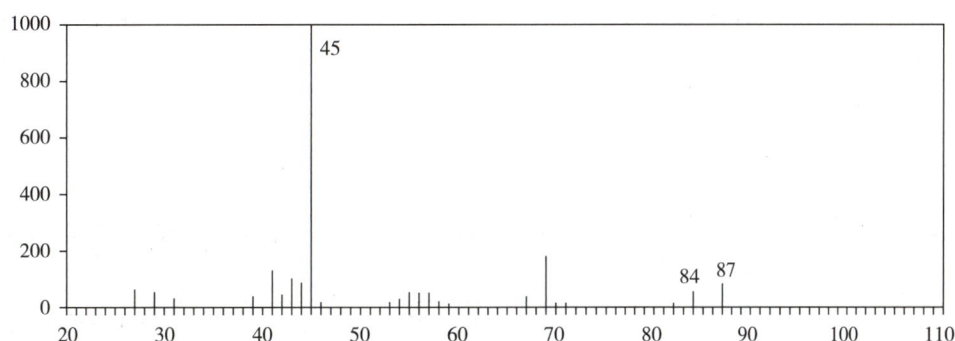

图 4 – 15　化合物 B 的 EI-MS 图

在 EI-MS 图中，最高质量的离子峰是 87，它有可能是分子离子峰。若 87 是分子离子峰，在高质量区，84 的碎片离子则为 M – 3 峰，第一丢失为 3，这是不合理的，所以判断 87 并非分子离子峰。在图谱中，没有比 87 质量更大的峰，说明该化合物不稳定，分子离子峰观测不到。

综合波谱技术对这个化合物进行解析，其结构最终被鉴定为 2-己醇。它的分子量应为 102，因为是脂肪醇，所以分子离子峰观测不到，这与事实是一致的。87 的离子为分子离子脱甲基的碎片离子，84 则为分子离子脱水峰。

（二）ESI-MS 中根据准分子离子峰推断小分子化合物分子量

通过 EI-MS 测定化合物分子量有其局限性，特别是对于分子离子不稳定的化合物，测定困难或者根本无法测得。而采用软电离则是分子量测定的理想选择。软电离产生的是准分子离子峰（偶电子离子），其质量数并不直接等于分子量，但通过对准分子离子加合方式的综合分析，可方便推断化合物的分子量。

在诸多的软电离方式中，API 源因没有基质等的干扰，产生的准分子离子最干净、最简单，便于分析，尤以 ESI 源使用最为广泛。这里以 ESI 电离方式为例，介绍根据其产生的准分子离子峰推断小分子化合物分子量的一般方法。

ESI 电离方式可分别采取正离子和负离子模式。小分子化合物在 ESI-MS 中单电荷离子为最强峰。正离子模式下，一般产生[M + H]$^+$、[M + Na]$^+$、[M + K]$^+$ 峰。[M + H]$^+$ 和[M + Na]$^+$ 往往同时存在，[M + K]$^+$ 一般强度比较低。所以，如果在 ESI-MS 谱中，最强两峰之间质量数相差为 22（[M + Na]$^+$ 峰质量数与[M + H]$^+$ 峰质量数之差），则这峰分别为加合钠和加合氢的准分子离子峰，据此就能准确推断出分子量。如果还出现了质量数再多 16 的峰，则为加合钾的准分子离子，更可印证分子量的推断。加合的钠和钾可能来源于样品的处理和存储过程（如盛装样品的玻璃瓶），也可能来源于离子源中残留的钠、钾离子。当样品或源中有微量铵态物质时，则还有可能出现 $[M+NH_4]^+$ 准分子离子峰（比 $[M+H]^+$ 质量数大 17）。某些情况下，出现二聚离子（如 $[2M+H]^+$、$[2M+Na]^+$ 等）也是常见的，但往往强度较弱。因为在 ESI-MS 中几乎不发生准分子离子的碎裂，不产生碎片离子，出现的有一定强度的峰一般都是准分子离子，所以根据出现的强峰之间的质量差别关系，就可轻松推断出化合物分子量。

负离子模式下，一般最强峰为 $[M-H]^-$，分子量一般比最强峰质量数多 1。根据样品混存物质的不同，还可产生 $[M+Cl]^-$、$[M+HCOO]^-$ 等加合离子。二聚离子（如 $[2M-H]^-$ 等）也是常见的，但往往强度较弱。

在实际工作中，往往同时进行正、负离子模式的测试，综合两种模式中出现的强峰之间的质量关系进行分子量推断将更加可靠。

[例 4.3] 化合物 C 的 ESI-MS 如图 4-16 所示，请推测其分子量。

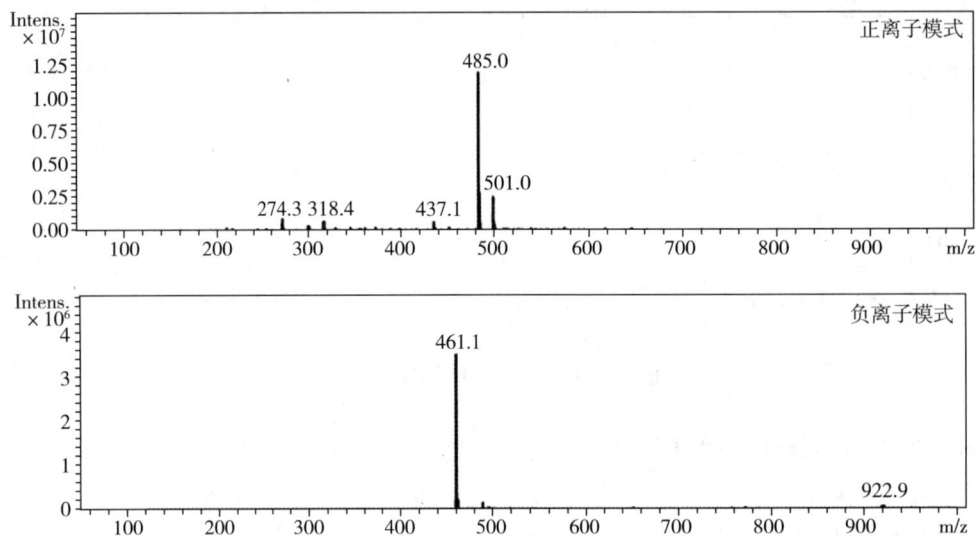

图 4-16   化合物 C 的 ESI-MS 图

在正离子模式 ESI-MS 中，485.0 为最强峰，501.0 其次，计算它们的质量差为 16，则有可能它们分别为 $[M+Na]^+$ 和 $[M+K]^+$ 峰，由此可推断分子量为 462。在负离子模式 ESI-MS 中，461.1 为最强峰，若其为 $[M-H]^-$ 峰，则分子量为 462，这与正离子模式推断的结论吻合。综合正、负离子模式下的结论，确切推断化合物分子量为 462。

在这个化合物的正离子模式 ESI-MS 中，未见强的 $[M+H]^+$ 峰。$[M+H]^+$ 和 $[M+Na]^+$ 谁为主导取决于测试的环境和条件。在正、负离子模式下，除了 $[M+Na]^+$、$[M+K]^+$、$[M-H]^-$ 峰外，还有一些强度较弱的峰。负离子模式中的 922.9 为 $[2M-H]^-$（$923 = 2 \times 462 - 1 = 2 \times M - H$），更证实分子量推断的正确性。其他不能解释的弱峰，则可能是混存杂质的准分子离子峰，毕竟样品纯度不可能达到完全 100%。

可以注意到，在此例中并没有采用相对丰度表征信号峰的强度，而是直接表示出了离子的实际强度。在 ESI-MS 中这种表示法是常见的。直接给出离子实际强度信息将有助于分子量的判断以及开展二级或多级质谱测试。

[例 4.4] 化合物 D 的 ESI-MS 如图 4-17 所示，请推测其分子量。

在正离子模式 ESI-MS 中，信号复杂，无显著强的离子峰。负离子模式 ESI-MS 中，717.6 为最强峰，应为 $[M-H]^-$ 峰，则推断分子量为 718。

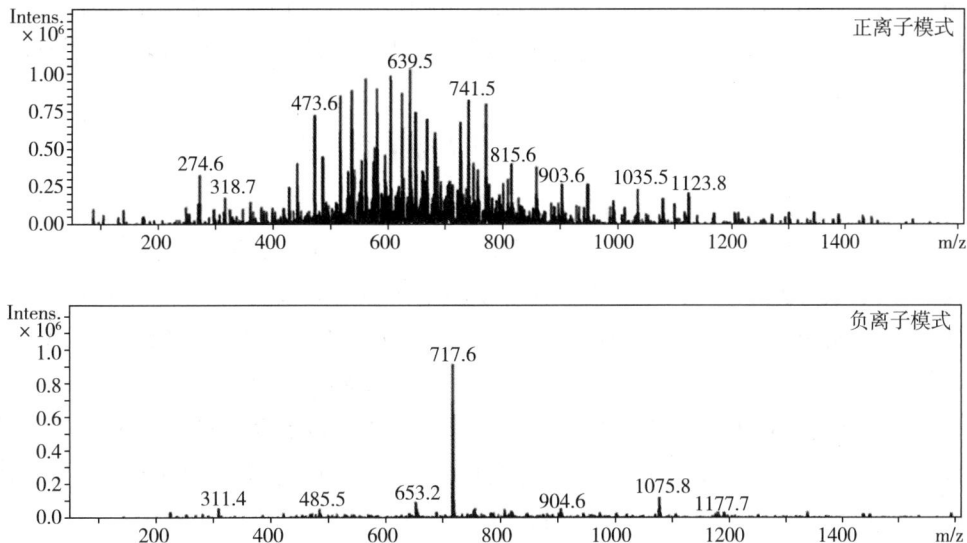

图 4 - 17　化合物 D 的 ESI-MS 图

此例中，低分辨 ESI-MS 质荷比测定的整数位是精确的，十分位带有误差。由于化合物分子量较大，非碳原子个数较多，所以对十分位有较大贡献。但在计算分子量时，则只考虑整数位。

由此例可知，并非所有的化合物在正、负离子模式下都能产生强的准分子离子峰，一般化合物正离子响应会强于负离子，酸性化合物则会给出特别强的负离子响应。此例中的化合物即是正离子几乎无响应，呈现出的是本底杂乱的响应信号，无法通过正离子模式判别分子量。

[例 4.5]　化合物 E 的结构和其 ESI-MS 负离子模式图如图 4 - 18 所示，试解释主要准分子离子峰。

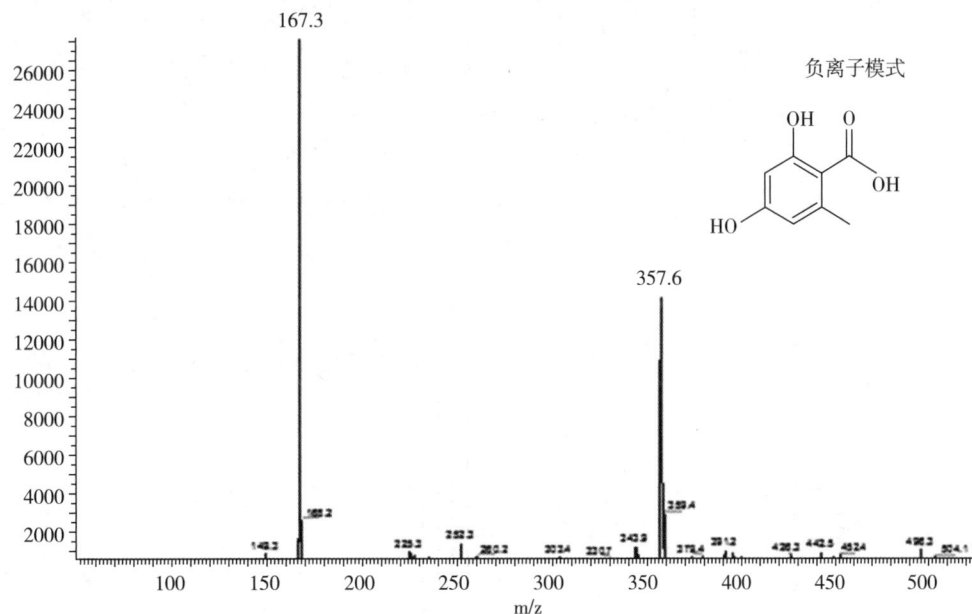

图 4 - 18　化合物 E 的 ESI-MS 图

化合物含羧基，具较强酸性，所以负离子响应很好，在其负离子模式 ESI-MS 中，有两个主要离子峰 167.3 和 357.6。化合物分子量为 168，由此很容易判定 167.3 为其 $[M-H]^-$ 峰。357.6 为次强峰，分析其与分子量的关系：$357 = 2 \times 168 + 21 = 2 \times 168 + 22 - 1 = 2 \times M + 22 - H$。357 的离子并非常规的 $[2M-H]^-$，与之相差了 22 个质量单位，由前述，22 一般为 Na 和 H 之间的质量差，由此推断 357 =

$2 \times M + 22 - H = 2 \times M + Na - H - H = (M + Na - H) + (M - H)$。由于化合物结构中存在一个羧基，即可合理解释$(M + Na - H)$为其羧基成盐形式，呈电中性。357 则可解释为一个化合物的钠盐中性分子加合一个$[M - H]^-$的二聚离子。

（三）ESI-MS 中根据多电荷准分子离子峰推断大分子分子量

ESI-MS 中，对于大分子化合物，质谱的质量范围往往不足以直接覆盖到大分子的分子量。但由于存在多电荷峰，使得能检测的分子量范围得到极大提高。如对于分子量为 40000 的蛋白，其加合 20 个质子的多电荷峰质荷比仅为 2001。大分子化合物形成多电荷峰是成簇出现，簇内相邻两峰电荷数差 1，由任意相邻两峰可求算出样品分子量 M 和各峰所带电荷。图 4 - 19 为马肌红蛋白在 ESI-MS 中的多电荷峰簇，电荷数从 12 ~ 24。图 4 - 20 为正电荷为 17，分辨率为 15000 时的同位素峰。需要注意的是，对于大分子，由于原子数目急剧增加，导致了部分同位素峰的峰强要强于全由最丰同位素（轻同位素）组成的准分子离子峰的峰强，它们对于分子量的贡献更大。全由轻同位素构成的准分子离子峰的质量并不等于大分子的分子量。

图 4 - 19　马肌红蛋白的 ESI-MS 多电荷峰簇（MW = 16951.5）

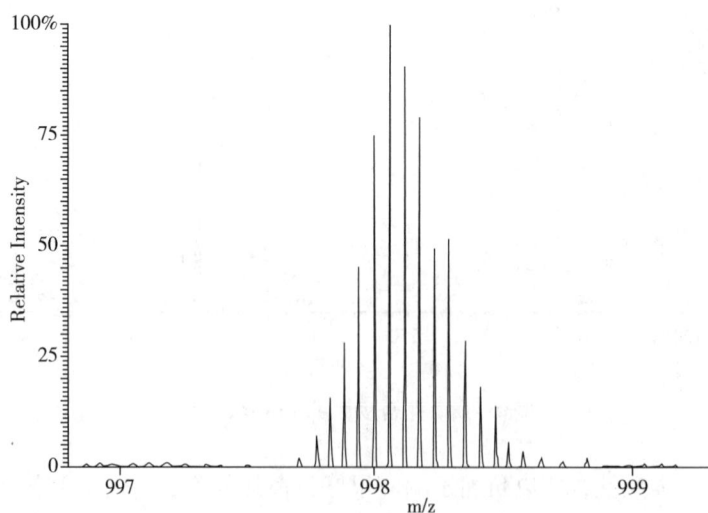

图 4 - 20　马肌红蛋白正电荷为 17，分辨率为 15000 时的同位素峰（MW = 16951.5）

设 ESI–MS 中大分子化合物（分子量为 M）与 n 个带电质点（其质量为 X，如 H、Na 等）加合，在 ESI–MS 谱上，该离子的质荷比为：

$$m/z = \frac{M + nX}{n} \qquad \text{式 (4-10)}$$

由于多电荷峰成簇出现，n 有一系列数值。簇内相邻两峰电荷数差 1。现任取相邻二峰，设右边的峰对应 n_1，左边的峰对应 n_2，则有：

$$n_2 = n_1 + 1 \qquad \text{式 (4-11)}$$

于是，对于这两个相邻峰，分别有：

$$(m/z)_1 = \frac{M + n_1 X}{n_1} \qquad \text{式 (4-12)}$$

$$(m/z)_2 = \frac{M + n_2 X}{n_2} = \frac{M + (n_1 + 1) X}{n_1 + 1} \qquad \text{式 (4-13)}$$

联立式（4-12）和式（4-13），得：

$$n_1 = \frac{(m/z)_2 - X}{(m/z)_1 - (m/z)_2} \qquad \text{式 (4-14)}$$

$(m/z)_1$ 和 $(m/z)_2$ 由图谱读出。X 为加合的带电质点的质量，当 pH 值较低时，X 为 H，$X = 1$。由式（4-14）即可计算 n_1。它应是一个整数，故取计算值最接近的整数。

有了 n_1，按（4-12）式，便可计算出分子量 M：

$$M = n_1 \left[(m/z)_1 - X \right] \qquad \text{式 (4-15)}$$

如果测试的质量分辨率足够，如采用分辨率超高的 FT–ICR–MS，仅通过多电荷峰簇中的任一一个峰也可对该峰的带电荷数和分子量进行推断。多电荷峰簇中的每一峰都有其同位素峰（图 4-20）。在单电荷离子中，同位素峰质荷比之间一般相差 1，但在多电荷峰中，同位素峰质荷比的差值 $\Delta(m/z)$ 会成比例变小，设某多电荷峰带 n 个电荷，则显然有 $\Delta(m/z) = 1/n$。在低分辨情况下，当 n 较大时，同位素峰质荷比的差值变小，在图谱上不能分辨。如果测试的质量分辨率足够分辨出多电荷峰的同位素峰，则据此很容易计算出离子所带的电荷数 n，从而推断分子量。

二、分子式的推断

（一）高分辨质谱中根据精确质量推断分子式

自 1962 年起，国际上把 ^{12}C 的原子量定为整数 12，各元素同位素原子都有其特征的精确质量（表 4-1）。对于特定元素组成的离子和分子，在理论上对应着一个唯一的精确质量数，精确质量数的尾数部分包含着组成该离子或分子元素种类和数目的详尽信息。如前所述，当采用高分辨质谱时，测试质量精度达到原子质量单位（amu）小数点以后第四位，就有可能推断出化合物的分子式。

具体做法是：通过高分辨质谱获得化合物分子离子峰或准分子离子峰的精确质量（实测值），由于存在测试误差，测试值不可能总是恰好等于离子峰理论上的精确质量，所以一般认为与实测值偏差 5ppm 以内的精确质量数所对应的元素组成都可能是该离子峰的，再结合"氮规则"、不饱和度等信息进行综合判断，最终在候选元素组成列表中确定出离子峰的实际元素组成，即可推断出化合物分子式。与实测值偏差 5ppm 以内在理论上可能存在的精确质量数及其对应的元素组成很容易由计算机获得，高分辨质谱仪器的软件系统都可实现该功能。

目前，通过高分辨质谱获得离子峰的精确质量，推断分子式已成为化合物元素组成测定的主流方法。当然针对碎片离子的精确质量测定也可推断碎片离子的元素组成，这对于质谱裂解机理研究和化合物的结构解析都非常有用。由于精确质量测定作用巨大，提高质谱仪器的分辨率是质谱界不断追求的目标。目前采用分辨率超高的 FT-ICR-MS，可使测试的质量偏差控制在 1ppm 以内，这使得分子式的推断更加容易。

（二）低分辨质谱中根据同位素相对丰度比推断分子式

除了通过高分辨质谱获得离子峰的精确质量来推断分子式外，在低分辨质谱中也有推断元素组成的方法，即同位素相对丰度比法。目前，该方法在实际工作中已较少使用，但作为经典方法，还是作简要介绍。

自然界中，大多数元素都存在同位素。通常，天然丰度最大的是元素的轻同位素，而重同位素往往比轻同位素重 1 到 2 个质量单位，天然丰度较小。常见元素的轻同位素与重同位素的天然丰度见表 4-1。

因此，特定化合物分子或离子虽其元素组成是一定的，但可能是全由组成元素的轻同位素构成，或全由重同位素构成，或混杂构成。对于小分子化合物，一般全由轻同位素构成的分子和离子具最大丰度，在质谱中测得的分子离子峰或准分子离子峰即指该类离子，而混杂有重同位素组成的离子则称为同位素峰或同位素离子（isotopic ion）。例如，苯酚在 EI-MS 中形成 m/z 94 的分子离子峰 M，其元素同位素组成为 $^{12}C_6{}^1H_6{}^{16}O$，它的其他同位素组成形式还有 $^{12}C_5{}^{13}C^1H_6{}^{16}O$、$^{12}C_6{}^1H_5{}^2H^{16}O$、$^{12}C_6{}^1H_6{}^{17}O$；$^{12}C_4{}^{13}C_2{}^1H_6{}^{16}O$、$^{12}C_6{}^1H_4{}^2H_2{}^{16}O$、$^{12}C_5{}^{13}C^1H_5{}^2H^{16}O$、$^{12}C_6{}^1H_6{}^{18}O$；……；$^{13}C_6{}^2H_6{}^{18}O$。$^{12}C_5{}^{13}C^1H_6{}^{16}O$、$^{12}C_6{}^1H_5{}^2H^{16}O$、$^{12}C_6{}^1H_6{}^{17}O$ 这几种同位素组成虽然精确质量略有差异，但在低分辨质谱中它们的质量都显示比分子离子峰 M 大 1，不能区分，成为一组，称为 M+1 同位素峰。$^{12}C_4{}^{13}C_2{}^1H_6{}^{16}O$、$^{12}C_6{}^1H_4{}^2H_2{}^{16}O$、$^{12}C_5{}^{13}C^1H_5{}^2H^{16}O$、$^{12}C_6{}^1H_6{}^{18}O$ 这几种同位素组成则共同构成 M+2 同位素峰，以此类推，$^{13}C_6{}^2H_6{}^{18}O$ 则构成苯酚的最大同位素峰 M+14。

由于元素的同位素在自然界的丰度是恒定的，所以特定元素组成的离子在质谱中呈现出的各同位素峰的相互比例就是一定的。由此，可根据离子同位素峰之间的相对强度，推算离子的元素组成。为计算方便，一般采用元素同位素的相对丰度。常见元素的相对丰度见 4-3。

表 4-3　常见元素的同位素相对丰度（以最轻同位素为 100）

元素	A	A+1	A+2
C	100	1.12	
H	100	0.015	
N	100	0.37	
O	100	0.04	0.20
F	100		
Si	100	5.06	3.36
P	100		
S	100	0.79	4.44
Cl	100		32.38
Br	100		97.94
I	100		

当物质只含有一种元素，设该元素的原子个数为 m，若该元素存在重同位素，a 表示轻同位素的相对丰度，b 表示重同位素的相对丰度，则该物质同位素峰簇中各峰的相对强度可用二项式 $(a+b)^m$ 展开的各项来计算：

$$(a+b)^m = a^m + ma^{m-1}b + \frac{m(m-1)}{2!}a^{m-2}b^2 + \cdots + \frac{m(m-1)\cdots(m-k+1)}{k!}a^{m-k}b^k + \cdots + b^m$$

式（4-16）

式（4-16）展开各项分别代表同位素峰簇中的各峰，a^m 项表示全由轻同位素组成的峰，$a^{m-1}b$ 项表示含一个重同位素原子的峰，以此类推。各项之间的数值比即为各峰之间的强度比。

当化合物含有 i 种元素，各元素的原子个数分别为 m_1、m_2、$\cdots$、m_i，若这些元素存在重同位素，a_1、a_2、$\cdots$、a_i 分别表示各元素轻同位素的相对丰度，b_1、b_2、$\cdots$、b_i 分别表示各元素重同位素的相对丰度，则同位素峰簇中各峰的相对强度可用式4-17展开后的合并项来计算：

$$(a_1+b_1)^{m_1} \times (a_2+b_2)^{m_2} \times \cdots \times (a_i+b_i)^{m_i} \qquad 式（4-17）$$

式（4-17）展开后将构成相同质量数的项合并，则各合并项之间的数值比即为各峰之间的强度比。

据此，对于一个可能含有 C、H、N、O、F、Si、P、S、Cl、Br、I 元素的化合物（n_C 表示化合物中 C 原子数目，其他类同），以 M 峰的强度为100%，则计算可得：

$$（M+1）峰的相对强度\% = 1.12n_C + 0.015n_H + 0.37n_N + 0.04n_O + 5.06n_{Si} + 0.79n_S \quad 式（4-18）$$

$（M+2）$峰的相对强度% $= 0.006272n_C(n_C-1) + 0.00000113n_H(n_H-1) + 0.0006845n_N(n_N-1) +$

$0.000008n_O(n_O-1) + 0.128018n_{Si}(n_{Si}-1) + 0.0031205n_S(n_S-1) + \cdots + 0.000168n_C \times n_H + \cdots + 0.2n_O +$

$3.36n_{Si} + 4.44n_S + 32.38n_{Cl} + 97.94n_{Br}$ $\qquad\qquad (4-19)$

式（4-19）中，大多数项是很小的，可以不予考虑，在不同的情况下可作相应简化，如对于不含 Si 的有机小分子化合物，可简化为：

$$（M+2）峰的相对强度\% \approx 0.006n_C^2 + 0.2n_O + 4.44n_S + 32.38n_{Cl} + 97.94n_{Br} \quad 式（4-20）$$

据此，可通过计算同位素峰中（M+1）峰和（M+2）峰的相对强度来推测元素组成。

由上可知，Cl 和 Br 对同位素峰的贡献很大，对于含 Cl 或 Br 的化合物，部分同位素强度将强于分子离子峰。此外，当化合物分子量足够大时，由于原子数目增加，也会导致部分同位素峰的峰强强于分子离子峰。

[例4.6] 化合物 F 的 EI-MS 质谱如图4-21所示，分子离子各同位素峰的质荷比和相对丰度信息如下，试推算其分子式。

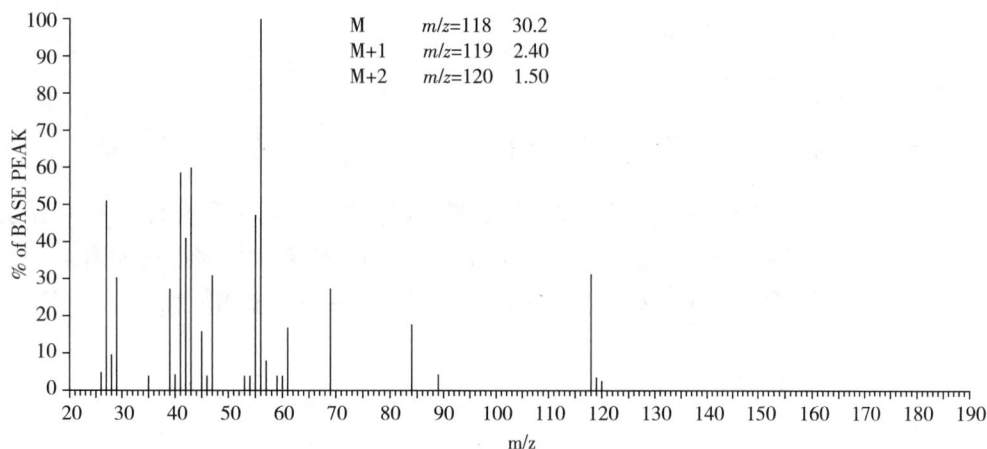

M	$m/z=118$	30.2
M+1	$m/z=119$	2.40
M+2	$m/z=120$	1.50

图4-21 化合物 F 的 EI-MS 图

计算各同位素峰相对分子离子峰的相对强度：

（M+1）峰的相对强度% =7.95

（M+2）峰的相对强度% =4.97

由式（4-19），根据化合物 M+2 峰的相对强度，可推断该化合物不含 Cl、Br，应含1个 S 或1个 Si（$n_S=1$、$n_{Si}=0$ 或者 $n_S=0$、$n_{Si}=1$）。

当 $n_S = 1$、$n_{Si} = 0$，按［例 4.6］步骤，解得分子式 $C_6H_{14}S$。

当 $n_S = 0$、$n_{Si} = 1$，无合理解。

综上，确定该化合物分子式为 $C_6H_{14}S$。

［例 4.7］ 溴甲烷的 EI-MS 如图 4-22 所示，试解释分子离子峰 M 和同位素峰 M+2 几乎等强度。

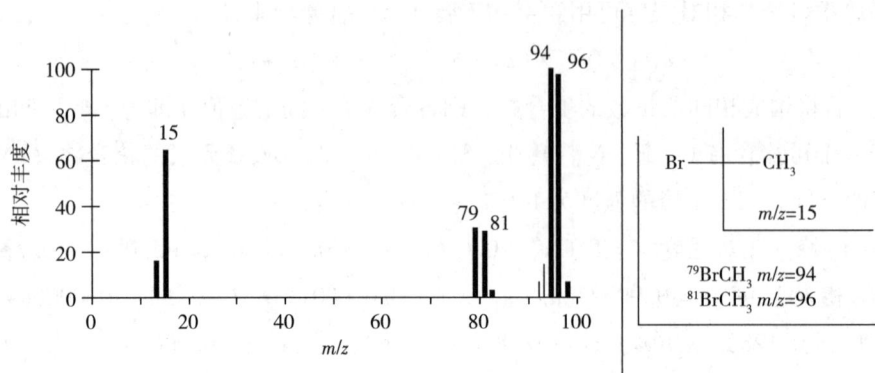

图 4-22 溴甲烷的 EI-MS 图

当化合物含有 Cl、Br 时，由于这两种元素存在异常高丰度的 A+2 重同位素，EI 中化合物（M+2）峰的强度显著增加，并随着含有 Cl 或 Br 原子个数的增多，还会出现明显的（M+4）、（M+6）等同位素峰。而且在计算（M+2）、（M+4）系列的同位素峰强度时，可以不考虑其他元素同位素的微小贡献。

溴甲烷中，（M+2）峰的相对强度 $\% \approx 97.94 n_{Br} \approx 100$，即分子离子峰 M 和同位素峰（M+2）几乎强度相等。

［例 4.8］ 计算 $CHCl_3$ 主要同位素峰的强度比。

$CHCl_3$ 分子含有 3 个 Cl 原子，将产生明显的（M+2）、（M+4）系列同位素峰，其强度主要由 Cl 原子贡献。

根据式（4-16），对于 Cl，$a = 100$，$b = 32.38$，$n = 3$，则

$$(a+b)^3 = a^3 + 3a^2b + 3ab^2 + b^3$$

$$M : M+2 : M+4 : M+6 = 1 : 3\frac{b}{a} : 3\left(\frac{b}{a}\right)^2 : \left(\frac{b}{a}\right)^3 \approx 1 : 3\frac{1}{3} : 3\left(\frac{1}{3}\right)^2 : \left(\frac{1}{3}\right)^3 = 1 : 1 : 1/3 : 1/27$$

此例中，分子离子峰 M 和同位素峰（M+2）也是强度近似相等，与分子含有 1 个 Br 原子时一样。

当分子中含有 1~4 个 Cl 原子时，（M+2）、（M+4）系列同位素峰的强度比如图 4-23 所示；图 4-24 为含有 1~4 个 Br 原子时，（M+2）、（M+4）系列同位素峰的强度比示意图。

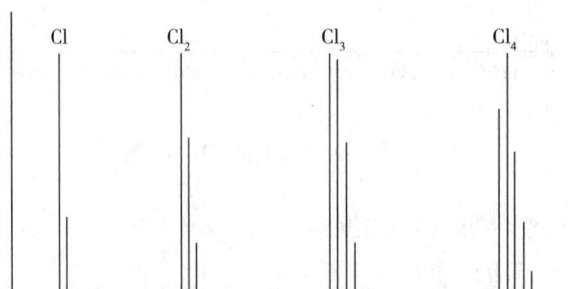

图 4-23 含有不同个数的氯原子对同位素峰的贡献

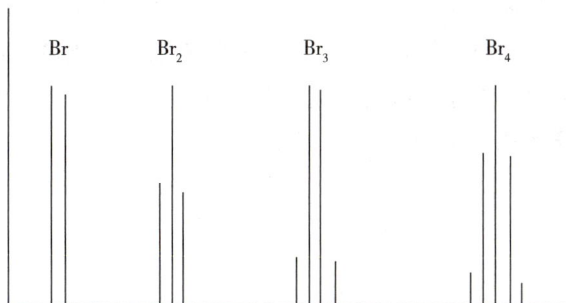

图 4 – 24　含有不同个数的溴原子对同位素峰的贡献

第五节　离子裂解基本规律和结构解析

质谱除了能推断分子量和分子式，还可根据碎片离子或多级质谱进行结构推断。化合物的结构决定了其在质谱中的碎裂方式，即决定了其产生哪些碎片峰及各碎片峰的强度。如果掌握了质谱裂解规律，就可根据产生的碎片峰信息推断未知化合物的结构。当然，也可通过比较两张质谱碎片峰的一致性，来判断两个分子是否为同一化合物。由于 EI-MS 良好的重现性和指纹性，目前已建立了较完善的化合物 EI-MS 数据库，基于 EI-MS 数据库比对快速鉴别已知化合物已成为已知化合物分析的常规方法。

基于质谱，无论是未知化合物解析还是已知化合物的比对鉴别，前提是要获得化合物的碎片离子信息。在硬电离方式中，能量较高，分子离子峰能产生丰富的碎片信息，即可用于结构推断和比对。在软电离方式中，准分子离子峰强，碎片峰少，尤其 ESI 这种电离方式中准分子离子峰几乎不发生碎裂，这对于判断分子量信息是有利的，但不利于进一步的结构解析。在软电离方式中，人们可通过采用多级质谱方式获得裂解碎片：在一级质谱中获得准分子离子；选定的某准分子离子（二级谱的母离子），采用中性分子（一般为稀有气体或氮气）与之碰撞，使之发生碎裂（产生二级谱的子离子），即进行碰撞诱导裂解（CID），这一过程获得质谱图谓之二级质谱；在二级质谱的子离子中，选定某个离子，作为三级质谱的母离子，进行 CID，获得三级质谱图；只要离子的强度足够，这一过程可继续往下进行。通过 CID 多级质谱可产生丰富且层次分明的碎片峰，是软电离方式质谱进行结构推断的重要手段。

鉴于 EI-MS 相对软电离方式，其研究最早、理论最完善，本节就 EI-MS 离子碎裂的一些基本规律和机制做简要介绍，软电离多级质谱可参照进行分析。

需要说明的是，在 EI-MS 中，仪器系统压强很低，在 $1 \times 10^{-4} Pa$ 情况下，分子或离子的自由程约为 20cm，分子间的碰撞及反应可以忽略。当采用 70eV 的电子轰击样品分子，轰击电子能量很高，除产生分子离子外，还会引起分子离子内部化学键的断裂，产生碎片离子或中性分子。所以 EI-MS 中分子离子的裂解为单分子反应。目前，对质谱反应的认知还在不断发展，我们不能期望能解释质谱中出现的所有碎片峰，在实际化合物解析工作中，必须配合其他波谱技术综合完成化合物的结构分析。

一、离子化位置

EI-MS 中，形成的分子离子带有未成对电子，属奇电子离子。分子离子中化学键的断裂被认为一般有两种驱动力，一是未成对电子强烈的成对倾向，二是正电荷对其附近电子对的强烈吸引。这两种驱动力，引发了分子中旧键的断裂、新键的形成以及离子的重排，在图谱上体现为形成一系列碎片离子峰和中性丢失。所以判别分子离子中电子丢失的位置（即未成对电子的位置，也即正电荷的位置），对于理解分子离子后续的碎裂十分重要。

有机化合物中，不同电子电离的难易不同。通常，最容易失去的是 n 电子，其次是 π 电子，再次是 σ 电子，电离的顺序为：n 电子 > π 电子 > σ 电子。分子离子的离子化位置应尽量直接表示出来，这对于推测和解释碎片离子非常有用。对于一些有机化合物，能直接判断出离子化的位置，就可把电荷和未成对电子直接表示在分子离子的相应位置处，如下所示。

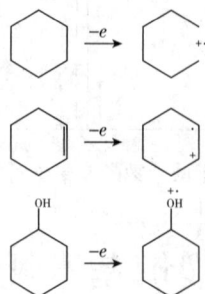

而一些化合物中，存在多个相互竞争的离子化位点，或难以直接确定是哪个电子被电离的化合物，可用如下方式表示：

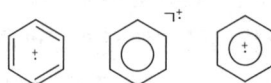

二、电子转移表示方法及 σ 键开裂方式

分子离子在两种驱动力下发生碎裂产生碎片离子，一定会发生旧键的断裂，而且一定发生 σ 键的开裂才能使整个分子离子产生碎裂，有时还会伴随发生新键的形成甚或离子的重排。无论是旧键断裂、新键形成还是重排，其本质都是分子离子中电子的转移。如果是一个电子发生转移，用半箭头"⁀"表示；如果是一对电子同时发生转移，则用整箭头"⁀"表示。

对于 σ 键的开裂，根据离子化位置和驱动力的不同，可分为三种类型。

1. 均裂　σ 键开裂过程中，每个原子各带走一个电子。用半箭头"⁀"表示每一个电子的转移过程，也可省去其中一个半箭头。均裂的发生是由开裂 σ 键附近的未成对电子所引发。示例如下：

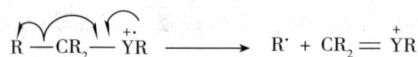

$$R\text{—}CR_2\text{—}\overset{+\cdot}{Y}R \longrightarrow R^{\cdot} + CR_2 {=} \overset{+}{Y}R$$

或

$$R\text{—}CR_2\text{—}\overset{+\cdot}{Y}R \longrightarrow R^{\cdot} + CR_2 {=} \overset{+}{Y}R$$

式中，Y 表示含有 n 电子的杂原子，如 N、O、S、卤素等。后续表示中意思相同。

2. 异裂　σ 键开裂过程中，σ 键的一对电子被其中一个原子带走。用整箭头"⁀"表示该对电子的转移过程。异裂的发生是由开裂 σ 键附近的正电荷所引发。示例如下：

$$R\overset{+}{\underset{}{\diagup}}Y \longrightarrow \overset{+}{R} + \overset{\cdot}{Y}$$

3. 半异裂　σ 键中的一个电子电离，形成分子离子。电离的 σ 键发生开裂，电荷和未成对电子分离，即为半异裂。示例如下：

$$R \overset{\frown}{+\cdot} R' \longrightarrow \overset{+}{R} + \overset{\cdot}{R'}$$

三、质谱的基本裂解类型

EI-MS 中，分子在特定位置或者特定的若干位置发生离子化，生成分子离子。分子离子在两种驱动力作用下引发电子的转移，表现为旧键断裂、新键形成或重排，最终 σ 键的开裂使分子离子碎裂，丢失中性片段，产生碎片离子。产生的碎片离子可进一步在两种驱动力作用下再次引发内部电子转移，再次发生碎裂（也即次级碎裂），产生新的碎片离子。整个过程是复杂的，但复杂的裂解过程都是由一些基本的裂解类型构成的。

（一） σ 裂解

σ 裂解即半异裂。相对 n 电子和 π 电子，σ 电子最难电离，所以当化合物不含 O、N 等杂原子，也没有 π 键时，σ 裂解才成为主要裂解方式。如烷烃的质谱会出现 m/z 15、29、43、57、71 等一系列相差 14 质量数的偶电子离子碎片，即为 σ 裂解的产物，它们的存在可说明分子中存在烷基，示意如下：

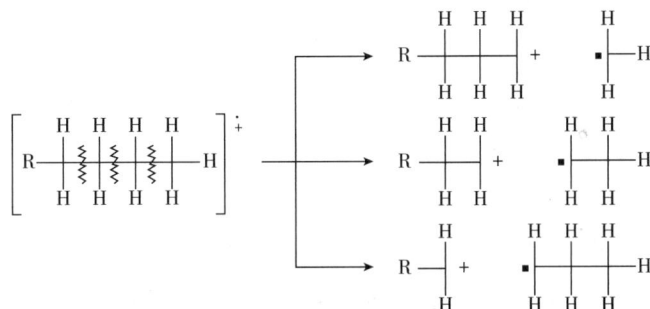

一般，分子中存在很多 σ 键，哪一个 σ 键的半异裂将成为主导，可用"产物离子的稳定性规则"判断，即能产生稳定产物离子的裂解具有较大几率。对于烷烃，取代程度越高的正离子越稳定，所以烷烃更倾向在分支程度最高的碳原子上开裂。"产物离子的稳定性规则"对于判断裂解的优势方向具有普遍性。另外一条普适的规则是"中性产物的稳定性规则"，即凡裂解产生的中性自由基如有共轭效应而致稳，则易丢失，丢失之后形成的离子相对丰度也较高；稳定的中性小分子也易于丢失，如 H_2、CH_4、H_2O、C_2H_4、CO、NO、CH_3OH、H_2S、HCl、$CH_2{=}C{=}O$、CO_2 等。

分子离子为奇电子离子，σ 裂解必然产生一个偶电子离子和中性自由基碎片。裂解发生时，电荷和自由基各保留在哪一边遵从"Stevenson 规则"，即较易保留未成对电子的碎片应具有较高的电离能，电离能较低的碎片离子具有较高的形成几率。

需特别指出，当化合物含有周期表中第三周期以后的杂原子如 P、S 等，C-Y σ 键的电离可以和 Y 上未成键电子对的电离竞争，发生 σ 裂解。

（二）未成对电子引发的简单裂解（α 裂解）

这是最重要的一种裂解机制。反应由未成对电子引发，由未成对电子强烈的成对倾向所驱动，引发未成对电子 α 位化学键的均裂，故称 α 裂解。通式如下：

含饱和杂原子的化合物

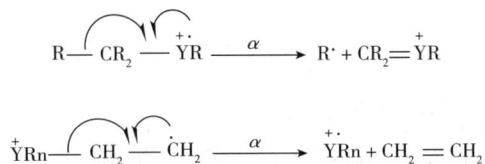

含不饱和杂原子的化合物

含碳-碳不饱和键（π 键）的化合物

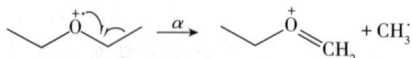

一些实例如下：

乙醚

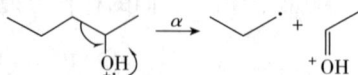

2-戊醇

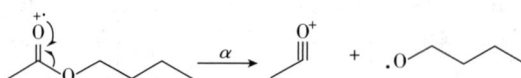

乙酸丁酯

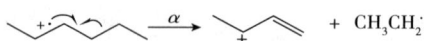

2-己烯

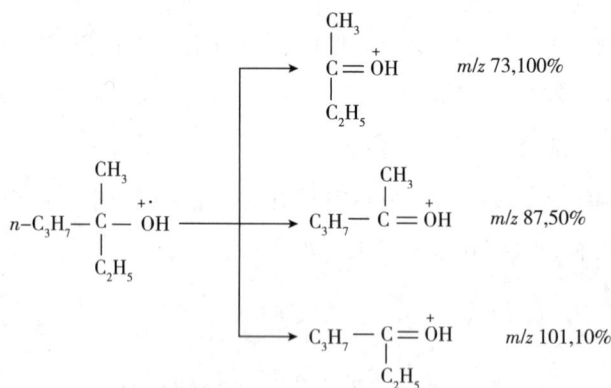

与 σ 裂解相似，对于分子离子，α 裂解也必然产生一个偶电子离子和中性自由基碎片。

由于 α 裂解由未成对电子强烈的成对倾向所驱动，反应的速度决定于自由基成对的倾向强弱。不同类型自由基引发反应的速度不同，顺序为：N > S、O、π、R$\cdot$ > Cl、Br > H。

对于同一个自由基离子，当存在多个可能发生 α 裂解的位置时，遵从"最大烷基自由基丢失规律"，即在反应中心丢失最大烷基自由基具有高的几率。以 3-甲基-3-己醇为例，在其 EI-MS 中，离子化发生在氧的 n 电子，氧自由基可引发 3 种 α 裂解。在质谱图上，3 种 α 裂解的产物都可观测到，但强度差异很大。丢失最大烷基自由基的裂解最占优势，3 种 α 裂解产物离子的强度次序为：m/z 73 > m/z 87 > m/z 101。

$$
\begin{array}{c}
\underset{\substack{|\\C_2H_5}}{\overset{CH_3}{C}}=\overset{+}{O}H \qquad m/z\ 73,100\% \\[2mm]
n\text{-}C_3H_7-\underset{\substack{|\\C_2H_5}}{\overset{\substack{CH_3\\|}}{C}}-\overset{+\cdot}{O}H \longrightarrow C_3H_7-\underset{}{\overset{CH_3}{C}}=\overset{+}{O}H \qquad m/z\ 87,50\% \\[2mm]
C_3H_7-\underset{\substack{|\\C_2H_5}}{C}=\overset{+}{O}H \qquad m/z\ 101,10\%
\end{array}
$$

（三）电荷中心引发的简单裂解（i 裂解）

反应由正电中心引发，由正电荷对其附近电子对强烈的吸引所驱动，引发附近化学键的异裂，也称为诱导裂解（i 裂解）。通式如下：

对于奇电子离子

$$R \overset{+\cdot}{-}Y-R \xrightarrow{\ i\ } R^+ + \dot{Y}R$$

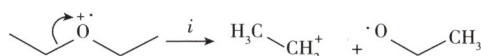

对于偶电子离子

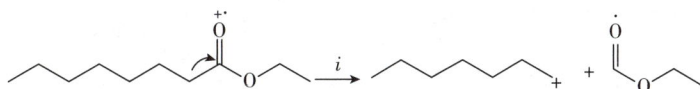

一些实例如下：

乙醚

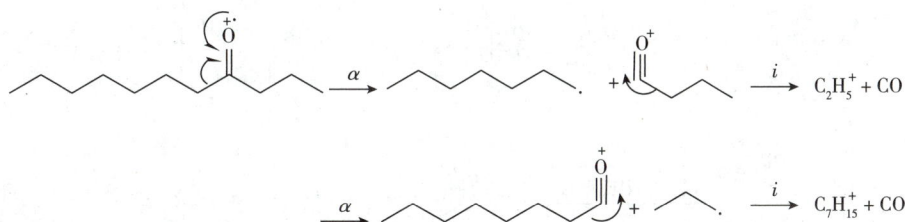

辛酸乙酯

对于奇电子离子，i 裂解也将产生一个偶电子离子和中性自由基碎片。而对于偶电子离子，i 裂解则会产生一个偶电子离子和中性分子。无论对于奇电子离子还是偶电子离子，i 裂解都会使电荷发生转移。

i 裂解由正电荷对电子对的吸引所驱动，由 RY 形成 R^+ 的倾向是：卤素 $>O$、$S \gg N$、C，对于周期表同一行的元素，这种倾向平行于 Y 的诱导效应（i），这也是 i 裂解得名的原因。

对于奇电子离子，由于两种驱动力都存在，既可发生 α 裂解也可发生 i 裂解。根据两种裂解发生的倾向，N 一般发生 α 裂解，卤素则更倾向进行 i 裂解，氧两种倾向相互竞争。如下例：

因为偶电子离子优先裂解形成一个偶电子离子和偶电子中性碎片（中性分子），即遵从"偶电子规则"，所以其一般只发生 i 裂解，而不发生 α 裂解。需要说明的是"偶电子规则"不是绝对的，反例常有发生。

（四）重排

在化合物的质谱裂解过程中，除了发生如 σ 裂解、α 裂解、i 裂解这样简单裂解外，还有可能发生重排，使得情况变得复杂。但重排亦有其规律，掌握常见的重排及其规律对于解析是十分重要的。重排产生了原分子中不存在的结构单元，发生键断裂的同时也有键的生成，但其仍源于自由基和正电中心两种驱动力，往往是空间上的有利使得某种重排得以成为优势反应。H 的重排是常见的，一般用 rH 表示，非氢重排则如置换反应（rd）。

1. γ–H 重排到不饱和基团上并伴随发生 β 断裂（麦氏重排） 通式如下（说明：此通式中 Y 还可为

碳原子）。对于含有 γ-H 的不饱和基团，首先不饱和基团 n 电子离子化，自由基驱动 γ-H 通过一个在立体化学上有利的六元环过渡态重排到 Y 上，自由基转移到 γ-C 上。γ-C 上的自由基可引发 α 裂解，在不饱和基团 β 位发生断裂，完成离子的碎裂，电荷保留在不饱和基团片段；或者 Y 上的正电中心引发 i 裂解，也在不饱和基团 β 位发生断裂，完成离子的碎裂，电荷发生转移。一般，电荷保留更具优势，但最终结果决定于形成正离子的稳定性。

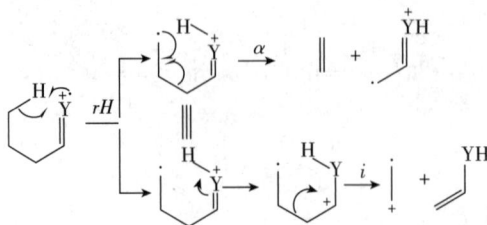

该重排称为麦氏重排（McLafferty 重排，rMcl）。麦氏重排可发生于醛、酮、酰胺、酯、烯烃、腈、亚硫酸酯、芳香类化合物等，发生的概率较大，对质谱解析很有帮助。如满足条件，重排可连续发生。一些实例如下：

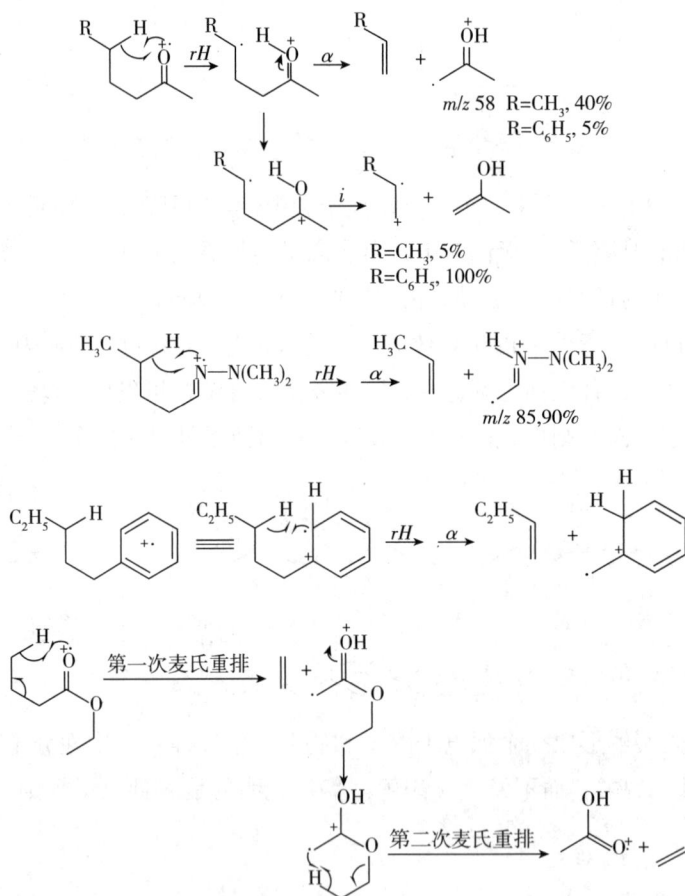

2. 氢重排到饱和杂原子上并伴随邻键断裂　这是另一类重要的氢重排，通式如下。饱和杂原子上 n 电子离子化后形成的自由基驱动在立体化学上有利（并不要求一定要六元环过渡态）的 H 重排到饱和杂原子上。随后一般是杂原子上的正电中心引发邻键的 i 裂解，丢失含有饱和杂原子的中性分子，形成的碎片离子再进行次级碎裂。H 重排到饱和杂原子后，若后续反应由自由基引发则电荷保留。

对于醇、醚以及含有 S、Cl、Br 的化合物，常以这种方式丢失 H_2O、CH_3OH、H_2S、HCl 和 HBr。一些实例如下：

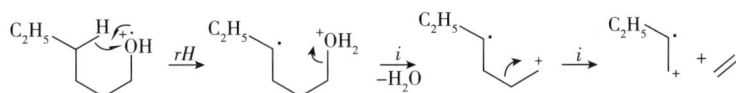

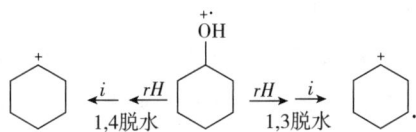

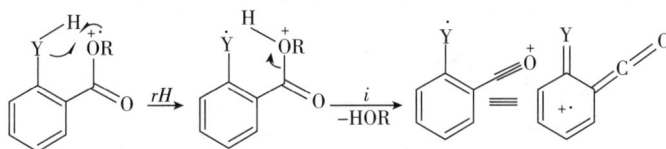

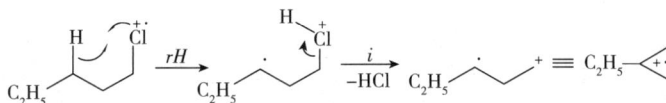

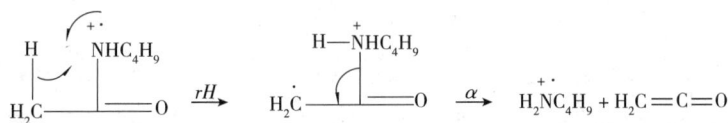

3. 双氢重排（麦氏 +1 重排） 前述的两种氢重排都是由自由基驱动，氢重排也可由正电中心驱动，可通过六元环过渡态也可为四元、五元环过渡态等。正电中心驱动的氢重排通式如下。

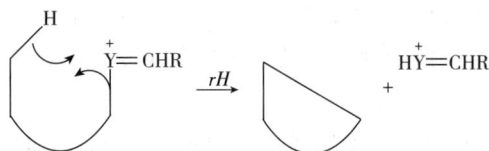

双氢重排是较重要的涉及正电中心驱动氢重排的反应，在酯、硫酯、酰胺、磷酸酯中较普遍，能提供重要的结构特征。通式如下：它涉及两次氢重排，第一次氢重排与麦氏重排经历的过程相同，是自由基驱动，第二次氢重排则由正电中心引发，所以该反应称为双氢重排，也叫麦氏 +1 重排。麦氏 +1 重排生成的离子比麦氏重排生成的离子质量数多 1。

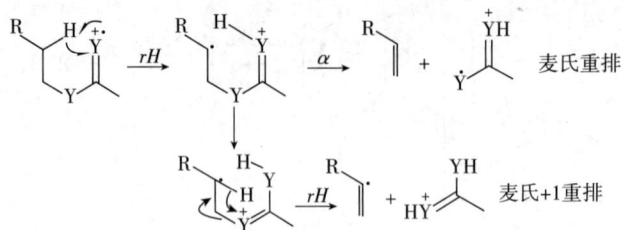

一些实例如下：

碳酸甲正丙酯

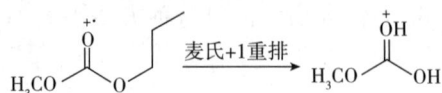

乙酸正丁酯

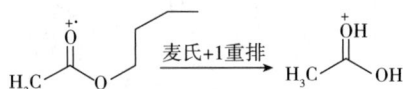

4. 置换反应（*rd*）　置换反应是一种常见的非氢重排，分子中的非氢原子向自由基中心重排形成新键（形成新的环结构），同时丢失一个自由基片段。通式如下。Y = Cl、Br、SH 时，以五元环过渡态为主；Y = NH_2 时，以六元环过渡态为主；三元环中间体也是可能的（例如：R—CH_2CH_2SH 裂解可产生环状 $C_2H_4SH^+$）；长链烷腈则形成八元环最丰离子，这是因为 C—CN 键角较大的缘故。

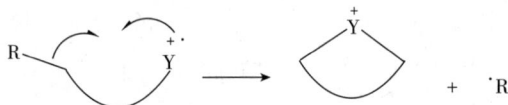

5. 消除裂解（*el*）　如酚类及带有桥羰基的芳香类化合物易通过重排消除脱去 CO，一些实例如下：

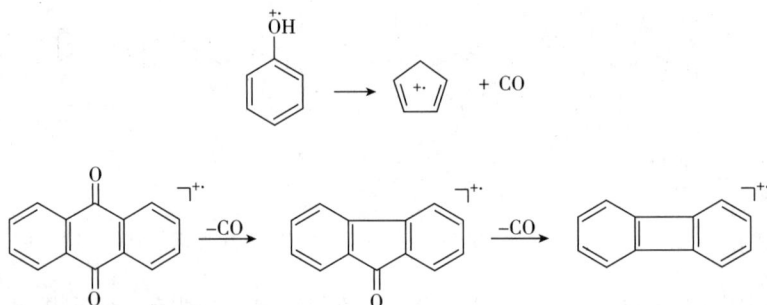

（五）环状结构的裂解

一个环的单键断裂只产生一个异构离子，为了产生碎片离子至少需断裂 2 个键。所以单纯的 σ 裂解、α 裂解或 i 裂解都不足以产生环的碎裂，环的裂解过程是复杂的，一般是这些简单裂解的组合过程，有些还涉及重排的发生。

如环己烷的裂解可通过先 σ 裂解后 α 裂解或先 σ 裂解后 i 裂解实现，如下：

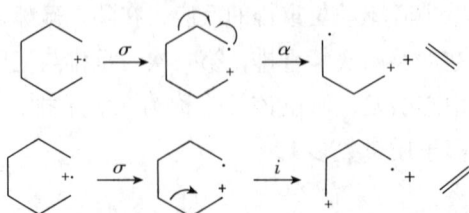

又如四氢呋喃的开裂经历了 α 裂解和 i 裂解，如下：

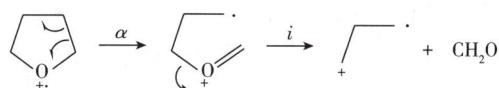

当分子中含有环己烯结构单元时，环己烯结构单元的裂解非常有趣。环己烯结构单元中的 π 键离子化，产生自由基和正电中心，自由基驱动第一次 α 裂解产生非环异构离子。非环异构离子经历第二次 α 裂解产生 1,3-丁二烯奇电子离子（电荷保留在原 π 键所在片段）。非环异构离子也可经历一次 i 裂解产生乙烯奇电子离子（电荷发生转移）。这种分解反应好似 Diels-Alder 反应的逆反应，由此得名"逆 Diels – Alder 反应"，缩写为 RDA 反应。正如其他烷烃的裂解一样，RDA 反应只有在无其他更有利的裂解时才是重要的。RDA 反应中正电荷是保留于共轭二烯片段还是转移到乙烯片段取决于形成正离子的稳定性，如下例：

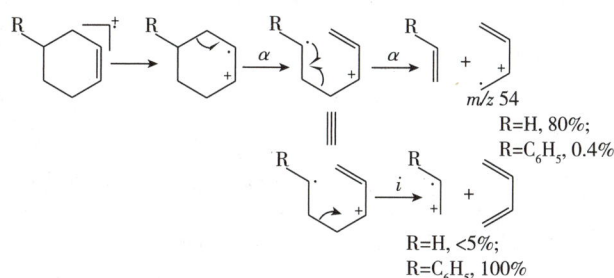

一些环的开裂还涉及重排，如：

2-甲基环己醇

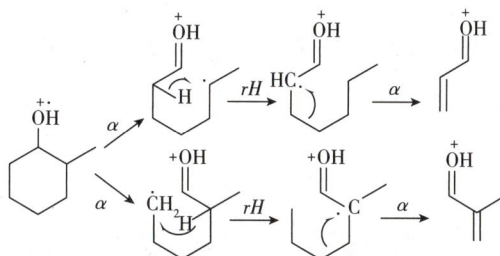

溴环己烷

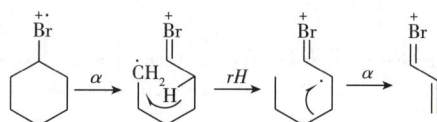

环己胺衍生物

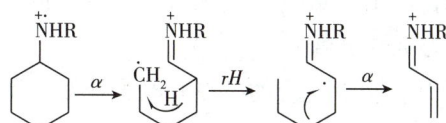

由上述例子可知，当断裂 2 个键完成分子离子环的碎裂将产生一个奇电子离子和中性分子，电荷可保留也可发生转移。如果涉及重排，分子离子环断裂 3 个键将产生偶电子离子。

四、质谱解析实例

EI-MS 的质谱裂解为单分子反应，离子化后形成分子离子中的未成对电子和正电中心驱动裂解的发生。不同电子电离的难易不同，几率相对大的离子化位置享有相对多的碎裂机会，多个可能的离子化位置意味着多种碎裂途径的并存。对于特定离子化位置的离子，σ 裂解、α 裂解、i 裂解、氢重排、非氢重排独立发生或混杂发生，形成碎片离子，并丢失中性自由基或中性分子。碎片离子可进一步裂解，即次级碎裂。每一次裂解优势的途径和方向，有较多的经验和规律帮助判断，如不同类型自由基引发 α 裂解的反应倾向排序、不同正电中心引发 i 裂解的反应倾向排序、"产物离子的稳定性规则""中性产物的稳定性规则""Stevenson 规则""最大烷基自由基丢失规律"以及偶电子离子一般遵从的"偶电子规则"等。但目前有关质谱反应的知识还非常有限，并非所有的碎片峰都是能得到完美的解释。

通过本节对各类质谱基本裂解类型的介绍，我们可以总结出常见离子分解的反应类型（表 4-4）。可根据质谱中碎片离子质量数的奇偶性方便判断出该碎片离子由母离子碎裂形成过程中断键的数目以及各步可能的裂解类型。

表 4-4　离子分解的反应类型

离子	裂解键数	离子类型	
		电荷保留	电荷转移
OE‡（M‡）	1	EE$^+$（α）	EE$^+$（i）
OE‡（M‡）	2	OE‡（$\alpha\alpha$）	OE‡（αi）
OE‡（M‡）	3	EE$^+$（$\alpha\alpha\alpha$）	［EE$^+$（$\alpha\alpha i$）］
EE$^+$	1	［OE‡］	EE$^+$
EE$^+$	2	EE$^+$	［OE‡］

注：α、i 分别表示 α 裂解和 i 裂解；［　］表示形成概率较小的离子。

［例4.9］正癸酸甲酯的 EI-MS 如图 4-25 所示，试解释其主要碎片离子。

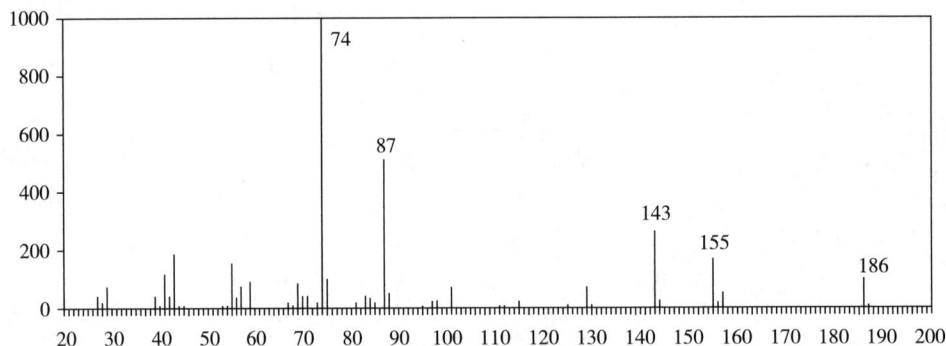

图 4-25　正癸酸甲酯的 EI-MS 图

分子量为186，其分子离子峰在图谱的最高质量区可以找到。图谱中主要出现 m/z 155、143、87、74 的碎片离子，其中基峰 m/z 74 为奇电子离子。

首先进行离子化方式和位点分析，显然化合物应在 n 电子处发生离子化，两个氧上 n 电子都可发生离子化。直接的 α 裂解产生 m/z 155 碎片离子。麦氏重排产生 m/z 74 碎片离子。值得注意的是 m/z 143 和 87 碎片离子的产生：首先自由基驱动分子内氢重排，将自由基由氧转移到分子中的其他位置，再引发 α 裂解产生 m/z 87、143 等系列离子，正癸酸甲酯中该系列离子以 m/z 87 和 143 丰度最高，这与氢重排的过渡态能量有关。裂解过程如下。

通过重排转移离子中自由基位置是常见的，自由基是裂解的驱动之一，其位置的转移使得裂解在更多的位置发生，在解析和解释数据时要特别小心和关注。同样，正电中心的转移也需要关注。

[例4.10] 化合物 G 的 EI-MS 如图 4-26 所示，试推断其结构。

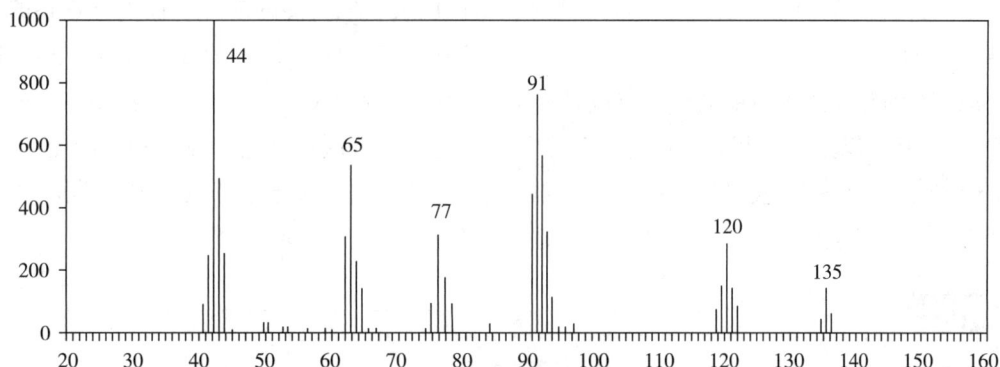

图 4-26 化合物 G 的 EI-MS 图

m/z 135 是质荷比最大的离子，可能为分子离子峰。第一丢失为 15（135-120），是合理的，先设分子离子为 m/z 135，则分子量为奇数，根据"氮规则"化合物应含有奇数个氮原子。图谱中主要出现 m/z 120、91、77、65、44 的碎片离子，因为化合物含氮，在尚不明确碎片离子是否含氮的情况下，暂不能判断这些碎片离子是否为奇电子离子或偶电子离子。

m/z 120 的碎片离子为分子离子脱 15 得到，提出结构中可能存在甲基。m/z 91、77、65 的碎片离子是烷基苯的特征碎片，提示结构中存在苯环，其中 m/z 91 为䓬鎓离子 $C_6H_5CH_2{}^+$。分析基峰 m/z 44，其质量正好是 135 和 91 之差，提示其可能为结构中与䓬鎓离子单元互补的片段，则应该含氮。对于 m/z 44 的碎片离子，常见的含有氮的元素组成可能有：$C_2H_6N^+$、NH_2—$C\equiv O^+$。考虑到结构中存在甲基，m/z 44 的碎片离子元素组成只能是 $C_2H_6N^+$，那么 m/z 44 的碎片离子就是一个偶电子离子，具体结构可推断为 CH_3—$CH\!=\!NH_2{}^+$ 或 $CH_2\!=\!NH^+$—CH_3，则化合物可能的结构如下：

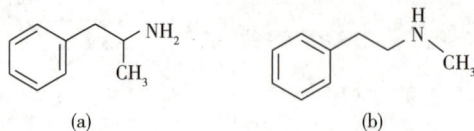

在结构 a 中，α 裂解可产生脱甲基离子峰，而结构 b 则无此途径，所以综合推断化合物结构为 a。化合物属芳香胺类，具有较强的分子离子峰，这与事实一致，说明开始时做出的 m/z 135 为分子离子的设定是正确的。裂解过程如下。

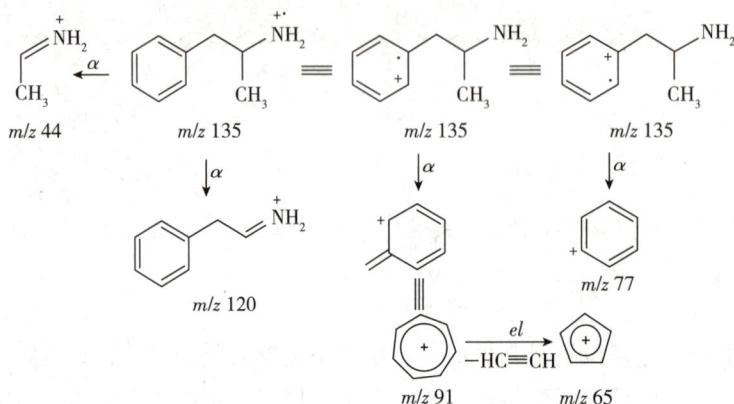

在质谱的解析过程中，根据质量数正确推测碎片离子和中性丢失的元素组成对于解析至关重要。如对常见质量数的碎片离子和中性丢失对应的可能元素组成以及它们可能的来源途径十分熟悉的话，对于解析是非常有帮助的，如 m/z 33 的碎片离子可能的元素组成是 $CH_3-OH_2^+$（可能来源于醇类化合物和羟基酯）；m/z 41 的碎片离子可能的元素组成是 $C_3H_5^+$（可能来源于烷、烯、醇）或 CH_3-CN^+（可能来源于脂肪腈、N-甲基苯胺、N-甲基吡咯）；15 的中性丢失意味着脱甲基自由基；18 的中性丢失意味着脱水；28 的中性丢失意味着脱乙烯、一氧化碳或氮气。这些经验需要在实践工作中不断积累。常见质量数的碎片离子和中性丢失对应的元素组成也有现成的数据表可以查询，可作参考。

🔗 知识拓展

质谱成像

质谱成像（mass spectrometry imaging，MSI）是一种融合质谱分析与成像技术的分析手段，能够实现生物组织或材料样本中分子信息的空间定位分析和可视化。MSI 的基本原理是在样本表面按空间位置坐标进行原位电离后质谱检测，获得离子质荷比及其相对丰度信息，通过颜色深浅可视化特定离子信号强度并映射到对应位置，从而生成特定分子的空间分布图像。MSI 具有特异性强、无需标记、高空间分辨率、能同时分析多种已知和未知化合物等特点。基质辅助激光解吸电离（MALDI）MSI 是目前广泛应用的 MSI 技术之一。该技术通过在组织切片表面喷涂或点涂适当基质，利用激光照射诱导分子离子化，从而获得组织中特定分子的空间分布信息，适用于蛋白质、多肽、脂质等分析。空气动力辅助解吸电喷雾电离（air-flow-assisted desorption electrospray ionization，AFADESI）MSI 是一种新发展的常压敞开式质谱成像技术。该技术无需复杂的样品预处理过程，在常压下利用高速带电液滴解吸萃取样品表面的分子并离子化，适用于小分子药物、神经递质、氨基酸、有机酸、脂质等各类分子的高覆盖成像分析。MSI 在多个领域展现出广阔的应用前景：在生物医学研究中，MSI 的前沿技术不断发展，如氧化脂质和神经递质等内源性活性分子空间代谢图谱（spatial metabolic pathway mapping）、时空脂质代谢流（spatiotemporal lipid flux）、空间代谢组学（spatial metabolomics）、单细胞代谢组学（single-cell metabolomics）等，可用于病理机制研究、病理标志物筛选、肿瘤组织特征分子识别等研究；在药物研发中，可用于新药靶点发现、药物体内过程行为揭示、药效评价与表征等研究；在材料科学中，可用于表面组分分析、界面反应等研究。

思考题

答案解析

1. 化合物 A 的 EI-MS 如图 4-27 所示，判别分子离子和主要碎片离子是属于奇电子离子还是偶电子离子。

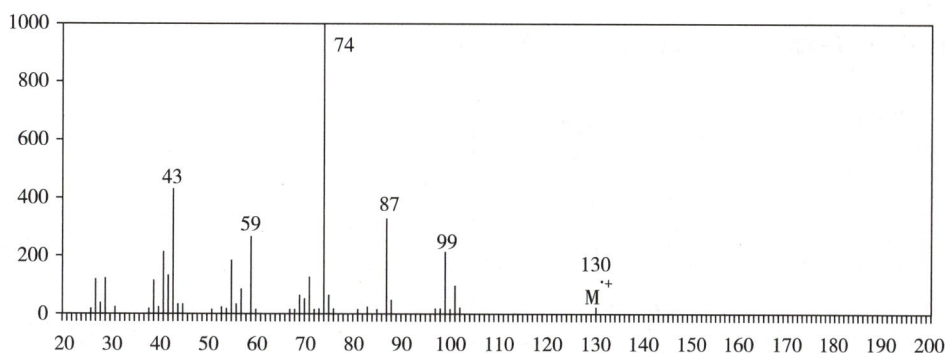

图 4-27　化合物 A 的 EI-MS 图

2. 根据化合物 B 的 ESI 质谱数据，推断分子量。正离子模式下出现的主要离子 m/z 303.2、319.2；负离子模式下出现的主要离子 m/z 315.1。

3. 化合物 C 的 EI-MS 图谱中测得同位素峰与分子离子峰的强度比如下，试推算其分子式。

M	$m/z = 132$	100%
M+1	$m/z = 133$	9.9%
M+2	$m/z = 134$	0.3%

4. 化合物 D 的 EI-MS 如图 4-28 所示，根据质谱裂解规律验证该图谱是否是乙酸仲丁酯的。

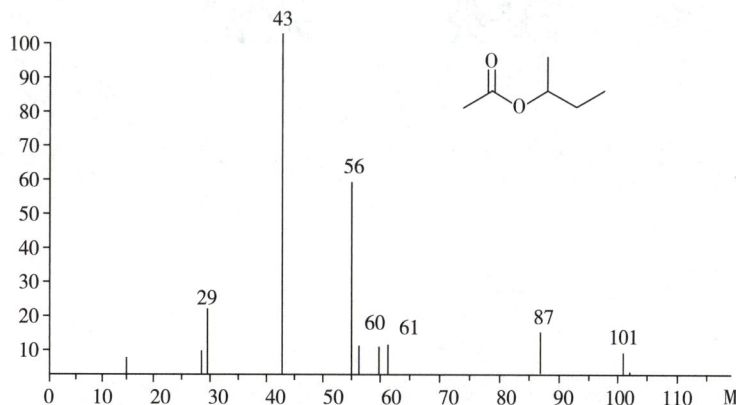

图 4-28　化合物 D 的 EI-MS 图

5. 乙丁胺的 EI-MS 如图 4-29 所示，试解释其主要碎片离子。

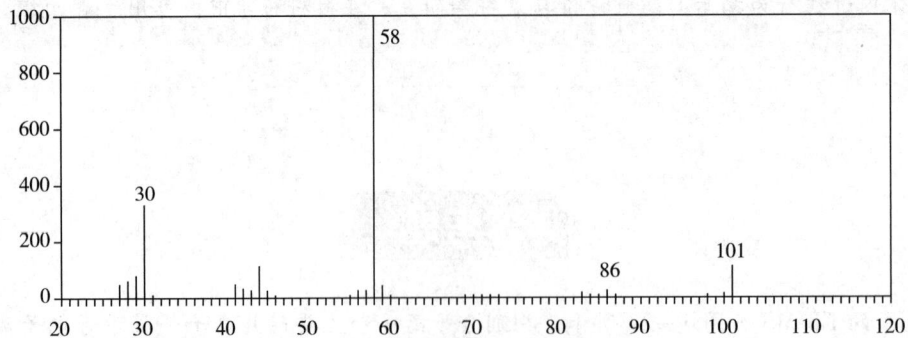

图 4 - 29 乙丁胺的 EI-MS 图

6. 化合物 E 的 EI-MS 如图 4 - 30 所示，试推断其结构。

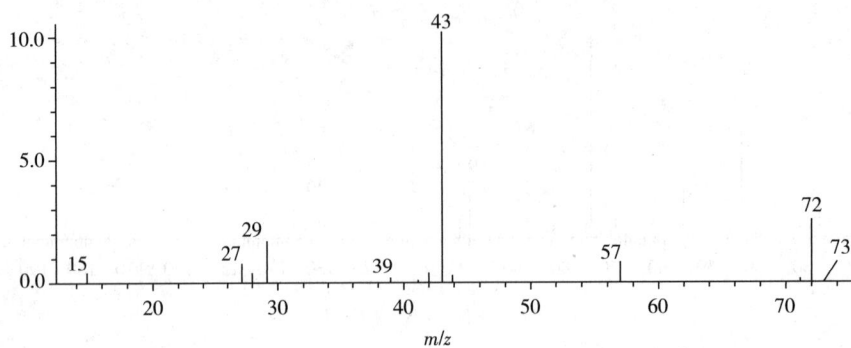

图 4 - 30 化合物 E 的 EI-MS 图

（高　昊　王传喜）

书网融合……

本章小结

习题

第五章　旋光谱和圆二色谱

📖 学习目标

1. 通过本章学习，掌握旋光谱、圆二色谱与紫外吸收光谱之间的关系、八区律在有机化合物绝对构型测定中的应用；熟悉 $Mo_2(OAc)_4$ 试剂确定邻二醇类结构绝对构型、$Rh_2(O_2CCF_3)_4$ 试剂确定仲醇类结构绝对构型的方法；了解 CD 激子手性法在有机化合物的绝对构型确定中的应用。

2. 具有解析有机化合物的绝对构型的能力。

3. 树立终身学习理念，培养严谨求实的科学态度，不断追求专业卓越发展。

第一节　概　述

PPT

旋光谱（optical rotatory dispersion，简称 ORD）和圆二色谱（circular dichroism spectrum，简称 CD）是手性有机化合物立体结构测定的常用方法之一。ORD 和 CD 法的特点是：样品用量少且可回收；测试样品分子量范围宽；仪器操作简单，数据处理容易，能测定非结晶性化合物的立体结构；使用的是一般常用的有机溶剂。ORD 和 CD 法更适合于有机化合物，特别是天然产物立体结构的测定。随着量子化学的应用和计算 CD 的发展，CD 越来越广泛地应用到有机化合物的结构解析中。

一、旋光谱

具有手性的有机化合物分子能使平面偏振光的偏振平面发生旋转，这就是所谓的"旋光性"。旋光现象的光学原理是，组成平面偏振光的左旋圆偏振光和右旋圆偏振光，在具有手性的有机化合物介质中传播时，它们的折射率不同，传播速度不同，所以所引起的偏振平面的旋转程度，即旋转角 α 也不相等，其关系可以表示为

$$\alpha = \pi(n_L - n_R)/\lambda \qquad\qquad 式（5-1）$$

式中，λ 为波长，nm；α 为旋转角；n_L、n_R 分别为左旋圆偏振光和右旋圆偏振光的折射率，rad/cm。

从这个关系可以看出，手性有机分子的旋光度和光的波长有关，即波长越短及 n_L 和 n_R 的差越大，旋转角 α 的绝对值越大。

以比旋光度 $[\alpha]_\lambda$ 或摩尔旋光度 $[M]$ 为纵坐标，以波长为横坐标进行作图，所得到的曲线，称为旋光曲线或旋光谱（ORD）。

$$比旋光度\ [\alpha]_\lambda = \alpha/l \times c \qquad\qquad 式（5-2）$$

式中，λ 为波长，nm；α 为实际观测的旋光度；l 为样品管的长度，为 1dm；c 为样品浓度，g/ml。

$$摩尔旋光度\ [M] = [\alpha]_\lambda M_r/100 \qquad\qquad 式（5-3）$$

式中，M_r 为样品的相对分子量，100 为人为规定的参数（目的是使摩尔旋光度数值不致太大）。

旋光谱的谱线可以分为两大类：平滑谱线和 Cotton 效应谱线；而呈现 Cotton 效应（Cotton effects，CEs）的谱线又可分为简单 Cotton 效应谱线和复合 Cotton 效应谱线。

（1）平滑谱线　谱线为平坦的旋光谱线，没有峰和谷。如图 5-1 中谱线 1，2，3。这类化合物有旋

光性，但手性中心附近无生色团。

（2）简单 Cotton 效应谱线　谱线只含有一个峰和一个谷。如图 5-1 中谱线 4，5。呈现 CE 谱线的化合物手性中心附近有生色团。

（3）复合 Cotton 效应谱线　含有两个以上的峰或两个以上的谷。如图 5-1 中谱线 6，7。

这些谱线中，1，4，6，7 是正性谱线，2，3，5 是负性谱线。所谓正性（positive）谱线，是指谱线由长波向短波处上升；而负性（negative）谱线由长波向短波处下降。正性 Cotton 效应谱线，是指谱线由长波向短波处先峰后谷；负性 Cotton 效应谱线，由长波向短波处先谷后峰。

谷至峰之间的高度称为振幅（amplitude），以 a 表示。谷与峰之间的水平距离称为幅宽（breadth），以 b 表示。除谱线的正性和负性以及 Cotton 效应之外，振幅和幅宽也是化合物在旋光谱中的重要参数，对于分子结构的鉴定具有重要意义。

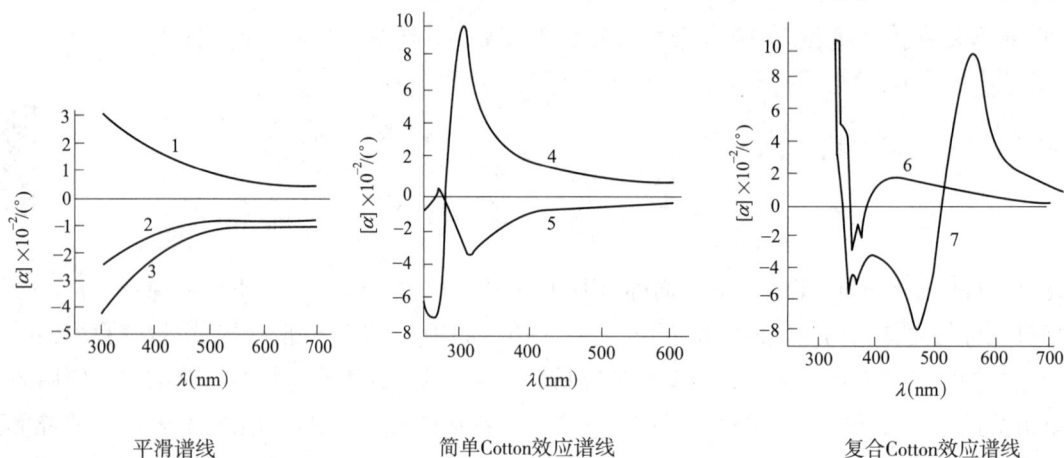

平滑谱线　　　　　简单Cotton效应谱线　　　　　复合Cotton效应谱线

图 5-1　ORD 谱平滑谱线、简单和复合 Cotton 效应谱线

二、圆二色谱

当分子中具有生色团时，具有手性的有机化合物对组成平面偏振光的左旋和右旋圆偏振光的吸收系数不相等，即 ε_L 与 ε_R 不等，这种性质被称为圆二色散性（circular dichroism）。它们之间的差称为吸收系数差，被表示为：

$$\Delta\varepsilon = \varepsilon_L - \varepsilon_R = \Delta A/C \times l = (d_L - d_R)/C \times l \qquad 式（5-4）$$

式中，ε_L 与 ε_R 为左、右圆偏振光的吸收系数；d 为光密度；C 为样品的浓度，mol/L；l 为测量池池长，dm。

由于吸收系数 $\varepsilon_L \neq \varepsilon_R$，所以透射出的光不再是平面偏振光，而是椭圆偏振光。

以波长为横坐标，以手性物质对左旋和右旋圆偏振光的摩尔吸光系数之差 $\Delta\varepsilon$ 或摩尔椭圆度 $[\theta]$ 为纵坐标作图，得到的曲线称为圆二色谱（图 5-2）。圆二色谱分正性谱线和负性谱线，即呈现峰的为正性 Cotton 效应谱线，呈现谷的为负性 Cotton 效应谱线。摩尔吸光系数之差 $\Delta\varepsilon$ 与摩尔椭圆度 $[\theta]$ 的换算关系：

$$[\theta] \approx 3300 \, \Delta\varepsilon \qquad 式（5-5）$$

圆二色谱仪记录的是椭圆度 θ_λ，通常以 millidegrees（mdeg）表示。通常使用摩尔椭圆度 $[\theta]$：

$$[\theta] = \theta_\lambda M/100 \times l \times c \qquad 式（5-6）$$

式中，M 为手性物质的分子量；c 为溶液浓度，g/ml；l 为测量池池长，dm。

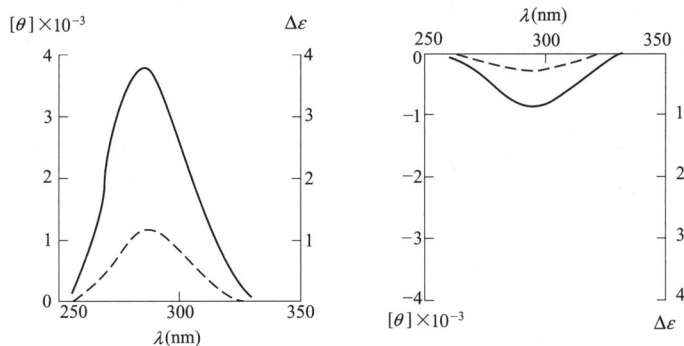

图 5 - 2　圆二色谱示意图

三、圆二色谱、旋光谱以及紫外吸收光谱的关系

圆二色谱是吸收光谱，具有紫外吸收的手性化合物可测定圆二色谱。在所测化合物的最大吸收波长处出现峰状或谷状的 Cotton 效应的谱线。CD 谱简单明了，易于解析。特别是当分子的 UV 呈现有较多的吸收带，ORD 谱线具有复杂的 Cotton 效应时，ORD 谱往往难于分析，CD 谱则能很好地分辨相应于每个吸收带的 Cotton 效应的正负性。

旋光光谱是非吸收光谱，不具有紫外吸收的手性化合物也可测定旋光光谱。不具有生色团的手性化合物产生平滑谱线，具有生色团的手性化合物在接近所测化合物的最大吸收波长处出现异常 S 曲线式 Cotton 效应的谱线。ORD 谱较复杂，但比较容易显示出小的差别，能够提供更多有关立体结构的信息。

化合物紫外光谱最大吸收处，是 ORD 产生 Cotton 效应谱线跨越基线的位置；也是 CD 产生 Cotton 效应谱线的位置，如图 5 - 3 所示。

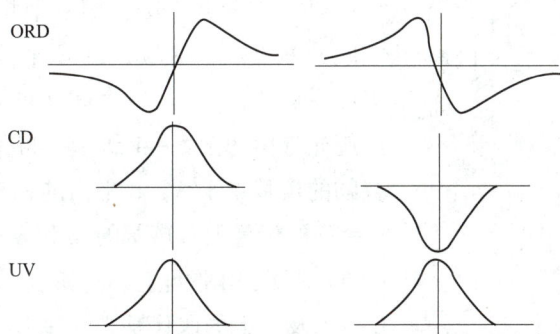

图 5 - 3　CD、ORD 以及 UV 的关系示意图

四、测试圆二色谱的化合物的结构条件

用圆二色谱研究手性化合物的立体结构需具备 3 个条件，即分子中具有生色团（具有 $n \rightarrow \pi^*$ 跃迁或 $\pi \rightarrow \pi^*$ 跃迁），不对称中心在生色团附近，具有稳定的构象。

有机分子中发色团能级跃迁受到不对称环境的影响是产生 CD 和 ORD 曲线以及 Cotton 效应的原因。引起 Cotton 效应的化合物结构因素大致可分三类：①由固有的手性发色团产生，如不共面的取代联苯（如化合物 5 - 1）或螺己省等；②原发色团是对称的（如羰基），但处在手性环境中被扭曲，如优势构象被固定的环己酮（如化合物 5 - 2）；③由分子轨道不互相交叠的发色团偶极相互作用产生，如在手性化合物结构中，具有空间比较接近的两个或多个发色团，如化合物 5 - 3。

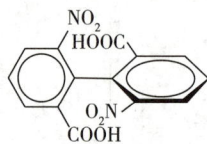

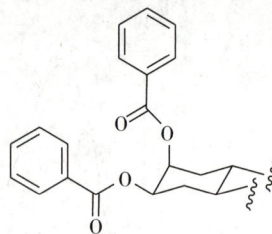

化合物5-1　　　　　　　化合物5-2　　　　　　化合物5-3

第二节　圆二色谱法和旋光谱法在确定有机化合物立体结构上的应用 ⓔ微课

PPT

对于发色团在手性中心周围的化合物的 ORD 和 CD 谱的研究，获得了一些经验规律，包括八区律、螺旋规则、扇形规则等。

利用 ORD 和 CD 的八区律可以测定含有酮基、共轭双键、不饱和酮、内酯、硝基以及通过简单的化学沟通能够转化成含有上述基团的化合物的立体结构。下面重点介绍环酮类和芳香类化合物的 ORD 和 CD 的规律。

一、环酮类化合物

羰基化合物的 n→π* 跃迁位于 290nm 左右，这一区域能与其他发色团的吸收区分开来。

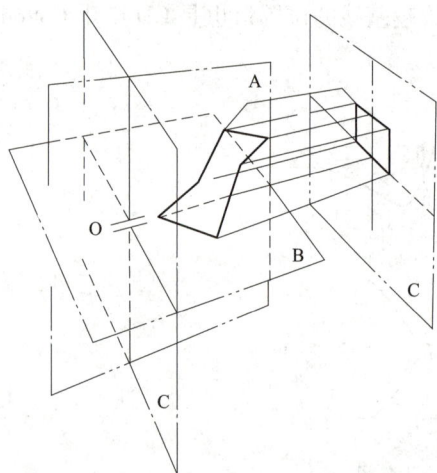

图 5-4　环己酮类化合物在八区的位置及投影

1. 饱和环己酮　在研究饱和环酮的 CD 和 ORD 谱时，可以用八区律（octant rule）判断其 CEs 的符号。

（1）平面分割法　用三个相互垂直的平面 A、B、C 将空间分割成八个区域，以 C 平面为界，平面前称"前区"，平面后称"后区"。每个区又可分为上下左右四个分区，各区旋光分担如图 5-4 所示。将呈椅式构象的饱和环己酮化合物的羰基置于 A、B 平面的相交线上，使平面 C 位于分割 C=O 的位置上。羰基的 α 和 α′位上的两个碳原子（C-2 和 C-6）落在 B 平面上，β 和 β′位上的两个碳原子（C-3 和 C-5）及其上的取代基必须在 B 平面的上方；而 γ 位上的碳原子（C-4）及其上的取代基落在 A 平面上。

（2）饱和环己酮化合物的八区投影　环己酮各原子主要落在 C 平面"后区"，为判断旋光分担方便起见采用投影法。将饱和环酮的结构投影到 C 平面"后区"，如图 5-5 所示。

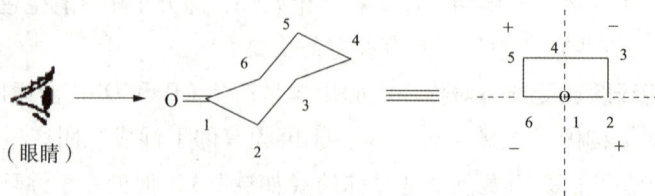

图 5-5　环己酮在后四区中的投影

（3）旋光分担规则 ①化合物的结构中，在 A、B、C 三个平面上的原子对旋光无贡献，则位于 C-4 的 a 和 e 键及 C-2 和 C-6 的 e 键的取代基均无贡献。②C-5 的 a 和 e 键，C-2 的 a 键上的取代基均为正贡献。③C-3 的 a 和 e 键，C-6 的 a 键上的取代基均为负贡献。④旋光贡献具有加和性。⑤距离羰基越远，贡献越小。⑥基团越大，贡献越大；如乙基的旋光贡献大于甲基。

（4）八区律的应用和程序 八区律可用于测定手性环己酮类化合物的构型或构象，如单萜、二萜、三萜、甾体等类化合物。①当化合物的平面结构和相对构型已知时，确定化合物的绝对构型。②当绝对构型已知时，确定化合物的优势构象。利用八区律解析立体结构程序：首先给出已确定平面结构的环己酮衍生物的椅式构象，然后转换成八区律要求的椅式构象，并投影到八区中，获得八区分布图；根据八区律判断该化合物的 Cotton 效应，进而推导绝对构型或优势构象。

（5）八区律应用实例

[例 5.1] 3-羟基-3-十九烷基环己酮的绝对构型测定。

该化合物的 ORD 呈正 Cotton 曲线。该化合物的 R 构型和 S 型的结构式为 5-4 和 5-5。由于十九烷基为大基团应在 e 键上，所以它们的优势构象式分别为 5-4a 和 5-5a，将椅式构象式转换成八区律要求的构象式和投影式（图 5-6）。根据八区律，5-5a 呈正性 Cotton 效应，故该化合物绝对构型为 S 构型。

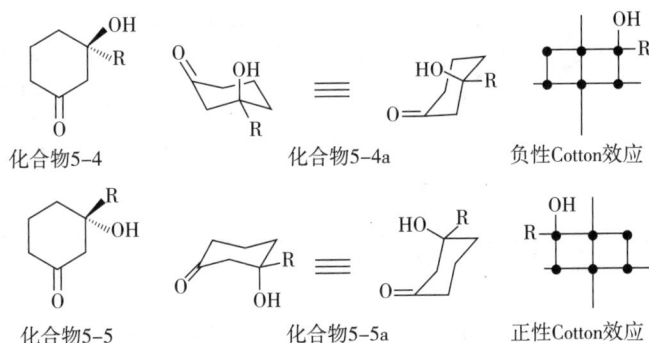

图 5-6 3-羟基-3-十九烷基环己酮的结构及八区律分布图和 Cotton 效应性质

[例 5.2] (−)-薄荷酮和(+)-异薄荷酮的构型和优势构象确定

(−)-薄荷酮和(+)-异薄荷酮的 ORD 曲线如图 5-7 所示，均呈正性 Cotton 效应。(−)-薄荷酮可能的构型有两种化合物 5-6 和化合物 5-7，其构象分别为化合物 5-6a 和化合物 5-6b，化合物 5-7a 和化合物 5-7b。在化合物 5-6a 和化合物 5-7a 中甲基和异丙基均为平伏键，故为优势构象；而在化合物 5-6b 和化合物 5-7b 中甲基和异丙基均为直立键，故为非优势构象。化合物 5-6a 和化合物 5-7a 在八区中分别呈正性和负性 Cotton 效应，化合物 5-6a 与(−)-薄荷酮的 ORD 谱一致，故(−)-薄荷酮的结构为化合物 5-6，其优势构象是化合物 5-6a（图 5-8）。(+)-异薄荷酮可能的构型为化合物 5-8 和化合物 5-9，其构象分别为化合物 5-8a 和化合物 5-8b，化合物 5-9a 和化合物 5-9b。其中化合物 5-8a 和化合物 5-9b 呈正性 Cotton

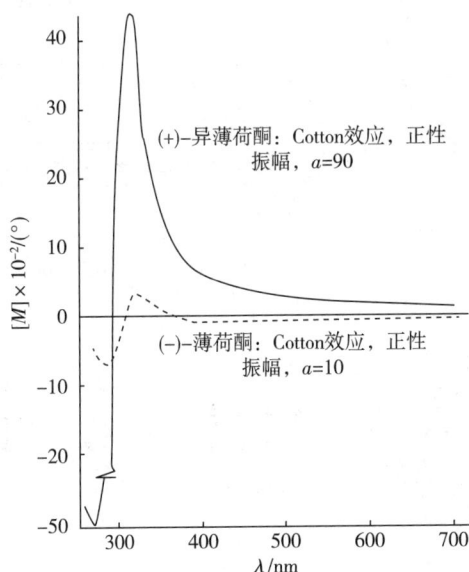

图 5-7 (−)-薄荷酮和(+)-异薄荷酮的 ORD 曲线

效应，在化合物 5-8a 中甲基和异丙基均处于正性区域，故在 ORD 谱中的振幅强，所以 (+)-异薄荷酮的结构为化合物 5-8，其优势构象是化合物 5-8a（图 5-9）。

化合物5-6　　　　　　　　化合物5-7

(-)-薄荷酮的两种可能构型

化合物5-6a　　　　化合物5-6b　　　　化合物5-7a　　　　化合物5-7b

相应的构象平衡体系

正性　　　　　　负性　　　　　　　负性　　　　　　　正性

化合物5-6a　　　　化合物5-6b　　　　化合物5-7a　　　　化合物5-7b

相应的八区律分布图和Cotton效应的性质

图 5-8　　(-)-薄荷酮的结构、八区律分布图和 Cotton 效应性质

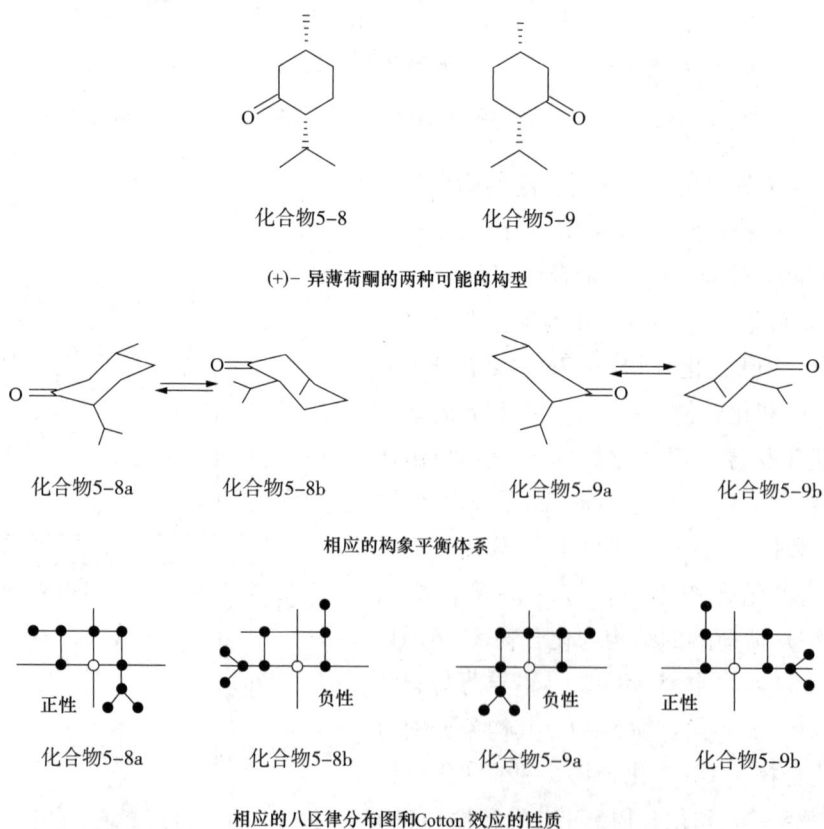

化合物5-8　　　　　　　　化合物5-9

(+)-异薄荷酮的两种可能的构型

化合物5-8a　　　　化合物5-8b　　　　化合物5-9a　　　　化合物5-9b

相应的构象平衡体系

正性　　　　　　负性　　　　　　　负性　　　　　　　正性

化合物5-8a　　　　化合物5-8b　　　　化合物5-9a　　　　化合物5-9b

相应的八区律分布图和Cotton效应的性质

图 5-9　(+)-异薄荷酮的结构、八区律分布图和 Cotton 效应性质

2. α,β-不饱和环酮　α,β-不饱和环酮有两个主要的跃迁，一个是在 320～350nm 左右的 n→π* 跃迁的弱吸收，另一个是在 220～260nm 之间的 π→π* 跃迁的强吸收。

α,β-不饱和环酮的 n→π* 跃迁所呈现的 Cotton 效应（320～350nm）与环所取的构象有关。如图 5-10 为环己-2-烯酮和环戊-2-烯酮的构象及其八区律分布图，以及与 n→π* 所呈现的 Cotton 效应的关系。

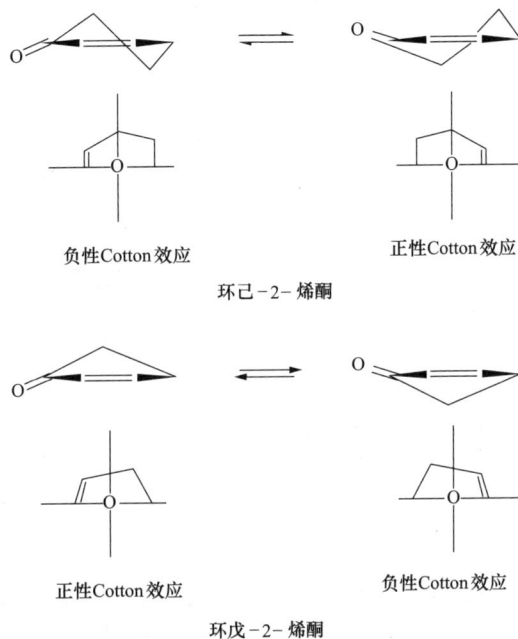

负性Cotton效应　　　　　正性Cotton效应

环己-2-烯酮

正性Cotton效应　　　　　负性Cotton效应

环戊-2-烯酮

图 5-10　α,β-不饱和环酮的构象、八区律分布图及 n→π* 所呈现的 Cotton 效应性质

如从上面的八区律投影图可以看出，C═C 双键在八区中的区位，对于环己-2-烯酮和环戊-2-烯酮的 n→π* 所呈现的 Cotton 效应在性质上刚好相反，这一点应当注意。

对于优势构象确定、羰基和双键周围无杂原子取代的环己-2-烯酮的 n→π* 跃迁所产生的 CEs 也可用 Djerassi 等人提出的螺旋规则来判断，如图 5-11 所示。即观测羰基碳和 α 碳原子的纽曼投影，由羰基碳的 p 轨道向 α 碳原子的轨道以小角度旋转，如果旋转方向为顺时针，则其 n→π* 跃迁所产生的 CEs 符号为正，反之，为负。

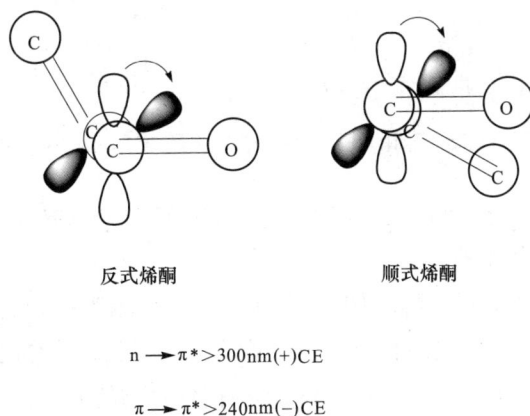

反式烯酮　　　　　　　　顺式烯酮

n→π*>300nm(+)CE

π→π*>240nm(-)CE

图 5-11　螺旋规则判断 α,β-不饱和环己酮的 n→π* 跃迁所产生的 CEs 符号

环戊-2-烯酮由于具有较强的环张力，遵循的是"反"螺旋规则。

图 5-12 为睾酮（5-10）的 CD 谱线。从这个例子可以看出，对 Cotton 效应的性质起决定作用的

环己烯酮环系（A 环）所呈的构象，显然是与 10-甲基的取向有密切的关系。

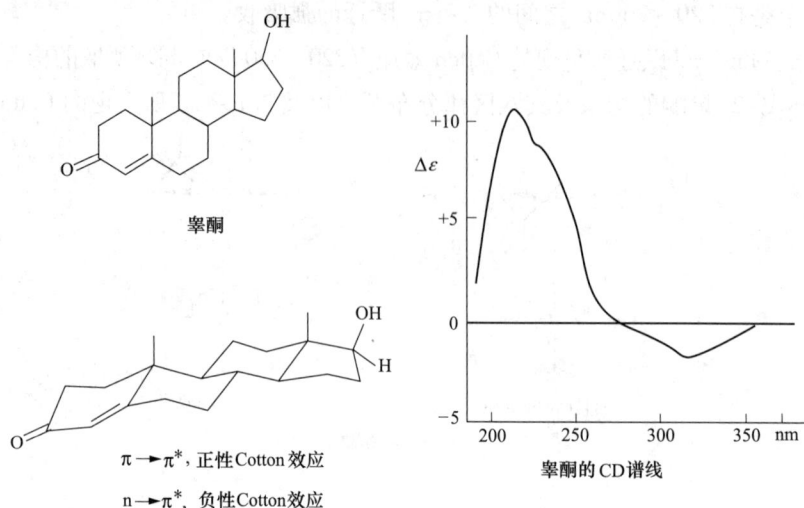

图 5-12   睾酮的结构、构象式和 CD 谱线

二、芳香化合物

在含有芳香环的有机化合物的 CD 谱中，常常观测苯环的^1L_b带（260～280nm）及^1L_a带（200～240nm），即为通常所说的苯环的 B 带和 E 带。由于^1L_a带处于短波长处，容易被掩盖，故常通过测定^1L_b带来研究化合物的绝对构型。

在对称的芳香体系中，^1L_b带吸收较弱；但在连有手性中心的芳香体系中，此吸收带的符号及幅度（吸收度）与化合物的手性密切相关。

1. 苄醇类   1-苯基乙醇（醚）类及其衍生物的苄位手性碳的绝对构型与 CD 谱中苯环的^1L_b带的 Cotton 效应存在如下关系（图 5-13）。

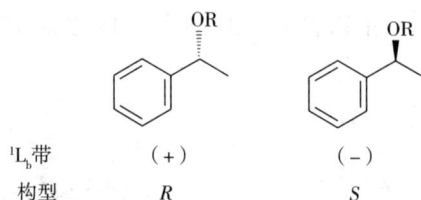

图 5-13   苄醇衍生物手性碳的构型与^1L_b带的关系

苯环的取代模式对 CEs 的符号及幅度（吸收度）有影响。对位取代基不改变原单取代苯的 CEs。邻、间位取代基会改变原单取代苯的 CEs。

上述规律适用于 1-苯基-1,2-丙二醇（图 5-14）。根据 1-苯基-1,2-丙二醇的 CD 谱规律，可推测 1-(4′-甲氧基苯基)-1,2-丙二醇的绝对构型。首先根据 1，2 位质子的耦合常数判断 1,2 位的相对构型，即(1R,2S)，(1S,2R)或(1R,2R)，(1S,2S)；再根据化合物的 CD 谱，若 CEs 为正，则可能的绝对构型为(1R,2S)或(1R,2R)；若 CEs 为负，则可能的绝对构型为(1S,2R)或(1S,2S)，可最终得出化合物 1-(4′-甲氧基苯基)-1,2-丙二醇的绝对构型（图 5-15）。

由上例可知：芳香环上的对位取代基对 Cotton 曲线的精细结构有影响；距离芳香环较近的手性中心的构型对 CEs 的符号有决定性作用。

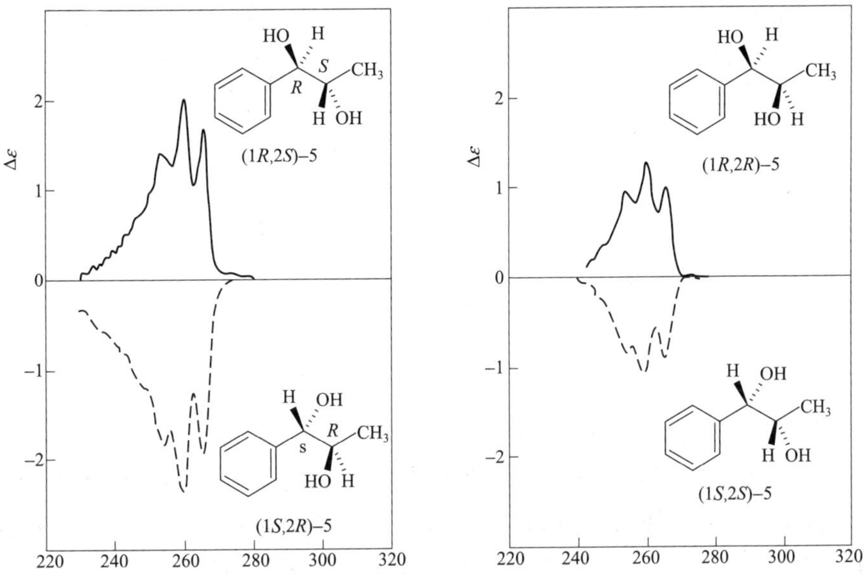

图 5-14　1-苯基-1,2-丙二醇的 CD 谱

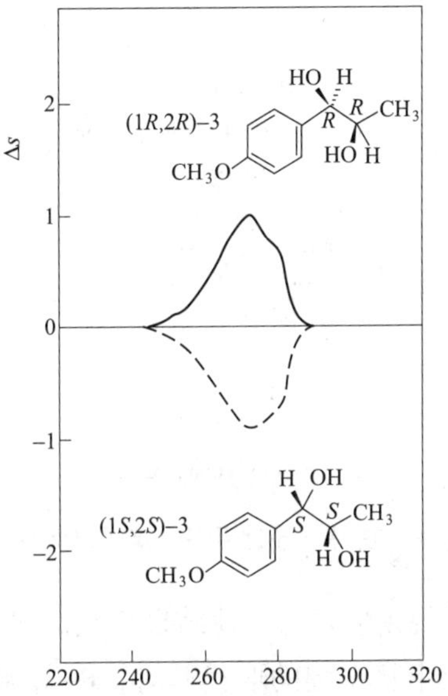

图 5-15　(1R,2R) 及 (1S,2S)-1-(4'-甲氧基苯基)-1,2-丙二醇的 CD 谱

2. 苯骈六元环　苯骈六元环结构的 ^1L_b 带主要受以下几个因素的影响：芳香环的手性（first sphere，第一手性区域）；脂肪环的立体构象（second sphere）；以及脂肪环上的取代基的立体构型（third sphere）。

芳香环的手性主要是指由前面所述的联苯或螺己省等固有的手性发色团产生的 CEs。

脂肪环的立体构象决定 ^1L_b 带的峰位、幅度（吸收度）及符号，以 P-螺旋及 M-螺旋来描述以半椅式或沙发式构象存在的六元环的手性。

P-螺旋及 M-螺旋用扭转角（torsion angle，ω）定义，ω 为 1a，α，β，γ 四个原子所形成的角度，即由 1a，α，β 三个原子所确定的平面与 α，β，γ 三个原子所确定的平面之间的二面角。由于两个平面有一个交线——α，β 两个原子之间的键，所以二面角可以粗略地看作是键 1a-α 与键 β-γ 之间的夹角。在 α，β 两原子的纽曼投影式中，α 原子朝前，由键 1a-α 向键 β-γ 以锐角旋转，当旋转方向为顺时针时为 P-螺旋；当旋转方向为逆时针时，为 M-螺旋（图 5-16）。

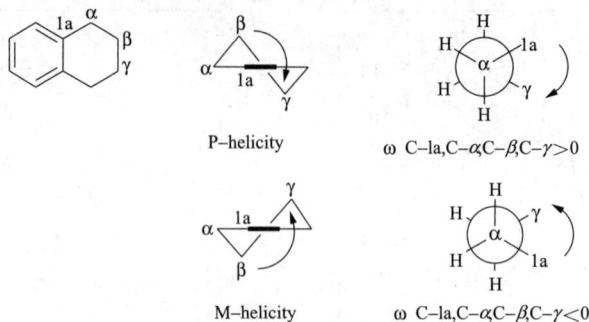

图 5-16　苯骈六元环的螺旋规则

对于四氢萘、四氢异喹啉、异色原烷、苯骈二氧六环类化合物，可用螺旋规则（helicity rule）来判断 P 或 M-螺旋对 CEs 的作用，即当芳香环上没有其他取代基或 6，7 位均连有相同取代基，苄位上没有处于半直立键的取代基时，六元环的 P-螺旋（P-helicity）（P 代表 plus，顺时针）将产生正的 CEs，而 M-螺旋（M-helicity）（M 代表 minus，逆时针）将产生负的 CEs（图 5-17）。

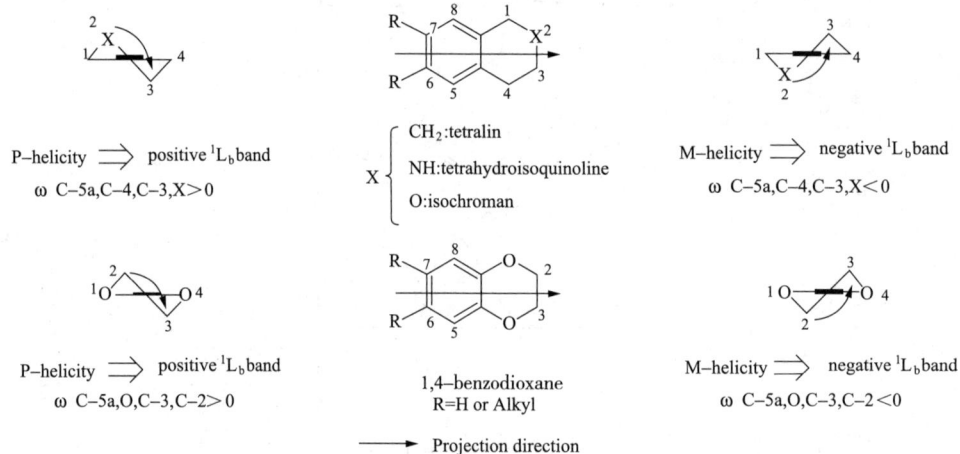

图 5-17　四氢萘、四氢异喹啉、异色原烷、苯骈二氧六环类化合物的螺旋规则

对于色原烷及四氢喹啉类的螺旋规则恰好与上述结果相反，即当芳香环上没有其他取代基或 6，7 位均连有相同取代基，苄位上没有处于半直立键的取代基时，P-螺旋将产生负的 CEs，而 M-螺旋将产生正的 CEs（图 5-18）。

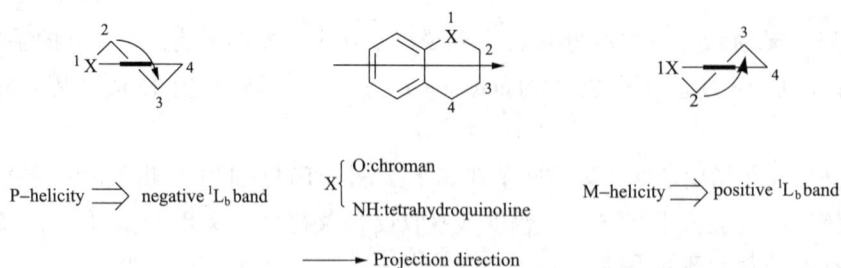

图 5-18　色原烷及四氢喹啉类化合物 CD 的螺旋规则

脂肪环上的取代基主要是通过使脂肪环的优势构象发生改变而对苯骈六环类化合物的 CEs 产生影响。例如 2，4-顺式黄烷-4-醇（2，4-cis-flavan-4-ol），其采取 2，4 位两个较大的取代基均处于平伏键上的半椅式构象，符合色原烷类化合物的螺旋规则（表 5-1）。

表 5-1　2,4-顺式黄烷-4-醇的 Cotton 效应

2,4-顺式-黄烷-4-醇	半椅式构象	螺旋	CEs at ^1L_b band（ca 280nm）
（结构式，(R)(R)，OH）	（构象式，Ph）	M	正性
（结构式，(S)(S)，OH）	（构象式，Ph）	P	负性

而对于 2,4-反式黄烷-4-醇（2,4-*trans*-flavan-4-ol），当优势构象为 2 位苯环处于平伏键的半椅式构象时，4 位羟基处于直立键上。当苯环苄位有半直立取代基时，P-螺旋产生正的 CEs，而 M-螺旋产生负的 CEs（表 5-2）。

表 5-2　2,4-反式黄烷-4-醇的 Cotton 效应

2,4-反式-黄烷-4-醇	半椅式构象	螺旋	CEs at ^1L_b band（ca 280nm）
（结构式，(R)(S)，OH）	（构象式，Ph）	M	负性
（结构式，(S)(R)，OH）	（构象式，Ph）	P	正性

为了缓解由 4 位直立取代基带来的不稳定因素，2,4-反式黄烷-4-醇也可以采取为沙发式构象，在这种构象中 4 位羟基由处于直立键转换为半直立半平伏键（表 5-3）。沙发式构象对苯骈六元环 CEs 的贡献小于半椅式构象，此时 4 位的羟基（脂肪环上的取代基）对苯骈六元环 CEs 的贡献增加。

表 5-3　2,4-反式黄烷-4-醇的沙发式构象

2,4-反式-黄烷-4-醇	沙发式构象	螺旋
（结构式，(R)(S)，OH）	（构象式，Ph）	M
（结构式，(S)(R)，OH）	（构象式，Ph）	P

知识拓展

圆二色谱法的应用

　　圆二色谱法广泛应用于手性有机小分子的绝对构型的确定，包括具有手性中心（碳、氮等原子）、手性轴、平面扭曲手性等化合物，以及手性配位化合物。在 DNA、蛋白质、多糖等生物大分子以及超分子化学的研究中，圆二色谱法也具有重要的应用。

　　圆二色谱法对蛋白质的纯度要求低，需要样品量小，对于结构和构象变化敏感，是研究蛋白质空间结构及其构象变化最常用的方法之一。圆二色谱法不仅用于测定蛋白质的二级结构，如 α－螺旋结构、β－折叠结构、β－转角结构、多聚脯氨酸 II 型螺旋结构和无规卷曲结构等二级结构，在结构生物学中也有重要的应用，如研究药物分子对蛋白质功能的影响、膜蛋白的二级结构和超二级结构，以及蛋白质与蛋白质分子的相互作用等。利用圆二色谱特征，研究双链 DNA 和 G-四链体 DNA 的构象，以及化合物与 DNA 分子不同构象间的相互作用。

第三节　CD 激子手性法

PPT

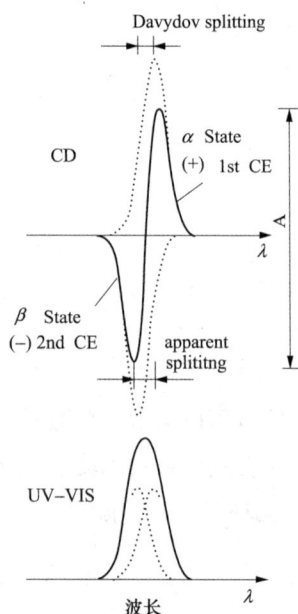

图 5 – 19　裂分的圆二色谱及 UV 光谱示意图

　　CD 激子手性法（CD exciton chirality method）是一种非经验的确定有机化合物绝对构型的方法。当分子中两个（或多个）具有 $\pi \to \pi^*$ 强吸收的发色团都处于相互有关的手性环境中，经光照射激发后，两个发色团激发态［又称激子（exciton）］之间相互作用，就称激子偶合（exciton coupling），此时激发态分裂成两个能级［这两个能级的能量之差称为 *Davydov* 裂分（*Davydov* split）］，而形成两个符号相反的 Cotton 效应，CD 谱线表现为在发色团 UV λ_{max} 处裂分为符号相反的两个吸收，即裂分的圆二色谱（图 5 – 19）。处于波长较长的吸收称为第一 Cotton 效应，波长较短处的吸收为第二 Cotton 效应。第一 Cotton 效应为正，第二 Cotton 效应为负，称为正的手征性（positive chirality）；反之，第一 Cotton 效应为负，第二 Cotton 效应为正，称为负的手征性。

　　如果两个发色团的电子跃迁偶极矩右旋（即顺时针），为正激子手性；反之，当两个偶极矩左旋（即逆时针）时，为负激子手性。如果确定了发色团中跃迁偶极矩的方向，即跃迁的偏光性的话，根据这两个 CE 的符号便可决定两个发色团在空间的绝对构型，这种判断构型的方法称为 CD 激子手性法。图 5 – 20 为环己邻二醇二苯甲酸酯的 CD 激子偶合谱及手性示意图。当 2,3-位均为 β 取向时，C_3—O 和 C_2—O 键之间为顺时针，为正手性，CD 图谱表现为第一 Cotton 效应为正，第二 Cotton 效应为负，称为正的手征性。可以通过纽曼投影式观测，从 C_2 或 C_3 方向观测的结果一致。

　　可用于 CD 激子手性法的发色团必须具有强的吸收，以便相距较远的发色团之间产生强的激子偶合，具有较高的对称性，同时，引入的发色团要有合适的最大波长，以免与分子中原有发色团发生重叠。满足上述条件的发色团有很多。下面就这些发色团电子跃迁的性质即最大吸收波长（λ_{max}），吸收强度（ε 值），偏光性等作一简要说明。

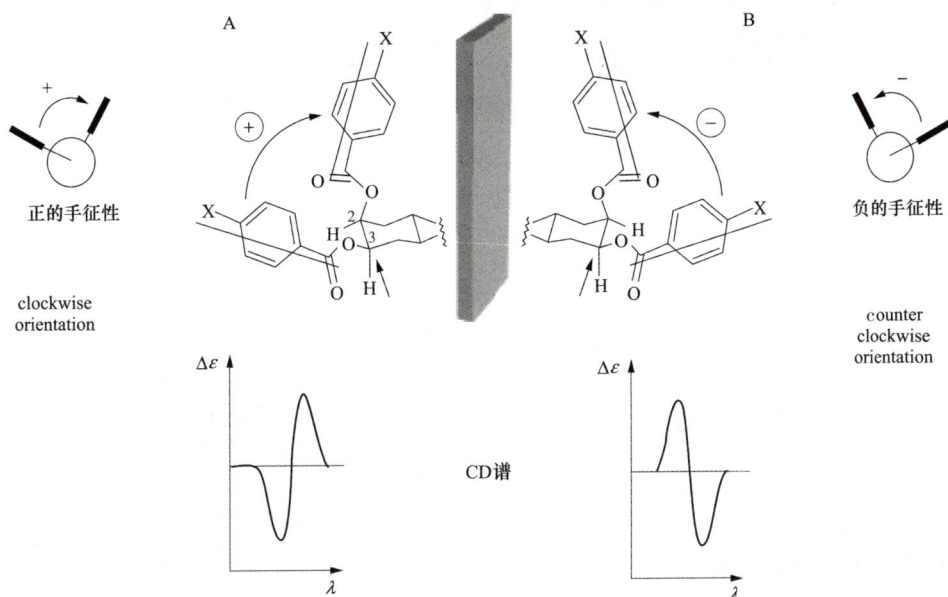

图 5 - 20　环己邻二醇二苯甲酸酯的 CD 激子偶合谱及手性示意图

一、发色团电子跃迁的性质

1. 对位有取代的苯甲酸酯和酰胺类　如表 5 - 4 所示都是适用于激子手性法的有各种对位取代的苯甲酸酯和苯甲酰胺类化合物的 UV 数据。当对位引入供电基团或吸电基团时，其 UV 吸收向长波长移动。位移程度为：

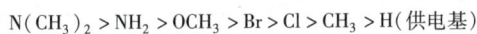

$$N(CH_3)_2 > NH_2 > OCH_3 > Br > Cl > CH_3 > H(供电基)$$

$$NO_2 > CN > H(吸电基)$$

表 5 - 4　对位有取代的苯甲酸与胆甾醇形成的酯和苯甲酰胺的 UV 数据

发色团		溶剂	发色团		溶剂
（苯甲酸酯）	273.6nm ε 900 229.5nm ε 15300	EtOH	NH_2	283.8nm ε 21900	MeOH: dioxane (9:1)
CH_3	280.6nm ε 600 238.4nm ε 17600	EtOH	$N(CH_3)_2$	311.0nm ε 30400 229.0nm ε 7200	EtOH
Cl	282.5nm ε 600 240.0nm ε 21400	EtOH	CN	283.4nm ε 1700 240.0nm ε 24600	EtOH

续表

发色团		溶剂	发色团		溶剂
(Br-苯甲酸甲酯)	283.0nm ε 500 244.5nm ε 19500	EtOH：dioxane（280：1）	(NO₂-苯甲酸甲酯)	260.5nm ε 15100	EtOH：dioxane（24：1）
(OCH₃-苯甲酸甲酯)	257.0nm ε 20400	EtOH	(苯甲酰胺)	224.6 ε11200	EtOH

注：＊表中箭头表示 π→π* 跃迁矩方向。

间位、邻位上有取代的苯甲酸酯对称性低，UV 吸收带的方向不与醇性的 C—O 键轴平行，不适合 CD 激子手性法。

2. 多稠合苯发色团 表5-5列出了适合于 CD 激子手性法的多稠合苯类化合物的 UV 光谱数据。表中列出的多稠合苯类化合物与苯不同，它们有发色团的长轴、短轴，因而跃迁的偏光性能被确定，可适用于 CD 激子手性法。

表5-5　稠苯、共轭二烯、α,β-不饱和酮、酯、内酯等化合物的 UV 数据

类型	发色团		溶剂
稠苯	(萘 ¹Bᵦ, ¹Lₐ)	312.0nm；ε 200 275.5nm；ε 5,800 220.2nm；ε 107300	EtOH
	(蒽)	356.5nm；ε 7600 251.9nm；ε 204000	EtOH
	(并四苯)	471.0nm；ε10000 274.0nm；ε 316000	EtOH
共轭二烯		265nm；ε 6400	isooctane
		234nm；ε 20000	EtOH
α,β-不饱和酮		241nm；ε 16600	EtOH

续表

类型	发色团		溶剂
酯		215nm; ε 11200	EtOH
		259nm; ε 24700	EtOH
内酯		217nm; ε 15100	EtOH
苯炔		269.5nm; ε 350 234.2nm; ε 15000	EtOH
苯甲腈		284.0nm; ε 1900 227.6nm; ε 14200	EtOH

3. 共轭烯烃，α,β-不饱和酮，α,β-不饱和酯，α,β-不饱和内酯 这些基团 $\pi\rightarrow\pi^*$ 的跃迁也可作为激子手性法的发色团使用。共轭双烯烃电子跃迁的性质（λ_{max}，ε，跃迁矩的方向）受 $S-trans$，$S-cis$ 的构象影响。$S-cis$ 构象的最大吸收波长较 $S-trans$ 构象的最大吸收波长长，可是，吸收系数小。共轭酮、酯、内酯的 UV 光谱数据列在表 5-5 中供读者参考。

除上述发色团外，苯炔、苯腈也可适用于 CD 激子手性法。它们的电子跃迁性质如表 5-5 所示。

二、开发的发色团

新开发的发色团主要体现在：①引入具有较大红移作用的发色团，避免与原分子中已存在的发色团在图谱中相互影响；②引入具有强吸收作用的发色团，在发色团间相距较大距离时，能够产生较强的相互作用；③引入荧光发色团，可以利用灵敏度的提高降低样品用量水平到纳克级水平。

1. 红移发色团 苯甲酸酯发色团紫外最大吸收在 $230\sim310$nm，常与原分子中发色团最大吸收重叠，造成 CD 谱线复杂化，增加解析的难度。因此开发易于引入的红移发色团将极大地扩展激子手性法的应用范围。已开发的红移发色团主要有以下几种。

（1）芳香化多烯发色团 该发色团 λ_{max} $360\sim410$nm，ε $31000\sim58000$，可用于羟基的微量酰化，其双酰化衍生物的 CD 谱线强度大。发色团中每增加一个共轭双键，引起 $20\sim30$nm 的红移。久洛尼定型发色团，由于氮原子与芳环更多地在同一平面，增加了杂化，紫外最大吸收波长红移程度更大（图 5-21）。

（2）双吡咯酮酸发色团 该发色团（图 5-22）的 UV 的 λ_{max}（CH_2Cl_2）380nm（ε 51500），404nm（ε 32800），与（$1R,2R$）环己二醇形成双酯具有强烈的激子偶合，在 408nm（$\Delta\varepsilon$ -122.5）显示第一CEs，在 360nm（$\Delta\varepsilon$ +95）显示第二CEs。发色团电子偶极矩的方向随溶剂不同而变化，如在 DMSO 中，裂分的 CD 谱线符号与在 CH_2Cl_2 中相反。

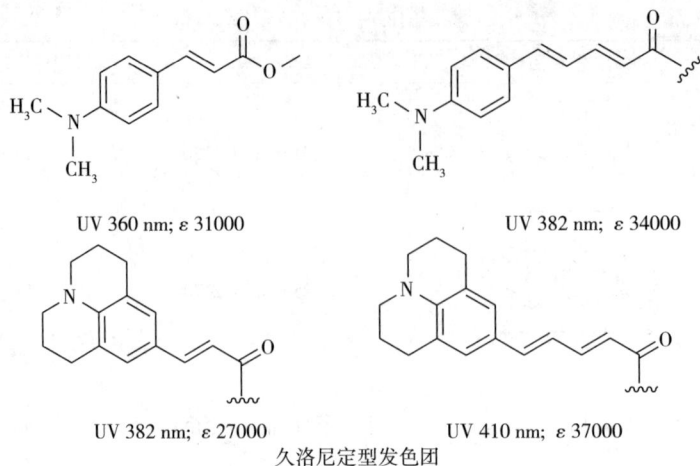

UV 360 nm; ε 31000   UV 382 nm; ε 34000

UV 382 nm; ε 27000   UV 410 nm; ε 37000

久洛尼定型发色团

图 5-21　芳香化多烯发色团

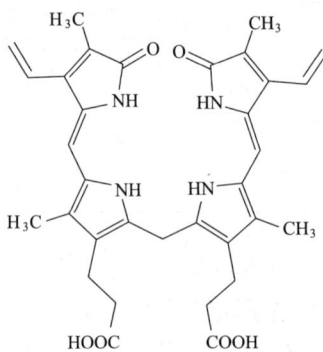

图 5-22　双吡咯酮酸发色团

（3）希夫碱和质子化希夫碱发色团　该类发色团为伯胺类化合物的酰化提供了一个选择性的微量方法。希夫碱发色团在长波长处有强烈的紫外最大吸收，酰化衍生物有强烈的 CD 裂分和 A 值。分子中的氨基用发色团的醛酰化产生中性希夫碱，如图 5-23 中化合物 5-14 中的发色团。中性希夫碱用三氟乙酸处理得到质子化希夫碱，如图 5-22 中化合物 5-13a 和 5-13b 中的发色团，其紫外最大吸收值比相应的中性希夫碱增加 2~3 倍，波长红移 100nm。可见质子化后灵敏度更高，使用范围更广，两个侧链的激子相互作用，最大吸收为 550nm（ε 182000）和 480nm（ε 191000）两个分得很开的可见光吸收带，其 CD 表现出两个符号相反、强度很大的 CEs。因此，这类发色团最大吸收的强烈红移，对含有可能干扰 CD 谱线发色团的天然产物的绝对构型的确定显示了潜力。

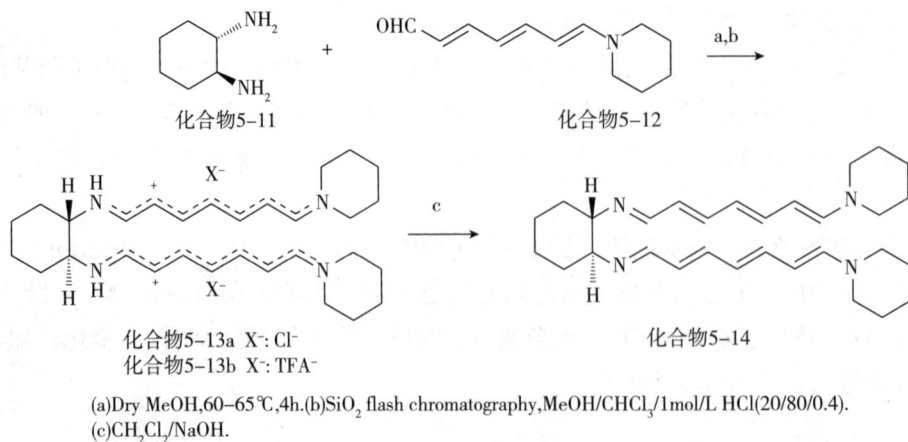

化合物5-11   化合物5-12

化合物5-13a　X⁻: Cl⁻
化合物5-13b　X⁻: TFA⁻

化合物5-14

(a)Dry MeOH,60~65℃,4h.(b)SiO₂ flash chromatography,MeOH/CHCl₃/1mol/L HCl(20/80/0.4).
(c)CH₂Cl₂/NaOH.

图 5-23　以希夫碱为发色团测定邻二胺的绝对构型

在结构中引入希夫碱类发色团时，其偶极矩方向与引入苯甲酰或对甲氧基桂皮酰发色团时不同，故判断出来的激子螺旋方向相反，CEs 符号也相反，但对绝对构型的判定结果是相同的。对于化合物 5-14，其发色团为中性希夫碱，在 383nm 处有最大吸收 ε 80000，其 CD 谱在 412/362nm 处呈现负的 CEs，A 值为 -136.6。而化合物 5-11 的邻二对甲氧基桂皮酰衍生物（化合物 5-15）则在 312/274nm 处呈现正的 CEs，A 值为 +61。两种发色团的优势构象及激子的螺旋方向如图 5-24 所示。

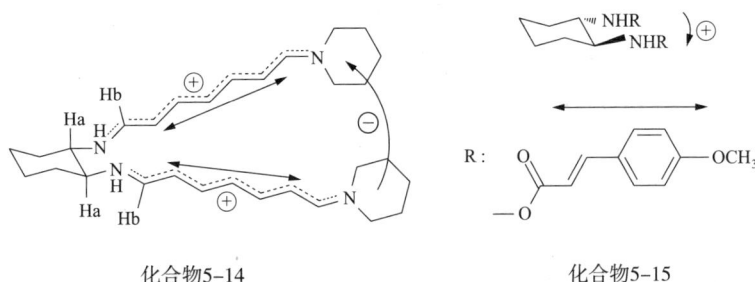

化合物5-14　　　　　　　　　　化合物5-15

图 5-24　邻二胺以希夫碱（化合物 5-14）及对甲氧基桂皮酸（化合物 5-15）为发色团的激子螺旋方向

希夫碱类发色团的优点主要在：①最大吸收和 CD 谱线处于可见光区，能与多数发色团很好地分开；②ε 和 $\Delta\varepsilon$ 值很大，由于发色团内高度的正电荷离域，最大吸收和 CEs 的强度很大，在样品量很少的情况下或发色团相距较远（20~30Å）时仍有相互作用。同时，发色团最大吸收相差很大（134nm）仍有强的激子偶合；③氨基可在羟基存在的情况下直接酰化，不必预先保护羟基，反应条件温和，产率高。发色团与分子中 O-酰化发色团有强烈的激子偶合，产生具有指纹特征的 CD 谱线，可以用于诊断分子中氨基和羟基的取代方式，如应用于氨基糖类；④胺类化合物可以通过温和条件下水解加以回收。这是以前用酰胺发色团无法达到的。

2. 吸收强的发色团　以前研究较多的手性化合物多为邻位取代的羟基和氨基化合物，少数为 1,3-取代或 1,4-取代。如果手性中心相距更远，就需要引入的发色团有很强的最大吸收。6-取代-10,15,20-三苯基卟啉（图 5-25）吸收在可见光区 414nm 处呈现强吸收（ε 350000），对手性中心较远（35~50Å）的天然产物绝对构型确定提供了强烈的激子偶合。这为研究生物聚合物如药物（配合基）/受体相互作用和蛋白质、核酸、酯类等的构象也开辟了新领域。

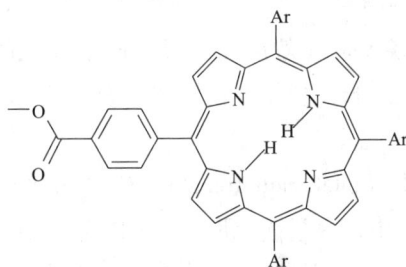

图 5-25　6-取代-10,15,20-三苯基卟啉酯

3. 荧光发色团　以前用于酰化羟基和氨基的发色团多为苯甲酸酯，其容易制备，有强吸收，而且稳定。2-萘酸酯也具有这些优点，而且具有荧光，可大幅度地提高灵敏度，使操作降低至纳克级水平。用苯甲酸咪唑酰胺可进行微量酰化，样品量 10nmol 下即可快速反应完全。

4. 非酰化反应引入发色团　以前引入发色团的反应多为羟基和氨基的酰化，目前也开始研究用其他的反应引入发色团，拓宽 CD 激子手性法的应用范围。对于对-苯基苄基醚衍生物的研究表明其在 253nm 处有最大吸收（ε 20300），CD 谱裂分峰位位于 238nm/260nm（图 5-26）。

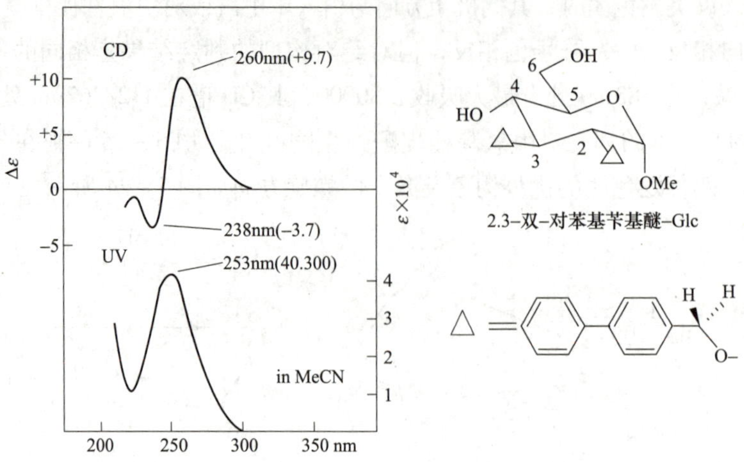

图 5－26　α-葡萄糖甲苷的 2,3-双-对苯基苄基醚的 UV 及 CD 谱

三、CD 激子手性法测得的裂分 Cotton 曲线的特点

（1）分裂型 Cotton 效应曲线的符号、振幅与发色团之间的距离和角度有关，但 Cotton 效应曲线的吸收波长与发色团之间的距离、角度无关，固定在某一特定波长范围内。例如对二甲氨基苯甲酸酯的第一 Cotton 效应出现在 319～321nm，第二 Cotton 效应出现在 291～295nm。而对氯苯甲酸酯的第一 Cotton 效应出现在 246～248nm，第二 Cotton 效应出现在 228～231nm。Cotton 效应的波长取决于发色团性质。

（2）从第一 Cotton 效应过渡到第二 Cotton 效应时与零线（基线）有一交点，交点的波长位置与发色团 UV 的最大吸收位置接近。例如对二甲氨基苯甲酸酯的分裂型 Cotton 效应曲线与零线交点在 305～308nm，而其 UV 的最大吸收在 310nm 附近。

（3）Cotton 效应的强度取决于两发色团的距离和发色团的对位上助色团的性质。当发色团一定时，两发色团的距离愈远，分裂的 Cotton 效应的振幅就愈小。根据理论计算，振幅与两发色团之间的距离的平方成反比。

（4）邻二苯甲酸酯发色团系列的分裂型 Cotton 效应的符号与强度是发色团间的二面角的函数。二面角在 0°～180° 之间分裂型 Cotton 效应符号不变。当二面角是 70° 时，Cotton 效应的强度最大。

（5）当两个发色团不同时，激子 Cotton 效应的符号与两个发色团相同时的激子 Cotton 效应符号一致。但强度随两发色团 UV 最大吸收波长差值增大而渐弱。裂分的 CD 谱线在其最大吸收波长相差 80nm 时仍可保持其相反的符号。

（6）CD 谱线下面积与旋转强度（rotational strength）R_1（241nm）和 R_2（186nm）具有对应关系。非衰退体系（nondegenerate system）中，激子偶合形成的 CEs 正的旋转强度和负的代数和为零。

（7）CEs 具有加和性。对葡萄糖、半乳糖、甘露糖等六碳吡喃糖的多苯甲酰（对甲氧基桂皮酰）衍生物的研究表明，其 CEs 为各个发色团之间的两两相互作用的加和（pairwise additivity）。

四、CD 激子手性法在有机化合物绝对构型测定中的应用

CD 激子手性法适用于各种有机化合物绝对结构的测定。下面以二醇类为例介绍用该法确定立体结构。

天然产物 ponasterone A（5-16）具有 α,β-不饱和酮结构，其 Cotton 效应（n-π* λ_{max} 327nm，$\Delta\varepsilon$ +1.8；π-π* λ_{max} 248nm，$\Delta\varepsilon$ -3.9）比二苯甲酸酯的分裂型 Cotton 效应弱，所以在该化合物二苯甲酸酯衍生物的 CD 谱上，二苯甲酸酯的分裂型的 Cotton 效应（λ_{max} 235nm，$\Delta\varepsilon$ -14.5；λ_{max} 218nm，$\Delta\varepsilon$ +15.9）占

主导地位（图 5-27）。与 1,2-二苯甲酸酯系列强的激子相互作用相比，α，β-不饱酮-苯甲酸酯系列的相互作用可以忽略，原因是两发色团距离远，再加之不同的两个发色团 UV 最大吸收波长不同。根据上述 CD 数据决定了 ponasterone A 的 A 环（A/B 顺式）是椅式构象。

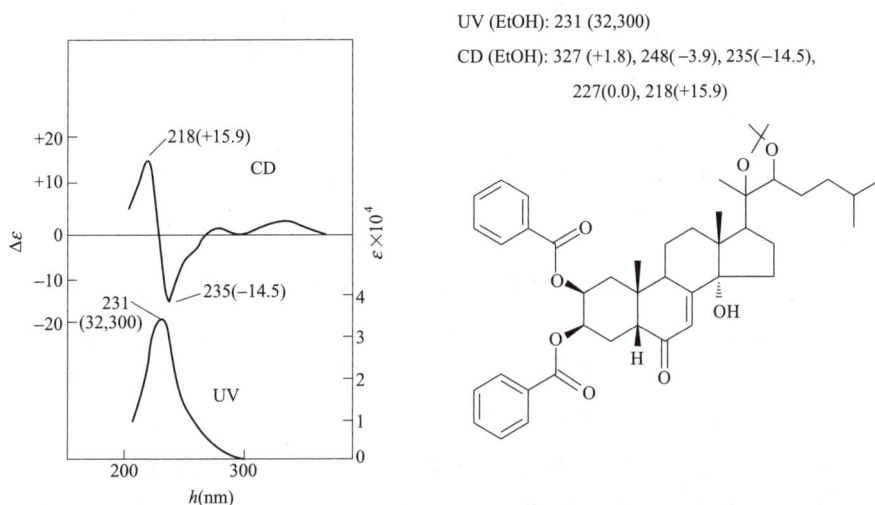

UV (EtOH): 231 (32,300)

CD (EtOH): 327 (+1.8), 248(−3.9), 235(−14.5),

227(0.0), 218(+15.9)

图 5-27　Ponasterone A(5-16) 的双-苯甲酰衍生物的结构、UV 和 CD 谱（乙醇）

第四节　过渡金属试剂诱导的 CD 谱

利用过渡金属试剂作为辅助生色团，通过与一些不具有生色团的手性醇类化合物形成配合物，可在圆二色谱上产生由手性分子诱导的 Cotton 效应，且 Cotton 效应的手征性完全取决于手性分子的构型，因而可以用于这类手性化合物的绝对构型的研究。符合通式 $M_2(O_2CR)_4$（其中 M = Mo，Rh，Ru，结构如图 5-28 所示）的双核螯合物，均显示了与多种结构类型化合物易形成手性配合物的良好特性，这是因为这类过渡金属螯合物可以接受单齿配体分子或双齿配体分子。目前比较公认的方法包括：应用 $Mo_2(OAc)_4$ 试剂确定邻二醇类结构的绝对构型和应用 $Rh_2(OCOCF_3)_4$ 试剂确定手性醇结构（仲醇和叔醇）的绝对构型。

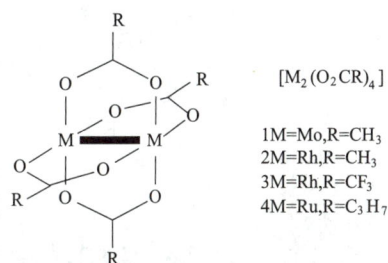

$[M_2(O_2CR)_4]$

1M=Mo,R=CH$_3$
2M=Rh,R=CH$_3$
3M=Rh,R=CF$_3$
4M=Ru,R=C$_3$H$_7$

图 5-28　双核过渡金属螯合物结构

一、$Mo_2(OAc)_4$ 试剂在邻二醇类结构的绝对构型确定中的应用

$Mo_2(OAc)_4$ 是唯一可与邻二醇类结构化合物形成光学活性配合物的过渡金属螯合物试剂。溶液中 1,2-二醇化合物在室温条件下，即可迅速与 $Mo_2(OAc)_4$ 发生反应，取代金属中心的一个或多个羧酸酯基配体，在 250~650nm 范围内形成具有多个 Cotton 效应的手性配合物。手性 1,2-二醇分子是通过两个羟基氧原子与 $Mo_2(OAc)_4$ 进行配合的，并由此推测 1,2-二醇分子与 $Mo_2(OAc)_4$ 的双齿配合反应可能以下述三种方式之一进行（图 5-29）。其中以第三种方式配合的可能性非常小。1,2-二醇分子通常是以一个酯化的配基，采取双钼键"平行"的方式配合（方式 A），或以两个氧原子与同一个钼原子作用，采取与双钼键"垂直"的方式配合（方式 B）。光学活性的单羟基醇、酯甚至单醚类化合物与 $Mo_2(OAc)_4$ 混合不会产生 Cotton 效应。

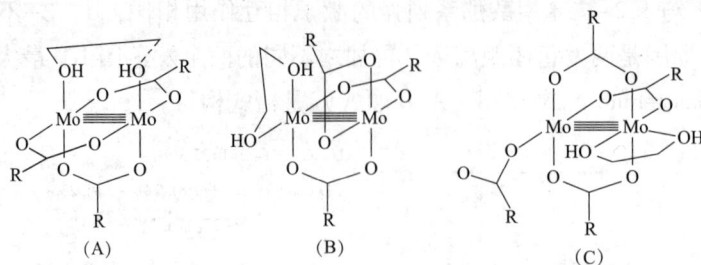

图 5-29　邻二醇与 Mo-核双齿配合的三种可能方式

（A）"平行"配合；（B）"垂直"配合；（C）"直立-平伏键"配合

1,2-二醇分子与 $Mo_2(OAc)_4$ 试剂形成的配合物可以在 250～550nm 波长范围内观测到五个 Cotton 效应带（Ⅰ～Ⅴ）。其中两个谱带，即 400nm 附近的谱带Ⅱ和 310nm 附近的谱带Ⅳ的符号与邻二醇绝对构型相关。在多个刚性结构的邻二醇结构体系中，正（负）的（HO）—C—C—（OH）二面角扭角符号与诱导 CD（ICD）谱中大约 310nm 处产生的正（负）Cotton 效应符号一致，且多数情况下，这一 Cotton 效应还将伴随产生 400nm 附近正（负）符号相同的第二个 Cotton 效应。如 1,2-二醇类化合物 5-17 和 5-18（结构见图 5-30）与 Mo_2-核配合所产生的典型的 CD 曲线（图 5-31），化合物 5-17 的（HO）—C_2—C_3—（OH）二面角扭角符号为正，其 ICD 在 310nm 处（带Ⅳ）产生正 Cotton 效应，而化合物 5-18 的（HO）—C_2—C_3—（OH）二面角扭角符号为负，其 ICD 的带Ⅳ为负 Cotton 效应，故可以根据 ICD 带Ⅳ的 Cotton 效应判断 2,3-位构型。

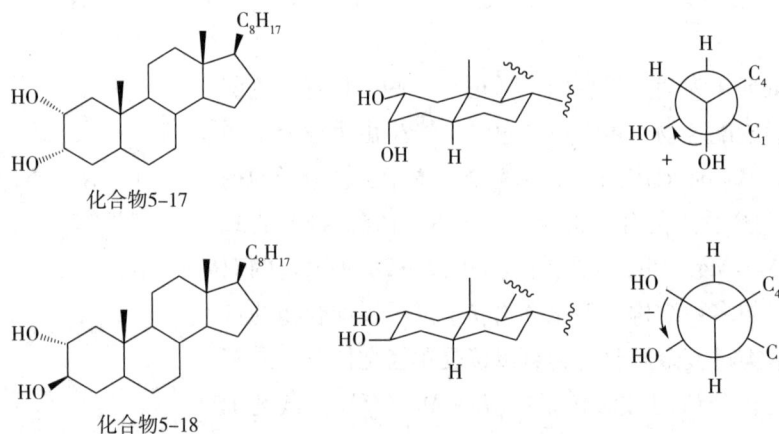

图 5-30　化合物 5-17 和 5-18 的结构、优势构象、2,3-羟基的二面角扭转方向

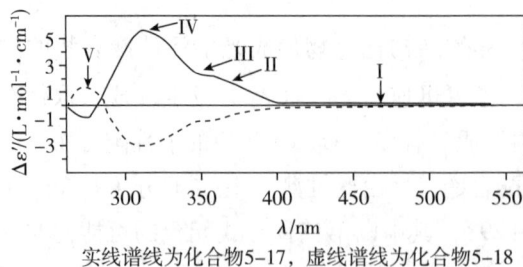

实线谱线为化合物5-17，虚线谱线为化合物5-18

图 5-31　邻二醇类化合物 5-17 和 5-18 与金属 1∶1 比例在 DMSO 中混合后形成的 Mo-配合物的 CD 谱

在"平行"方式配合与"垂直"的方式配合的构象中，1,2-二醇分子与金属中心原子的最佳配合方式是（Mo—O）—C—C—（O—Mo）二面角扭角大约 ±60° 的构象。在形成配合物后，二醇分子即被迫进入一种手性的 gauche 构象安排中，形成了两种可能的非对映形式 g^+ 和 g^-。优势构象由手性分子中取代基的大小决定。大体积的基团在配合物中总是倾向占据伪平伏键的位置，如图 5 - 32 所示。Snatzke 等研究发现，Cotton 效应带Ⅳ的手征性符号与分子中 O—C—C—O 二面角的螺旋符号相同，符合此特点的构象即为优势构象。由此，手性配基的绝对构型可从诱导的 CD 谱确定。

为了明确指认手性单羟基醇分子，Snatzke 等建议使用 "bS" 和 "bR" 描述符。如图 5 - 32 所示，所连基团的第一优先权为手性碳的羟基取代基，其次为邻位 C—OH，然后是剩余的两个基团，并按照基团体积的大小顺序排在第三和第四位。参照 R/S 命名规则，将排序在第四位的基团远离观察者，第一、第二、第三基团如果是逆时针旋转，则这个碳原子为 "bS"；反之则为 "bR"。大多数情况下 "bS" 相当于 "S"，"bR" 相当于 "R"。这样，这个经验规则可以表述为：一个 "bR" 或 "bR, bR" 1,2-二醇分子中，具有负手征性的 O—C—C—O 二面角配基结构的构象是最稳定的，它产生的 CD 谱中带Ⅱ（400nm 附近）和Ⅳ（310nm 附近）均为负的 Cotton 效应；一个 "bS" 或 "bS, bS" 1,2-二醇分子的 CD 谱中带Ⅱ和Ⅳ均为正的 Cotton 效应。通常，通过观测 310nm 附近的带Ⅳ的 Cotton 效应正负判断化合物的绝对构型。

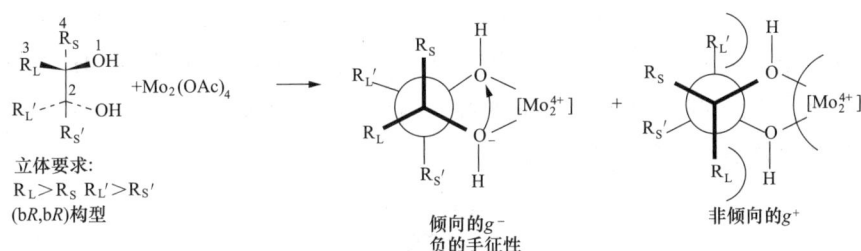

图 5 - 32 邻二醇类 Mo-配合物的立体构型与产生 Cotton 效应的衍生物中 O—C—C—O 二面角符号的关系

测定方法如下：在室温条件下，将待测的邻二醇类化合物（配体，约 $10\mu mol$）样品加入到 0.6/0.7mg/ml 的 $Mo_2(OAc)_4$ 的 DMSO 溶液中，使配体与金属的比例范围大约在 0.6/0.8 到 1.0/1.2 之间，在邻二醇与 $Mo_2(OAc)_4$ 试剂混合 30 分钟时测试 CD 谱。一般情况下，首先获得待测化合物未加入 $Mo_2(OAc)_4$ 试剂前的 CD 图谱，再获得加入试剂后的图谱，然后采用差谱的方法，减去化合物本身的 Cotton 效应后再观察诱导出的 Cotton 效应。尤其是对于本身具有较强 CD 吸收的化合物，应当扣除其干扰以避免做出错误判断。另外，测定含羟基较多的化合物时，可以适当多加入一些试剂，以抵消额外的羟基对试剂的消耗。该方法对于低化学纯度及较低光学纯度的 1,2-二醇手性化合物仍然适用。

$Mo_2(OAc)_4$ 诱导 CD 法成功地用于 1,2-邻二醇手性化合物的绝对构型的测定，包括伯醇/仲醇式、伯醇/叔醇式、仲醇/仲醇式、仲醇/叔醇式、叔醇/叔醇式等邻二醇结构化合物。如 (R,R)-环己-1,2-二醇（5 - 19）、(R)-苯乙-1,2-二醇（5 - 20）的 ICD 在 310nm 附近呈负 Cotton 效应，(S,S)-2,3-二羟基-丁二酸二乙酯（5 - 21）、(S)-(3,5-二甲氧基-2-(1,2-二羟基乙基)苯甲酰二乙胺（5 - 22）的 ICD 在 310nm 附近呈负 Cotton 效应（结构如图 5 - 33）。在相对构型和优势构象明确的刚性的邻二醇分子中，310~320nm 的 CD 符号可以直接用于确定绝对构型；如图 5 - 30 中邻二醇类化合物 5 - 17 和 5 - 18。在柔性的邻二醇分子中，对于苏式邻二醇分子（即 "bR, bR" 或 "bS, bS" 1,2-二醇分子）而言，其手性 Mo-配合物的优势构象一定是 HO—C—C—R_L 单元均以反 180°方式定位，这样可以从 310~320nm 的 CD 符号直接推知 HO—C—C—OH 扭角的正负，从而基于此符号确定两个待测羟基碳的绝对构型。对于赤式邻二醇分子（即 "bR, bS" 或 "bS, bR" 1,2-二醇分子），由于构象可变情况相对复杂，因为两个 HO—C—C—R_L 单元不能同时采取反 180°方式排列，导致了二醇部分会产生两种可能的排列，相应在 310nm 处产生符号相反的 CD Cotton 效应带。这种分子获得的 CD 信号由取代基的相对大小决定，由于其优势构象不易确定，所以这类化合物使用螺旋规则时需要慎重。另外，该方法可以扩展应用于羟基碳上具有酯基、酰胺基、醚基等不同取代基团的化合物，但是羧基例外，如果化合物含有羧基取代，须先将羧基酯化再测定。多个羟基和氨基的存在也会限制该方法的应用。

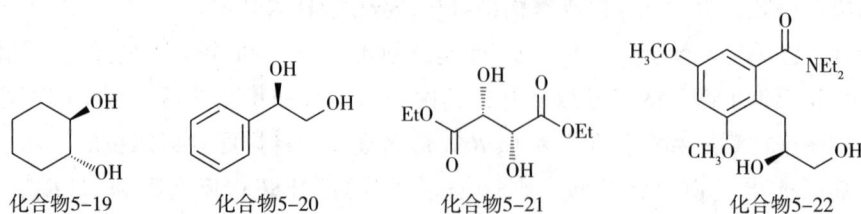

化合物5-19　　　　化合物5-20　　　　化合物5-21　　　　化合物5-22

图5-33　邻二醇类化合物 5-19 ~ 化合物 5-22 的结构

二、$Rh_2(OCOCF_3)_4$ 试剂在手性醇类结构的绝对构型确定中的应用

$Rh_2(OCOCF_3)_4$ 可与仲醇和叔醇分子形成手性配合物。手性醇分子与 Rh-核在直立（axial）位置形成 1:2 配合物，分子通式为 $Rh_2(OCOCF_3)_4(alcohol)_2$。图 5-34 为甾体化合物 5-23 与 Rh 试剂形成的配合物的单晶 X-衍射测得的 ORTEP 结构图。该化合物是以立体障碍较小的 7-OH 与 Rh 试剂以直立键形成配合物。手性配合物在 300 ~ 600nm 范围内可观测到 5 个 Cotton 效应带（A ~ E）的 CD 谱，其中 350nm 附近的 E 带与醇分子的手性呈现规律性。

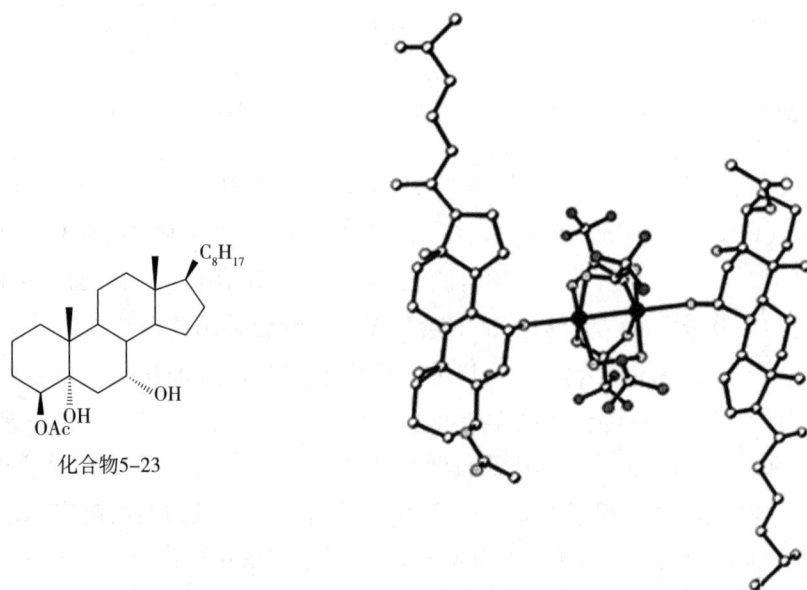

化合物5-23

图 5-34　化合物 5-23 的结构及 Rh-配合物的 ORTEP 图

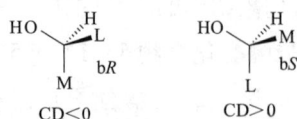

图 5-35　醇分子的手性与 Rh-诱导的 CD 谱
E 带的 Cotton 效应的 Bulkiness 规则

根据 Gerands 和 Snatzke 等提出经验性的 Bulkiness 规则，"bR" 手性醇分子的 E 带呈负 Cotton 效应，"bS" 手性醇分子的 E 带呈正 Cotton 效应，如图 5-35 所示。因此根据手性醇与 Rh 试剂形成的配合物的 CD 谱在 E 带处的 Cotton 效应可判断手性羟基碳的绝对构型。这种方法适用于手性仲醇和叔醇分子的绝对构型测定，当分子中含有双键、烷氧基、酯基、酰胺基、伯醇和卤素取代时，同样适用；但分子中含有酮基、氨基、叠氮或其他手性醇羟基时，可能会产生相反的 Cotton 效应，将影响这种方法的使用。

这种方法的优点是：①配体的用量较少（<1mg）；②反应简单，不需要条件苛刻的衍生化反应；且手性配合物稳定；③由于手性配合物形成较快，配体溶于 Rh 试剂几分钟后即可测定；④Cotton 效应符号不受 Rh 试剂盒配体浓度影响，一般加配体 2 倍量的 Rh 试剂即可；⑤Rh–诱导 CD 谱带一般不受其他发色团（如芳香环、芳杂环等）干扰；⑥配体很容易通过加入 MeOH 从配合物中解离出来，从而通过硅胶色谱获得分离。

思考题

答案解析

1. 化合物 5–24 的结构和 CD、UV 谱如图 5–36 所示，①当 7-OH 与 8-O 能够形成氢键时的构象为该化合物的优势构象，在其氢谱中 $J_{7,8} = 4.8Hz$，判断 C-7 和 C-8 的相对构型；②通过其 CD 谱，判断其绝对构型，并说明其 Cotton 效应是由哪一类发色团的何种跃迁产生的；③将该化合物酶水解得到其苷元，其 Cotton 效应的符号及吸收波长将如何变化？

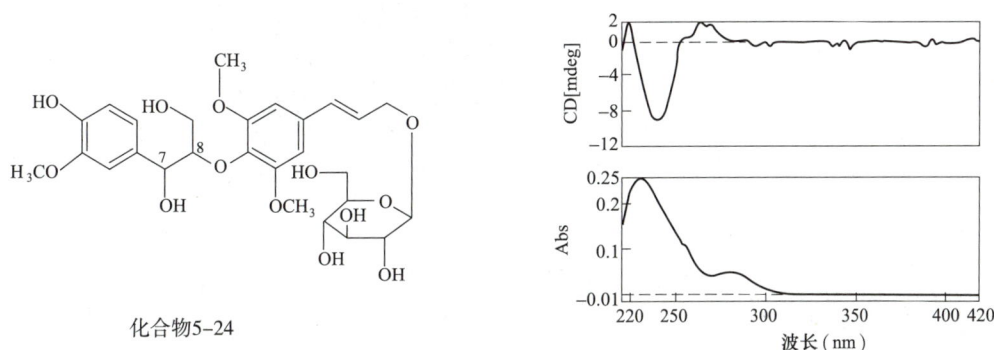

图 5–36　化合物 5–24 的结构及其 CD 和 UV 谱

2. (+)-反-9-甲基十氢萘-3-酮（5–25）的可能结构及其 ORD 谱如图 5–37 所示，利用八区律判断绝对构型。

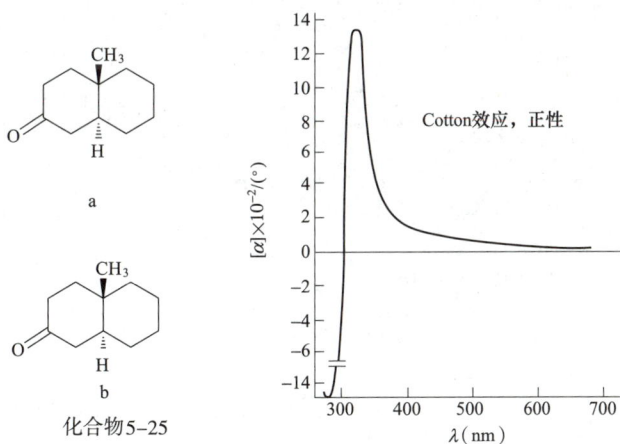

图 5–37　化合物 5–25 的结构及 ORD 谱

3. 如何用 CD 激子手性法和 $Mo_2(OAc)_4$ 试剂诱导的 CD 谱判断化合物 5–26 的绝对构型？

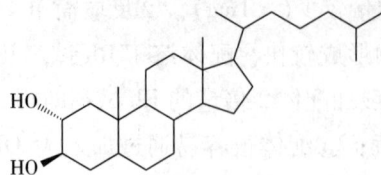

化合物5-26

（华会明　李达翃）

书网融合……

本章小结

微课

习题

第六章　立体构型测定相关的技术和方法

📖 **学习目标**

1. 通过本章学习，掌握单晶 X 射线衍射、Mosher 法和量子化学计算确定有机化合物绝对构型的方法；熟悉 Mosher 法确定绝对构型的原理，熟悉量子化学计算在确定化合物绝对构型中的局限性；了解其他 Mosher 法、单晶 X 射线衍射的操作等。

2. 具备根据有机化合物结构快速选择最佳确定绝对构型方法的能力。

3. 培养严谨的科学思维和求实的科学态度，不断思考和探索解决立体构型问题的方法。

第一节　概　述

PPT

有机化合物的物理、化学性质、生物活性等与化合物的立体构型密切相关，因此，有机化合物及药物的立体结构的测定具有重要的意义。在有机化合物立体构型确定时，常常先确定化合物的相对构型，在此基础上确定化合物的绝对构型。目前测定化合物立体结构常用方法有：① 化学转化法；② 旋光比较法；③ 旋光谱（ORD）和圆二色谱（CD）；④ 单晶 X 射线衍射法；⑤ Mosher 法；⑥ 量子化学计算法等。单晶 X 射线衍射法、旋光比较法、旋光谱和圆二色谱不需要破坏化合物的结构，可以直接测定；但化学转化法和 Mosher 法会破坏化合物的结构。单晶 X 线衍射法需要化合物培养出稳定的晶体结构，对于不易结晶的化合物，可以用 Mosher 法、量子化学计算法等方法确定化合物的立体构型。本章将介绍单晶 X 射线衍射法、Mosher 法、量子化学计算法的基本原理、方法及在有机化合物结构鉴定中的应用。

一、立体构型概念

立体异构（stereoisomerism）是指具有相同的分子式、相同的分子连接顺序、不同的空间排列方式引起的异构。立体异构主要包括构象异构和构型异构，构型异构包括几何异构和手性异构。

1. 构象异构　因分子内单键的旋转而产生不同异构的现象叫做构象异构。一般情况下，构象异构可通过单键的旋转相互转化，因而一般的构象异构不可拆分。如 1,2-羟基环己烷（化合物 6-1a 和化合物 6-1b），1,2-二羟基在不同构象中处于 a 键或者 e 键，两个构象可以相互转化，而后者为优势构象。

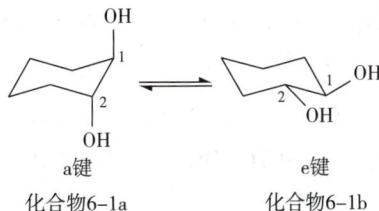

a键　　　　　　　　　e键
化合物6-1a　　　　　化合物6-1b

然而，如果改变化合物的结构，使得碳碳单键的旋转能垒提高到 67~84kJ/mol，那么在室温下这种碳碳单键的旋转将成为很困难或不可能的，于是有可能得到可被分离的不同构象的构象异构体，被称为阻转异构体。如联苯类结构 6,6′-二硝基联苯-2,2′-二甲酸的两种构象 6-2a 和 6-2b，它们在室温下不可相互转化，互为对映异构体，具有不同的旋光性。

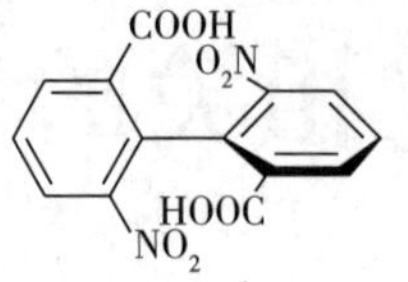

S(−) 化合物6-2a　　　　　R(+) 化合物6-2b

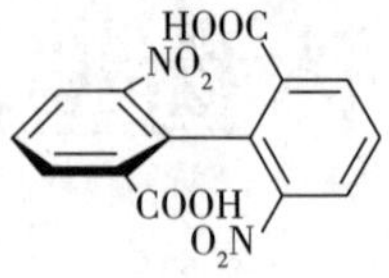

2. 几何异构　因双键旋转受阻引起的双键异构现象，称为几何异构（顺反异构）。如反-3-己烯(6-3)和顺-3-己烯(6-4)。

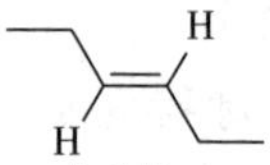

化合物6-3 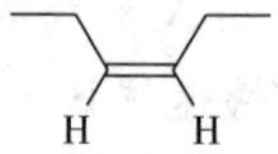　　　　　化合物6-4

对于简单的烯烃的几何异构，可用词头"顺（cis）"和"反（trans）"表示。对于复杂的烯烃，在IUPAC命名中，采用字母 Z 和 E 为词头的表示方法，Z 表示碳碳双键上的优先基团在双键的同一侧，E 表示碳碳双键上的优先基团在双键的相反两侧。

化学家们采用"次序规则"进行排序，其主要内容如下。

（1）若双键上连接的原子不相同时，按照原子序数大小顺序排列，原子序数大的原子优先，如 I > Br > Cl > O > N > C > H。

（2）若双键上相连第一个原子相同时，则将第一个原子相连接的其他原子逐个比较（若第二个碳相同，比较第三个，依次类推），次序较优的在同侧时，为 Z - 构型；次序较优的在异侧时，为 E - 构型。如下列基团的大小顺序如下（图6-1）。

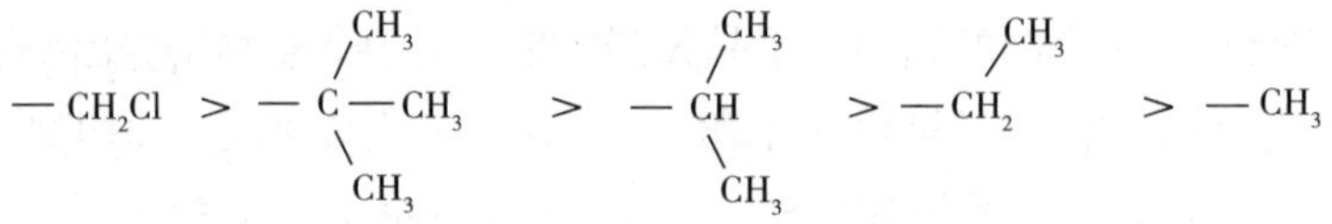

$$-CH_2Cl > -\underset{CH_3}{\overset{CH_3}{C}}-CH_3 > -\underset{CH_3}{\overset{CH_3}{CH}} > -\underset{CH_3}{CH_2} > -CH_3$$

图6-1　双键连接基团大小顺序

（3）对于双键或炔基的原子团时，当作两个或者三个碳单键看待，大小顺序如下（图6-2）。

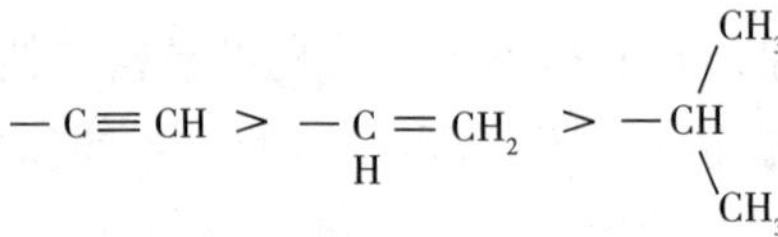

$$-C\equiv CH > -\underset{H}{C}=CH_2 > -\underset{CH_3}{\overset{CH_3}{CH}}$$

图6-2　炔基、双键连接基团大小顺序

按照上述规则，一些常见的取代基团可以排列成如下的序列：—I，—Br，—Cl，—SO_2R，—SOR，—SR，—SH，—F，—OCOR，—OR，—OH，—NO_2，—NR_2，—NHCOR，—NHR，—NH_2，—CH_2Br，—CCl_3，—$CHCl_2$，—COCl，—CH_2Cl，—CF_3，—COOR，—COOH，—$CONH_2$，—COR，—CHO，—CR_2OH，—CHROH，—CH_2OH，—CN，—CH_2NH_2，α-萘基，β-萘基，—C_6H_5，—$C(CH_3)_3$，—CH＝CH_2，环己基，—$CH(CH_3)_2$，—CH_2COOH，—CH_2CH＝CH_2，—$CH_2CH_2CH_3$，—CH_2CH_3，—CH_3，—D，—H，非共用电子对。

3. 手性异构　手性异构又叫对映异构或镜像异构，手性物体与其镜像不重叠的立体异构体称为对映异构体（enantiomer）。如左旋乳酸（化合物6-5）和右旋乳酸（化合物6-6）互为对映异构体。如果把左旋和右旋乳酸等量混合，由于相反的旋光性相互抵消，该混合物无旋光性，这种等量对映体的混合物称为外消旋体（racemate）。一般在化合物名称前加符号(±)或者（dl-）表示，(-)和 l 表示左旋，(+)和 d 表示右旋。

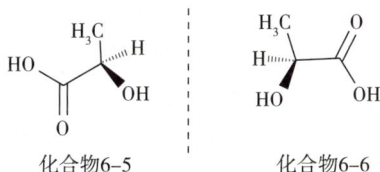

化合物6-5　　　　化合物6-6

二、分子的对称因素和手性因素

1. 对称因素　用实物与镜像是否重合可以判断分子是否具有手性，对于复杂的分子，可根据分子是否具有对称因素来确定分子是否有手性或旋光性。

（1）平面对称因素　如果一个分子能够被一个平面分割成两个部分，而这两个部分刚好互为实物－镜影的关系。那么这个平面即为此分子的对称平面，而该分子则具有平面对称的对称因素，并且是一个对称的分子。它和它的镜影能够彼此重叠，其镜影即其自身，所以是非手性的分子。例如三氯甲烷（6-7）、*meso*-酒石酸（6-8）和核糖二酸（6-9）。

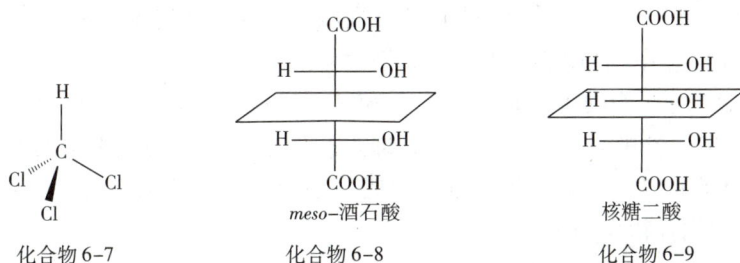

化合物 6-7　　　　化合物 6-8　　　　化合物 6-9

（2）中心对称因素　如果分子中有一个点，以及通过此点的直线，同时，每当这直线的一端触及分子内的某一原子时，其另一端在相等的距离处必触及分子内的另一相同的原子。那么这个点便是此分子的对称中心，而该分子即具有中心对称的对称因素，并且是一个对称的分子，它和它的镜影能够彼此重叠，其镜影即其自身，所以是非手性分子。例如 1,3-二氯环丁烷（化合物 6-10）、乳单糖二酸（化合物 6-11）和 2,5'-二氯-*p*-环芷烷（化合物 6-12）。

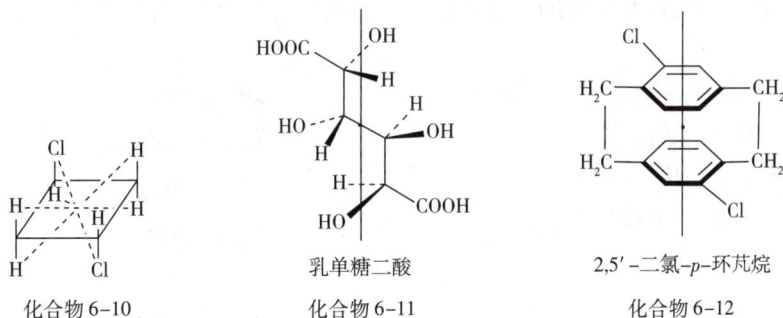

化合物 6-10　　　　乳单糖二酸　　　　2,5'-二氯-*p*-环芷烷
　　　　　　　　　化合物 6-11　　　　化合物 6-12

（3）旋转轴对称因素（Cn）　如果分子中有一条直线，当分子以此线为轴旋转 $360°/n(n=2,3,4\cdots)$ 之后，经过旋转的分子仍能与未经旋转的分子完全重叠。那么这条直线便是这个分子的 n 重旋转对称轴，而该分子即具有 Cn-旋转轴的对称因素。但是，如果这个分子只含有这种 Cn-旋转轴，而它和它的镜影未能重叠，那它就不能算作对称的分子，而是非对称的分子，应属于手性分子一类。如反-1,2-二甲基环己烷(6-13)和三-(环己烷)-骈金刚烷（6-14）。

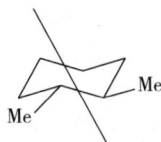

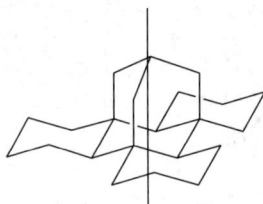

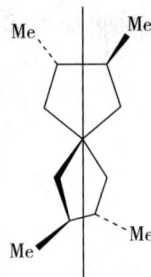

C₂	C₃	S₄
反-1,2-二甲基环己烷	三-(环己烷)-骈金刚烷	2,3,6,7-四甲基螺-[4,4]-壬烷
化合物 6-13	化合物 6-14	化合物 6-15

（4）更迭旋转轴对称因素（Sn）　如果分子中有一条直线，当分子以此直线为轴旋转 360°/n（$n=1$，2，4，6…）之后，用一面垂直于此轴的镜子加以反射，所得到的镜影若能够与原来的分子完全重叠。那么这条直线便是这个分子的 n 重更迭旋转对称轴，而该分子即具有 Sn-更迭旋转轴的对称因素。事实上，含有 Sn 对称因素的分子沿其 Sn 轴旋转 360°/n 之后，得到的就是未经旋转分子在此轴上的镜影。显然，这样的分子是对称的分子，也即非手性分子。如 2,3,6,7-四甲基螺-[4,4]-壬烷（化合物 6-15）。

2. 手性因素　不具有任何对称因素的分子为手性分子，它们与镜像不能重合。与非手性分子存在对称因素一样，手性分子也存在使分子产生手性的几何因素，这种几何因素称为手性因素。根据手性因素的几何特点，手性因素包括手性中心、手性轴和手性面。

（1）手性中心　如果分子中的手性是由于原子和基团围绕某一点的非对称排列而产生的，这个点就是手性中心。最常见的手性中心为手性碳原子，即连接四个不同种类或构型的原子或者基团的 sp³ 型碳原子。其他多价杂原子如 N、P、S、Si 等也可形成手性中心。在结构中常用"＊"标出。如化合物 6-16、化合物 6-17 和化合物 6-18。

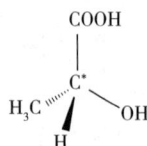

化合物 6-16	化合物 6-17	化合物 6-18

（2）手性轴　分子中若存在由若干原子组成的轴状结构，分子中的一些原子或基团在此轴周围的不对称空间排列而产生手性，此轴即为手性轴。如叠烯类（如化合物 6-19）和联苯类（如化合物 6-20）。

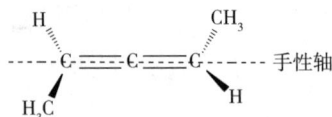

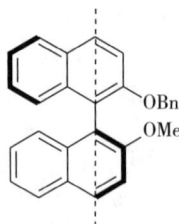

化合物 6-19	化合物 6-20

（3）手性面　若分子的手性是由于某些基团对分子的某一平面的不对称分布而引起，此平面称为手性面。如化合物 6-21 和化合物 6-22。

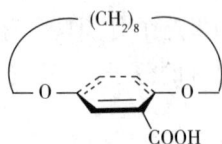

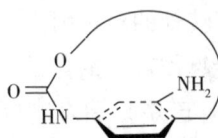

化合物 6-21	化合物 6-22

凡具有对称因素的分子必然为非手性分子，而手性分子中必然具有手性因素，但具有手性因素的化合物，并非必然为手性分子。

三、手性异构体构型的表示与标记

1. 手性异构体的构型表示　立体构型一般可以用三种表示式：球棒式、立体透视式和费歇尔（Fischer）投影式。如乳酸分子可以用球棒式及立体透视式（图6-3）表示。

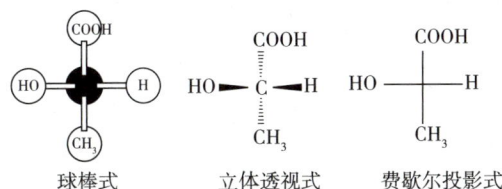

图6-3　乳酸分子球棒式、立体透视式和费歇尔投影式

为了方便书写，一般采用费歇尔投影式，其投影原则，以手性碳为中心，基团按照"横前竖后"的方式投影于纸面，用实线表示共价键，即得到十字交叉型的平面投影式。例如乳酸的费歇尔投影式如图6-3所示。

不同的摆放可以得到不同的投影式，一般将碳链放在竖直方向，把氧化度最高的放在上面。如将其投影式在纸面上旋转90°，得到它的对映体；如将其投影式旋转180°，构型保持不变。

2. 手性异构体的构型标记

（1）D-L构型标记法　单糖和氨基酸的绝对构型通常用D、L表示。以D(+)-甘油醛作为糖类化合物的构型的命名基础，不对称碳原子所连接的羟基的空间位置在Fischer投影式中处于主碳的右边的立体结构，称为D-构型，其对映的立体结构为L-构型（图6-4）。对于单糖，在费歇尔投影式中距离羰基最远的那个手性碳原子上的羟基在右侧的为D-型糖，在左侧的为L-型糖，如D-(+)-葡萄糖和L-(-)-葡萄糖（图6-5）。

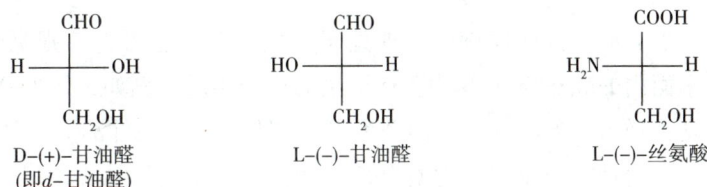

图6-4　D-(+)-/L-(-)-甘油醛和L-(-)-丝氨酸

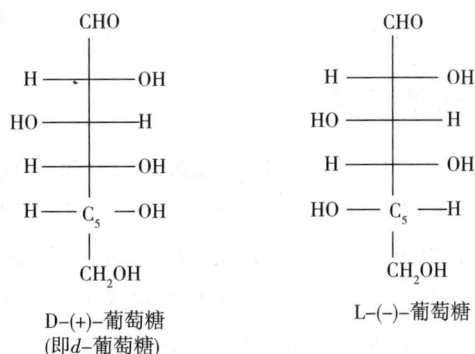

图6-5　D-(+)-和L-(-)-葡萄糖

为了避免在命名中容易发生的某种混淆，天然 L-(−)-丝氨酸作为 α-氨基酸和 α-羟基酸等构型联系的标准（图 6-4）。α-氨基酸的构型确定采用同样的方法，即不对称碳原子所连接的氨基在 Fischer 投影式中处于主碳的右边的立体结构，称为 D-构型，其对映体为 L-构型。

（2）R-S 构型标记法　R-S 构型标记法是目前有机化合物构型标记广泛使用的一种方法。它是依据碳上四个原子或者基团在"次序规则"中的次序来表示手性碳原子。主要分为两步：第一步将连接在手性碳上的四个基团根据次序规则顺序排列：a > b > c > d；第二步将最小的基团（d）放在观察者的最远端，其余三个基团指向观察者，如 a→b→c 为顺时针方向排序，构型为 R-构型；如以逆时针方向排序，则为 S-构型（图 6-6）。

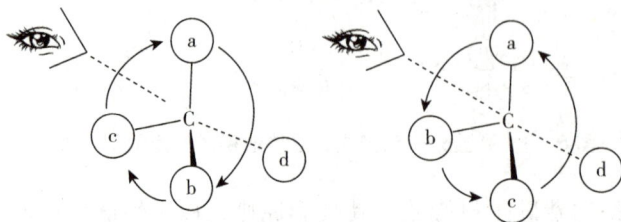

图 6-6　确定 R-S 构型示意图

对于费歇尔投影式，不一定要将其转化为投影式或立体透视式，根据投影特点，可归纳出对费歇尔投影式的 R-S 构型的一般规律。

①当最小基团（d）处于竖直键时，即处于纸面下时，直接根据另外三个基团顺序判断。例如：R-2-丁醇（化合物 6-23）和 S-2-丁醇（化合物 6-24）。

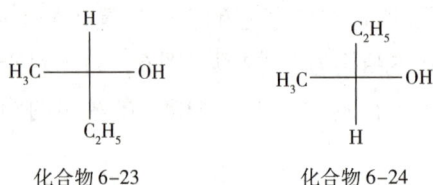

化合物 6-23　　　　化合物 6-24

②当最小基团（d）处于水平方向横键时，即处于纸面上时，也可直接根据另外三个基团大小判断，但三个较优基团在平面内的顺序与 R-S 构型标记法的构型相反。例如：D-(+)-甘油醛（图 6-4），基团顺序为羟基→羟甲基为逆时针方向排序，构型为 R-构型；L-(−)-甘油醛（图 6-4），大小顺序为羟基→醛基→羟甲基，为顺时针方向排序，构型为 S-构型。

第二节　单晶 X 射线衍射法

一、单晶 X 射线衍射的基本原理

X 射线最早由德国物理学家伦琴于 1895 年发现，经过上百年的发展，X 射线理论和测试分析技术日趋成熟。X 射线照射在晶体的三维点阵上会产生干涉效应，形成许多波长固定且在空间中具有特定方向的衍射波，这种现象被称为 X 射线衍射（X-ray radiation）。对这些衍射波的方向和强度进行测量，并依据晶体学理论推断出晶体中原子的排列方式，这种方法叫做 X 射线结构分析。

X 射线结构分析方法主要分为单晶结构分析和粉末结构分析两种。单晶结构分析能精确到原子级别，揭示晶体中所有原子的连接方式、分子的形态、键长、和键角等详细信息。此外，该方法还能确定化合物的化学组成比例、对称性以及原子或分子的三维排列和堆积模式。X 射线结构分析在物理学、化学、材料科学、分子生物学和药学等多个学科领域都有广泛应用，是研究固体物质微观结构的重要工具。

（一）晶体学基本理论

晶体的原子、离子或分子在三维空间中严格按周期排列，这是晶体展现特殊性质的基础。其性质主要包括对称性、均匀性、各向异性、自限性、最小内能以及稳定性。

1. 结构基元与空间点阵 晶体中原子团、分子或离子以结构基元的形式周期性排列。结构基元可由一个或多个原子（离子或分子）组成，具有相同的化学组成及空间排列。将结构基元视为点，晶体中分子或原子的排列形成点阵。若整块固体内部的物质点排列被一个空间点阵贯穿，则该固体称为单晶。

2. 晶胞与晶胞参数 晶体的空间点阵可以选择三个互相不平行的单位向量 a、b 和 c，画出一个六面体单位，称为点阵单位。按晶体结构的周期性划分的六面体单位称为晶胞。三个单位向量的长度 a、b 和 c 以及它们之间的夹角 α、β 和 γ 就叫晶胞参数（图6-7）。

3. 晶面和晶面指数 点阵中由结点构成的平面称为晶面。不同晶面的阵点密度不同，作用力也不同，因此用密勒指数（hkl）表示晶面指数。确定步骤：①量出晶面在三个坐标轴上的截距 r、s、t；②取倒数 $1/r$、$1/s$、$1/t$；③将倒数化为简单整数 h、k、l，使 $h:k:l=1/r:1/s:1/t$。例如，截距为3、3、5的晶面，其晶面指数为（553）（图6-8）。

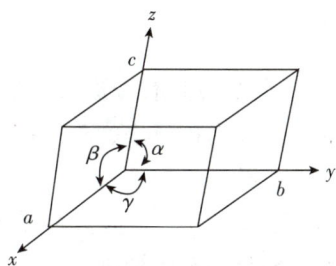

图6-7 晶胞及其参数

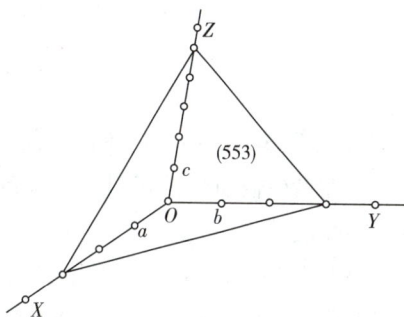

图6-8 晶面（553）的取向

4. 晶体的对称性 晶体的对称性指晶体各部分通过几何要素和对称操作有规律地重复。对称操作依赖几何要素（点、线、面），即对称要素，包括对称中心、对称轴、对称面等。

（二）X 射线单晶衍射的基本原理

当晶体中原子间距离与 X 射线波长数量级相同时，晶体中不同原子散射的 X 射线相互干涉，在特殊方向产生强 X 射线衍射，其衍射线方位和强度与晶体结构紧密相关，能反映原子分布规律，通过测量衍射情况和晶体学理论推导，可确认晶体结构。

1. X 射线的产生 单晶衍射实验中，X 射线通常在真空度为 10^{-4} Pa 的 X 射线管内，由 30～60kV 高压加速电子冲击阳极金属靶面（如钼靶或铜靶）产生。实验常用的是经单色器（如石墨单色器）滤光后的单色化、高强度特征 X 射线，如 MoKα 射线（$\lambda=71.073$ pm）、CuKα 射线（$\lambda=154.18$ pm）。

2. 布拉格方程 晶体点阵呈有序排列，经 X 射线照射会产生衍射效应，衍射方向由布拉格方程描述：

$$2d_{hkl}\sin\theta = n\lambda \qquad \text{式（6-1）}$$

式中，d 为晶面间距；θ 为衍射角；n 为衍射级数；λ 为 X 射线波长。

式（6-1）可简化为：

$$\sin\theta = \lambda/2 \times 1/d_{hkl}$$

式（6-2）

每种晶体都有特征的衍射图，且要产生衍射，必须满足 $d > \lambda/2$。一般晶体的晶面间距在 0.1 ~ 1nm 之间，常用 X 射线波长在 0.05 ~ 0.25nm。

（三）实验仪器和方法

1. 衍射仪　衍射仪结构主要包括光源系统（高压发生器和 X 射线管）、测角器系统、探测器系统和计算机，如图 6-9 所示。光源系统提供高压电流，X 射线管工作时需冷却。测角器系统控制晶体和探测器的空间取向，计算机则控制仪器运动、收集数据等。

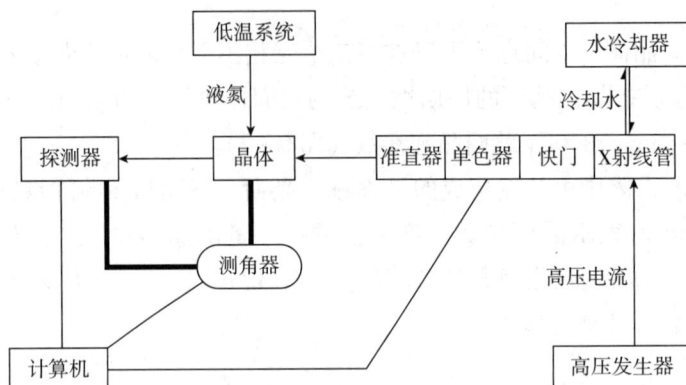

图 6-9　衍射仪的基本结构示意图

2. 样品制备技术　高质量的单晶是晶体结构研究的关键。理想的单晶应具有合适尺寸、表面干净、棱角分明，且能产生高质量的衍射点。制备单晶的方法有溶液结晶法、界面扩散法、蒸气扩散法、重原子引入法、共晶法等。

（1）溶液结晶法　从溶液中将化合物结晶出来，是晶体生长的最常用方法。最为普通的程序是通过冷却或蒸发化合物的饱和溶液，让化合物结晶出来。这时，最好采取多种必要的措施，使其缓慢冷却或蒸发，以求获得比较完美的晶体。为了减少晶核生长位置的数目，最好使用干净、光滑的玻璃容器。旧容器会有各种刮痕，表面不平整，容易产生过多的成核中心，甚至容易引发孪晶。相反，如果容器的内壁过于平滑，则会抑制结晶。因此，如果某种化合物结晶过慢，可以通过轻微刮花容器内壁来提高结晶的速度。同时，结晶装备应放在非震动环境中。必须注意，尽量不要让溶剂完全挥发，因为溶剂完全挥发后，容易导致晶体相互团聚或者沾染杂质，不利于获得纯相、质量优良的晶体。

（2）界面扩散法　如果化合物由两种反应物反应生成，而这两种反应物可以分别溶于不同的溶剂中（尤其是不太互溶的溶剂），可以使用溶液界面扩散法。将 A 溶液小心地加到 B 溶液上，化学反应将在这两种溶液的接触界面开始，晶体就可能在溶液界面附近产生，如图 6-10（a）所示。通常当一种溶液慢慢扩散进另一种溶液时，会在界面附近产生好的晶体。如果结晶速率太快，可以利用凝胶等方法，进一步降低扩散速率，以获得更完美的结晶。

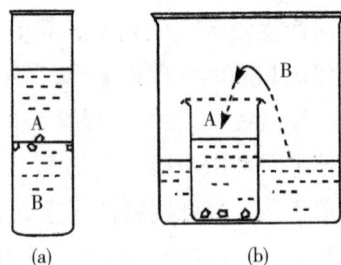

图 6-10　溶液界面扩散法（a）和蒸气扩散法（b）示意图

（3）蒸气扩散法　选择两种对目标化合物溶解度不同的溶剂 A 和 B，且 A 和 B 有一定的互溶性。把要结晶的化合物溶解在小容器、溶解度大的溶剂 A 中，将溶解度小的溶剂 B（也称为反溶剂）放在较大的容器中。盖上大容器的盖子，溶剂 B 的蒸气就会扩散到小容器，如图 6-10（b）所示。当然，溶剂 A 的蒸气也会扩散到大容器中。

控制溶剂 A、B 蒸气相互扩散的速度，就可以将小容器中的溶剂变为 A 和 B 的混合溶剂，从而降低化合物的溶解度，迫使它不断结晶出来。

（4）重原子引入法　重原子引入法是一种在晶体学领域促进结晶和提高结构解析精度的重要技术。通过选择碘、溴、硫或重金属等散射能力强的原子，在目标分子中引入这些重原子，从而改变分子的电子密度分布，增强分子间的相互作用，进而促进晶体的形成。

这种技术特别适用于那些难以通过常规方法结晶的分子。重原子的引入不仅有助于晶体的生长，还能显著提高衍射数据的分辨率，使得结构解析更为精确。如 decaspirone F（化合物 6 - 25）与对溴苯甲酸酯化反应的产物（化合物 6 - 26）较容易长出理想的晶体；化合物 euphylonoid A（化合物 6 - 27）通过与 N-溴代丁二酰亚胺（N-bromosuccinimide，NBS）反应，引入溴原子，其溴代衍生物（化合物 6 - 28）也成功获得了单晶。

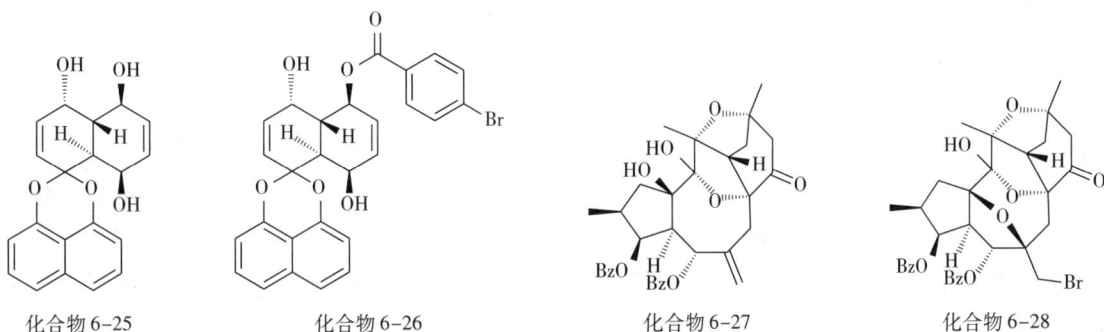

化合物 6-25　　　　化合物 6-26　　　　化合物 6-27　　　　化合物 6-28

（5）共晶法　共结晶是一种在晶体学领域中用于促进难以结晶分子形成晶体的技术。这项技术通过将目标分子与已知结构的分子结合，利用已知分子的稳定性和结晶倾向，帮助目标分子形成晶体。共结晶伴侣的选择至关重要，它需要与目标分子在化学和晶体学特性上具有兼容性。碱性（或酸性）化合物可以与酸性（或碱性）化合物形成结晶。如加入结晶伴侣分子(R)-1-苯乙胺（化合物 6 - 29）后，1-(2-羧基乙基-6-乙基苯基)-1H-吡咯-2-羧酸（化合物 6 - 30）可与伴侣分子形成共结晶。

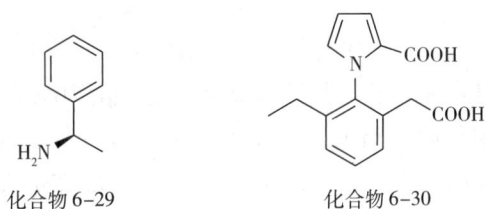

化合物 6-29　　　　　化合物 6-30

（四）衍射实验及结构解析过程

单晶 X 射线衍射结构分析主要包括单晶挑选、安置、衍射数据测量、结构解析和精修等步骤，以此获得晶体的几何数据和结构图形。

1. 晶体挑选　晶体尺寸需适中，通常不超过准直器内径（如 0.5mm）。晶体质量也很重要，应透明、无裂痕、表面洁净有光泽。

2. 晶体安置　晶体通常用黏合剂粘在玻璃纤维上，玻璃纤维直径需小于晶体尺寸，一般为 0.1～0.3mm。黏合剂要充分固化，确保晶体牢固。对于不稳定晶体，可在其表面裹上一层粘合剂以隔绝空气。

3. 衍射实验与结构解析　安置完成后，收集衍射图像，获取取向矩阵和初步晶胞参数。通过劳厄图和点阵图分析确定数据收集方案。结构解析包括确定空间群、使用软件解析结构、建立分子模型、精修结构参数和描述结构。解析方法有直接法或 Patterson 法，最终将晶体学数据转化为化学表达，绘制电子密度图、晶胞构造图和分子结构图，展示结构特征。

二、单晶 X 射线衍射法在有机化合物结构研究中的应用

单晶 X 射线衍射法不需要借助其他波谱学技术，即可独立地完成样品的结构、组分、含量、构型、构象、溶剂、晶型等各类分析研究，因此单晶 X 射线衍射法在确定化合物构型时具有独特的优势。它可以应用于小分子化学药物（天然产物与合成化合物）、大分子生物药物（多肽类与蛋白质类）以及药物与受体靶点等分子的立体结构研究，其测定结构分子量可达数百万，因此，单晶 X 射线衍射技术是现代药物结构与功能研究领域中一种必备的物理分析方法与常用技术，是目前公认最可靠的结构测定方法。

单晶 X 射线衍射法是一种定量的分析技术，可以提供分子的三维立体结构信息，包括原子坐标、原子间键长与键角值、扭角（二面角）值、成环原子的平面性质、氢键（分子内、分子间）、盐键、配位键等相关晶体学参数，同时也是确定手性药物分子绝对构型、分子立体结构中差向异构体的权威分析技术。此外，在固态药物的晶体研究中，单晶 X 射线衍射技术不仅能够提供同质异晶（相同物质，不同晶型）样品的分子排列规律，同时还可以给出样品中结晶水与各种溶剂的定量数值。

（一）单晶 X 射线衍射法确定化合物的结构

单晶 X 射线衍射法不仅能够确定化合物的平面结构，更多地用于测定相对构型和绝对构型。单晶 X 射线衍射技术之所以能够确定化合物绝对构型，是由于反常散射现象的存在，即利用分子中所含原子（特别是重原子）的 X 射线反常散射（色散）效应，可以准确地测定分子构型。一般而言，采用钼靶作为衍射源，可确定分子的相对构型；如果采用铜靶作为衍射源，引起的反常散射要强于钼靶，可测定相对分子量在 1000 以下，含 C、H、N、O 原子有机分子的绝对构型。

在单晶结构分析中，目前国际公认表征绝对构型的参数称为 Flack 参数，当结构分析进入到最后的精修阶段时，如果该参数等于或接近 0，或其参数在 ± 0.3 之内，那么一般认为其绝对构型就被确定了。

（二）单晶 X 射线衍射法确定化合物结构的实例

[例 6.1] Mo 靶单晶 X 射线衍射法确定化合物的相对构型

化合物 6-31（图 6-11A）是从藤黄属药用植物木竹子（*Garcinia multiflora*）中提取分离得到的多环多异戊烯基取代间苯三酚类化合物，由高分辨电喷雾电离质谱推导出其分子式为 $C_{38}H_{48}O_8$。由 ^1H-NMR、^{13}C-NMR 和 2D NMR 推导出该化合物的平面结构及相对构型，最后用 Mo 靶单晶 X 射线衍射法，进一步验证化合物的结构（图 6-11B）。该晶体为无色结晶，由丙酮溶液中结晶得到，用 Bruker SMART Apex-II CCD 单晶 X 射线衍射仪收集衍射强度数据，晶体属三斜晶系。晶胞参数 $a = 10.923(1)$ Å，$b = 14.1551(12)$ Å，$c = 14.1908(12)$ Å，$\alpha = 108.623(3)$，$\beta = 93.277(3)$，$\gamma = 90.412(3)$；晶胞体积为 $2075.1(3)$ Å³；晶胞内的分子数 $Z = 2$；最终可靠因子 $R_1 = 0.0623$，$wR_2 = 0.2466$。通过计算机处理各种晶体学结构参数，确定该化合物的平面结构和相对构型。

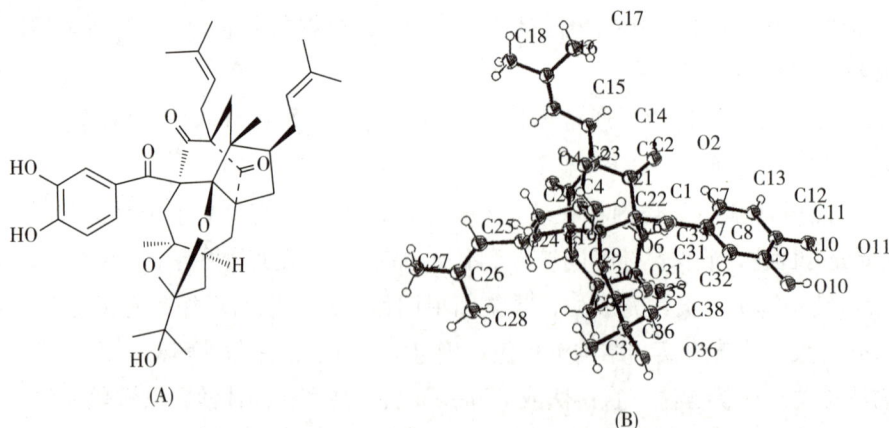

图 6-11　化合物 6-31 的结构式（A）和单晶椭球图（B）

[例6.2] Cu 靶单晶 X 射线衍射法确定化合物的绝对构型

化合物 6 – 32 是从民族药金丝桃（*Hypericum monogynum*）中提取分离得到的一个间苯三酚杂萜类化合物（图 6 – 12A），由高分辨电喷雾电离质谱推导出其分子式为 $C_{26}H_{36}O_7$。由 ^{1}H–NMR、^{13}C–NMR 和 2D NMR 数据确定该化合物的平面结构和相对构型，最后用 Cu 靶单晶 X 射线衍射法确定其绝对构型（图 6 – 12B）。该晶体为透明晶体，由甲醇溶液中结晶得到。衍射实验选取的晶体尺寸为 0.360mm × 0.110mm × 0.060mm，用 Bruker SMART Apex-Ⅱ CCD 型单晶 X 射线衍射仪收集衍射强度数据，各项参数见表 6 – 1，通过计算机处理各种晶体学结构参数，最终确定化合物的绝对构型。

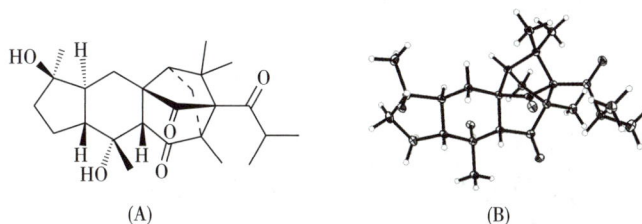

图 6 – 12　化合物 6 – 32 的结构式（A）和椭球图（B）

表 6 – 1　化合物 6 – 32 的晶体数据及精修参数

晶体数据	精修参数
分子式（empirical formula）	$C_{28}H_{42}O_8$
分子量（formula weight）	506.61
衍射实验的温度（temperature）	100(2)K
X 射线波长（wavelength）	1.54178Å
晶系名称（crystal system）	Monoclinic
空间群名称（space group）	P 1 21 1
晶胞参数（unit cell dimensions）	$a = 10.3256(4)$Å　　$\alpha = 90°$
	$b = 8.9864(4)$Å　　$\beta = 107.972(2)°$
	$c = 15.2412(7)$Å　　$\gamma = 90°$
晶胞体积（unit cell volume）	1345.23(10)Å^3
晶胞内的分子数（Z）	2
衍射实验计算得到的晶体密度［density（calculated）］	1.251mg/m^3
吸收系数（absorption coefficient）	0.740mm^{-1}
单胞内的电子数目［$F(000)$］	548
衍射实验晶体的尺寸（crystal size）	0.360mm × 0.110mm × 0.060mm
数据收集的 θ 角范围（theta range for data collection）	3.05 to 72.16°.
最小与最大衍射指标（index ranges）	$-10 <= h <= 12, -11 <= k <= 11, -18 <= l <= 18$
收集衍射点数目（reflections collected）	23817
独立衍射点数目（independent reflections）	5271［R（int）= 0.0572］
对于最大角收集的完整率（completeness to $\theta = 72.16°$）	100.0%
吸收校正方法（absorption correction）	semi–empirical from equivalents
最大、最小透过率（max. and min. transmission）	0.96 and 0.74
精修使用的方法（refinement method）	full–matrix least–squares on F^2
数据数目/使用限制的数目/参数数目（data/restraints/parameters）	5271/1/335
拟合优度值（goodness–of–fit on F^2）	1.053
对于可观测衍射点的 R_1，wR_2 值｛final R indices［$I > 2(I)$］｝	$R_1 = 0.0332$，$wR_2 = 0.0807$
对于全部衍射点的 R_1，wR_2 值［R indices(all data)］	$R_1 = 0.0356$，$wR_2 = 0.0830$
绝对结构参数（absolute structure parameter）	0.02（7）
差值傅里叶图上的最大峰顶和峰谷（largest diff. peak and hole）	0.225 and − 0.193e. Å^{-3}

（三）晶体学数据库

目前国际上主要的晶体学数据库包括以下五种：剑桥结构数据库（The Cambridge Structural Database，CSD，英国）、蛋白质数据库（The Protein Data Bank，PDB，美国）、无机晶体结构数据库（The Inorganic Crystal Structure Database，ICSD，德国）、金属和合金晶体数据库（Metals and Alloys Crystallographic Database，CRYSTMET，加拿大）和 JCPDS-国际衍射数据中心的粉晶数据库（JCPDS-International Center for Diffraction Data，JCPDS-ICDD，美国）。这些数据库的核心功能包括收集、存储以及提供化合物晶体结构数据。因此，众多科学期刊在发表新化合物结构之前，要求研究者将相关的晶体学数据，如化合物分子式、晶胞参数、空间群、原子坐标和位移参数以及精修结果，以电子文档形式提交至这些受认可的国际晶体学数据库。

剑桥结构数据库（CSD）是全球公认的晶体学数据资源，它专注于收集有机小分子、有机金属分子以及配位化合物的晶体结构数据，特别是那些含有 C-H 键的化合物。为了确保数据的标准化和易用性，提供给 CSD 的晶体学数据必须是国际通用的 Crystallographic Information File（CIF）格式。研究人员可以通过访问剑桥晶体学数据中心官网将晶体学数据提交给 CSD，CSD 会在收到数据后的 2 个工作日内分配一个唯一的 CCDC 号，作为数据的储存编号。这一过程不仅确保了数据的快速处理，也为每个晶体结构提供了一个全球唯一的标识符。

知识拓展

X 射线的应用

X 射线的应用非常广泛，涉及医学、材料科学、工业检测、安全检查等多个领域。在医学领域，X 射线应用最广泛的是医学影像，如普通 X 线摄影、CT 扫描和乳腺 X 线摄影等。它可以帮助医生观察到人体内部的结构，对于疾病的诊断和治疗至关重要。在材料科学领域，X 射线成像技术如微 CT 成像检测技术、X 射线断层扫描 CT 成像检测技术等，可以用于无损检测材料的内部结构。在工业领域，X 射线的无损检测技术用于检查材料和产品的内部缺陷，例如焊缝、铸件和电子元件。这种技术能够在不破坏被检测物品的情况下，评估其内部结构的完整性，对于质量控制和材料科学至关重要。在安全检查领域，X 射线被用于机场、车站等公共场所的安全检查，用于检测行李、包裹中的违禁品，以及人体安全检查等。

第三节　Mosher 法 🔲微课

PPT

一、概述

美国斯坦福大学教授 Harry Stone Mosher 于 1973 年提出了采用 ^1H-NMR 和 ^{19}F-NMR 测定手性仲醇绝对构型的方法，这种方法称为 Mosher 法。随着该方法的不断进步和改进，Mosher 法已经成为确定仲醇构型的经典方法。特别是在天然产物立体构型研究中，Mosher 法已被应用于二萜、三萜、甾醇等含有仲醇化合物的绝对构型的确定。

NMR 是非手性谱图，对于一对对映异构体在绝大多数情况（非手性条件）下，其 NMR 谱图信号是相同的，因此应用 ^1H-NMR 谱图无法直接确定其绝对构型。但如果通过化学反应将一对手性试剂引入被测的手性化合物，可以得到一对非对映异构体（图 6-13）。手性试剂中具有磁各向异性的官能团，对被测化合物的某些氢质子产生屏蔽作用，产生具有一定规律性的 ^{1}H-NMR 信号差异。通过测定不同手性试剂与被测化合物的反应产物的 ^{1}H-NMR 数据，得到相应的化学位移差值，并与分子模型比较，即可确定被测化合物手性中心的绝对构型。

图 6 – 13　X*-R* 与 X*-S* 非对映体

X＊是被测手性化合物，R＊ 和 S＊ 是一对手性试剂，X*-R* 和 X*-S* 反应产物

二、^{1}H-NMR Mosher 法

^{1}H-NMR Mosher 法包括经典 ^{1}H-NMR Mosher 法与改良的 ^{1}H-NMR Mosher 法，它们的原理及判定流程基本一致。两种方法均需将手性仲醇与手性试剂反应，得到对应的 (R)- 和 (S)-Mosher 酯，经典 ^{1}H-NMR Mosher 法仅运用手性仲醇 β-H 的化学位移差值符号来判断手性碳的绝对构型，而改良的 ^{1}H-NMR Mosher 法可根据手性仲醇 β-位同侧所有质子化学位移差值来进行判断。因此，改良的 ^{1}H-NMR Mosher 法比经典的 ^{1}H-NMR Mosher 法准确度更高且应用更广泛。然而，改良的 ^{1}H-NMR Mosher 法也存在一定的局限性，当手性仲醇的 (R)- 和 (S)-Mosher 酯 β-位同侧的质子化学位移差值（符号）不规则地分布时，此方法并不适用。下面重点介绍改良 Mosher 法的原理及其应用。

1. 基本原理　手性试剂 Mosher 酸（α-甲氧基-α-三氟甲基-苯基乙酸，MTPA），包括 (R)- 和 (S)-α-甲氧基-α-三氟甲基-苯基乙酸两种，其立体结构优势构象如图 6 – 14（6 – 33 和 6 – 34）。^{1}H-NMR Mosher 法就是将手性仲醇分别与手性试剂 (R)-MTPA 和 (S)-MTPA 反应，得到 2 个酯类衍生物，称为 Mosher 酯，其立体结构优势构象如图 6 – 15 所示。由于苯环的屏蔽作用，在 (R)-MTPA 酯中 H_A、H_B、H_C……的 ^{1}H-NMR 信号较 (S)-MTPA 酯中相应的信号出现在较高场，所以 $\Delta\delta_{S-R}$ 为正值；相反，H_X、H_Y、H_Z……的 $\Delta\delta_{S-R}$ 则为负值。因此，根据 Mosher 模式图，即可判断该手性仲醇的绝对构型。

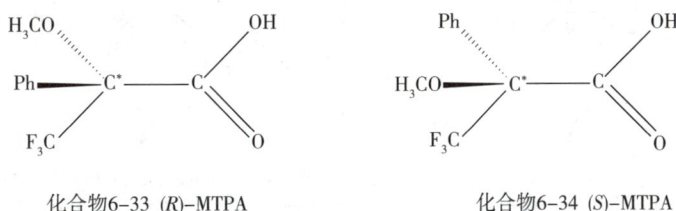

化合物6-33 (R)-MTPA　　　　　化合物6-34 (S)-MTPA

图 6 – 14　Mosher 酸的立体结构优势构象

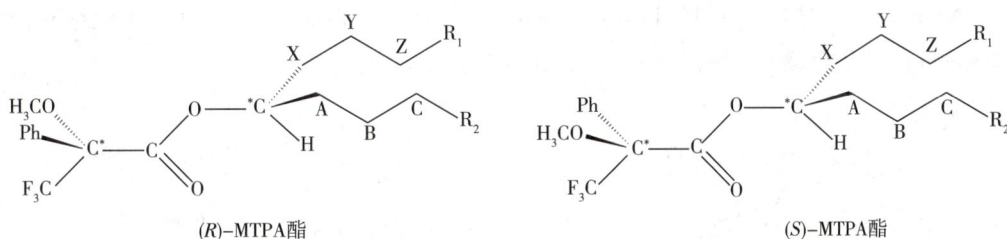

(R)-MTPA酯　　　　　　　　(S)-MTPA酯

图 6 – 15　Mosher 酯的立体结构优势构象

2. 判定方法　在构型关系模式图中（图 6 – 16），将 $\Delta\delta_{S-R}$ 为负值的 H 所在基团（R_1）放在 Mosher 模式图中 MTPA 平面的左侧，将 $\Delta\delta_{S-R}$ 为正值的 H 所在基团（R_2）放在 Mosher 模式图中 MTPA 平面的右侧，最终可判断仲醇样品手性碳的绝对构型。如果顺序是：$OR > C_A > C_X$，则仲醇手性碳的绝对构型为 R；$OR > C_X > C_A$，则为 S（图 6 – 16）。

综上所述，^{1}H-NMR Mosher 法测定及分析流程如下：①将一对手性试剂 (R)-MTPA 和 (S)-MTPA 分别与待测样品仲醇反应，制备成 Mosher 酯；②分别测定 (R)-Mosher 酯和 (S)-Mosher 酯的 ^{1}H-NMR，

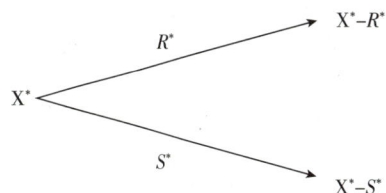

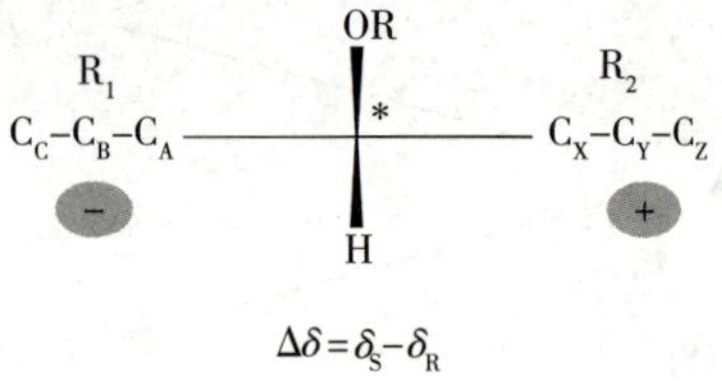

图 6-16　Mosher 法判断仲醇手性碳绝对构型的模型

$$\Delta\delta = \delta_S - \delta_R$$

并归属各质子信号；③计算各质子的 $\Delta\delta = \delta_S - \delta_R$ 值；④将 $\Delta\delta$ 值为负值的质子所在基团放在 Mosher 模式图中 MTPA 平面的左侧；⑤将 $\Delta\delta$ 值为正值的质子所在基团放在 Mosher 模式图中 MTPA 平面的右侧；⑥确定手性仲醇的绝对构型。

酯化试剂可以采用 Mosher 酸（α-甲氧基-α-三氟甲基-苯基乙酸，MTPA），也可以采用 MTPA-Cl（α-甲氧基-α-三氟甲基-苯基乙酰氯）。值得注意的是，手性仲醇与 (R)-MTPA 和 (S)-MTPA 反应分别形成 (R)-MTPA 酯和 (S)-MTPA 酯，而手性仲醇与 (R)-MTPA-Cl 和 (S)-MTPA-Cl 反应分别形成 (S)-MTPA 酯和 (R)-MTPA 酯，这是由于 MTPA-Cl 形成 MTPA 酯后，MTPA 手性碳上取代基的原子序数发生了改变。

3. 应用实例

[例 6.3]　^{1}H-NMR Mosher 法确定手性仲醇化合物绝对构型

Situmulosaol C（化合物 6-35）是从南海软珊瑚 *Sinularia tumulosa* 中分离鉴定的一个倍半萜类化合物，通过改良的 ^{1}H-NMR Mosher 法确定了 situmulosaol C 的 C-3 位的绝对构型。Situmulosaol C 分别与 (R)-MTPA-Cl 和 (S)-MTPA-Cl 反应，得到相应的 (S)- 和 (R)-MTPA 酯（化合物 6-36 和化合物 6-37）。测定两种产物的 ^{1}H-NMR 谱，并计算两个反应产物化学位移的差值（$\Delta\delta = \delta_S - \delta_R$）。如图 6-17 所示，根据 Mosher 法规则，将 C-2（$\Delta\delta_{H-2} = -0.02$、$-0.08$）的基团放在 Mosher 模式图中 MTPA 平面的左侧，将 C-12（$\Delta\delta_{H-12} = +0.17$）、C-5（$\Delta\delta_{H-5} = +0.02$）的基团放在 Mosher 模式图中 MTPA 平面的右侧，最终确定 situmulosaol C 的 C-3 位绝对构型为 S 构型。

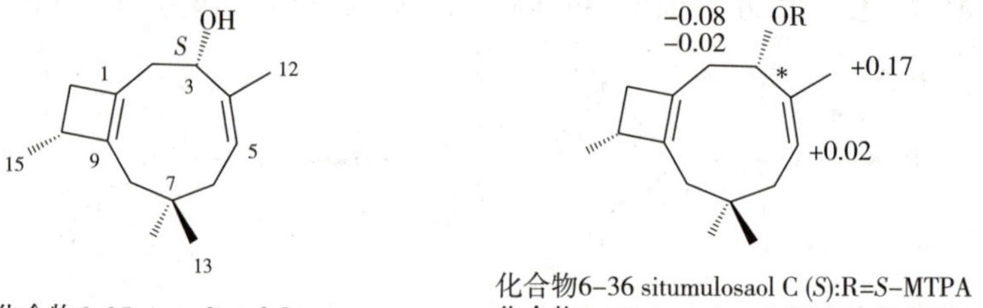

化合物 6-35 situmulosaol C

化合物 6-36 situmulosaol C (S):R=S-MTPA
化合物 6-37 situmulosaol C (R):R=R-MTPA

图 6-17　Situmulosaol C（化合物 6-35）及 Mosher 酯（化合物 6-36 和化合物 6-37）化学位移差值（$\Delta\delta_{S-R}$）

采用 ^{1}H-NMR Mosher 法确定了 16-hydroxy-sinulariol C（化合物 6-38）的 C-14 位绝对构型为 S 构型，daurichromene I（化合物 6-39）的 C-13 位绝对构型 R 构型（图 6-18）。

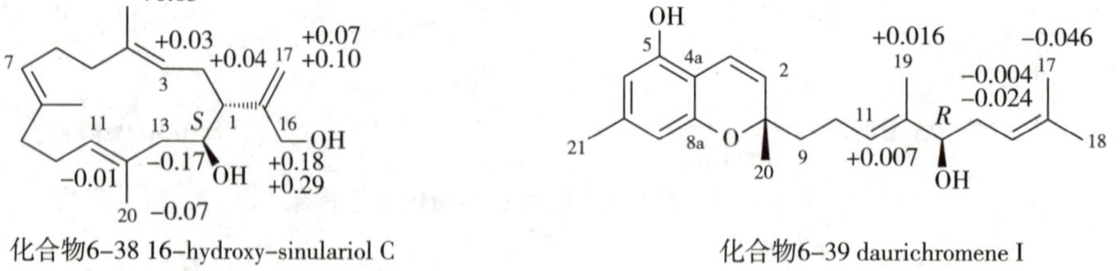

化合物 6-38 16-hydroxy-sinulariol C

化合物 6-39 daurichromene I

图 6-18　16-Hydroxy-sinulariol C 和 daurichromene I 的结构及其 MTPA 酯化学位移的差值（$\Delta\delta_{S-R}$）

三、^{19}F-NMR Mosher 法

由于 ^{19}F-NMR 图谱上的信号清晰简单，所以 Mosher 又提出了 ^{19}F-NMR 的 Mosher 法。此方法应用的

前提是手性仲醇 β 位上取代基的立体空间大小差异明显。^{19}F–NMR 的 Mosher 法优势在于核磁共振谱上只有 CF_3 基团的信号，不易出现重叠峰信号，灵敏度较高。

1. 基本原理 从 MTPA 酯构型关系模式图（图 6–19）可以看出，在 MTPA 酯中，R_1、R_2 与甲氧基、苯环之间存在的空间或电子云的相互作用，致使三氟甲基偏离 MTPA 平面，^{19}F–NMR 化学位移信号差异主要是由于 MTPA 酯中羰基对 ^{19}F 的磁各向异性去屏蔽作用不同产生的。若基团 R_1 比基团 R_2 的体积要大，在(R)–MTPA 酯中，三氟甲基与羰基应更接近处于平面位置，^{19}F 受到羰基的顺磁屏蔽作用较强，其 ^{19}F–NMR 信号应处于较低场；在(S)–MTPA 酯中，由于较大基团 R_1 与苯基在同侧而互相排斥，三氟甲基应较大偏离 MTPA 平面，^{19}F 受到羰基的顺磁屏蔽作用较弱，其 ^{19}F–NMR 信号应处于较高场。因此，通过比较(R)–MTPA 酯与(S)–MTPA 酯的 ^{19}F–NMR 的化学位移值差值，结合 Mosher 模型图，就可以确定仲醇手性中心的绝对构型。

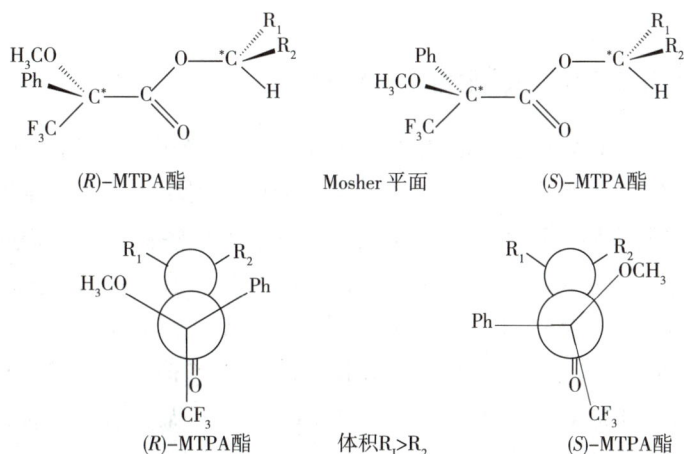

图 6–19 Mosher 酯的 ^{19}F–NMR 构型关系模式图

2. 判定方法 ①待测手性仲醇样品分别与手性试剂(S)–MTPA 和(R)–MTPA 反应，得到相应 MTPA 酯；②分别测定(S)–MTPA 酯和(R)–MTPA 酯的 ^{19}F–NMR；③计算(S)–MTPA 酯与(R)–MTPA 酯的 ^{19}F–NMR 化学位移值差值 $\Delta\delta_{S-R}$；④结合模型图确定仲醇手性碳的绝对构型（图 6–20），若(S)–酯在较高场、(R)–酯在较低场，即 $\Delta\delta_{S-R} < 0$，则较大基团在 MTPA 平面左侧；若(S)–酯在较低场，(R)–酯在较高场，即 $\Delta\delta_{S-R} > 0$，则较大基团在 MTPA 平面右侧。结合 Mosher 模型图，确定仲醇手性碳的绝对构型。

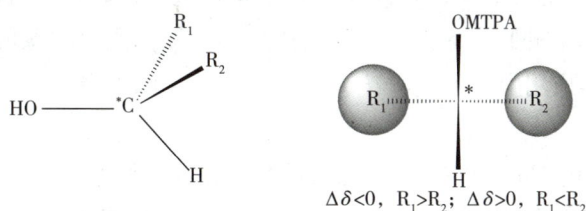

图 6–20 ^{19}F–NMR Mosher 法判断仲醇绝对构型的模型

3. 应用实例

[例 6.4] ^{19}F–NMR Mosher 法确定 7,12-dihydroxysterurene 的绝对构型

7,12-Dihydroxysterurene（化合物 6–40）是从真菌 *Stereum purpureum* 中分离得到一个倍半萜烯类化合物，采用 ^{19}F–NMR Mosher 法确定 7,12-dihydroxysterurene 的 C-7 位的绝对构型（图 6–21）。具体步骤为：将化合物分别与(S)–MTPA 和(R)–MTPA 反应，得到相应的酯，测定它们的 ^{19}F–NMR。将得到的

Mosher 酯 C-7 位的氢、羰基和 CF₃ 基团放在同一平面时，相较 (S)-MTPA 酯 （化合物 6-42） 而言，(R)-MTPA 酯（化合物6-41）中的苯基将受到更大的空间阻碍而偏离平面，导致 CF₃ 基团远离羰基的去屏蔽区而向高场位移。此时，根据 ¹⁹F-NMR 法则，较大基团的 C-7b 一侧应在 Mosher 构型模式图中 MTPA 平面的右侧，最终判定 C-7 位的绝对构型为 S。

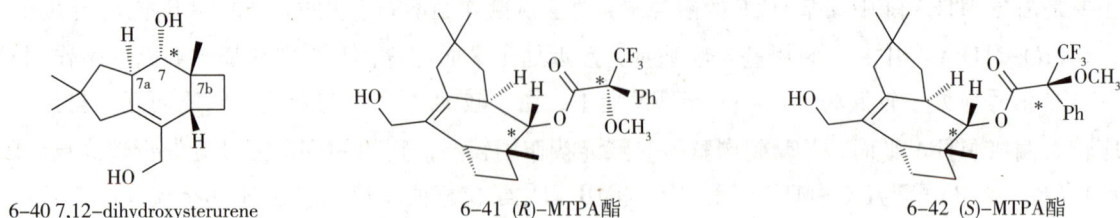

6-40 7,12-dihydroxysterurene   6-41 (R)-MTPA酯   6-42 (S)-MTPA酯

图 6-21   7,12-dihydroxysterurene 及其 Mosher 酯的结构

四、9-ATMA 和 NMA 试剂的 Mosher 法

1. 基本原理   采用 MTPA 为手性试剂的 Mosher 法时，MTPA 中苯环的屏蔽作用相对较弱，MTPA 酯的 $\Delta\delta_{S-R}$ 值有时因 ¹H-NMR 化学位移差值较小而难以准确的判断（长链或空间位阻较大的化合物尤为明显），因此限制了它的应用。近年来，科研工作者发展了一些新的手性试剂，例如 9-蒽基甲氧基乙酸（9-anthranylmethoxyacetic acid，9-ATMA，化合物 6-43）和 1-或 2-萘基甲氧基乙酸（1-or 2-naphthylmethoxyacetic acid（1-NMA，化合物 6-44 或 2-NMA，化合物 6-45）。由于蒽基和萘基产生的屏蔽效应要远强于苯基，所以，由 9-ATMA 引起的高场位移值一般为 MTPA 的 6～10 倍，由 2-NMA 引起的高场位移值一般为 MTPA 的 3 倍，9-ATMA 和 NMA 尤其适用于长链仲醇化合物绝对构型的测定。

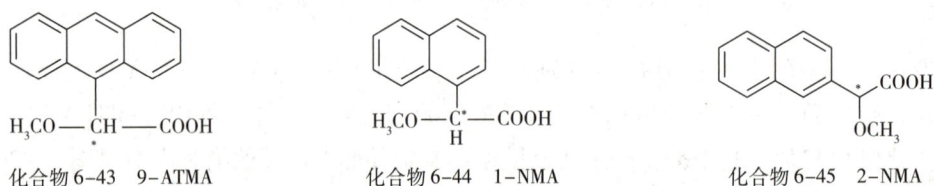

化合物 6-43   9-ATMA   化合物 6-44   1-NMA   化合物 6-45   2-NMA

2. 判定方法   9-ATMA 和 NMA 试剂的 Mosher 法与经典 ¹H-NMR Mosher 法测定及分析流程相似。由于 9-ATMA 和 NMA 的屏蔽效应强，实际上，待测手性醇样品只需要与 (S) 或 (R)-手性试剂中的一种进行反应，所产生的酯再与原来的手性仲醇中质子的化学位移进行比较，即可确定待测样品的绝对构型。因此，该方法节约手性试剂并减少了待测样品的消耗量。另外，值得注意的是，尽管 9-ATMA、NMA 分子中含有 α-H，但在具体应用中并未发现 α-H 发生外消旋化的现象。

3. 应用实例

[例6.5] 2-NMA 试剂的 Mosher 法确定长链仲醇化合物绝对构型

Takenori Kuaumi 等在测定聚炔长链化合物（化合物 6-46）时发现，因其 MTPA 酯中的亚甲基信号严重重叠，即使应用 TOCSY 及 ¹H-¹H COSY 也难以准确进行质子信号的归属。因此，采用 2-NMA 手性试剂进行绝对构型的测定。2-NMA 酯衍生物（化合物 6-47）与化合物 6-46 的氢谱化学位移差值（$\Delta\delta = \delta_S - \delta_R$）较大（图 6-22），并由此确定其 C-10 位的绝对构型为 S。

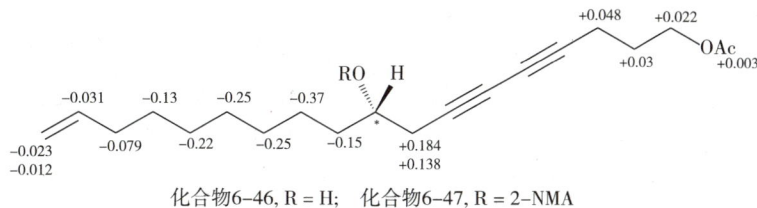

化合物6-46, R = H; 化合物6-47, R = 2-NMA

图 6-22 化合物 6-46 的结构及其 2-NMA 酯的化学位移差值（$\Delta\delta = \delta_{S-R}$）

第四节 量子化学计算在有机化合物结构鉴定中的应用

PPT

一、概述

Giuseppe Bifulco 等学者开创性地将量子化学计算应用于核磁共振波谱分析中。经过十几年的发展，量子化学计算在有机化合物结构鉴定中发挥着重要的作用。量子化学计算可用于化学位移预测、信号归属、耦合常数计算、立体构型确定、动态结构分析、结构优化等。量子化学计算可以辅助解析复杂的化学结构，尤其是在传统的 NMR 方法难以解决的情况下。

密度泛函理论（density functional theory，DFT）是将电子密度作为研究的基本量，是一种用电子密度来研究多电子体系电子结构的从头计算量子力学方法。该方法用于预测有机化合物的化学位移或耦合常数非常有效，应用广泛。近年来，随着线性回归分析、CP3 和 DP4 统计分析和最新预测方法的出现，DFT 计算在量子化学应用方面越来越广泛，尤其是在预测 NMR 波谱性质方面。

量子化学计算可用于确定有机化合物的相对构型和绝对构型，计算有机合成的过渡态推测其反应机理等。在确定有机化合物结构方面，主要包括 NMR 核磁计算、DP4 + 概率统计分析、ECD 化学计算等，尤其适合无法通过单晶 X 射线衍射法或 Mosher 法确定构型的化合物。

二、NMR 化学计算确定有机化合物相对构型

基于密度泛函理论和含时密度泛函理论（time-dependent density functional theory，TDDFT），NMR量子化学计算被广泛用于预测化合物碳原子与氢原子的化学位移，确定化合物结构。早期使用的方法是比较理论计算值和实测值之间的统计学参数，如相关系数（correlation coefficient，R_2）、平均绝对偏差（mean absolute errors，MAE）、校正后的平均绝对偏差（corrected mean absolute errors，CMAE）和均方根误差（root mean square deviation，RMSD）等。当某一候选结构的 R_2 越接近于 1，而其 MAE、CMAE 及RMSD 越小时，其越可能为正确结构。近年来，CP3 分析方法的出现，使得计算结果分析更加精确，并衍生出多种计算分析方法，如 DP4 可能性分析法和其衍生版本 DP4 +、DP4.2 等，尤其是 DP4 + 应用最为广泛。NMR 化学计算具有不损耗样品的优点，适合于量少的有机化合物结构鉴定。

1. NMR 化学位移计算及 DP4 分析方法流程

（1）化合物 3D 结构优化 采用 Chem 3D、Sybyl 等软件，通过 MMFF94 等分子力场对化合物相对构型进行优化，得到优化结构。

（2）优势构象搜索 运用 Sybyl、Spartan、Conflex 等软件，采用分子力学的方法，在真空环境，采用蒙特卡罗优化算法对优化结构进行构象搜索，得到优势构象分子。涉及计算的构象要占到理论构象分布的 90% 以上。

（3）优势构象的结构优化 选取优势构象，运用 Gaussian 软件，采用 DFT 方法，在 B3YLP/6-31G(d) 水

平或更高水平下，进一步开展结构优化，得到优化结构。

（4）NMR 计算 采用 Gaussian 默认的 GIAO 方法在实际测试溶剂环境中，在 mpw1pw91/6-31+G(d,p)水平或更高水平下，计算上述优化结构的碳和氢原子化学屏蔽值，同时在完全相同的步骤和水平下，计算基准物四甲基硅烷（tetramethylsilane，TMS）的四个碳原子和十二个氢原子的化学屏蔽值，它们的平均值减去各构象的碳氢原子的屏蔽值就得到了这些碳氢原子理论化学位移值。该步骤也可通过使用校正因子（CHESHIRE CCAT，the chemical shift repository for computed NMR scaling factors）进行替代计算。最后根据各构象的玻尔兹曼分布，得到碳氢原子的化学位移及耦合常数值。

（5）数据分析 将 Gaussian 软件中的计算化合物编号和化合物的实际编号一一对应，将计算和实测的各原子化学位移值对应的填入 DP4+可能性分析的 Excel 表格中，并填充"C"表示碳，填充"x"以标识 sp^2 杂化碳原子，选择相应的计算水平等参数选项。数据输入完成后，Excel 会基于已经编辑好的算法，统计分析出各个构象的正确比例，最终确定化合物的可能结构。

2. NMR 化学计算确定化合物构型实例

[例6.6] NMR 化学计算确定 hypseudohenone B 的结构

Hypseudohenone B 是从金丝桃属植物北栽秧花（*Hypericum pseudohenryi*）中分离得到的类金刚烷型化合物，该化合物除了 C-3 位手性碳外的其他相对构型均可通过 1D NMR 和 2D NMR 确定。运用 NMR 化学计算的方法，计算 hypseudohenone B 的两种可能相对构型（6-48 和 6-49，图 6-23A）的 NMR 化学位移值，采用 DP4+的分析方法，对计算的化学位移值与实测值进行分析（图 6-23B），最终确定化合物 hypseudohenone B 的结构为化合物 6-48。

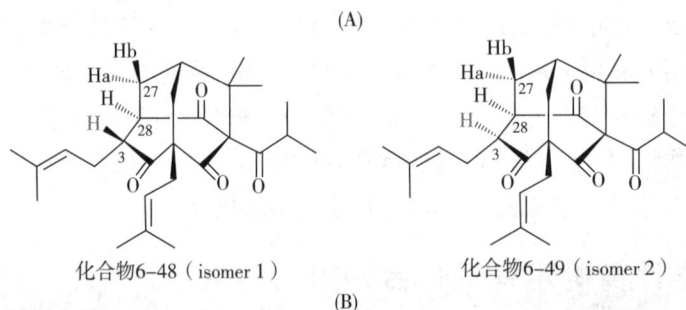

Functional mPW1PW91	Solvent? PCM		Basis Set 6-31+G(d,p)		Type of Data Unscaled Shifts	
	Isomer 1	Isomer 2	Isomer 3	Isomer 4	Isomer 5	Isomer 6
sDP4+ (H data)	99.99%	0.01%	–	–	–	–
sDP4+ (C data)	87.50%	12.50%	–	–	–	–
sDP4+ (all data)	100.00%	0.00%	–	–	–	–
uDP4+ (H data)	99.98%	0.02%	–	–	–	–
uDP4+ (C data)	100.00%	0.00%	–	–	–	–
uDP4+ (all data)	100.00%	0.00%	–	–	–	–
DP4+ (H data)	100.00%	0.00%	–	–	–	–
DP4+ (C data)	100.00%	0.00%	–	–	–	–
DP4+ (all data)	100.00%	0.00%	–	–	–	–

图 6-23 （A）Hypseudohenone B 的两种可能的差向异构体化合物 6-48 和化合物 6-49 的结构；
（B）DP4+的分析结果

此外，在 mPW1PW91/6-31+G(d,p)水平下计算了 hypseudohenone B 两种可能的差向异构体的耦合常数（图 6-24），通过与实测值对比，最终确定 hypseudohenone B 的结构为 6-50，与 NMR 化学位移计算结果一致。

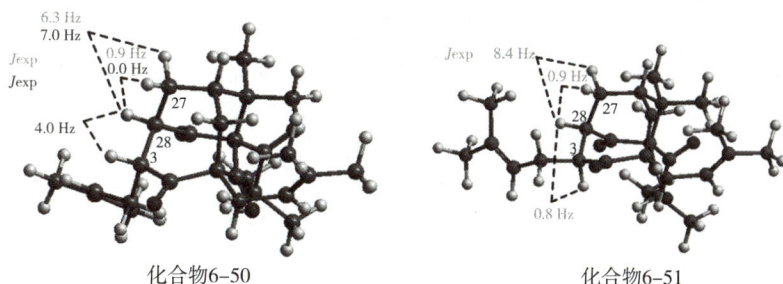

化合物6-50　　　　　　　　化合物6-51

图 6 - 24　**Hypseudohenone B 两种可能结构（化合物 6 - 50 和化合物 6 - 51）的 H-28 与 H-3、H-28 与 H-27 的耦合常数分析结果（下方为实验数据；上方为计算数据）**

三、ECD 化学计算确定化合物绝对构型

圆二色谱（CD）分电子圆二色谱（electronic circular dichroism，ECD）和振动圆二色谱（vibrational circular dichroism，VCD）两类。在 ECD 光谱中，手性化合物对平面偏振光的吸收是由电子吸收光子后产生电子能级之间的跃迁引起的，属于电子吸收光谱（吸收波长为 200～400nm）。VCD 对应的吸收光谱为振动光谱（吸收波长为 750～1100nm），振动光谱是在同一电子能态下，不同振动能级之间的跃迁产生的。与 ECD 相比，VCD 的应用范围更加广泛。ECD 要求手性化合物必须在紫外区有吸收峰，对于不含生色团（紫外吸收）的手性化合物，VCD 仍可进行圆二色性测试。然而，VCD 同样存在着一些不容忽视的弊端，与 ECD 相比，最为显著的问题便是 VCD 的信号强度普遍偏低，主要是由于振动跃迁偶极矩小等原因造成。两种方法互为补充，ECD 光谱应用的局限性可用 VCD 进行很好的弥补。

当有机化合物存在发色团时，可以使用 ECD 化学计算方法确定化合物的绝对构型。在确定化合物相对构型的基础上，利用密度泛函理论（DFT）和含时密度泛函理论（TD-DFT），采用 Gaussian 软件对化合物 ECD 谱进行计算，通过比较实验 ECD 谱与计算 ECD 谱的吻合度，从而确定有机化合物的绝对构型。

1. ECD 计算辅助化合物立体结构确定流程

（1）优势构象的结构优化　ECD 化学计算的前 3 步与 NMR 化学位移计算方法流程一致，得到优化结构。

（2）ECD 计算　运用 Gaussian 软件，采用 TD-DFT 方法，在 B3YLP/6-311+G（d,p）水平或更高水平下进行 ECD 计算，得到不同构象的 ECD 谱。

（3）ECD 谱叠加　鉴于每个构象对计算最终 ECD 谱均有贡献，采用 SpecDis 软件对计算化合物的多个构象进行玻尔兹曼（Bolzmann）加权平均得到最终 ECD 谱。

（4）ECD 谱的对比　将计算的最终 ECD 谱与实测 ECD 谱进行比较，从而确定化合物的绝对构型。

具体流程如图 6 - 25 所示。

在采用计算 ECD 方法确定化合物立体结构时需要注意：① 结构优化是准确计算 ECD 谱的基础，获得合理的优势构象是计算的关键，所有优化的构象分子应与实测化合物 NOESY 谱一致，不符合的构象需去除；② 选择合理的计算方法和基组能够更好地平衡准确度与计算时间成本的关系；③ ECD 理论计算谱与实测谱很难完全吻合（可能由于理论计算的系统误差及其他因素导致），可使用 SpecDis 软件调节 sigma/gamma 值和 UV 偏移量，优化 ECD 的峰形和位置，最终使计算 ECD 谱与实测谱趋势一致，确定化合物的绝对构型。

2. ECD 化学计算法确定化合物绝对构型的实例

[**例 6.7**] ECD 化学计算确定 hyperpatone A 的绝对构型

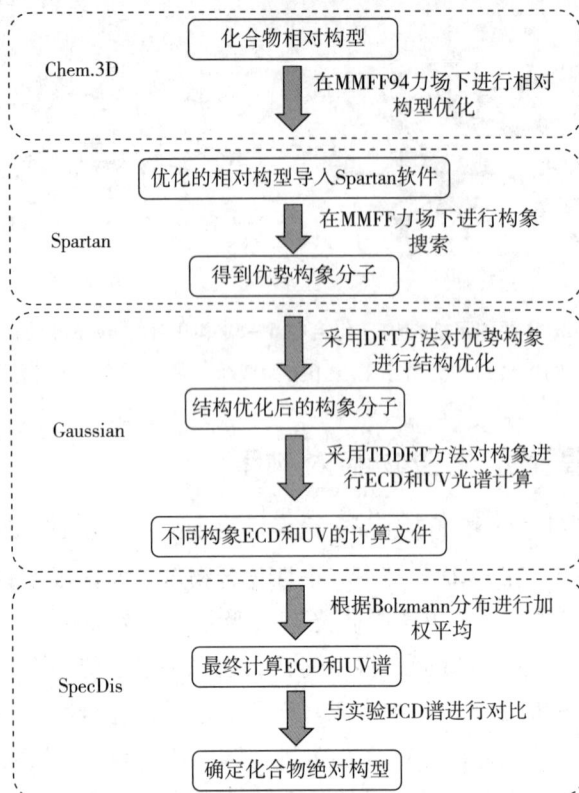

图 6 - 25　ECD 计算流程图

　　Hyperpatone A（化合物 6 - 52）是从苗药金丝梅（*Hypericum patulum*）中分离得到的化合物，通过 HRESIMS 及 1D 和 2D NMR 实验确定其平面及相对构型。采用 ECD 化学计算的方法，在 CAM–B3LYP/ TZVP 水平下计算并获得 hyperpatone A 对映异构体的 ECD 谱，通过对比分析实测 ECD 谱与计算 ECD 谱（图6 –26B），最终确定化合物 hyperpatone A 的绝对构型。

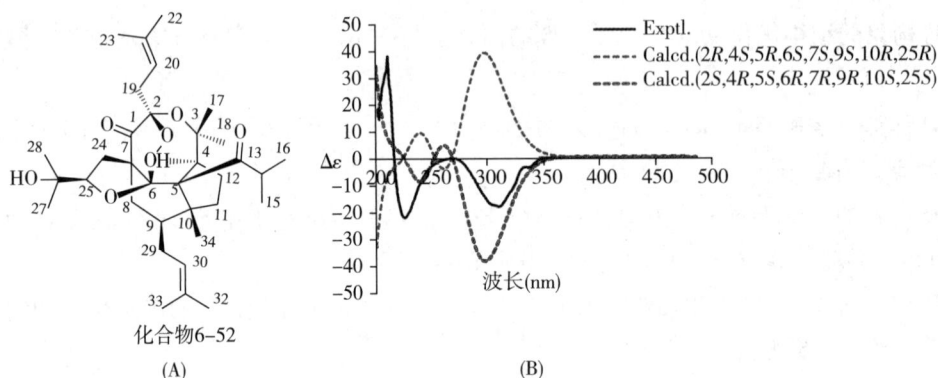

图 6 - 26　（A）**Hyperpatone A** 的结构（化合物 6 -52）；（B）实测与计算 ECD 谱

　　ECD 计算除了用于常见的具有手性中心的对映体绝对构型的确定外，还可用于具有手性轴的化合物的绝对构型确定。由于具有轴手性化合物的旋转能垒是邻位取代基的空间位阻产生的，当其足够大时，可以阻止两个对映异构体在室温下相互转化，并且两个对映异构体可通过手性色谱进行拆分。最终采用 ECD 计算法确定其绝对构型。

　　[**例6.8**] ECD 化学计算确定轴手性化合物的绝对构型

　　Phoyunnanin F 是从云南石仙桃（*Pholidota yunnanensis*）中分离得到的具有轴手性的二氢菲二聚体，

通过手性拆分得到一对轴手性化合物6-53和化合物6-54（图6-27A）。采用ECD化学计算的方法，在B3LYP/6-31G(d)水平下计算了化合物6-53和化合物6-54的ECD谱，通过比较实测ECD谱与计算ECD谱，确定了化合物6-53和化合物6-54的绝对构型（图6-27B）。

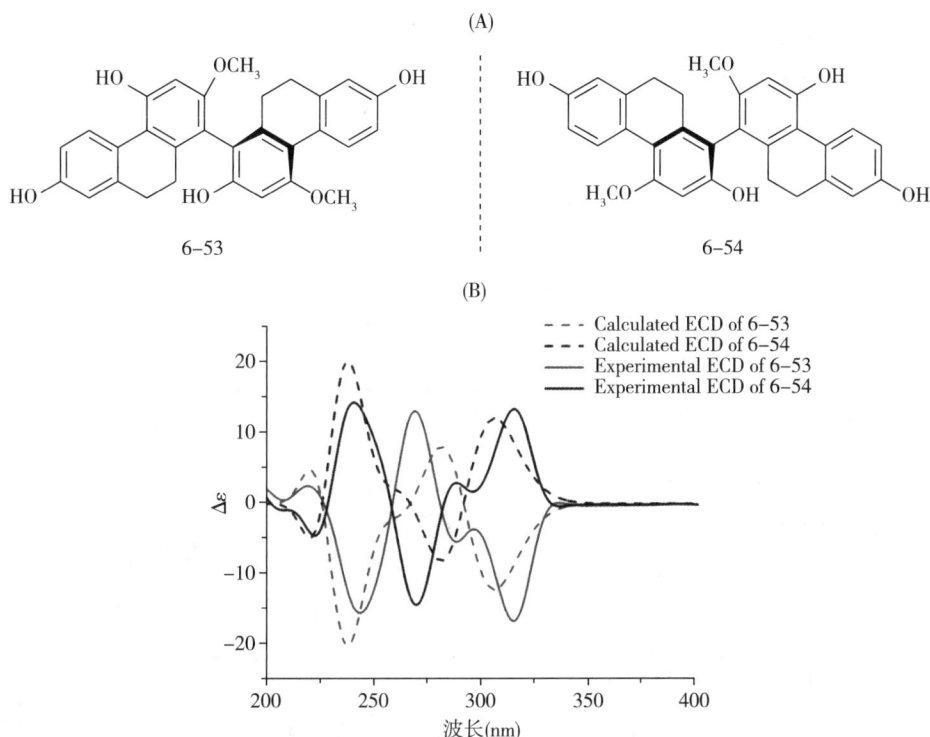

图6-27　（A）Phoyunnanin F的两种对映异构体结构（化合物6-53和化合物6-54）；（B）实测与计算ECD谱

量子化学计算在确定化合物的绝对构型方面具有不损失样品和不破坏化合物结构的独特优势，但它也有一定局限性：① ECD计算方法无法解决在ECD测试中无Cotton效应或Cotton效应强度弱的化合物的绝对构型问题；② 化合物待测手性中心需要离生色团位置较近，通常不超过2个键的距离，最好在α位或者β位上，且生色团要处在分子的非对称区域上；③ ECD测试需要在溶液中进行，而计算软件对于溶剂的处理方法存在缺陷，导致计算所得优势构象并非在真实溶液下的低能构象，影响ECD计算的准确性；④ 当ECD测试的化合物结构中存在过多柔性结构片段，计算机构象搜索会得到较多低能优势构象，导致计算时间长，甚至超过计算机计算能力。

VCD谱峰较窄，信号丰富，可弥补ECD计算的不足。因此，利用ECD化学计算难以确定化合物绝对构型时，可通过VCD计算方法进行确证。

[例6.9] VCD化学计算确定化合物的绝对构型

Falcarinphthalide A（6-55）是从当归（*Angelica sinensis*）中分离得到的一种新型苯酞结构，通过HRESIMS及1D和2D NMR实验确定其平面及相对构型。采用ECD化学计算的方法，在B3LYP/TZVP水平下，初步确定了Falcarinphthalide A的绝对构型。为了进一步验证其绝对构型的正确性，采用VCD化学计算的方法进行验证。但由于Falcarinphthalide A（化合物6-55）的VCD信号较弱，研究人员通过在羟基位置进行化学衍生化，引入了能增强VCD信号的基团（对溴苯甲酰氯基团），从而得到化合物6-55a（图6-28A）。与Falcarinphthalide A（6-55）的VCD信号相比，化合物6-55a的VCD信号显著增强（图6-28C）。考虑到柔性侧链对VCD光谱的影响可忽略，故利用简化结构的进行VCD计算（图6-28B）。通过对比化合物6-55a的VCD谱图与计算的（3′R,8′S）构型的VCD谱图的一致性，最终确定了Falcarinphthalide A的立体构型。

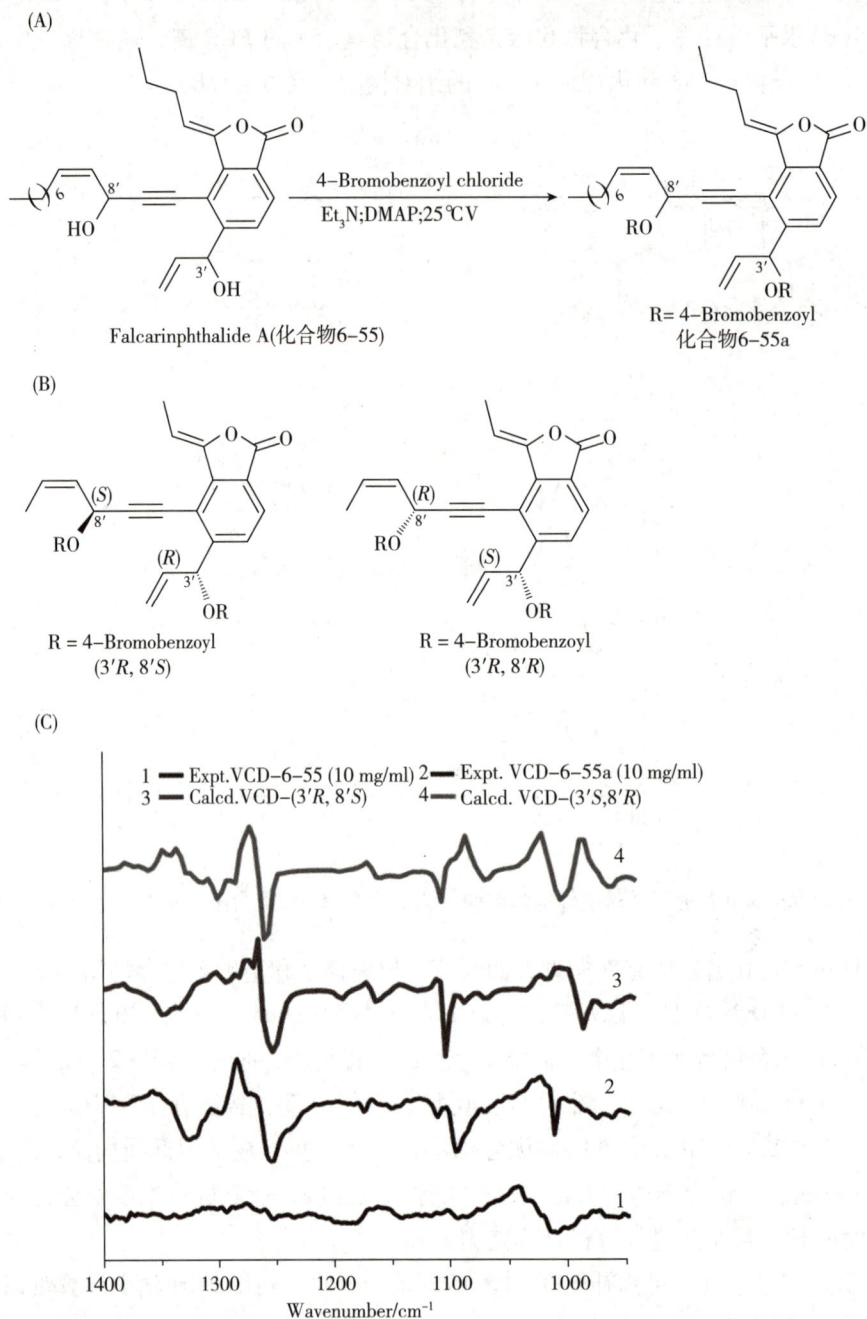

图6-28　（A）Falcarinphthalide A（化合物6-55）的衍生化；（B）简化结构；
（C）Falcarinphthalide A（化合物6-55）及衍生物的 VCD 谱和简化结构的计算 VCD 图谱

思考题

1. Mosher 法测定化合物绝对构型的基本原理及其适用范围是什么？
2. 确定化合物6-56的绝对构型的方法有哪些？

答案解析

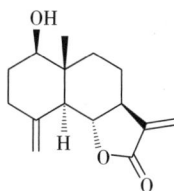

化合物 6-56

3. 单晶 X 射线衍射法、Mosher 法及量子化学计算可以用于什么类型化合物绝对构型的确定?

（苑春茂）

书网融合……

本章小结

微课

习题

第七章 综合解析

📖 学习目标 ----

　　1. 通过本章学习，掌握常用谱学方法的特点及所能提供的化学结构信息；熟悉应用谱学方法解析有机化合物化学结构的一般过程；了解如何对各种谱学方法所获得的信息进行相互交换、相互印证、不断增加信息量，以及网络信息数据库及结构解析软件在结构鉴定中的应用，从而达到快速解析化学结构的目的。

　　2. 具有综合运用波谱学理论知识和技术解决实际问题的能力。

　　3. 树立终身学习观念，不断完善知识结构，认识到终身学习才能接近或引领学科前沿，才能更好地履行药学工作者的神圣职责。

第一节　概　述

PPT

　　综合应用各种谱学方法（UV、IR、^{1}H-NMR、^{13}C-NMR、2D-NMR、MS、CD、ORD 等）所提供的化学结构信息，确定有机化合物化学结构的过程称为综合解析。在现阶段，确定简单的小分子有机化合物的平面化学结构常以 ^{1}H-NMR、^{13}C-NMR 为主体，配合 IR、UV、MS 等谱学技术来完成。确定复杂的有机化合物的平面化学结构及相对构型、几何异构体等，常需配合 2D-NMR 技术来完成。当然其他谱学技术在确定有机化合物相对构型及几何异构体方面也可提供一些重要的信息，如顺反式共轭二烯的紫外最大吸收波长不同、环戊烷上顺反邻二羟基在红外光谱中羟基的 O—H 伸缩振动吸收峰个数及峰位不同、在环己烷类化合物中双直立键上的氢原子的耦合常数与直立和平伏键上氢原子的耦合常数不同、与双键顺反异构体直接相连的甲基或亚甲基碳的化学位移值不同等。确定有机化合物绝对构型常需配合 CD、ORD、衍生物制备（通过分析比较衍生物在 ^{1}H-NMR 谱中质子化学位移变化规律，在 HPLC、GC 中保留时间等来确定）等技术来完成。

一、图谱解析过程中需要注意的问题

　　由于实际工作的复杂性，在利用本书的方法确定有机化合物化学结构时，应特别注意以下两点。

　　1. 待测样品的纯度　在实际分析工作中，常需要注意待测样品的纯度。若将混合物误当成纯物质进行分析，就有可能将图谱中的杂质信号误当成样品的信号，不但会导致意想不到的失败，而且还有可能得出错误的结论。因此，应尽可能提高待测样品的纯度。当发现待测样品纯度较差时，可配合使用重结晶、液相色谱、气相色谱、凝胶过滤等多种方法对其进行纯化，从而获得高纯度的样品。需要特别注意的是，即使在液相色谱、气相色谱中是单峰，在薄层色谱上是单一斑点，也不一定说明该样品就一定是单一化合物。对于由理化性质极为相似的化合物组成的混合物，往往需要通过多种色谱方法和多种分离条件的摸索，才能找出分离它们的合适条件，并进而将其纯化，获得单一的化合物。

　　若待测样品中存有杂质，则分析杂质的混入途径也是非常必要的，应详细调查待测样品的来源，以推测杂质所属的大致类别。此外，对待测样品进行处理时，也要充分注意是否会在待测样品的精制过程

中混入其他杂质成分。如精制待测样品时所用的溶剂没有除净或者溶剂的纯度较差，则溶剂中的杂质成分就混入到了待测样品中，这时就需要重新研究精制处理过程。

倘若经过上述各种精制分离过程，仍然无法得到高纯度的样品，就要研究每次精制处理后图谱中各信号峰的相对强度的增减，把信号峰分为强度增加峰和强度减少峰两组。从而将主成分峰即强度增加的信号峰选出来进行谱学分析。

2. 样品图谱以外的相关信息 在实际工作中，研究者一般情况下都了解样品的来源，因此对未知化合物的结构研究起到了一定的促进作用。如该样品是通过合成获得的，研究者通过对合成该化合物所用的原料、试剂、反应条件等，大体上就可推测出可能产生的杂质是什么，目标化合物是什么，这些杂质或目标化合物的谱学特点是什么等。如果该样品是从天然药物中分离获得的，研究者通过系统的文献查阅，就可以获得目前从该属植物中都已分离鉴定了哪些化合物，它们的谱学特点是什么等。如该样品是生物转化产物或体内代谢产物，研究者通过对该生物转化产物或代谢产物的前体化合物的结构、可能的代谢途径等进行分析，就可预测出该样品的可能结构类型是什么等。在有机化合物结构测定中综合应用这些知识，并结合图谱分析，就可起到事半功倍的效果。如上所述，在处理实际问题时，应充分收集谱图以外的信息，详尽地了解样品的相关资料，这将会对结构推导提供很大的帮助。

此外，样品的熔点、沸点、折光率、溶解度、升华性等各种理化常数，在结构研究中均可发挥重要作用。例如，极性很小的化合物在 ESI-MS 中不易获得准分子离子峰，极性大、不易挥发、对热不稳定、易分解的化合物在 EI-MS 中不易获得分子离子峰等。再如，碱性化合物多含有氮原子，溴甲酚绿反应阳性的化合物多含有羧基等。因此通过其他方法和手段获得的相关结构信息即使重复也是非常必要的，因为它可能成为从主要途径获得信息的佐证。如果两种信息不一致，那么某一信息源肯定出现了错误，因此，可利用从不同信息源获得的结构信息对某一结构片段进行确证或验证。

二、综合解析中常用的谱学方法及特点

进行综合解析确定化合物平面结构和相对构型时，常用的谱学方法有 ^{1}H-NMR、^{13}C-NMR、IR、MS、2D-NMR（HSQC、HMBC、NOESY）等。在进行图谱解析之前，首先应掌握各种谱学方法的特点及其在图谱解析时所能提供的结构信息。利用这些方法的优势进行分析，并对获得的全部信息进行综合归纳、整理，从而推断出正确的化合物结构。现从这些谱学方法的特点和能提供的结构信息两个方面对这些常用谱学方法进行论述。任何一种仪器分析方法都不是万能的，而是各有侧重、各有所长。这些方法在解决与其特长相符的问题时可获得非常有效的信息，反之，待解决问题与其特长相悖时，这种分析方法就显得无能为力了。因此，充分了解常用谱学方法及其特点，利用各种方法的特长获取最有效的信息是非常必要的。

1. 氢核磁共振谱 氢核的化学位移与其所处的化学环境和磁环境有关，故可通过氢核的化学位移推测氢核所处的化学环境和磁环境，多数氢核的化学位移范围在 δ 0～20 之间。当将化学位移换算成频率时，其化学位移与外加磁场强度成正比，即外加磁场强度越高，其共振频率越大。由于氢核的耦合常数与外加磁场强度无关，故提高外加磁场强度，可以使 ^{1}H-NMR 谱大大简化，原来重叠的信号就可能会分开，原来属于高级耦合的图谱就可能会简化成低级耦合的图谱。相互耦合的氢核，遵循耦合互依原则。通过分析比较耦合常数，就可推断出各组氢核的相互关系。共振峰的峰面积与氢核的数目成正比，根据共振峰的峰面积就可初步推断出该组峰是甲基、亚甲基或次甲基。需要特别注意的是，在对氢核共振峰进行积分时，测试人员往往先要选取一个标准。选取标准的条件有两个：一是这组共振峰的氢核较多，所以常选择甲基的共振峰为标准；二是不与其他氢核的共振峰重叠，这两个条件要相互兼顾到，所以也有选择亚甲基、次甲基共振峰作为标准的。在氢谱中积分为整数的往往就是选取的标准，一旦由

于测试人员经验不足或判断失误，如将亚甲基共振峰误当成甲基共振峰作为标准进行积分，将活泼氢共振峰作为标准进行积分，将亚甲基共振峰误当成次甲基共振峰作为标准进行积分等，就会造成所有共振峰积分的混乱，这时就需要根据专业知识和对样品的了解情况对所有共振峰积分进行调整。由于 ^{1}H-NMR 谱的谱宽只有 20 个化学位移单位，常见氢核的化学位移集中在 10 个化学位移单位之内，许多氢核的共振峰可能重叠在一起，此时要判断该组共振峰是属于哪些碳上的氢核就比较困难。此外对于磁不全同的亚甲基，因其两个氢核的化学位移不同，判断起来就比较困难，可结合其是否具有偕偶的耦合常数来判断。由于共振峰的峰面积与氢核的数目成正比，当样品中含有一定量的杂质时，杂质的共振峰的峰面积往往要小很多，据此可将杂质的共振峰剔除。此外，如果是一对难于分开的立体异构体，还可通过两个异构体同类氢核峰面积的比值推测出它们之间的相互比例。但要引起注意的是活泼氢的共振峰，由于氢核交换作用，其峰面积往往偏小。在合适的溶剂中，所有氢核在 ^{1}H-NMR 谱中均会出现共振峰，故可通过 ^{1}H-NMR 谱推测样品中含有多少个氢核。需要注意的是由于溶剂选择不合适或溶剂及样品中含有的水较多，活泼氢的信号会与水峰合在一起出现。此外，全对称性的化合物氢核的数目是 ^{1}H-NMR 谱中出现的氢核数目的倍数。

2. 碳核磁共振谱　碳核的化学位移与其所处的化学环境和磁环境有关，故可通过碳核的化学位移推测碳核所处的化学环境和磁环境，多数碳核的化学位移范围在 δ 0 ~ 250 之间。由于 ^{13}C-NMR 谱的谱宽是 ^{1}H-NMR 谱宽的 10 倍，多数情况下碳信号都不会重叠，故可通过 ^{13}C-NMR 谱中碳信号的个数推断样品中含有碳原子的数目。但要注意当结构中含有对称结构片段时，或偶然巧合时，还是会有重叠的碳信号的。由于 ^{13}C-NMR 谱的灵敏度只有 ^{1}H-NMR 谱的 1/6000，测试时不仅需要的样品量大，而且通常只是测定其噪音去耦谱（全氢去耦谱、宽带去耦谱），故在 ^{13}C-NMR 谱中提供的有用信息只是化学位移值，不能提供耦合常数。如果在结构解析中，确实需要通过耦合常数才能推断出该化合物的立体结构，则需通过特殊方法进行测定。由于不同的碳原子其 NOE 效应不同、弛豫时间不同等原因，在 ^{13}C-NMR 噪音去偶谱中其峰面积（或高度）与碳原子的个数并不成正比，故无法通过峰面积或峰高推断碳原子的个数。但对于同类碳原子如同为甲基、亚甲基、次甲基、季碳等，如果信号高出一倍左右，结合 ^{1}H-NMR 等其他谱，还是大致可以推断出来的。因为在 ^{13}C-NMR 噪音去偶谱中其碳信号均为单峰，故无法根据其信号的多重度来判断该碳是属于甲基、亚甲基、次甲基、季碳中的哪种碳，只有通过 DEPT 谱或 HSQC 谱等才能判断出来。

3. 红外光谱　红外光谱不仅有各个官能团的特征区，还有可用于鉴定的指纹区。对于判断分子中是否含有羧基、羟基、氨基、双键、叁键、羰基、硝基、氰基、氮氮双键、亚砜基等基团具有重要的作用。

4. 质谱　质谱测试所需样品量最少，直接导入 10^{-12}g，间接导入 10^{-6}g。虽然质谱所需样品量是最少的，但对样品纯度的要求却是最高的，特别是不能含有那些分子量比待测样品分子量大且易于产生分子离子峰或准分子离子峰的杂质。离子源的选择非常重要，要根据待测样品的理化性质、稳定性、挥发性、耐热性等选取合适的离子源。离子源选用错误，将会直接导致测试的失败。质谱能提供的结构信息主要有：分子离子峰或准分子离子峰、同位素峰、碎片峰等。通过分子离子峰或准分子离子峰可推断出化合物的分子量。通过 M$^+$+1 同位素峰与 M$^+$峰的比值可推测出分子中含有的 C、N、S、Si 原子的数目，通过 M$^+$+2 同位素峰与 M$^+$峰的比值可推测出分子中含有的 S、Si、Cl、Br 原子的数目等。当然也可结合元素分析结果，通过分子离子峰或准分子离子峰直接推断出分子式。亦可通过高分辩质谱确定化合物的分子式。通过碎片离子可推测结构片段的连接位置、连接顺序，排除异构体，佐证最终确定的化合物的化学结构。

5. HSQC 谱　HSQC 是检测 ^{1}H 的异核单量子相干相关谱，它把分子中的一键耦合（$^1J_{CH}$）的 H 和 C

信号相关联，类似于碳氢直接相关谱，为解析化学结构提供了基本数据。HSQC 谱主要用于判断碳谱中碳信号的类型，是属于甲基、亚甲基、次甲基、季碳中的哪种，并能找到与该碳直接相连的氢核在氢谱中的化学位移。如果氢谱中一组积分为 2 的共振峰只与一个碳信号相关，则表明该碳为亚甲基碳。如果一个碳信号分别与氢谱中两组积分均为 1 的共振峰相关，该碳也为亚甲基碳。季碳不与氢谱中任何共振峰相关。如果氢谱中共振峰不与任何碳相关，则表明该共振峰是活泼氢信号。

6. HMBC 谱　HMBC 是检测 ^1H 的异核多键相关谱，它把 ^1H 核和远程偶合的 ^{13}C 核关联起来，其作用类似于远程 C–H 化学位移相关谱（COLOC 谱）。HMBC 谱能突出呈现相隔 2 个键（$^2J_{CH}$）和相隔 3 个键（$^3J_{CH}$）的碳氢之间的耦合，但由于技术上的原因，有时尚不能完全去掉直接相连的碳氢之间的耦合，解析图谱时要注意区别。

需要特别注意的是在 HMBC 谱中相关峰的出现与否，与其在测定时选择的参数有关（该参数与 J_{CH} 有关），选用常用的参数，主要出现的是相隔 2 个键（$^2J_{CH}$）和相隔 3 个键（$^3J_{CH}$）的相关峰，而且相隔 3 个键（$^3J_{CH}$）的相关峰强度往往强于相隔 2 个键（$^2J_{CH}$）的相关峰强度。如果 J_{CH} 不合适，即使是相隔 2 个键或 3 个键，其相关峰也不会出现。如果 J_{CH} 合适，即使是相隔多个键，其相关峰也会出现。如在 (3S,6R)3,6 – dihydroxy–4,7–megastigmadien–9–one 中，虽然 H–2 和 H–13 均与 C–8 相隔 5 个化学键，但由于它们均具有较大的相隔 5 个化学键的折线型耦合常数，故在其 HMBC 谱中（图 7 – 1），H–2 和 H–13 与 C–8 均具有明显的相关峰。再如在 isololiolide 的 HMBC 谱中也呈现多个相隔 4 个和 5 个化学键的相关峰。

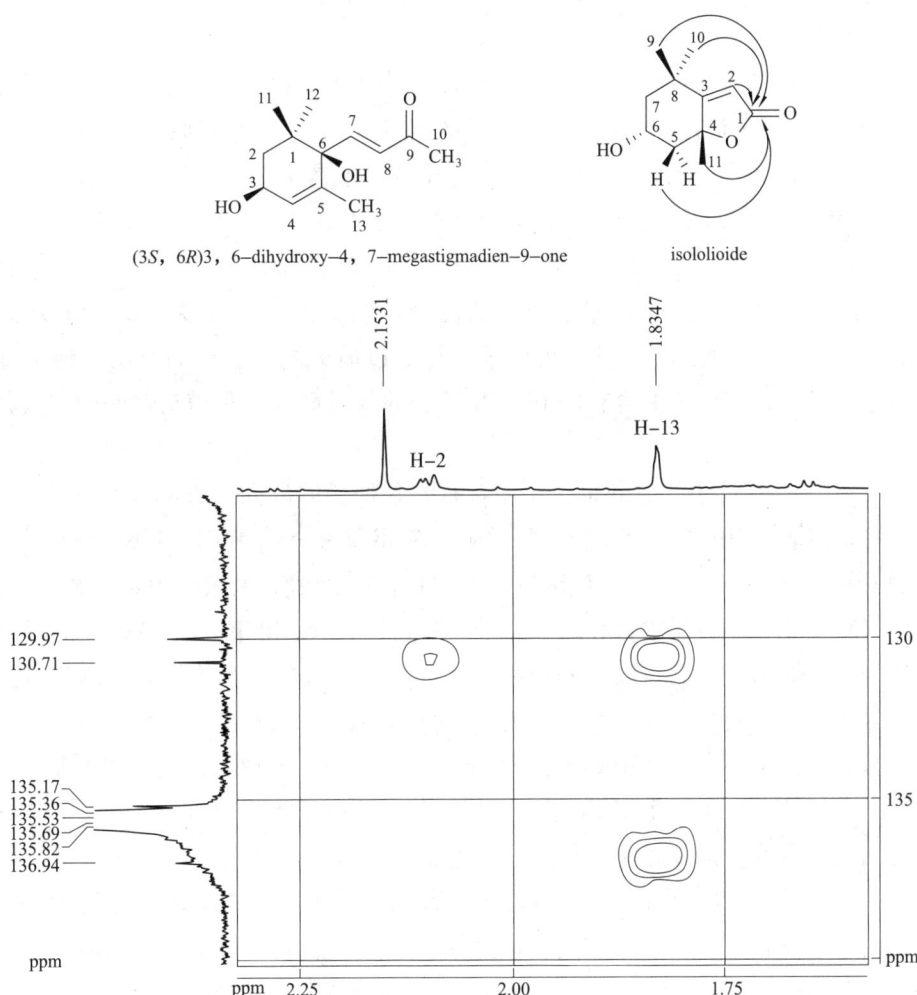

(3S，6R)3，6–dihydroxy–4，7–megastigmadien–9–one　　　isololioide

图 7 – 1　(3S,6R)3,6–dihydroxy–4,7–megastigmadien–9–one 的 HMBC 放大谱

7. NOESY 谱　NOESY 谱是为了在二维谱上观察 NOE 效应而开发出来的一种技术，显示了质子的 NOE 关系，其最大作用是在一张谱图中同时给出了所有质子间的 NOE 信息。NOE 是一种跨越空间的效应，是磁不等价核偶极矩之间的相互作用。它与核之间的距离有关，当质子间的空间距离小于 0.4nm 时便可以观察到。利用 NOE 可以研究分子内部质子之间的空间关系，如确定它们的空间距离，分析和判断化合物的构象、相对构型等。这种方法是研究有机化合物的空间结构和立体化学的有力工具。值得注意的是两个相邻的 sp^3 杂化碳上的氢核的 NOE 效应不能作为判断化合物的构象、相对构型等方面的依据。

第二节　综合解析一般过程

各种谱学方法单独用于化合物的结构确定在前面各章中已有叙述，在此，我们仅对通过多种谱学手段相结合的方法进行综合解析加以说明。

本节主要论述综合解析方法的原则，在进行结构解析时，应结合实际情况灵活运用各种信息，从而获得正确结论。下面根据各种图谱提供的信息，对结构确定的一般过程进行论述。

一、分子式的推断

1. 通过质谱推断分子式　既可以通过高分辨质谱测定的精确分子量直接推断出分子式，也可以通过低分辨质谱测定出的分子量，并结合元素分析实验结果或核磁数据推断出分子式。

2. 通过各种谱学相结合的方法推断分子式

（1）通过 EI-MS 中同位素峰推断分子中含有的 C、N、S、Si、Cl、Br 原子的数目　通过（$[M^+ +1]/M^+$）×100 的值推断分子中含有的 C、N、S、Si 原子的数目。其中，1 个碳原子的贡献是 1.1，1 个氮原子的贡献是 0.37，1 个硫原子的贡献是 0.8，1 个硅原子的贡献是 5.1。（$[M^+ +1]/M^+$）×100 的值减去 N、S、Si 原子的贡献，除以 1.1 就是分子中含有的大概碳原子数目。（$[M^+ +2]/M^+$）×100 的值对于推断 S、Si、Cl、Br 原子的数目具有重要的作用，其中，1 个硫原子的贡献是 4.4，1 个硅原子的贡献是 3.4，1 个氯原子的贡献是 32.5，1 个溴原子的贡献是 98。当分子中含有多个 Cl、Br 原子时，其 M^+：$[M^+ +2]$：$[M^+ +4]$ 具有很强的规律性，可以很容易通过质谱同位素峰的方法推断出分子中含有的 Cl、Br 原子的数目。对于确定分子中含有的 Cl、Br 原子的数目而言，质谱是最好的方法，也是最准确的方法。

（2）通过 MS、IR 等相结合的方法推断分子中含有的 N 原子的数目　如 MS 中的分子离子峰是奇数，根据"氮规则"可推测结构中可能含有奇数个氮原子。在 IR 谱中—C≡NR、—N≡NR、—NO₂、—NO、—CN等均具有其相应的特征吸收峰，可根据这些特征峰的存在与否推断化合物中是否含有这些官能团。

（3）通过 ¹H-NMR 谱推断分子中含有的氢原子的数目　在 ¹H-NMR 谱中共振峰的峰面积与氢核的数目成正比，各组共振峰相当于氢核数目的总和即是该化合物大概含有的氢原子的数目。值得注意的是：①有些活泼氢由于氢核交换作用，在氢谱中并不出现共振峰，在有些溶剂中所有的活泼氢均无共振峰；②当共振峰重叠严重时，往往会造成积分面积的增加或减少，造成氢核数目的判断失误；③全对称结构，只出现一半氢信号。如果结合 DEPT 谱，获得与各个碳原子相连的氢原子的个数，其氢原子总和就可简单地计算出来。但活泼氢和全对称的问题仍然无法解决。

（4）通过 ¹³C-NMR 谱推断分子中含有的碳原子的数目　由于 ¹³C-NMR 谱的谱宽是 ¹H-NMR 谱的 10 倍，碳信号重叠的几率很低，故可根据 ¹³C-NMR 谱中碳信号的数目推测化合物中碳原子的数目。但应注意结构中是否存在对称、部分对称、偶然巧合的碳信号重叠现象。此外，当结构中存在 ¹⁹F、³¹P、多个 N 原子时，与之相邻的 ¹³C 会出现复杂的自旋耦合裂分，造成信号很弱，容易造成误判。

（5）通过^{1}H-NMR 谱和^{13}C-NMR 谱相结合的方法推断分子中含有的氧原子的数目　实际上要通过^{1}H-NMR 和^{13}C-NMR 谱准确地推断出分子中含有的氧原子数目是十分困难的。可通过^{1}H-NMR 谱中与连氧碳直接相连的氢核的数目、类型、活泼氢的数目，并结合^{13}C-NMR 谱中连氧碳的数目、类型（含羰基碳等）等对分子中含有的氧原子数目做一个大概的推断。

以上是确定分子式的方法，但并不是所有的结构研究都必须经由这一过程，应根据情况的不同而灵活掌握。

二、分子不饱和度的计算

待测样品分子式确定后，就可进行不饱和度的计算。不饱和度为 1，意味着化合物结构中有一个双键或一个饱和的环。如苯环有 4 个不饱和度，环烯和叁键有 2 个不饱和度。不饱和度（Ω）一般用下面公式计算：

$$\Omega = 碳原子数^* + 1 - \frac{氢原子数^{**}}{2} - \frac{卤素个数}{2} + \frac{3 价的氮原子数^{***}}{2}$$

式中，*硅等四价原子计算方法与之相同；**氘原子计算方法与之相同；***氮以外的 3 价磷原子的计算方法与之相同。

通过计算，根据不饱和度就可判定化合物是属于芳香族还是脂肪族、是稠环还是单苯环、有几个脂肪环等，这在确定化合物结构的过程中可提供非常有价值的信息。

三、结构片段的确定和连接

1. 通过氢核磁共振谱推断结构片段

（1）甲基的确定　积分为 3 或 3 的倍数的共振峰多数为甲基。CH_3—X（X = C, O, N, S 等）是单峰（s），CH_3CH_2—上的甲基是三重峰（t），CH_3CH—上的甲基是二重峰（d）。连在 sp^3 杂化碳上的甲基的化学位移值在 $\delta 1$ 左右，通常 CH_3C—O—上的甲基 δ 值大于 $\delta 1$（个别的 CH_3C—O—上的甲基 δ 值大于 1.5），连在 sp^2 杂化碳上甲基的化学位移值大于 $\delta 1.5$，CH_3—C ═O 或 CH_3—Ar 上甲基的化学位移值多数大于 $\delta 2$。CH_3O 上的甲基，如为醇甲醚或甲酯其化学位移值多数小于 $\delta 3.6$，酚甲醚则多数大于 $\delta 3.7$。

（2）连氧碳上氢核的确定　连氧碳上氢核的化学位移值绝大多数大于 $\delta 3$，并小于 $\delta 6$。其耦合裂分情况与相邻氢核的数目及空间位置有关，比较复杂。值得注意的是有些 CH_2O—上的氢核是磁不等同的，存在相互耦合裂分（偕偶）。此外，在适当的溶剂中，活泼氢也会与其同碳上的氢核进行耦合裂分。

（3）双键碳上氢核的确定　双键碳上氢核的化学位移值绝大多数大于 $\delta 4$，并小于 $\delta 6$。在 α,β 不饱和羰基类化合物中，其 β 位氢核的化学位移值会大于 $\delta 7$。可根据其耦合裂分情况推断其相邻氢核的情况。

（4）芳香环上氢核的确定　芳香环上氢核的化学位移值绝大多数大于 $\delta 6$，并小于 $\delta 8.5$。在间苯三酚类结构中，有些氢核会小于 $\delta 6$，如某些二氢黄酮类、二氢黄酮醇类、黄烷类等。根据其耦合裂分情况可推测出芳环的取代类型。

（5）活泼氢的确定　一般化学位移大于 $\delta 10$ 的共振峰多为活泼氢，如羧酸羟基、发生氢键缔合的酚羟基等，活泼氢多呈宽矮峰型，但氢键缔合的活泼质子多为尖峰。酚羟基、酰胺上的活泼氢化学位移值多数大于 $\delta 6$，醇羟基、氨基上的活泼氢化学位移值多数大于 $\delta 4$，小于 $\delta 6$。活泼氢可被重水交换，可通过此法确定活泼氢。

2. 通过碳核磁共振谱推断结构片段

（1）与碳相连的 sp^3 杂化碳的确定　与碳相连的 sp^3 杂化碳的化学位移值多数小于 $\delta 50$，个别的小于 $\delta 60$。注意与 N、S 相连的 sp^3 杂化碳也在此范围。

（2）与氧相连的 sp^3 杂化碳的确定　多数—OCH_3 碳的化学位移值在 $\delta 50 \sim 60$，三元氧环上的碳的化学位移值有些也在此范围。其余连氧碳的化学位移值在 δ 60 ~ 90。缩醛、缩酮碳的化学位移值在 δ 90 ~ 110。

（3）炔碳的确定　多数炔碳的化学位移值在 δ 60 ~ 90，因多数为季碳，故其共振峰较矮小。

（4）双键碳和芳香碳的确定　双键碳和芳香碳的化学位移值在 δ 95 ~ 170，值得注意的是—CN、缩醛、缩酮碳也在此范围之内，有些酰胺类、酯类、羧酸类的碳的化学位移值会在 δ 160 左右。

（5）羰基碳的确定　羰基碳的化学位移值多数大于 δ 165，值得注意的是叠烯中间的碳原子、个别的连氧烯碳和芳香碳的化学位移值也在此范围。

综合应用 ^{1}H-NMR 和 ^{13}C-NMR 谱提供的各种结构信息，并结合 IR、MS 提供的信息将各种片段连接起来，就可确定出该化合物的平面结构和部分立体结构。如果化学结构比较复杂，则需通过 HSQC 谱将其碳、氢信号给予全部归属，通过 HMBC 谱将各片段连接起来，通过 NOESY 谱确定其相对空间关系，通过高分辩质谱确定其分子式，从而最终确定其平面结构和相对构型。

以某些熟知的官能团或结构片段为出发点，扩大未知的结构片段。用该方法可推测出若干个结构片段，最后把这些结构片段组合在一起就可以推断整个化合物的结构。这一推导过程没有固定的程序，可根据待测样品的实际情况，利用自己最擅长和最简明的仪器分析方法获得尽可能多的信息，来推断化合物的结构。

需强调的是，应当最大限度地利用各种谱学方法的特长，以获取最可靠的信息。一般情况下应以获得的部分信息为基础，将从一种分析方法中获得的信息反馈到其他分析方法中，各种谱学方法所获得的信息相互交换，相互印证，不断增加信息量，这样才能快捷地获得正确结论。

化合物结构推导的重点是应尽量掌握各类化合物的结构特点和波谱特征，根据波谱特征如能快速地判断出待测样品的化学结构类型，则对于该化合物的结构测定就可起到事半功倍的效果。

第三节　综合解析实例

PPT

[**实例一**] 化合物 7-1 的 ^{1}H-NMR、^{13}C-NMR 谱图如图 7-2、图 7-3 所示，试推断出其化学结构。

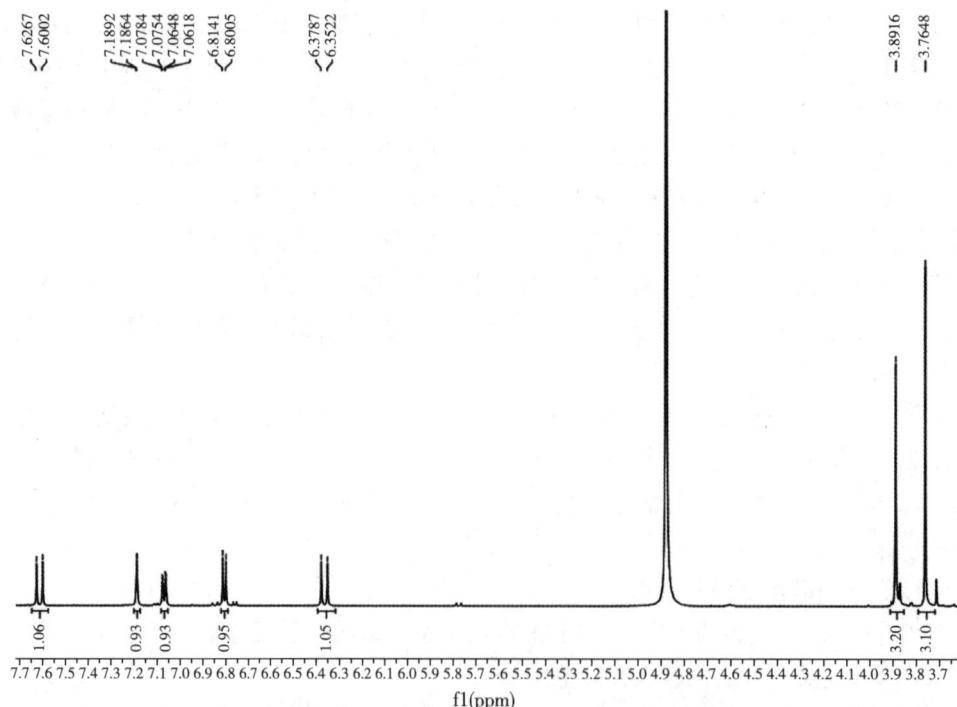

图 7-2　化合物 7-1 的 ^{1}H-NMR 谱 （600MHz，CD$_3$OD）

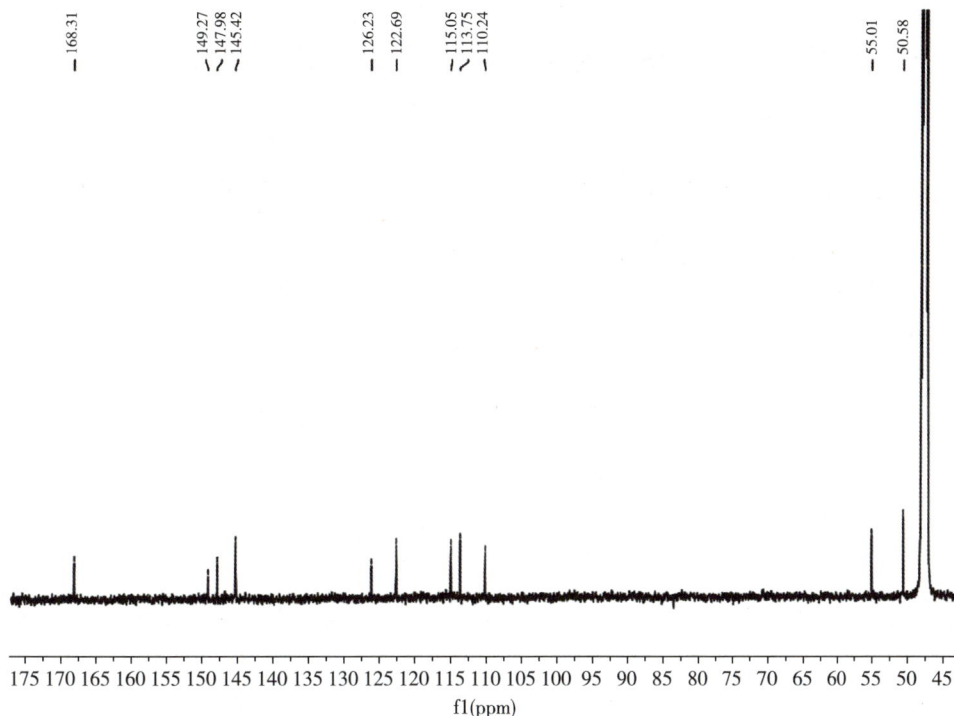

图 7 - 3 化合物 7-1 的 ^{13}C-NMR 谱 （150MHz，CD$_3$OD）

该化合物谱图综合解析如下。

1. 分子式的确定 在^{1}H-NMR 谱中共给出了 11 个氢信号（图 7 - 2），由于所用测试溶剂为氘代甲醇，可能还含有没有出来的活泼氢信号，即该化合物的氢原子数目可能大于 11 个。在^{13}C-NMR 谱中共给出了 11 个碳信号（图 7 - 3），提示该化合物可能含有 11 个碳原子。从^{1}H-NMR 谱中氢信号和^{13}C-NMR 谱中碳信号的化学位移来看，该化合物至少含有 2 个甲氧基和 1 个酯羰基或羧基。EI-MS 测得其分子量为 208，由分子量 208 中扣除 11 个氢原子和 11 个碳原子的质量，还剩余 65，正好是 4 个氧原子和 1 个氢原子的质量，由此不难推断出该化合物的分子式是 C$_{11}$H$_{12}$O$_4$。

根据其分子式 C$_{11}$H$_{12}$O$_4$ 可计算出其不饱和度为：$\Omega = 11 + 1 - 12/2 = 6$

2. 结构单元的确定 首先分析^{1}H-NMR 谱：δ 3.76 和 3.89（各 3H,s）共振峰提示存在 2 个甲氧基。δ 7.62（1H,d,$J = 15.6$Hz）和 6.36（1H,d,$J = 15.6$Hz）共振峰提示存在 1 个反式二取代双键结构片段，其中 δ 7.62 共振峰化学位移值偏大，提示反式二取代双键的一端与羰基相连。δ 6.81（1H,d,$J = 8.3$Hz）、7.07（1H,dd,$J = 8.3,1.8$Hz）和 δ 7.18（1H,d,$J = 1.8$Hz）共振峰提示存在 1 个 1,2,4-三取代苯环结构片段。由分子式可知，该化合物含有 12 个氢原子，提示结构中还存在 1 个活泼氢。

分析^{13}C-NMR 谱：δ 168.31 共振峰提示存在 1 个酯羰基或羧基，δ 50.58 共振峰提示存在 1 个甲氧基，这可由^{1}H-NMR 谱中 δ 3.76（3H,s）共振峰得到进一步证实。由于该甲氧基碳、氢信号化学位移值均较小，提示 δ 168.31 和 50.58 共振峰属于 1 个羧甲基。δ 55.01 共振峰提示还存在 1 个甲氧基，这可由^{1}H-NMR 谱中 δ 3.89（3H,s）共振峰得到进一步证实。该甲氧基碳、氢信号化学位移值均较大，提示其可能连在苯环上。除上述碳信号外，还剩余 8 个碳信号 δ 149.27、147.98、145.42、126.23、122.69、115.05、113.75 和 110.24，扣除一端连有羧甲基的反式二取代双键碳信号（δ 147.98、126.23），还剩余 6 个碳信号，提示存在 1 个苯环，这可由^{1}H-NMR 谱中 δ 7.18、7.07、6.81 氢信号得到进一步证实。δ 149.27、145.42 碳信号提示存在 1 个有邻二氧取代的 1,2,4-三取代苯环结构片段。

综合以上信息，不难判断，该化合物的化学结构应该是阿魏酸甲酯或异阿魏酸甲酯。因为阿魏酸甲酯或异阿魏酸甲酯的碳谱和氢谱数据非常接近，通过上述谱学数据很难准确确定。如果要通过波谱学的方法准确确定该化合物的化学结构，还需测试其 NOE 谱或 NOESY 谱。

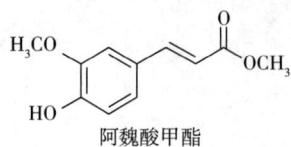

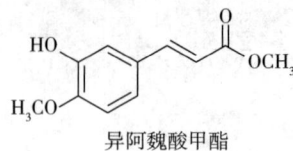

[**实例二**] 化合物7−2的^{1}H−NMR 、^{13}C−NMR谱图如图7−4～图7−6所示，试推断出其化学结构。

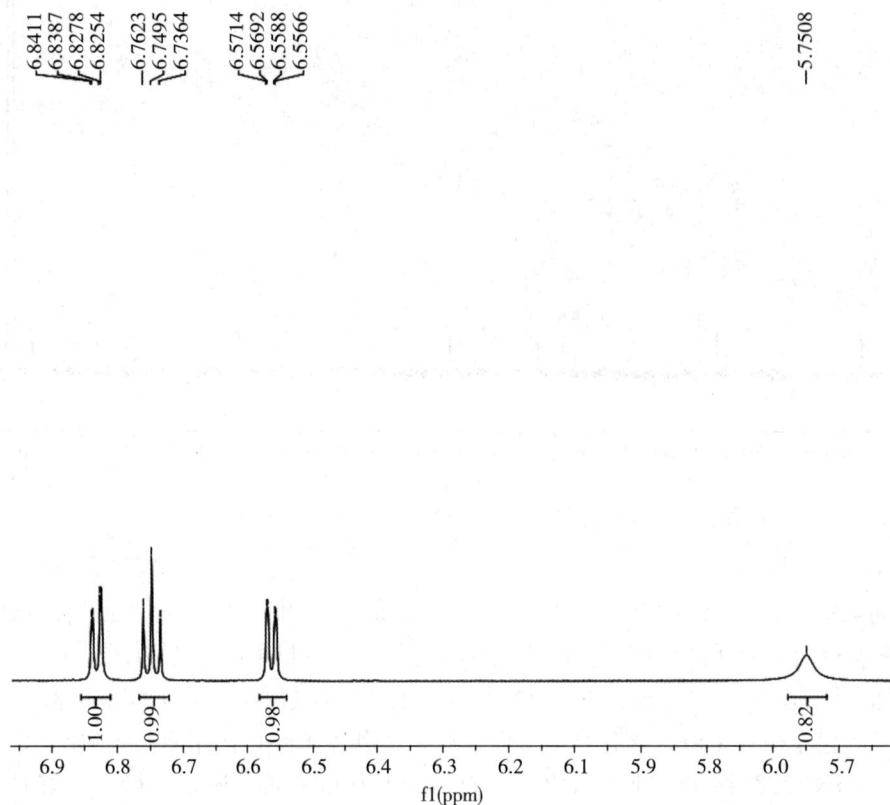

图7−4 化合物7−2的^{1}H−NMR 低场放大谱（600MHz，CDCl$_3$）

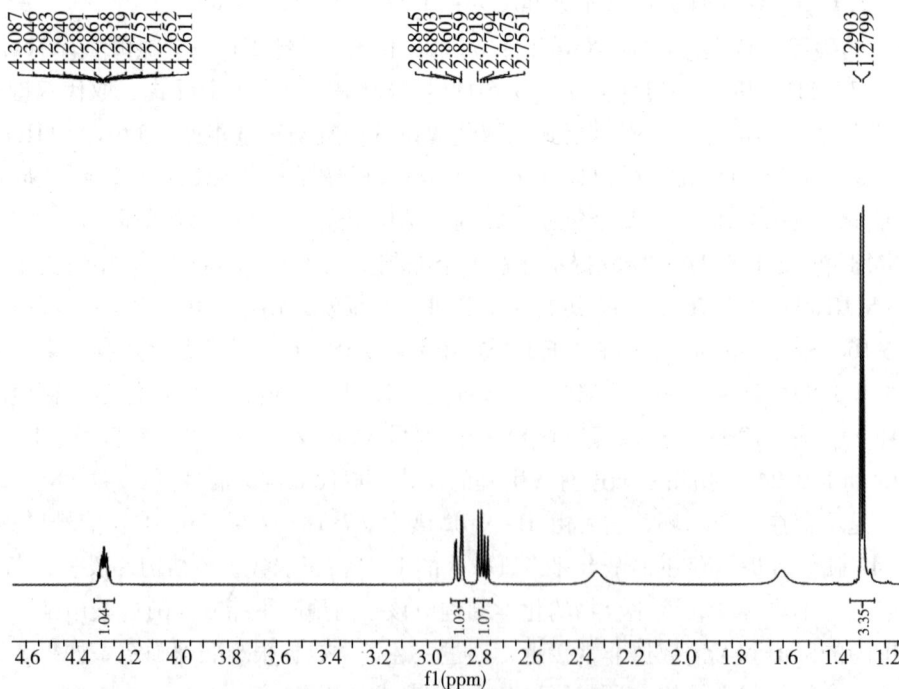

图7−5 化合物7−2的^{1}H−NMR 高场放大谱（600MHz，CDCl$_3$）

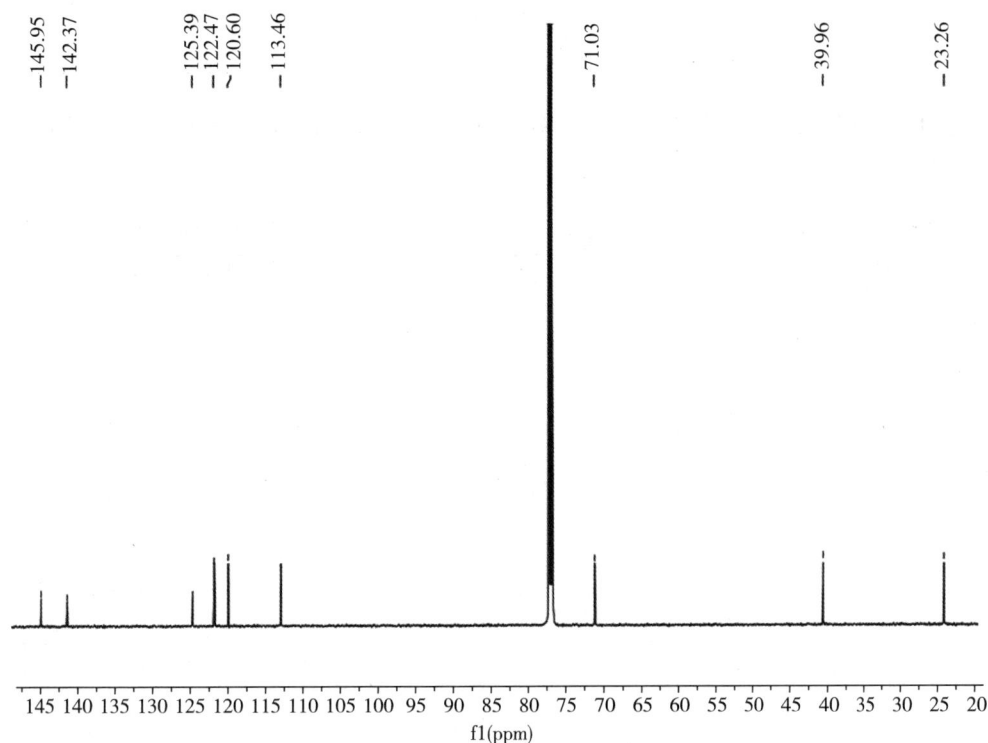

图 7-6 化合物 7-2 的 ^{13}C-NMR 谱（150MHz，CDCl$_3$）

该化合物谱图综合解析如下。

1. 分子式的确定 在 ^{1}H-NMR 谱中共给出了 10 个氢信号，提示该化合物含有 10 个氢原子（图 7-4 和图 7-5）。在 ^{13}C-NMR 谱中共给出了 9 个碳信号，提示该化合物可能含有 9 个碳原子（图 7-6）。^{1}H-NMR 谱中 δ 5.75（1H，br. s）共振峰提示可能含有 1 个酚羟基。^{13}C-NMR 谱中 δ 71.03 碳信号提示该碳原子与 1 个氧原子直接相连，这可由 ^{1}H-NMR 谱中 δ 4.29（1H，m）氢信号得到进一步证实。综合上述信息，提示该化合物的分子式可能为 C$_9$H$_{10}$O$_2$。

根据其分子式 C$_9$H$_{10}$O$_2$ 可计算出其不饱和度为：$\Omega = 9 + 1 - 10/2 = 5$

2. 结构单元的确定 首先分析 ^{1}H-NMR 谱：在 ^{1}H-NMR 谱中 δ 5.75（1H，br. s）共振峰提示可能含有 1 个酚羟基。δ 6.83（1H，dd，$J=7.8$，1.6Hz）、6.75（1H，t，$J=7.8$Hz）、6.56（1H，dd，$J=7.8$，1.6Hz）一组共振峰提示存在 1 个 1,2,3-三取代苯环结构片段。δ 1.28（3H，d，$J=6.6$Hz）共振峰提示存在 1 个与次甲基相连的甲基。δ 2.87（1H，dd，$J=14.8$，2.4Hz）、2.77（1H，dd，$J=14.8$，7.2Hz）一组共振峰提示存在 1 个一端与 sp^2 杂化碳相连的磁不等同亚甲基。δ 4.29（1H，m）共振峰提示存在 1 个一端与甲基相连另一端与氧原子相连的次甲基，即 CH$_3$—CH—O—。由于在 ^{1}H-NMR 谱中除上述信号外，再无其他信号，故该次甲基的一端还应该与磁不等同的亚甲基相连。

下面分析 ^{13}C-NMR 谱：δ 145.95、142.37、125.39、122.47、120.60、113.46 的信号提示存在 1 个苯环结构片段，δ 145.95、142.37 碳信号提示该苯环具有邻二氧取代。δ 71.03 碳信号提示存在 1 个直接与氧原子相连的碳原子。δ 39.96、23.26 的碳信号提示存在 2 个 sp^3 杂化碳原子，结合 ^{1}H-NMR 谱，它们应该分别是亚甲基和甲基碳信号。

综合以上信息，该化合物的化学结构是 2-甲基-7-羟基-香豆满（2-methyl-7-hydroxy-coumarane）。

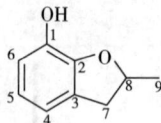

[**实例三**] 化合物 7-3 的 ^{1}H-NMR 、^{13}C-NMR、^{1}H-^{1}H COSY、HSQC、HMBC、NOESY 和 ECD 谱图如图 7-7 ~ 图 7-14 所示，试推断出其化学结构。

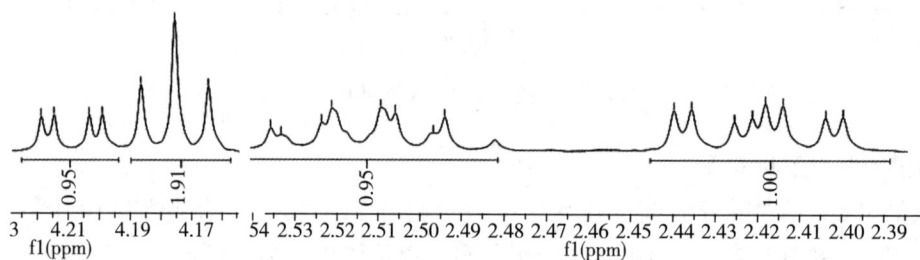

图 7-7 化合物 7-3 的 ^{1}H-NMR 低场放大谱 （600MHz，CD$_3$OD）

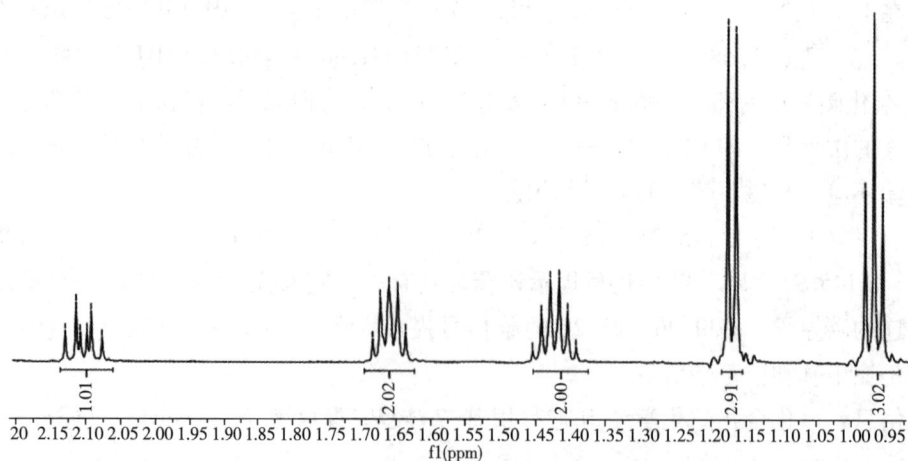

图 7-8 化合物 7-3 的 ^{1}H-NMR 高场放大谱 （600MHz，CD$_3$OD）

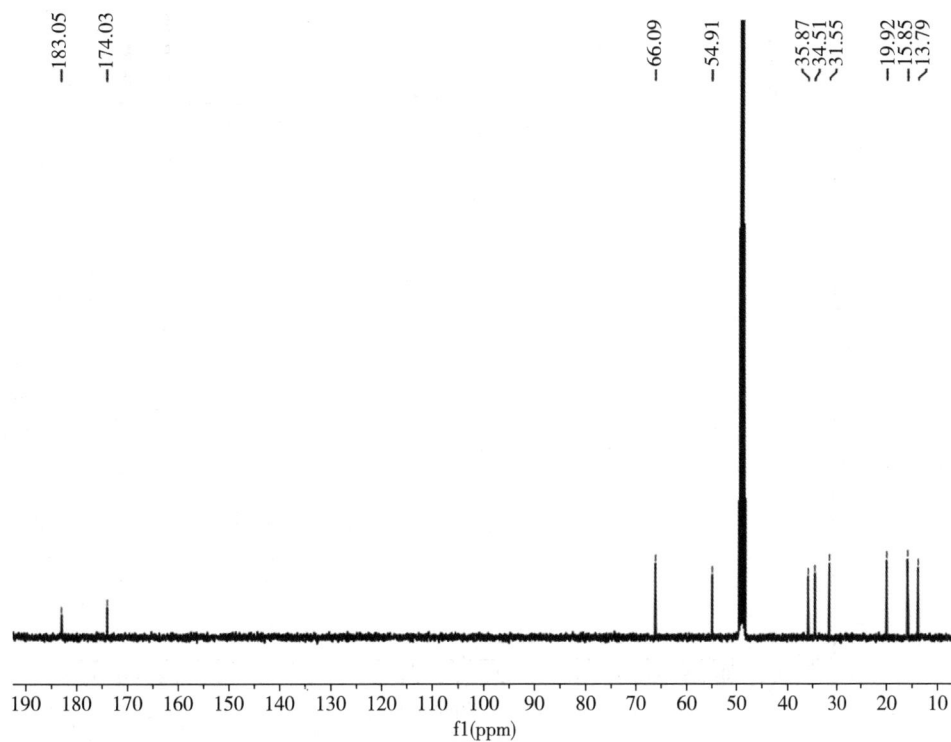

图 7 – 9　化合物 7 – 3 的 ^{13}C–NMR 谱（150MHz，CD$_3$OD）

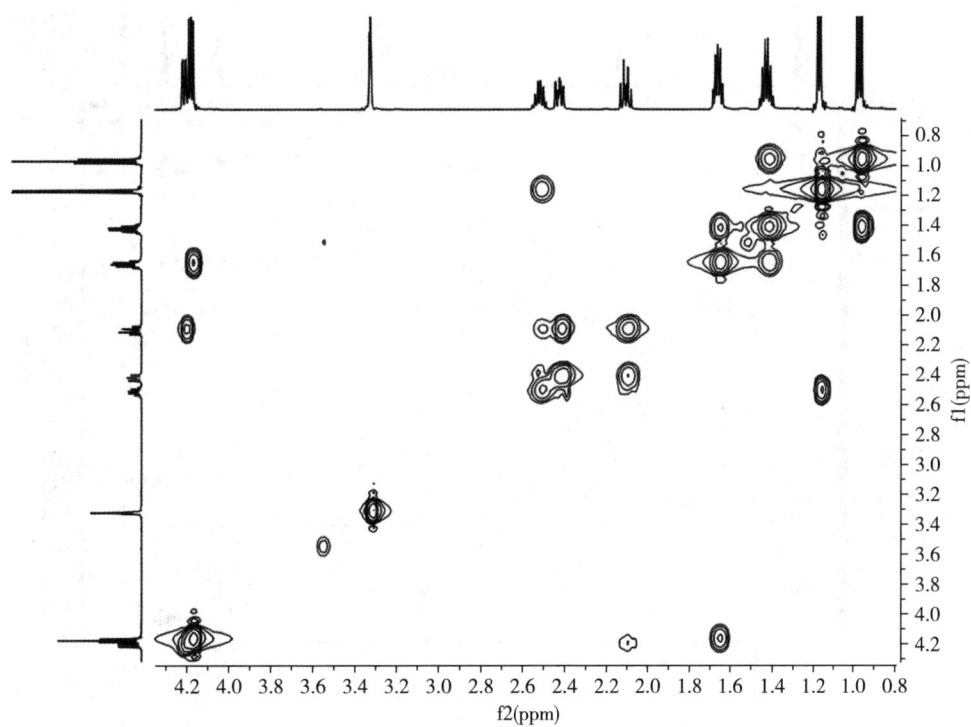

图 7 – 10　化合物 7 – 3 的 ^{1}H–^{1}H COSY 谱（600MHz，CD$_3$OD）

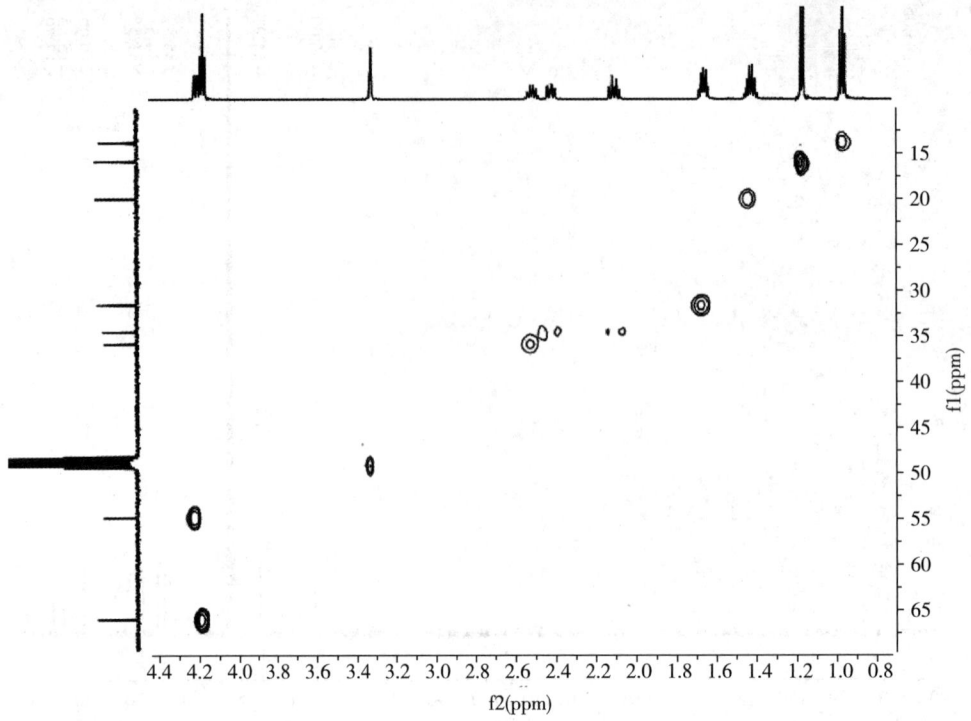

图 7-11　化合物 7-3 的 HSQC 谱（600MHz，CD$_3$OD）

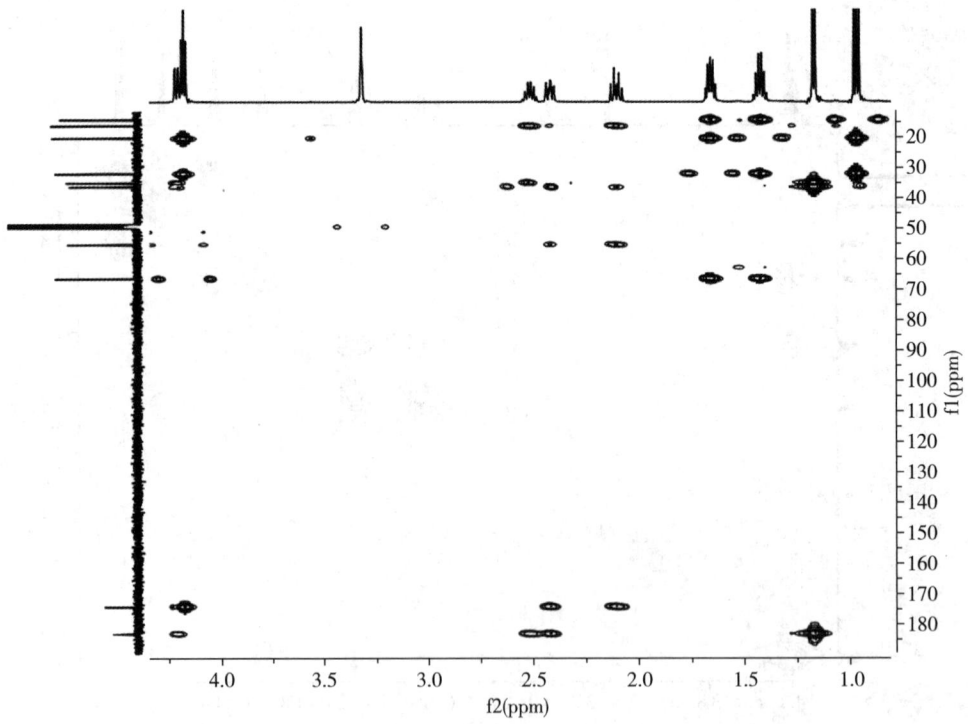

图 7-12　化合物 7-3 的 HMBC 谱（600MHz，CD$_3$OD）

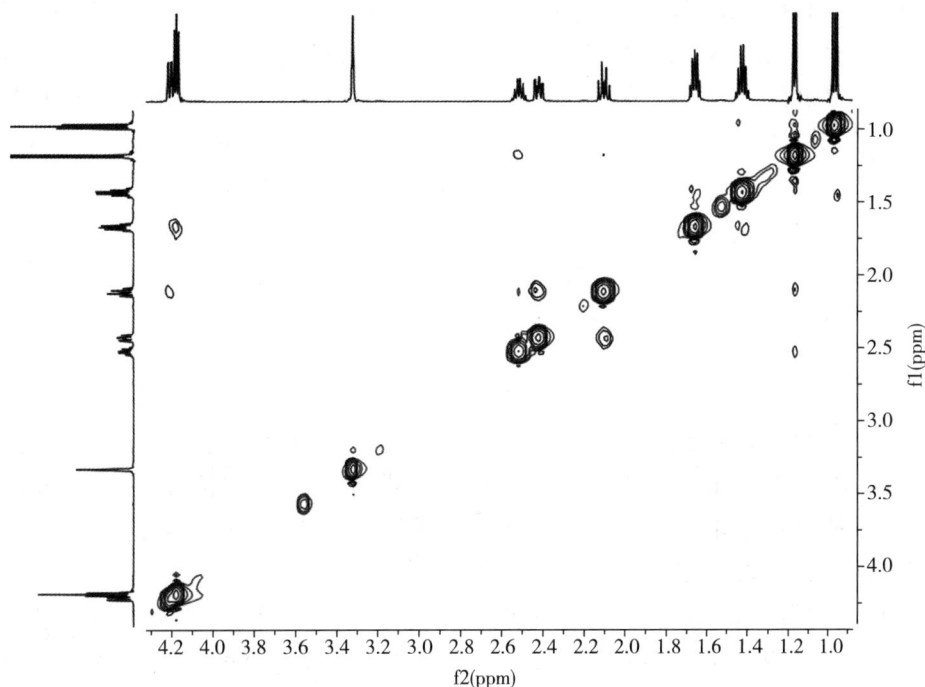

图 7 – 13　化合物 7 – 3 的 NOESY 谱（600MHz，CD$_3$OD）

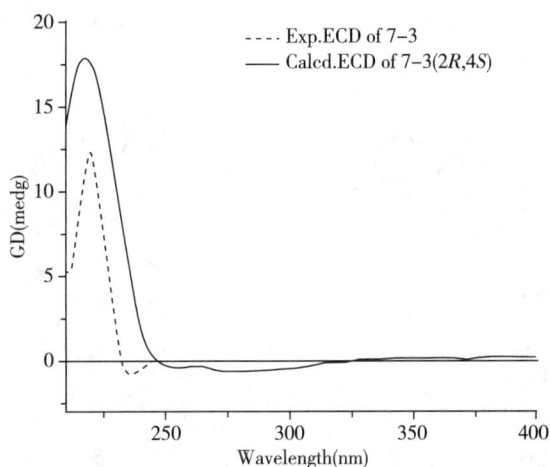

图 7 – 14　化合物 7 – 3 的实测和计算的 ECD 谱

该化合物谱图综合解析如下。

1. 分子式的确定　HR – ESI – MS 测得该化合物准分子离子峰 [M + H]$^+$ 为 m/z 200. 1300（calcd. for C$_{10}$H$_{18}$O$_3$N，200. 1287），故确定其分子式为 C$_{10}$H$_{17}$O$_3$N。根据其分子式可计算出其不饱和度为：$\Omega = 10 + 1 - 17/2 + 1/2 = 3$。

2. 结构单元的确定　在 ^{1}H – NMR 谱中（图 7 – 7 和图 7 – 8），δ 0. 97（3H，t，J = 7. 2Hz）共振峰提示存在 1 个与亚甲基相连的甲基，δ 1. 42（2H，sextet，J = 7. 2Hz）共振峰提示存在 1 个一端与亚甲基相连另一端与甲基相连的亚甲基，δ 1. 66（2H，quintet，J = 7. 2Hz）共振峰提示存在 1 个两端均与亚甲基相连的亚甲基，δ 4. 18（2H，t，J = 7. 2Hz）共振峰提示存在 1 个一端与亚甲基相连另一端与氧原子相连的亚甲基，这可由 ^{13}C – NMR 谱中 δ 66. 09 碳信号得到进一步证实（图 7 – 9）。在 ^{1}H – ^{1}H COSY 谱中（图 7 – 10），氢信号 δ 0. 97 与 δ 1. 42 相关，氢信号 δ 1. 42 分别与 δ 1. 66 和 δ 0. 97 相关，氢信号 δ 1. 66 分别与 δ 4. 18 和 δ 1. 42 相关。综合上述信息，提示在该化合物中存在 1 个丁氧基，即 CH$_3$CH$_2$CH$_2$CH$_2$O—。

^{1}H-NMR 谱中 δ 1.17(3H,d,J = 7.2Hz)共振峰提示存在 1 个与次甲基相连的甲基，δ 2.51(1H,m)共振峰提示存在 1 个与甲基相连的次甲基，δ 2.42(1H,ddd,J = 13.0,8.5,2.4Hz)和 δ 2.10(1H,dt,J = 13.0,9.2Hz)共振峰提示存在 1 个磁不全同的亚甲基，δ 4.21(1H,dd,J = 9.2,2.4Hz)共振峰提示存在 1 个与氮原子相连的次甲基，这可由^{13}C-NMR 谱中 δ 54.91 碳信号得到进一步证实。在 ^{1}H-^{1}H COSY 谱中氢信号 δ 2.51 分别与 δ 1.17、2.10、2.42 相关，δ 2.10 氢信号分别与 δ 2.42 和 δ 4.21 氢信号相关。综合上述信息，提示在该化合物中存在 1 个 CH$_3$—CH—CH$_2$—CH—N—结构片段。

在^{13}C-NMR 谱中 δ 183.05 和 174.03 碳信号提示存在 2 个酯羰基或羧基或 1 个酰胺羰基和 1 个酯羰基或 1 个酰胺羰基和 1 个羧基（图 7-9）。

3. 平面结构的确定　在 HSQC 谱中（图 7-11），δ 0.97 氢信号与 δ 13.79 碳信号相关，δ 1.17 氢信号与 δ 15.85 碳信号相关，δ 1.42 氢信号与 δ 19.92 碳信号相关，δ 1.66 氢信号与 δ 31.55 碳信号相关，δ 2.10、2.42 氢信号分别与 δ 34.51 碳信号相关（进一步证实了这些信号是 1 个磁不全同的亚甲基信号），δ 2.51 氢信号与 δ 35.87 碳信号相关，δ 4.18 氢信号与 δ 66.09 碳信号相关，δ 4.21 氢信号与 δ 54.91 碳信号相关。根据上述相关信息，归属了与碳原子直接相连的所有氢原子的化学位移。δ 174.03 和 183.05 碳信号不与任何氢信号相关，说明它们均为季碳。

在 HMBC 谱中（图 7-12），δ 1.17 氢信号分别与 δ 183.08、35.87、34.51 碳信号相关，δ 2.51 氢信号分别与 δ 183.08、34.51、15.85 碳信号相关，δ 4.21 氢信号分别与 δ 183.08、35.87、34.51 碳信号相关，δ 2.42 氢信号分别与 δ 183.08、174.03、54.91、35.87、15.85 碳信号相关，δ 2.10 氢信号分别与 δ 174.03、54.91、35.87、15.85 碳信号相关。综合上述相关信息，说明该化合物存在 1 个 γ-内酰胺结构片段。δ 4.18 氢信号分别与 δ 174.03、31.55、19.92 碳信号相关，说明丁氧基与 δ 174.03 的酯羰基直接相连，由此推定出该化合物的平面结构。

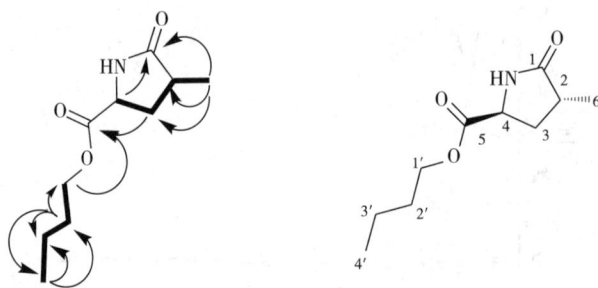

化合物7-3的结构

4. 相对构型和绝对构型的确定　在 NOESY 谱中（图 7-13），δ 4.21、1.17 氢信号均与 δ 2.10 氢信号相关，δ 4.21、1.17 氢信号均不与 δ 2.42 氢信号相关，说明 δ 1.17（甲基）、2.10、4.21 氢原子位于环的同侧，由此推断母核上甲基与羧基互为反式取代。

采用 TDDFT [B3LYP/6-31G(d)] 方法对反式两种构型进行了 ECD 计算，将计算结果和实测结果进行拟合，结果表明，实测的 ECD 与计算的 2R,4S 构型的 ECD 图谱基本一致（图 7-14）。由此推断出该化合物的绝对构型为 2R,4S，并将该化合物命名为 verticillamine A，其数据归属见表 7-1。

表 7-1　化合物 7-3 的 NMR 信号归属

Position	^{1}H-NMR(J)	^{13}C-NMR
1	—	183.05
2	2.51(1H,m)	35.87
3	2.42(1H,m)	34.51
	2.10(1H,dt, J = 13.0,9.2Hz)	
4	4.21(1H,dd, J = 9.2,2.4Hz)	54.91
5	—	174.03
6	1.17(3H,d,J = 7.1Hz)	15.85

续表

Position	^{1}H-NMR(J)	^{13}C-NMR
1′	4.18(2H,t,J=7.2Hz)	66.09
2′	1.66(2H,quintet,J=7.2Hz)	31.55
3′	1.42(2H,sextet,J=7.2Hz)	19.92
4′	0.97(3H,t,J=7.2Hz)	13.79

[**实例四**] 化合物7-4为一无色结晶，质谱测得其分子量为196，其^{1}H-NMR、^{13}C-NMR谱图如图7-15和图7-16所示，试推断出其化学结构。

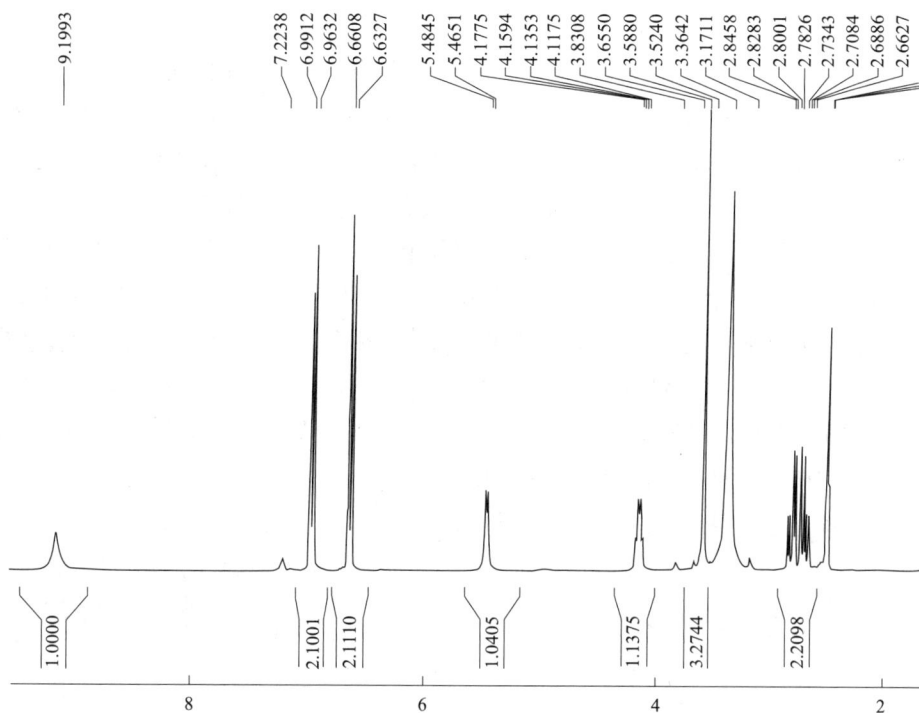

图7-15 化合物7-4的^{1}H-NMR谱（300MHz，DMSO-d_6）

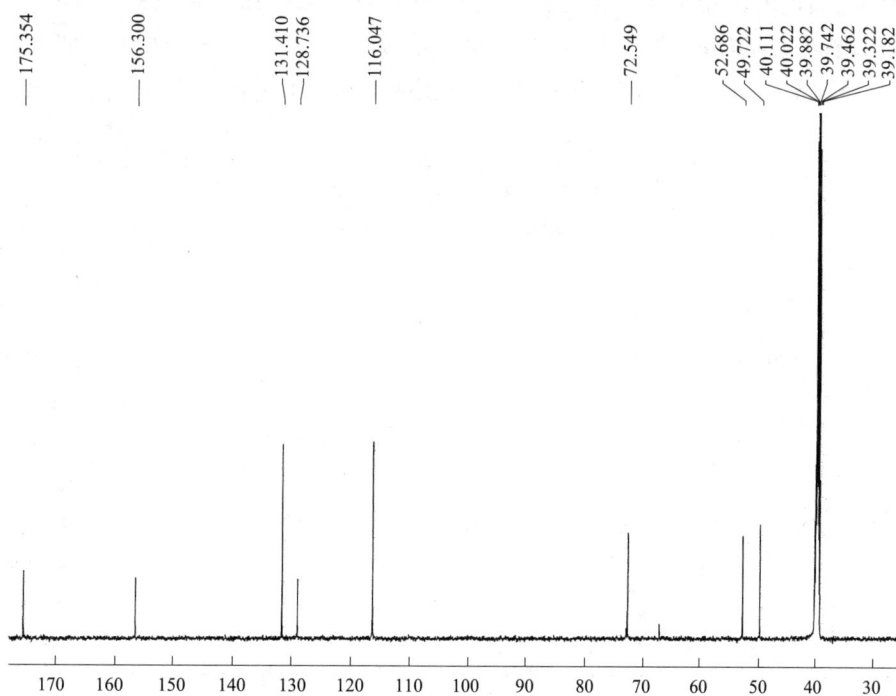

图7-16 化合物7-4的^{13}C-NMR谱（75MHz，DMSO-d_6）

该化合物谱图综合解析如下。

1. 分子式的确定 该化合物¹H-NMR谱中（图7-15）给出12个氢信号，提示其可能含有12个氢原子。¹³C-NMR谱（图7-16）虽仅给出8个碳信号，但δ131.4、116.0共振峰明显高出同类碳信号1倍，提示该化合物具有对称结构片段，而且δ131.4、116.0共振峰可能均为2个碳信号，故该化合物可能含有10个碳原子。从该化合物分子量196中减去12个氢原子和10个碳原子（196 – 12 – 12 × 10 = 64）仅剩64，正好是4个氧原子的质量数，故提示该化合物可能含有4个氧原子（从¹³C-NMR谱中碳的化学位移可看出，该化合物至少含有3个以上的氧原子，故64不可能由2个硫原子或2个氧原子和1个硫原子组成）。综上所述，可将该化合物的分子式推断为$C_{10}H_{12}O_4$。

根据其分子式可计算不饱和度为5。

2. 结构单元的确定 ¹H-NMR谱中δ9.20(1H,brs)共振峰，提示该化合物具有1个酚羟基。δ3.59(3H,s)共振峰和¹³C-NMR谱中δ175.4和52.7共振峰，提示在分子中存在1个甲酯基。δ6.98(2H,d,J=8.4Hz)，6.65(2H,d,J=8.4Hz)共振峰，提示在该化合物中存在1个对二取代苯片段。这可由¹³C-NMR谱中δ156.3、131.4(×2)、128.7、116.0(×2)共振峰得到进一步证实。¹³C-NMR谱中δ156.3、116.0共振峰，提示对二取代苯环的一端与氧原子直接相连。¹H-NMR谱中δ2.70(1H,dd,J=13.7,7.8Hz)、2.81(1H,dd,J=13.7,5.1Hz)共振峰，提示在分子中存在1个磁不全同的亚甲基，而且该亚甲基一端可能与苯环或羰基相连，另一端与次甲基相连，这可由¹³C-NMR谱中δ49.7共振峰得到进一步证实。扣除上述碳氢信号，在¹³C-NMR谱中仅剩1个碳信号δ72.5，在¹H-NMR谱中剩2个氢信号δ5.47(1H,d,J=6.0Hz)和4.14(1H,m)，故与亚甲基相连的次甲基就是δ4.14(1H,m)的氢核，δ5.47氢核是1个活泼氢，在该化合物中应该存在1个—CH_2CHOH—片段。

综合以上信息，该化合物可排列出以下2个异构体。

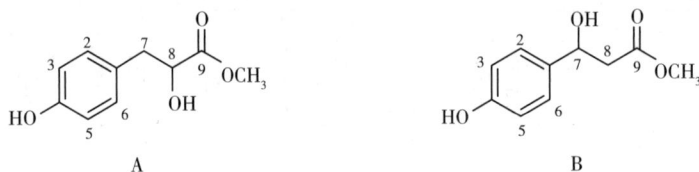

这2个异构体用目前的数据是无法排除的，通过2D-NMR可以很方便的排除其中的一个异构体。在HMBC谱中，如果是化合物A，则δ2.81和2.70氢信号与δ131.4碳信号相关；如果是化合物B，δ2.81和2.70氢信号与δ131.4碳信号无相关。该化合物的正确结构是化合物A，其NMR信号归属见表7-2。

表7-2　化合物7-4的NMR信号归属

Position	¹H-NMR(J)	¹³C-NMR
1		128.7
2	6.98(1H,d,J = 8.4Hz)	131.4
3	6.65(1H,d,J = 8.4Hz)	116.0
4		156.3
5	6.65(1H,d,J = 8.4Hz)	116.0
6	6.98(1H,d,J = 8.4Hz)	131.4
7	2.81(1H,dd,J = 13.7,5.1Hz),2.70(1H,dd,J = 13.7,7.8Hz)	49.7
8	4.14(1H,m)	72.5
9		175.4
OCH_3	3.59(3H,s)	52.7

续表

Position	^{1}H-NMR(J)	^{13}C-NMR
Ar-OH	9.20(1H,brs)	
8-OH	5.47(1H,d,J=6.0Hz)	

　　[**实例五**]　化合物 7-5 为一无色结晶，其 ESI-MS、IR、^{1}H-NMR、^{13}C-NMR、HSQC、HMBC 谱图如图 7-17~图 7-23 所示，试推断出其化学结构。

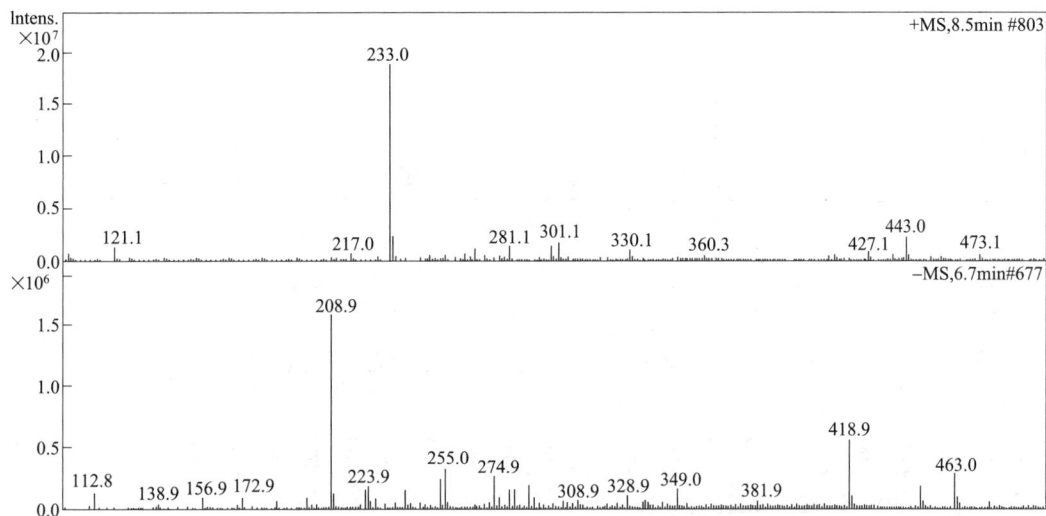

图 7-17　化合物 7-5 的 ESI-MS 谱

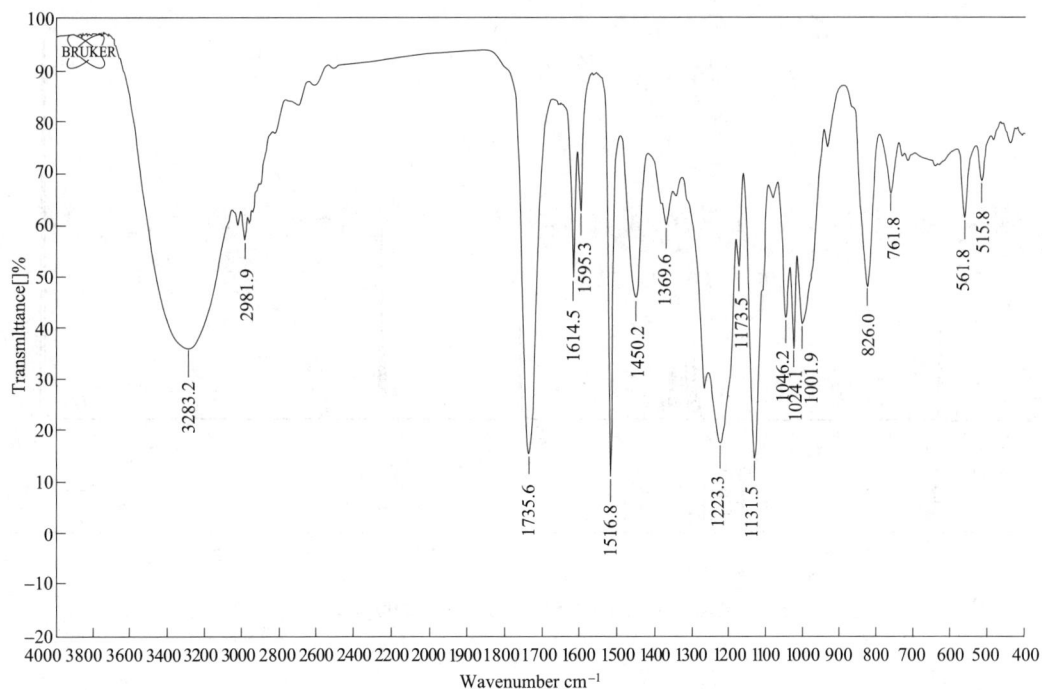

图 7-18　化合物 7-5 的 IR 谱

9.222

7.024 7.010 6.681 6.667

5.352 5.343 4.214 4.202 4.196 4.191 4.184 4.173 4.159 4.148 4.141 4.136 4.130 4.118 4.106 4.095 4.084 4.074 4.062 3.385 2.767 2.755 2.743 2.490

1.190 1.178

1.00   2.09 2.09   1.03   1.07 1.08 1.06   2.12

9   8   7   6   5   4   3   2   1

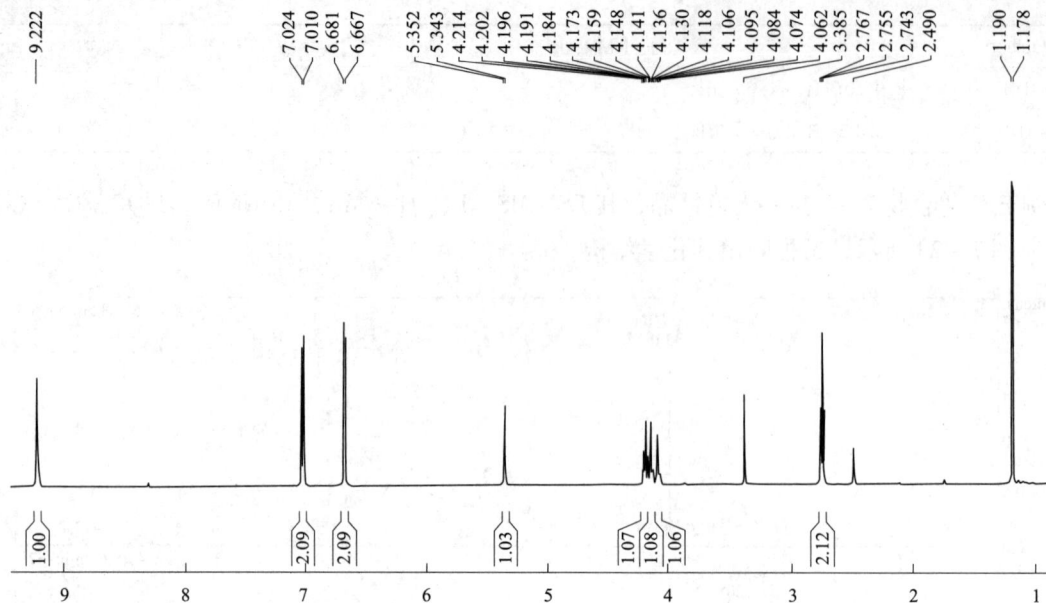

图 7 - 19   化合物 5 的 ^{1}H-NMR 谱 （600MHz，DMSO-d_6）

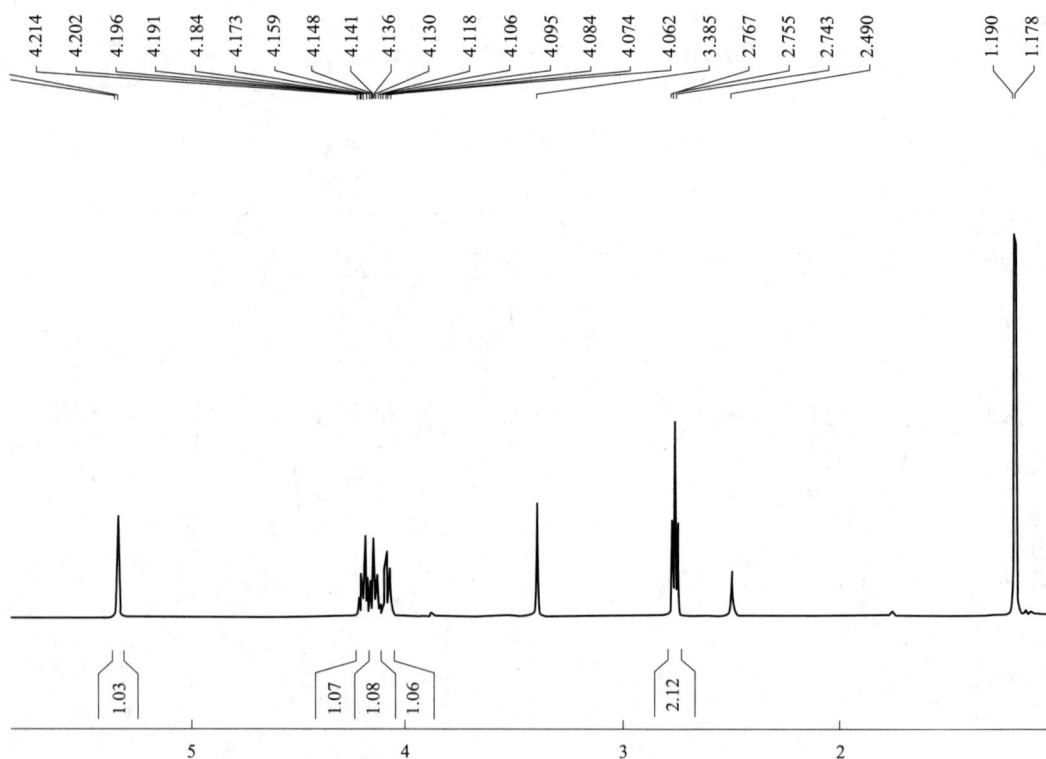

4.214 4.202 4.196 4.191 4.184 4.173 4.159 4.148 4.141 4.136 4.130 4.118 4.106 4.095 4.084 4.074 4.062 3.385 2.767 2.755 2.743 2.490

1.190 1.178

1.03   1.07 1.08 1.06   2.12

5   4   3   2   1

图 7 - 20   化合物 7 - 5 的 ^{1}H-NMR 放大谱 （600MHz，DMSO-d_6）

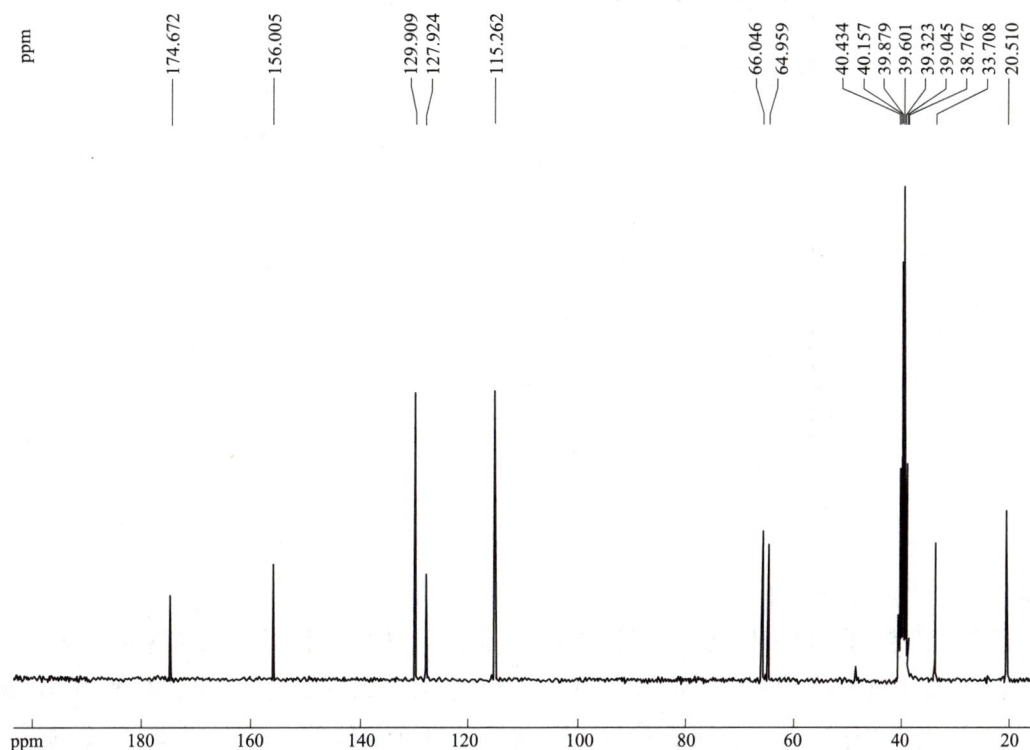

图 7-21 化合物 7-5 的 ¹³C-NMR 谱（150MHz，DMSO-d_6）

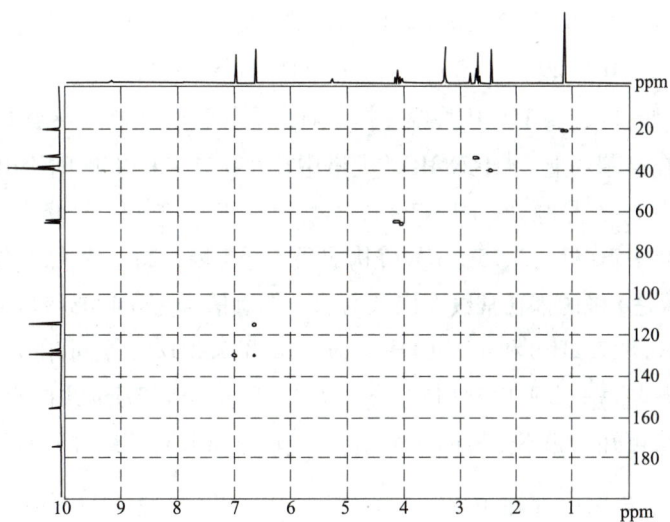

图 7-22 化合物 7-5 的 HSQC 谱（600MHz，DMSO-d_6）

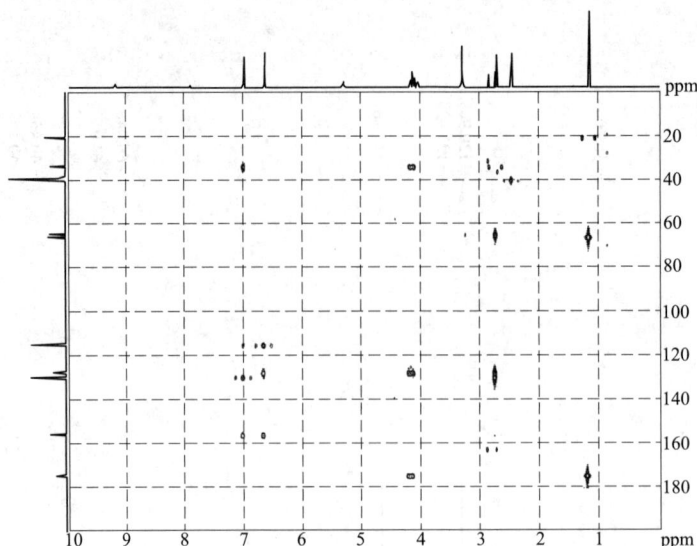

图 7 - 23　化合物 7 - 5 的 HMBC 谱 （600MHz，DMSO-d_6）

该化合物谱图综合解析如下。

1. 分子式的确定　在 ESI-MS 谱中 （图 7 - 17），正离子源给出准分子离子峰 [M + Na]$^+$ m/z 233；负离子源给出准分子离子峰 [M - H]$^-$ m/z 208.9，表明该化合物的分子量为 210。^{1}H-NMR 谱给出 14 个氢信号，提示该化合物具有 14 个氢原子。^{13}C-NMR 谱给出 11 个碳信号 （δ 129.9 和 115.3 均为 2 个碳信号），提示该化合物具有 11 个碳原子。不饱和度 $\Omega = 210 - 14 - 12 \times 11 = 64$，表明含有 4 个氧原子。故分子式确定为 $C_{11}H_{14}O_4$。

2. 结构单元的确定　^{1}H-NMR 谱中 （图 7 - 18）δ 9.22（1H，s）共振峰，提示在分子中存在 1 个酚羟基。δ 7.02（2H，d，$J = 8.4$Hz），6.68（2H，d，$J = 8.4$Hz）共振峰，提示在分子中存在 1 个对二取代苯片段。这可由 ^{13}C-NMR 谱中 δ 156.0、129.9（×2）、127.9、115.3（×2）共振峰和 IR 谱中 1614、1595、1516、826cm^{-1} 吸收峰得到进一步证实。δ 156.0 共振峰提示对二取代苯的一端与酚羟基相连 （分子中只有 1 个苯环，故酚羟基只能连在该苯环上）。^{1}H-NMR 放大谱中在 δ 4.21 ~ 4.06 区间给出 3 个氢信号，从左到右可分为 1 ~ 17 号峰，其中 1 ~ 6 号峰为一组，7 ~ 12 号峰为一组，13 ~ 17 号峰为一组。其中，在 1 ~ 6 号峰中，1，2，4 号峰构成一个 t 峰，3，5，6 号峰构成另一个 t 峰；2，5 号峰的裂距是 d 峰的耦合常数，1，2 或 2，4 号峰的裂距是 t 峰的耦合常数。偏低场的 1 个氢信号为 δ 4.08（1H，m）。偏低场的 2 组共振峰为 δ 4.19（1H，dt，$J = 10.8, 7.2$Hz）和 4.14（1H，dt，$J = 10.8, 7.2$Hz），提示在分子中存在 1 个磁不全同的亚甲基，而且该亚甲基与另一个亚甲基相连，δ 2.76（2H，t，$J = 7.2$Hz）共振峰进一步证实了另一个亚甲基的存在。从化学位移可知，磁不全同的亚甲基应与氧原子相连，磁全同的亚甲基应与苯环相连。综合以上信息，说明在该化合物中存在 HO—⟨苯环⟩—CH$_2$CH$_2$—O— 片段。^{1}H-NMR 谱中 δ 1.19（3H，d，$J = 7.2$Hz）共振峰，提示存在 1 个与次甲基相连的甲基，而该次甲基的信号就是 δ 4.08（1H，m）共振峰，并与氧原子直接相连。在 ^{13}C-NMR 谱的高场区只有 2 个连氧碳信号，说明在 ^{1}H-NMR 谱中 δ 5.35（1H，d，$J = 5.4$Hz）共振峰只能是 1 个羟基，这可由 HSQC 谱中 δ 5.35 共振峰不与任何碳信号相关得到证实。综合以上信息，说明在该化合物中存在 CH$_3$CH—OH 片段。^{13}C-NMR 谱中 δ 174.7 共振峰提示存在 1 个酯基，这可由 IR 谱中 1735cm^{-1}、1223 cm^{-1} 吸收峰得到进一步证实。

综合以上信息，可将该化合物推定为以下结构。

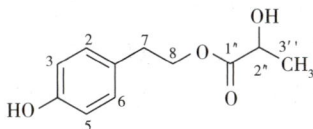

从该化合物结构式来看，其 8 位亚甲基应该是 1 个磁全同的亚甲基，即在 ^{1}H–NMR 谱中应该呈现 t 峰，而实际上呈现的是 2 组 dt 峰，这可能与该亚甲基旋转受阻和羰基与手性碳原子相连有关。在 HSQC 谱中 δ 4.19、4.14 共振峰均与 δ 64.9 碳相关，说明 δ 4.19、4.14 共振峰确实是亚甲基的共振峰。在 HMBC 谱中 δ 4.19、4.14 共振峰均与 δ 174.7、127.9、33.7 碳原子相关，进一步证实了该亚甲基就是 8 位的亚甲基。该化合物 NMR 信号归属及 HMBC 相关情况见表 7–3。

表 7–3　化合物 7–5 的 NMR 信号归属

Position	^{1}H – NMR(J)	^{13}C – NMR	HMBC（与之相关碳）
1		127.9	
2	7.02(1H,d,J = 8.4Hz)	129.9	156.0,115.3,33.7
3	6.68(1H,d,J = 8.4Hz)	115.3	156.0,127.9
4		156.0	
5	6.68(1H,d,J = 8.4Hz)	115.3	156.0,127.9
6	7.02(1H,d,J = 8.4Hz)	129.9	156.0,115.3,33.7
7	2.76(2H,t,J = 7.2Hz)	33.7	129.9,127.9,64.9
8	4.19(1H,dt,J = 10.8,7.2Hz) 4.14(1H,dt,J = 10.8,7.2Hz)	64.9	174.7,127.9,33.7
1′		174.7	
2′	4.08(1H,m)	66.0	
3′	1.19(3H,d，J = 7.2Hz)	20.5	174.7,66.0
Ar–OH	9.22(1H,s)		
OH	5.35(1H,d,J = 5.4Hz)		

不是所有未知化合物的结构确定都须经过上述途径。有时只通过 1～2 种谱学测试手段就可实现其结构确定工作。如化合物 7–4，通过 ^{1}H–NMR 和 ^{13}C–NMR 谱就可大致确定其化学结构。

第四节　核磁数据处理软件的使用 🄔微课

PPT

一、核磁数据处理软件的特点

自己使用核磁数据处理软件具有图谱传送方便（通过电子邮箱即可从核磁共振仪上直接传送）、占用空间小、便于储存、共振峰峰面积积分准确、方便查找信号较弱的共振峰的化学位移、易于挖掘 2D–NMR 谱中相关较弱的信号（可通过调节相关信号的强弱获得）、图谱在电脑上可随意放大、易于准确归属各类相关信号等优点。

二、核磁数据处理软件处理 1D–NMR 图谱的步骤

核磁数据处理软件有多个，各有特点，但基本功能相似，下面仅以 MestReNova 核磁数据处理软件为例，介绍其基本使用方法。以某化合物的 1D–NMR 原始图谱为例，打开其氢谱数据文件夹，使用 MestReNova 软件打开其中的任何一个文件即可获得 NMR 原始图谱（图 7–24，图 7–25），在工具栏（图 7–26）中选择 peak picking 中的 Manual threshold 对图谱中的信号峰标注化学位移值，选择工具栏 integration 中的 Manual 对图谱中的信号峰进行积分，即可得到标注有化学位移和积分面积的氢谱图谱（图

7－27）。在此基础上，点击右键，选择 properties，即可对参数的格式、图谱颜色、背景网格线等内容进行调整（图7－28）。在对图谱进行解析之前，不可忽略的步骤是需要对图谱进行 TMS 的校正，图例中化合物的测试溶剂是氘代甲醇，其溶剂峰的化学位移值为 δ 4.87，选择工具栏中的 TMS，调整其化学位移值（图7－29）。至此，得到了该化合物完整、正确的氢谱（图7－30），可用于其结构解析。按照上述步骤操作亦可获得该化合物的碳谱。

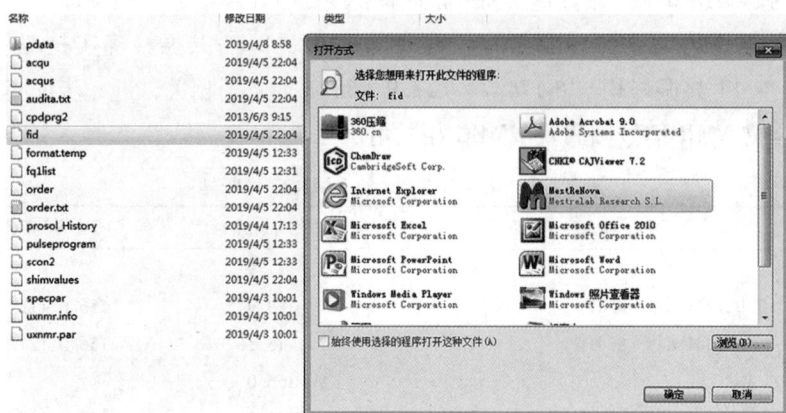

图 7－24　MestReNova 软件打开 NMR 原始文件的界面

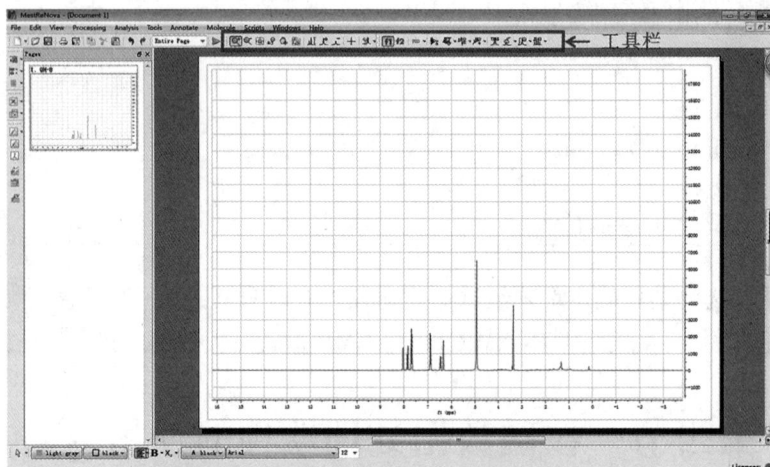

图 7－25　MestReNova 软件中的 ^{1}H-NMR 原始图谱

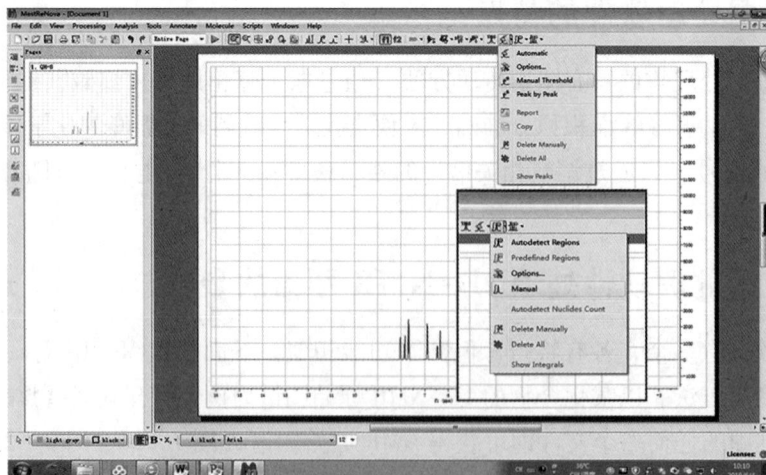

图 7－26　质子化学位移和积分的工具菜单

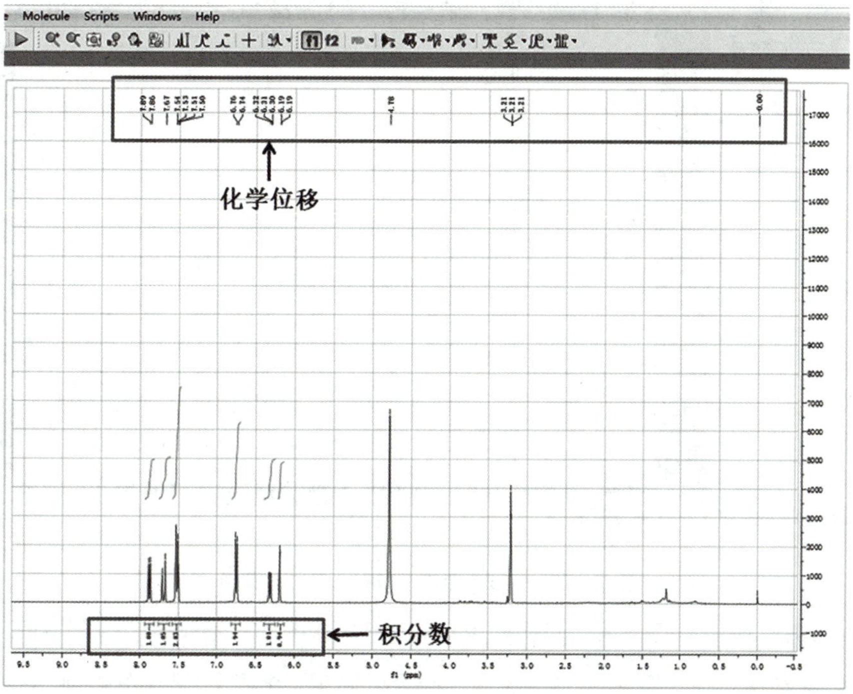

图 7−27　MestReNova 软件处理的 ^1H−NMR 初始图谱

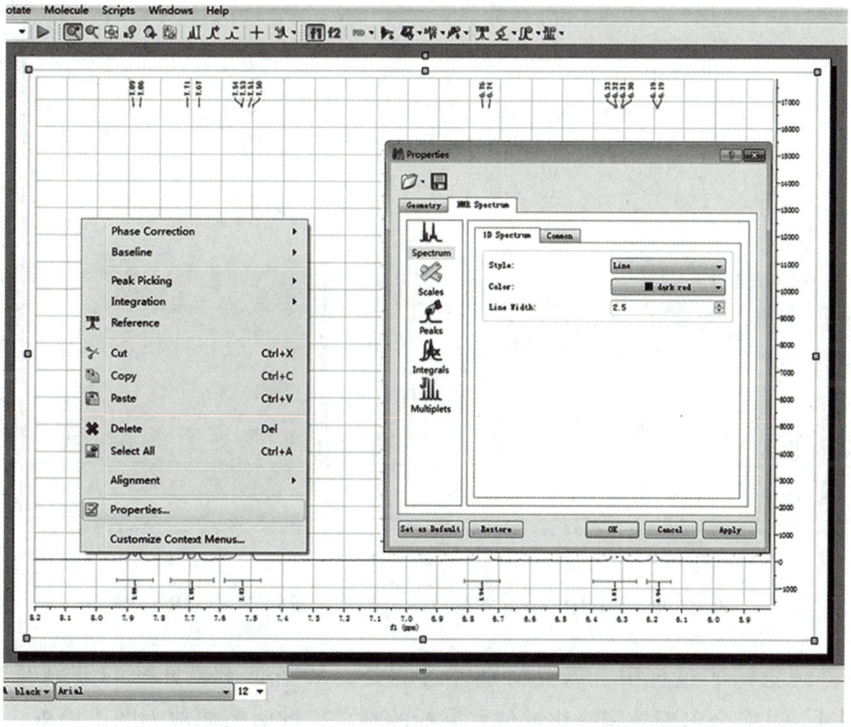

图 7−28　NMR 图谱格式优化工具菜单

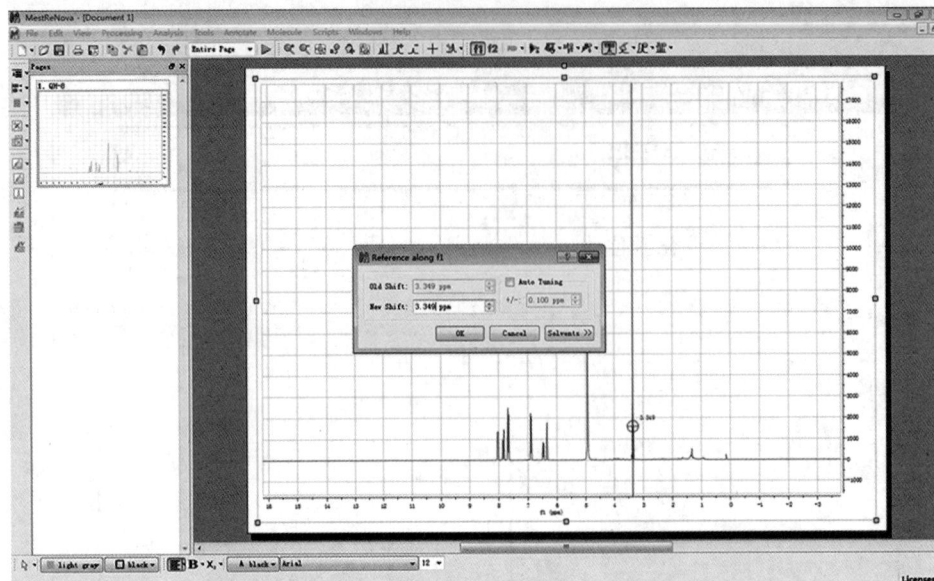

图 7-29　NMR 图谱 TMS 校正工具菜单

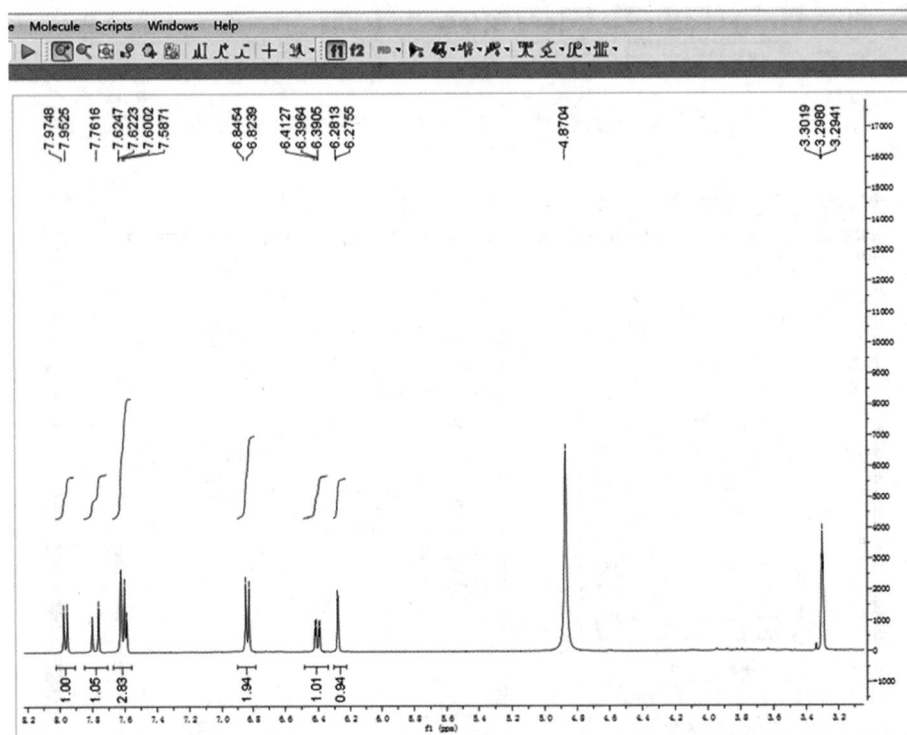

图 7-30　MestReNova 软件化学位移调整后的 ^{1}H-NMR 图谱

　　在使用软件处理氢谱的过程中，需要特别注意的是，某些质子裂分峰的外侧峰丰度较低，使用 Manual threshold 时，可能会出现外侧峰化学位移漏标的现象，此时需要放大图谱检查，否则将会影响质子耦合常数的计算。如某化合物氢谱中 δ 2.73 的质子裂分为 dt 峰，初次选择 Manual threshold 进行化学位移标注，全谱中看到该质子的裂分峰对应 4 个化学位移值（图 7-31），放大图谱后（图 7-31A）显示该质子外侧的两个裂分峰未标注上化学位移值，此时需要再次选择工具栏 peak picking 中的 Manual threshold 或 peak by peak 对遗漏的裂分峰进行标注，进而得到裂分峰对应的全部化学位移值（图 7-31C）。

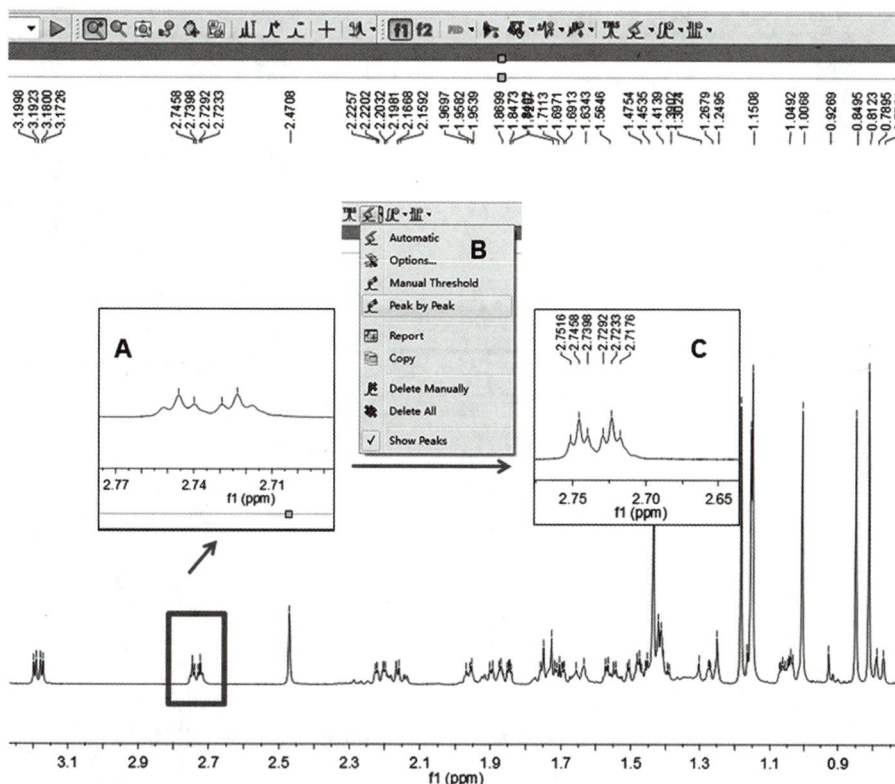

图 7 – 31　标注 ^{1}H–NMR 图谱中未标注化学位移的裂分峰

三、核磁数据处理软件处理 2D–NMR 图谱的步骤

2D–NMR 数据的处理是在完成 1D–NMR 数据处理的基础上进行的，以 HMQC 谱为例，同时打开 1D–和 2D–NMR 数据文件，软件左侧的工具栏中 show traces 中的 set up（图 7 – 32）调出化合物的氢谱和碳谱文件，分别添加为二维谱的横坐标和纵坐标，即得 HMQC 图谱（图 7 – 33），其余二维谱可通过相同的步骤获得。

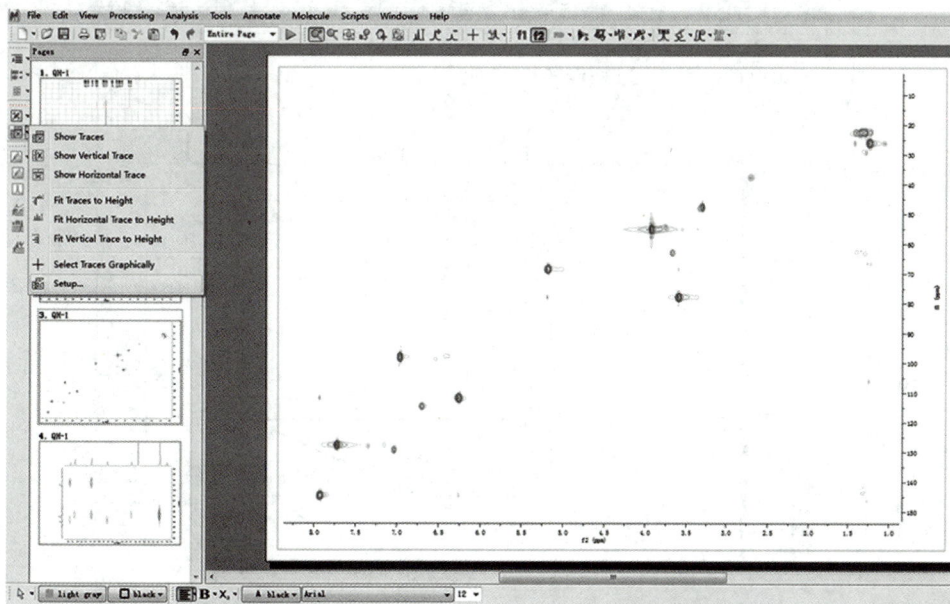

图 7 – 32　MestReNova 软件处理 2D–NMR 图谱的工具菜单

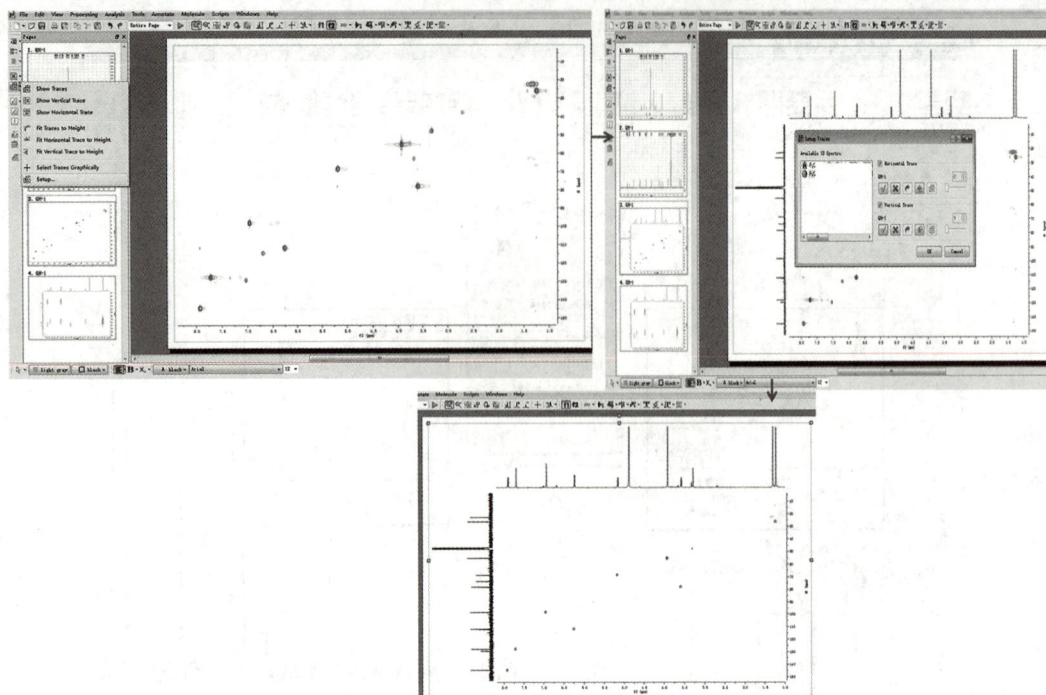

图 7 - 33　添加 1D-NMR 图谱至 2D-NMR 横纵坐标的工具菜单

在处理 2D-NMR 的过程中，需要注意的是对于相关较弱的信号或由于信号堆叠难以区分相关位置的情况，应选择 increase intensity 和 zoom in（图 7 - 34）工具对图谱进行处理，如某化合物 δ 7.69 的质子与 δ 155.1 的碳信号相关信号较弱（图 7 - 34），在强度较弱的全谱中没有看到相关信号，使用 increase intensity 增加信号相关强度时，看到了相关峰。所以处理二维谱时，需要不断增加强度（increase intensity），以免漏掉相关信息。此外，在该化合物的全谱中不能确认 δ 6.22 的质子与 δ161.1 还是 δ162.1 的碳信号相关，选择 zoom in 对图谱进行局部放大，可以确认 δ 6.22 的质子与 δ162.1 的碳信号相关，该方法可用于解决堆叠信号相关峰的识别问题。

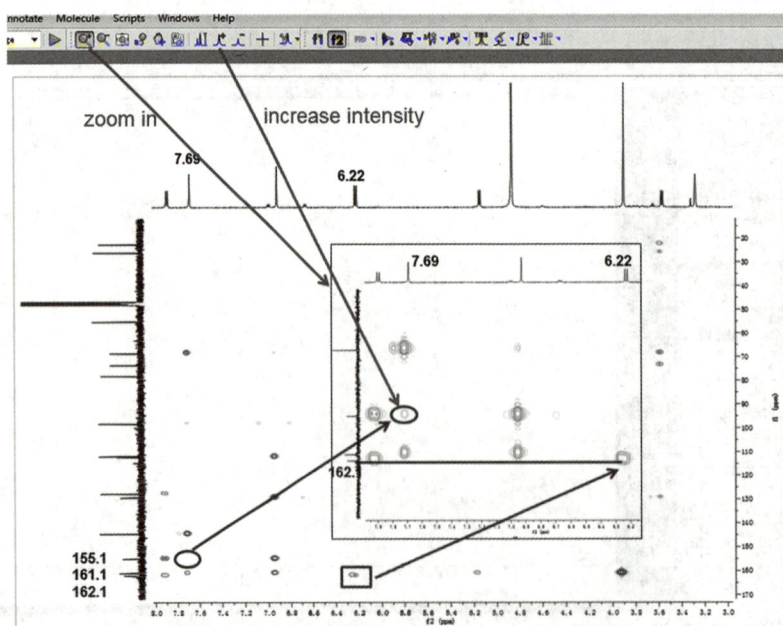

图 7 - 34　使用 increase intensity 和 zoom in 工具菜单处理 2D-NMR 图谱

第五节　网络信息数据库在化合物结构解析中的应用

PPT

一、SciFinder 数据库

1. 数据库简介　SciFinder 是在线数据库学术版，可检索从 1907 年至今的 CA 数据，并且每日更新。SciFinder 数据库有多种检索方式，比如化学结构式检索、化学反应式检索等，还可通过 Chemport 链接到全文资料库进行引文链接（从 1997 年开始）。将利用波谱学技术获得的化合物结构在该数据库中检索，通过精细检索可获得与检索化合物结构相同的化合物的 CAS 号、分子式、结构式、化学名、别名、理化数据等信息以及相关文献，通过非精细检索可获得与检索化合物结构相似的化合物信息以及相关文献。

2. 数据库使用方法　SciFinder 中的文献检索方法包括物质检索、主题检索、作者名检索、结构检索等，对于化合物结构的确定，推荐使用物质检索，下面主要介绍物质结构检索方法。在登录界面左侧的工具栏中选择 chemical structure，出现画图界面，将所要检索的结构画在指定区域内，在右侧工具栏中可选择精确结构或相似结构检索，即出现化合物结构及相关文献信息（图 7-35）。

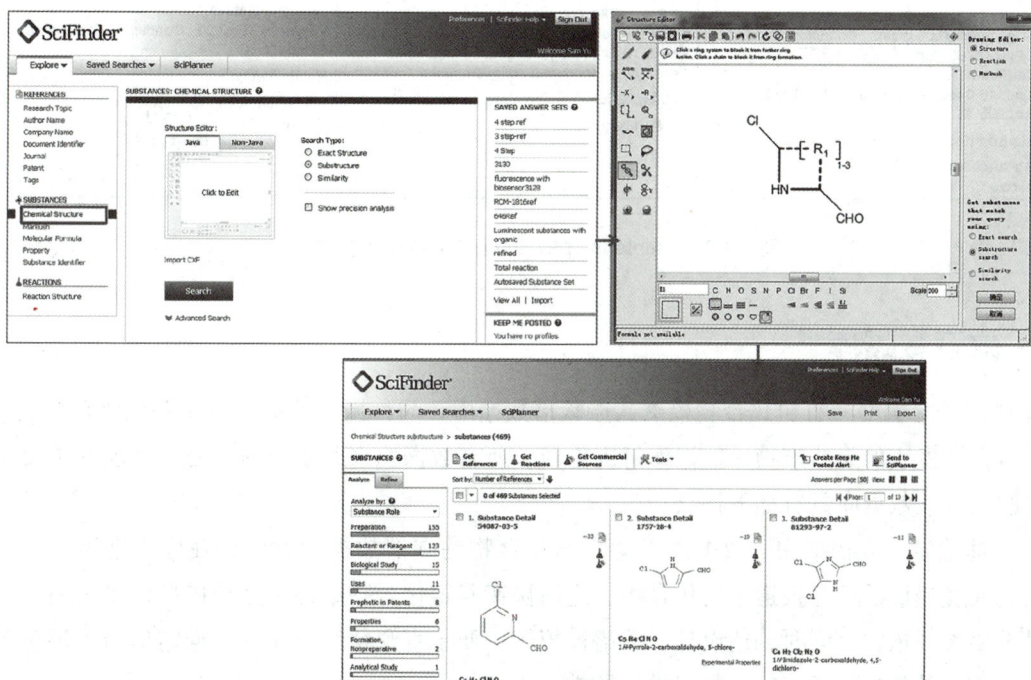

图 7-35　SciFinder 数据库的化学结构式检索

3. 应用举例　在结构式精细检索过程中，如果是已知化合物，检索后即可获得相似度 100% 的结构式，并获得相关文献信息，分析比较核磁数据即可确定化合物的结构。若为新化合物，精细检索的查询结果将显示检索到的结构为零。此时需要进行结构式相似检索，获得结构类似化合物的结构信息及相应的参考文献，进而获得有助于结构鉴定的有效信息。

以二芳基庚烷类化合物 juglanin I（图 7-36）为例，经波谱学等方法鉴定结构后，使用 SciFinder 数据库进行化学结构式检索，首先选择精细检索，结果未发现相同结构的化合物，初步得出结论：该化合物为新化合物。为明确结构中何处为新颖片段，进一步使用化学结构式相似检索进行查询，得到结构相近化合物的结构以及相关的参考文献信息（图 7-37）。根据查询结果可知，与化合物 juglanin I 结构相似度最大的化合物是图 7-37 中的式 1，两结构的不同之处在于：烷烃链上手性碳的绝对构型和一侧苯环上的取代基不同。

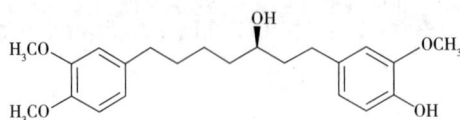

图 7 - 36   Juglanin I 的结构式

SciFinder®   Page 1

1. 106085-70-5	**2.** 1872188-22-1	**3.** 55094-79-6
Absolute stereochemistry. $C_{23}H_{32}O_5$ Benzenepentanol, α-[2-(3,4-dimethoxyphenyl)ethyl]-3,4-dimethoxy-, (R)-(9CI)	$C_{22}H_{30}O_6$ 3,5-Heptanediol, 1-(3,4-dimethoxyphenyl)-7-(4-hydroxy-3-methoxyphenyl)-	$C_{23}H_{32}O_6$ 3,5-Heptanediol, 1,7-bis(3,4-dimethoxyphenyl)-
Key Physical Properties: **Molecular Weight** 388.50 **Boiling Point (Predicted)** Value: 528.9±50.0 °C | Condition: Press: 760 Torr **Density (Predicted)** Value: 1.081±0.06 g/cm3 | Condition: Temp: 20 °C Press: 760 Torr **pKa (Predicted)** Value: 15.04±0.20 | Condition: Most Acidic Temp: 25 °C **Related Info:** ~ 1 References Spectra	**Key Physical Properties:** **Molecular Weight** 390.47 **Boiling Point (Predicted)** Value: 600.3±55.0 °C | Condition: Press: 760 Torr **Density (Predicted)** Value: 1.177±0.06 g/cm3 | Condition: Temp: 20 °C Press: 760 Torr **pKa (Predicted)** Value: 10.14±0.20 | Condition: Most Acidic Temp: 25 °C **Related Info:** ~ 4 References	**Key Physical Properties:** **Molecular Weight** 404.50 **Boiling Point (Predicted)** Value: 580.5±50.0 °C | Condition: Press: 760 Torr **Density (Predicted)** Value: 1.132±0.06 g/cm3 | Condition: Temp: 20 °C Press: 760 Torr **pKa (Predicted)** Value: 14.49±0.20 | Condition: Most Acidic Temp: 25 °C **Related Info:** ~ 6 References Reactions ~ 1 Commercial Sources

图 7 - 37   Juglanin I 的 SciFinder 数据库检索结果

二、微谱数据库

1. 微谱数据库简介   有机化合物核磁共振碳谱数据库,简称微谱数据,收录有机化合物达 170 余万个,基本包含已发表的天然产物,数据库每周更新。所有数据均来源于国内外公开发表的重要学术期刊杂志论文原文。该数据库具有如下特点。

(1) 快速确定化合物结构   数据库以待检索化合物的碳谱数据为索引,在库中搜索、比对,寻找出与之相同或者相似的已经报道过的化合物,进而快速确定化合物结构类型和构型,也为新化合物或新骨架提供重要参考依据;同时,还设计了碳谱模拟图,便于直观精细对比。数据输出结果还包含源引的文献,作者等相关信息,便于对原数据进行核查。

(2) 有效快速查找相关文献信息   微谱数据分为碳谱库和化合物信息库。碳谱库提供 5 种碳谱数据检索方式,包括精确查询、模糊查询、深度查询、基团查询、不精确库查询。其中,精确查询用于快速确定已知化合物的结构。模糊查询用于帮助确定新化合物或已知化合物的结构,可从数据库中查询出具有相似结构的一系列化合物。深度查询用于查找具有相似结构的化合物,与模糊查询比较,深度查询对模糊查询进行补充。基团查询针对少量 13C-NMR 数据进行查询。例如,在 13C-NMR 数据中发现了一个 169 的化学位移值,想了解该碳原子的化学环境,可以通过查询 169 的化学位移值,即能得到碳谱中含 169 的化合物以及相关的信息。不精确库查询可获得文献中某些化合物部分碳化学位移的相对范围。

化合物信息库提供 4 种关键词检索方式,即化合物名称、分子式、植物名称(种名或属名)、作者。

2. 数据库使用方法

(1) 13C-NMR 数据检索时,数据按由小至大的顺序,数字间用英文状态下(半角)的逗号隔开,中间不要有空格，可以选择溶剂，也可以采用系统默认值。容差为假定两个数据相同时，所允许的差值；如当容差为 2 时，系统认为 21.5 和 23.4 是相同的。精确查询中系统默认容差为 0.5，其他四种查询中系统默认容差为 1（图 7-38）。单击图 7-38 中的 structure、^{13}C-NMR、碳谱模拟图，可以得到该化合物的化学结构、^{13}C-NMR 原始数据及 ^{13}C-NMR 的模拟图谱。

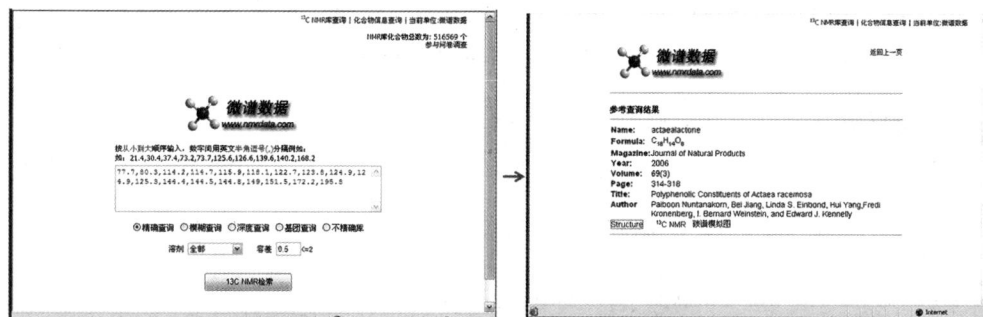

图 7-38 ^{13}C-NMR 的微谱数据库精确检索

（2）化合物相关信息可通过化合物名称、作者、植物名称（属名或种名）和分子式进行检索。使用化合物名称检索时尽量采用英文名称。由于各个期刊的作者格式可能不一样，作者检索时，要适当变换形式。而以植物属名或种名进行检索时，不要加命名人。

3. 应用举例 获得化合物的碳谱数据后，即可进行微谱查询，先从精确查询开始检索。一般情况下，已知化合物均可获得精确查询结构，即获得相似度 100% 的已知化合物的结构和参考文献信息。但有些已知化合物或新化合物，精确查询不能获得有效信息，需要进一步进行模糊查询获得结构相似的化合物和参考文献信息，为结构鉴定提供解析思路。

实例 1：化合物 7-6 的碳谱数据为：δ 103.6，112.5，113.3，114.7，130.8，146.2，157.4，163.3，163.8（CD_3OD）。将该组数据进行精确查询，可获得查询结构和一系列参考文献信息（图 7-39），点击其中任何一个 'structure'，即得到匹配化合物的结构式，由此可以该化合物为已知化合物，即 7-羟基香豆素。结合其核磁数据，并与参考文献对比，可对该化合物的碳、氢数据进行归属。

图 7-39 化合物 7-6 的微谱数据库检索结果

实例2：化合物7-7的碳谱数据为：δ24.3，27.8，56.8，70.2，75.2，79.7，99.8，113.4，113.7，129.3，130.9，146.2，156.6，162.6，163.6（CD$_3$OD）。上述数据经微谱数据库精确查询时，未获得结果。因此进行模糊检索，仅获得相似度60%的类似化合物的结构A、B、C和相关文献信息（图7-40），由于前期已经明确该化合物为香豆素类化合物，因此将化合物7-7的核磁数据与化合物B、C的数据进行对比，化合物7-7的碳谱数据与化合物C的更为相近，但香豆素苯环上的碳化学位移以及侧链取代基上的碳化学位移差异较大（表7-4），最终通过2D-NMR确定了化合物7-7的结构（图7-41）。

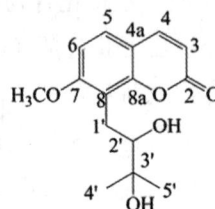

图7-40　化合物7-7的微谱数据库检索结果

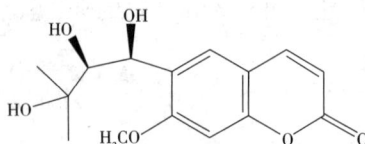

图7-41　化合物7-7的结构式

表7-4　文献化合物C和化合物7-7的碳谱数据

Position	文献化合物C	化合物7-7
	^{13}C-NMR（CD$_3$OD）	^{13}C-NMR（CD$_3$OD）
C-2	163.9	163.9
C-3	113.2	113.4
C-4	146.6	146.2
C-4a	114.5	113.7
C-5	128.6	129.3
C-6	109.2	130.9
C-7	162.7	162.6
C-8	117.4	99.8
C-8a	154.9	156.6

续表

Position	文献化合物 C	化合物 7-7
	^{13}C-NMR（CD$_3$OD）	^{13}C-NMR（CD$_3$OD）
C-1′	26.4	70.2
C-2′	78.9	79.7
C-3′	74.3	75.2
C-4′	25.8	24.3
C-5′	25.6	27.8
C-OCH$_3$	56.9	56.8

在基于核磁共振数据比较进行结构解析时，还需要注意以下问题。①当与标准谱图或者文献数据进行比较确定结构时，测试的溶剂要相同，不同溶剂环境测试获得核磁数据会有差别。②在非手性测试环境（测试溶剂是非手性的，也未在测试体系中添加手性添加剂），不论是氢谱数据还是碳谱数据，都不能区分对映异构体，也就是说，核磁数据相同的化合物，它们可能是同一化合物或者互为对映异构体。③在一些特殊情况下，核磁数据相同的化合物，还可以是非对映异构体，即互为"表观等价非对映异构体（apparent-equivalent diastereoisomer）"。成为表观等价非对映异构体的条件是：结构中至少存在两个手性簇，非对映异构体之间任一手性簇绝对构型相同或相反；且手性簇之间间隔 5 个或以上原子，即簇间隔离。对于一对表观等价非对映异构体，不能仅根据核磁数据是否相同推断结构或结构片段是否相同。对于含有多手性簇且簇间隔离的分子，隔离的手性簇要分别进行立体结构的解析。

第六节 结构解析软件在化合物结构解析中的应用

PPT

一、概述

随着计算机技术的发展，目前已研发出多种能够自动处理复杂谱学数据的结构解析软件，可快速准确地推测出未知化合物可能的结构。例如包括 ACD/Structure Elucidator、Sherlock、COCON、SENECA、LSD/pyLSD、Schmarnica、Mestrelab MNova、Bruker CMC-se 等软件的 CASE 程序，其中应用最为广泛的是 ACD/Structure Elucidator。这些软件能够自动执行分析和解释标准的一维和二维 NMR 数据，这些程序还包括对经验化学位移预测，对可能的结构进行排序。起初 CASE 只能用于平面结构的预测，然而近年也有在 CASE 程序（CASE-3D）中通过 NOE 或残余偶极耦合（RDC）数据确定相对构型的尝试，并且新增了 DP4 指标对结构合理性进行判断，表明 CASE 和 CASE-3D 已能应用于天然产物的结构推测。

核磁共振波谱法是有机化合物结构鉴定中应用最广泛的谱学技术，用于计算机辅助结构鉴定的 CASE 程序收集 1D 和 2D 典型的核磁共振谱数据，如 ^{1}H-NMR、^{13}C-NMR、DEPT，以及 HSQC、HMBC 和 ^{1}H-^{1}H COSY 谱。利用 1D-NMR 光谱指纹作为搜索键，在现有的 CASE 系统中，在建立的已知化合物（去重复）或结构片段数据库中查询，并详尽地生成所有可能的结构，以满足由自动检测或用户定义给出的结构。此外，我国在结构解析软件的开发方面也有进展，例如 2024 年开发的 GFN2NMR 软件，也有文献报道其可用于化合物的结构推测。本节主要介绍应用较广泛的 ACD/Structure Elucidator 软件以及开源的 Sherlock 软件在结构解析中的使用方法。

二、ACD/Labs 软件

（一）软件简介

ACD（Advanced Chemistry Development）是基于 NMR 和质谱数据进行化学结构解析的系统，包括未知化合物的结构解析、谱图预测、色谱方法建立及优化、分析数据处理与管理、理化性质和药物代谢毒性预测、先导化合物优化设计、化学系统命名等，因其在计算机辅助推测未知化合物结构的准确率较高，被冠以"化学解析的创造者"的美誉。其能快速识别多达100个或更多具有拓扑特性的骨架原子的大而复杂的分子，结合其庞大的核磁数据库排除已知化合物，寻找合适的解析线索。利用2D-NMR、MS、IR等数据进行逻辑分析，提供候选结构。

（二）软件使用方法

ACD/Structure Elucidator的知识库由三个部分组成：①215000个分子结构库及其相关的^{13}C-NMR谱；②包含超过100万个片段的^{13}C-NMR子谱；③谱-结构相关库（LSC），包括常见的官能团及其在核磁共振谱和红外光谱中的伴随特征。结合知识库中的分子结构和可用的初始结构数据和分子的相关性，对化合物进行解析，操作流程图如图7-42所示。

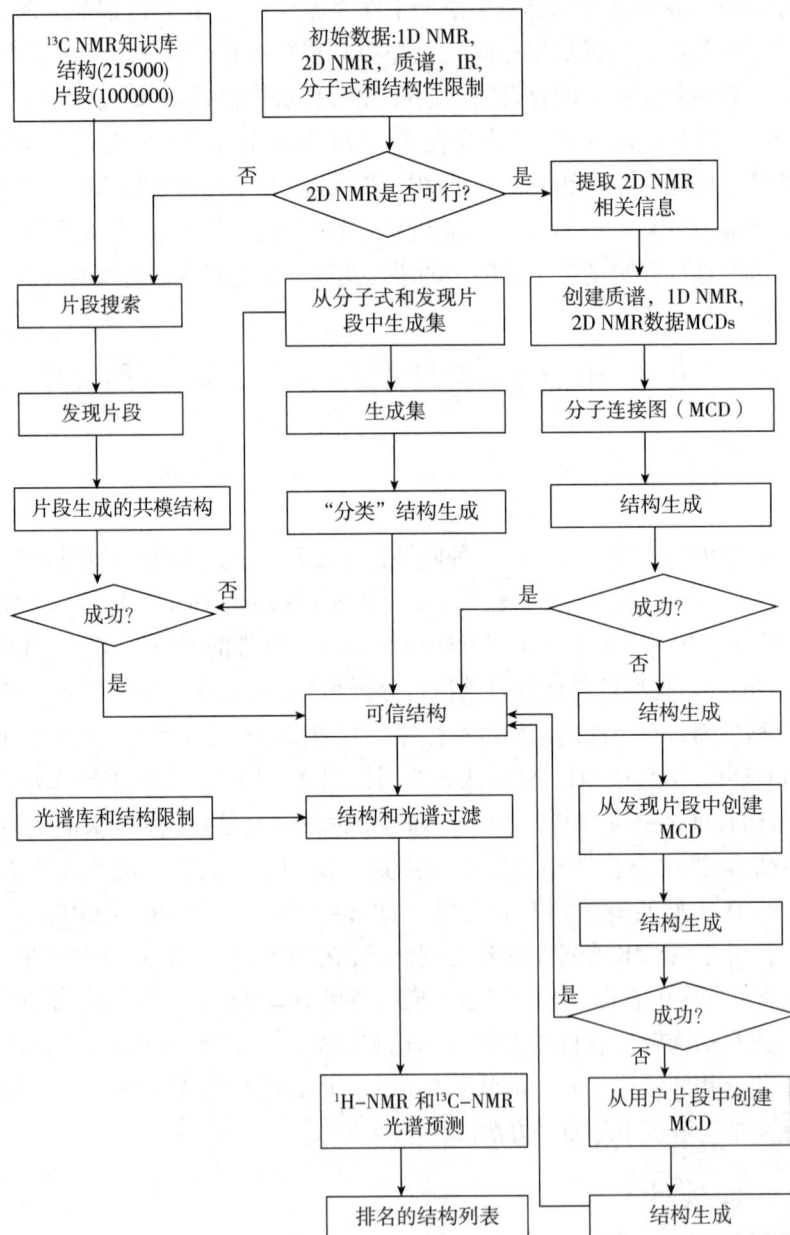

图7-42　Structure Elucidator 工作流程图

(三) 应用实例

1. 基于 1D NMR 的 ACD 数据库检索　起初，ACD 是基于 1D-NMR 数据以及谱图 - 结构相关联的系统进行结构解析，其操作流程与微谱数据库类似。以化合物 7α-hydroxyfrullanolide（7 - 8）为例，将其 ^{13}C - NMR 核磁数据 δ 18.75、25.5、17.6、30.7、32.5、34.3、38.1、120.5、80.9、32.0、75.1、126.4、139.5、144.4、169.4 导入 ACD 软件中进行检索，检索出的可能结构片段及结构如图 7 - 43（A）所示，将检索到的已知化合物的核磁数据，与化合物实测的光谱数据进行比对，最终确定该化合物的结构，如图 7 - 43（B）[5] 所示。

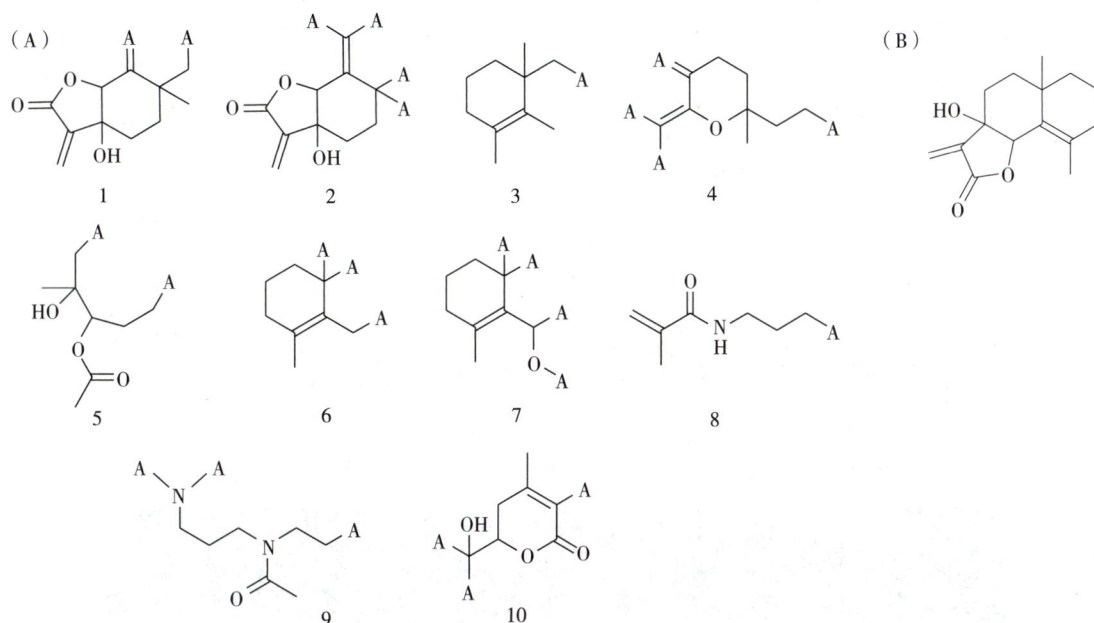

图 7 - 43　（A）在标准模式中检索的排在前 10 的结构式；（B）最终确定的结构式

2. 基于 2D-NMR 的 ACD 数据库解析结构　随着二维核磁共振技术的普及，SE 软件又研发出结合二维核磁共振光谱数据进行结构解析的功能，通过输入谱学信息，如质荷比、1D-NMR、2D-NMR，即可生成能阐述结构的二维相关分子连接图（molecular connectivity diagram，MCD）（图 7 - 44）。基于 MCD 图，ACD 软件再结合 HOSE 算法进行碳谱预测及排序（图 7 - 45），从而筛选最优结构。此外，ACD 软件内置了"模糊"结构生成算法，允许在 2D-NMR 数据中存在超过 3 个键远程相关的非标准相关情况下，得出正确的结构。

在立体构型确定方面，可将 NOESY/ROESY 光谱导入 ACD（图 7 - 46），分析结果以图和表形式呈现，再通过生成的结构和打分进行排序，确定最合理的结构。另外，ACD 软件也新增了 DP4 指标，可用于辅助确定化合物的立体构型。

🌐 **知识拓展** --

DP4 + 方法简介

DP4 + 采用量子化学的方法，运用概率分析，从多个候选结构中选取最相关的结构。其基本流程主要包括对实验数据进行分析，包括化学位移、耦合常数或 NOE 相互作用，预先排除 NMR 计算和 DP4 + 分析的候选者，再经过构象搜索、构象优化、振动分析、构象筛选、NMR 计算、计算各个构象的屏蔽常数、经过数据转化和波尔兹曼平均后即可得到计算的化学位移值。该方法简便易行，可以在 Excel 中直接进行计算，也可用于区分不同类型的异构体和处理具有单个和组合的不确定性化合物。既可以独立应用，也可以与其他方法结合使用。未来DP4＋将不断应用于新颖和有价值的天然产物的结构测定。

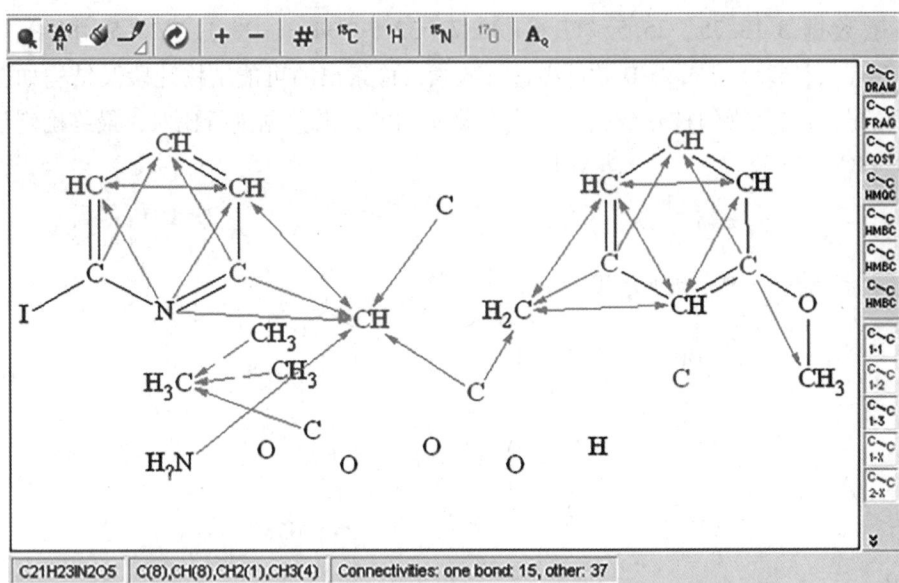

图7－44　分子连接图（Molecular connectivity diagram，MCD）

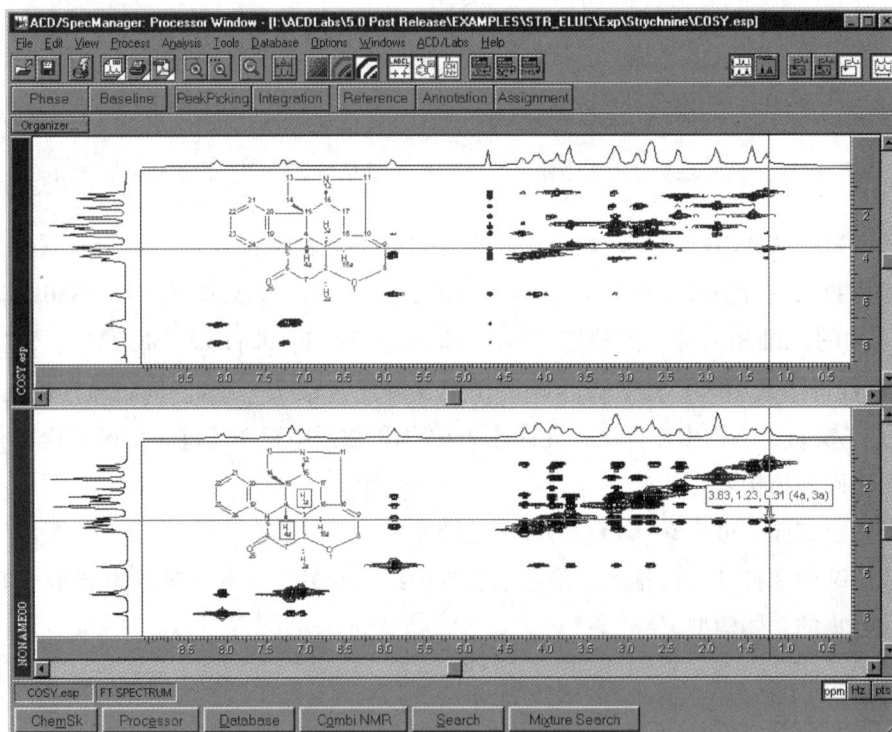

图7－45　基于HOSE算法的碳谱预测及排序

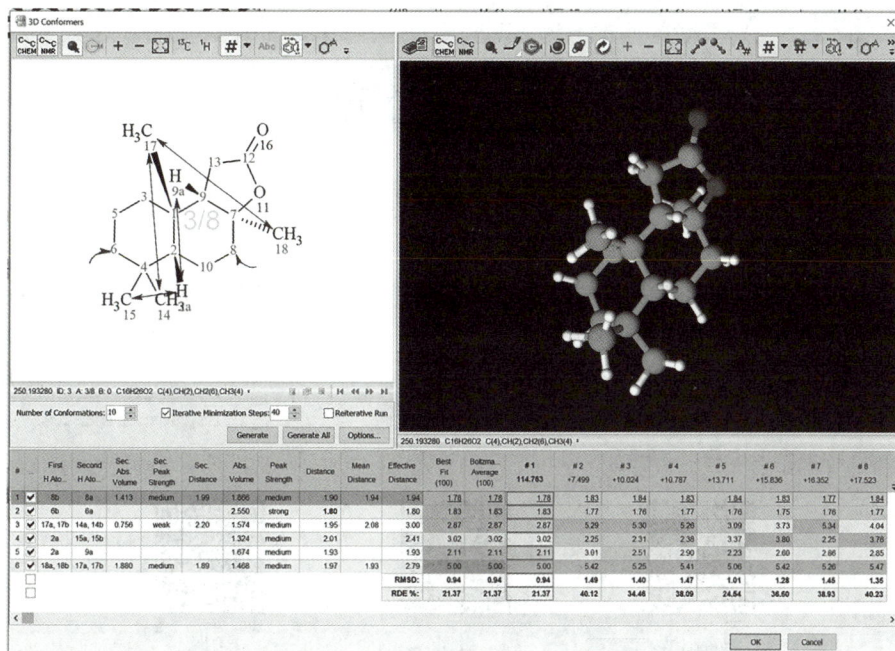

图 7 – 46 基于 NOESY/ROESY 光谱的 ACD

三、Sherlock 软件

（一）软件简介

Sherlock 是一个免费且开源的计算机辅助结构解析软件，可用于已知化合物的结构解析，用户通过一个多功能的图形用户界面控制基本操作链，包括光谱峰选择、自动或用户定义的结构约束添加、结构生成、解决方案的排名和显示。

（二）软件使用方法

Sherlock 软件由前端和后端两部分组成，其中前端作为图形用户界面（GUI），用于谱图和结构可视化以及调整与 NMR 数据处理相关的参数（图 7 – 47）。而后端则提供服务，包括对化合物名称的查找（去重复）、结构约束建议、缩小化学空间搜索范围时有用的分子片段选择等。此外，还提供 ^{13}C–NMR 化学位移预测功能以及溶液结构筛选和排名工具，并且该软件有记忆功能，能够管理和检索之前得到的解析结果。例如，可以通过 Sherlock CASE 软件中的 GUI 进行谱图分析，并利用后端服务确定该化合物可能的结构或其他特征信息。

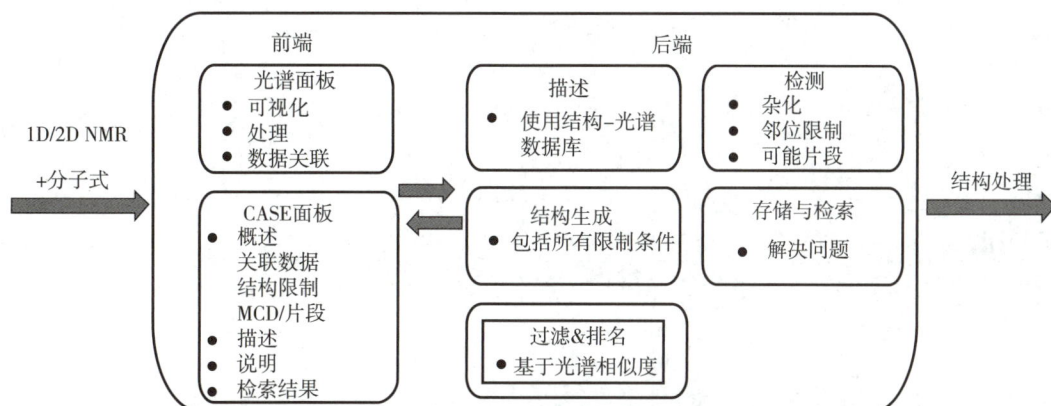

图 7 – 47 Sherlock 软件工作流程图

思考题

1. 样品图谱以外的相关信息在结构解析过程中有何贡献？
2. 综合解析化合物结构的一般程序是什么？
3. 综合解析中常用的谱学方法各自有哪些特点？在结构解析过程中可提供哪些结构信息？
4. 可用于结构解析的信息学工具有哪些？

（裴月湖　王立波）

答案解析

书网融合……

本章小结　　　　微课　　　　习题

参考文献

［1］姚新生．有机化合物波谱解析［M］．2 版．北京：中国医药科技出版社，2001．

［2］吴立军．有机化合物波谱解析［M］．3 版．北京：中国医药科技出版社，2009．

［3］裴月湖．有机化合物波谱解析［M］．5 版．北京：中国医药科技出版社，2019．

［4］唐恢同．有机化合物光谱鉴定［M］．北京：北京大学出版社，1992．

［5］叶秀林．立体化学［M］．北京：北京大学出版社，2006．

［6］Desmond Slade, Danneel Ferreira, Jannie P. J. Marais. Circular dichroism, a powerful tool for the assessment of absolute configuration of flavonoids ［J］. *Phytochemistry*, 2005, 66: 2177-2251.

［7］刘静，杜丹，司伊康，等．$Mo_2(OAc)_4$ 试剂在邻二醇类结构绝对构型确定中的应用［J］．有机化学，2010，30(9)：1270-1278．

［8］Michael Gerards, Gunther Snatzke. XCIII Determination of the absolute configuration of alcohols, olefins, epoxides, and ethers from the CD of their "in situ" complex with ［$Rh_2(O_2CCF_3)_4$］［J］. *Tetrahedron*: *Asymmetry*, 1990, 1(4): 221-236.

［9］孔令义．波谱解析［M］．北京：人民卫生出版社，2011．

［10］Ling-yi Kong, Peng Wang. Determination of the absolute configuration of natural products ［J］. *Chin J Nat Med*, 2013, 11(3): 193.

［11］陈小明，蔡继文．单晶结构分析的原理与实践［M］．2 版．北京：科学出版社，2007．

［12］陈依萍，陈连辉．Mosher 法测定手性化合物绝对构型的研究进展［J］．化工技术与开发，2018，47(4)：50-56．

［13］孔令义．高等天然药物化学［M］．北京：人民卫生出版社，2021．

［14］Smith S G, Goodman J M. Assigning stereochemistry to single diastereoisomers by GIAO NMR calculation: the DP4 probability ［J］. *J Am Chem Soc*, 2010, 132(37): 12946-12959.